# AMOR E PERDA

Dados Internacionais de Catalogação na Publicação (CIP)
(Câmara Brasileira do Livro, SP, Brasil)

---

Parkes, Colin Murray
Amor e perda : as raízes do luto e suas complicações / Colin Murray Parkes ; [tradução Maria Helena Pereira Franco]. — São Paulo : Summus, 2009.

Título original: Love and loss: the roots of grief and its complications.
Bibliografia.
ISBN 978-85-323-0499-5

1. Amor 2. Apego. 3. Luto – Aspectos psicológicos 4. Perda (Psicologia) 5. Sofrimento I. Título.

08-11953                                                    CDD-155.937

---

Índice para catálogo sistemático:

1. Amor e perda : Psicologia        155.937

Compre em lugar de fotocopiar.
Cada real que você dá por um livro recompensa seus autores
e os convida a produzir mais sobre o tema;
incentiva seus editores a encomendar, traduzir e publicar
outras obras sobre o assunto;
e paga aos livreiros por estocar e levar até você livros
para a sua informação e o seu entretenimento.
Cada real que você dá pela fotocópia não autorizada de um livro
financia um crime
e ajuda a matar a produção intelectual em todo o mundo.

# AMOR E PERDA

As raízes do luto e suas complicações

COLIN MURRAY PARKES

summus editorial

Tradução autorizada da edição em língua inglesa
*LOVE AND LOSS*
*he roots of grief and its complications*
publicada por Routledge, do grupo Taylor & Francis

Todos os direitos reservados
Direitos desta tradução reservados por Summus Editorial
Copyright © 2006 by Colin Murray Parkes

Editora executiva: **Soraia Bini Cury**
Assistentes editoriais: **Andressa Bezerra e Bibiana Leme**
Tradução: **Maria Helena Pereira Franco, com a colaboração de Maria Regina Borges dos Santos**
Capa: **Gabrielly Silva**
Imagem da capa: **Luciano Tirabassi/sxc.hu**
Projeto gráfico e diagramação: **Acqua Estúdio Gráfico**

**Summus Editorial**
Departamento editorial
Rua Itapicuru, 613 – 7º andar
05006-000 – São Paulo – SP
Fone: (11) 3872-3322
http://www.summus.com.br
e-mail: summus@summus.com.br

Atendimento ao consumidor
Summus Editorial
Fone: (11) 3865-9890

Vendas por atacado
Fone: (11) 3873-8638
e-mail: vendas@summus.com.br

Impresso no Brasil

Para Patricia Margaret Parkes, único objeto do meu apego romântico e minha principal fonte de segurança.

# AGRADECIMENTOS

Perdas são tristes e aquelas que levam as pessoas a buscar ajuda psiquiátrica o são mais ainda. Muitas pessoas que colaboraram nesta pesquisa estavam enfrentando a pior crise de sua vida; mesmo assim, concordaram em responder a um questionário longo e perturbador, confiando que utilizaríamos adequadamente suas respostas. Acredito que tenham feito isso na esperança de que outras pessoas pudessem aprender com seu sofrimento e assim reduzir o dos outros. Tenho com elas uma dívida de gratidão.

Sue Knott fez muito do trabalho de digitação, envio e recebimento dos questionários. Ela e suas colegas do Hospital St. Clement também passaram longas horas recuperando estudos de caso dos prontuários nas prateleiras empoeiradas, mesmo depois de eu ter me aposentado da prática clínica. Duncan Cramer e Julian Holmes foram de inestimável ajuda nas análises estatísticas.

Em minha experiência, constatei que os achados de pesquisa mais importantes são aqueles que contradizem as expectativas. Minha amiga Margaret Stroebe enviou-me críticas detalhadas ao primeiro rascunho deste livro e recomendou, muito acertadamente, que eu trabalhasse com um grupo controle para testar a validade de algumas de minhas afirmações. Portanto, fiquei muito contente quando Anne Ward gentilmente me permitiu utilizar dados de seu grupo controle. Essa análise sugeriu que algumas de minhas conclusões estavam erradas e me levou a repensar e a reescrever parte do livro. Outros que me ajudaram a rever tanto o livro como meu mundo presumido foram Dorothy Blythe, Holly Prigerson, Bob Weiss, Selby Jacobs, Christoph Holting, Linda Machin, John McLeod e Len Doyal. Tenho muito a agradecer a todos eles.

Agradeço também à Sociedade dos Autores, que me deu a permissão, em nome dos direitos do legado de Bernard Shaw, de usar a citação no capítulo 4; a A. M. Heath and Company Ltd, pela permissão para citar Thomas Szasz no capítulo 5; ao espólio de James McGibbon, pela permissão de utilizar Stevie Smith no capítulo 7; e ao Dr. John Rae, por me permitir utilizar a citação retirada de *The custard boys*, no capítulo 11.

# SUMÁRIO

**Introdução** .................................................................................................. 11

## PARTE I
### Apego e perda

1 – Revisão I: apego e amor.......................................................... 19
2 – Revisão II: perda e mudança.................................................. 39
3 – O projeto da pesquisa ............................................................ 51

## PARTE II
### Padrões de apego e padrões de luto

4 – Apegos seguros e inseguros.................................................... 81
5 – Apegos ansiosos/ambivalentes............................................... 94
6 – Apegos evitadores ................................................................. 107
7 – Apegos desorganizados......................................................... 125
      Conclusões da Parte II ....................................................... 142

## PARTE III
### Outras influências sobre apego e perda

8 – Filhos separados dos pais..................................................... 147
9 – Trauma e luto ....................................................................... 159
10 – A influência do gênero sobre os apegos e sobre o luto...... 173
11 – Perda de um dos pais na vida adulta ................................. 183
12 – Perda de um filho ............................................................... 191
13 – Perda de cônjuge ou parceiro ............................................. 202
14 – Isolamento e apoio social ................................................... 210

15 – Outras influências sobre a reação ao luto .................................................. 220

Conclusões da Parte III ................................................................. 236

## PARTE IV
**Transtornos do apego, outros problemas psiquiátricos e sua prevenção e tratamento**

16 – Apegos em pacientes psiquiátricos não enlutados .................................... 243

17 – Transtornos do apego ................................................................. 256

18 – Prevenção, terapias e resultados .................................................... 281

Conclusões finais .......................................................... 307

## ANEXOS

Anexo 3.1 – Questionário Retrospectivo de Apego (QRA) ....................... 317

Anexo 3.2 – Instruções e consentimento informado ............................... 322

Anexo 3.3 – Dados perdidos e não confiáveis ........................................ 323

Anexo 3.4 – Redução dos dados ............................................................. 325

Anexo 3.5 – Confiabilidade dos escores ................................................. 336

Anexo 3.6 – Intercorrelação e confiabilidade dos escores dos padrões de apego.. 339

Anexo 3.7 – Instruções para pontuação do QRA .................................... 342

Anexo 3.8 – Medida de distorção retrospectiva ..................................... 349

Anexo 3.9 – Comparação entre questionário e dados clínicos ................ 352

Anexo 3.10 – Comparação entre amostras pareadas de sujeitos psiquiátricos e não psiquiátricos ........................................ 355

Anexo 3.11 – Influência do gênero de pais e filhos sobre cuidados parentais, vulnerabilidade na infância e escores de apego .......................... 357

Anexo 4 – Apegos seguros e inseguros ................................................... 359

Anexo 5 – Apegos ansiosos / ambivalentes: previsões e associações ................ 365

Anexo 6 – Apegos evitadores: previsões e correlações ................................. 368

Anexo 7 – Apegos desorganizados: previsões e correlações ........................... 376

Anexo 8 – Filhos separados dos pais ........................................................ 382

Anexo 9 – Trauma e luto ........................................................................ 387

Anexo 10 – Diferenças de gênero ............................................................ 394

Anexo 11 – Perda de um dos pais na vida adulta ..................................... 396

Anexo 12 – Morte de um filho ................................................................ 399

Anexo 13 – Perda de cônjuge ou parceiro .......................................................... 403
Anexo 14 – Isolamento e apoio social ............................................................... 406
Anexo 15 – Outras influências sobre a reação ao luto...................................... 411
Anexo 16 – Apegos em pacientes psiquiátricos não enlutados........................ 415
Anexo 17 – Transtornos do apego .................................................................... 423
Anexo 18.1 – Prevenção, terapias e resultados................................................. 426
Anexo 18.2 – Organizações que trabalham com apego e perda,
 cuidados paliativos....................................................................... 429

**Referências bibliográficas**........................................................................ 436

# INTRODUÇÃO

> Não haverá um ou outro enlutado, eu presumo, que desaprovará alguma parte deste tratado da melancolia amorosa ou a ele fará objeção... por ser muito iluminado para ser divino, um assunto tão cômico para se falar de sintomas do amor ou muito fantasioso, ou adequado a um poeta devasso, um galanteador doente de amor que se sente jovem, um cortesão afeminado ou alguma pessoa desocupada.
>
> Robert Burton, *The anatomy of melancholy* (1621-51, parte 3)

> O coração tem razões que a razão desconhece.
>
> Pascal, *Pensamentos* (1670, p. 4, 277)

Para a maioria das pessoas, o amor é a fonte de prazer mais profunda na vida, ao passo que a perda daqueles que amamos é a mais profunda fonte de dor. Portanto, amor e perda são duas faces da mesma moeda. Não podemos ter um sem nos arriscar ao outro. Por saber disso, algumas pessoas escolhem não investir no amor, o risco pode ser grande demais. Outras negam essa equação e enganam-se ao pensar que elas e aqueles que elas amam são imortais e inseparáveis. Consideram que o amor está garantido e sentem-se ultrajadas se ele correr algum risco ou for perdido.

É a transitoriedade da vida que engrandece o amor. Quanto maior o risco, mais forte se torna o vínculo. Para a maioria de nós, o fato de que um dia perderemos as pessoas que amamos, e elas a nós, nos aproxima delas, mas se torna um sino silencioso que nos desperta no meio da noite.

Nossa inteligência muitas vezes nos capacita a predizer quando nós e aqueles que amamos morreremos; até certo ponto, podemos viver o pesar antes que a morte aconteça, e muito já foi escrito sobre o valor do luto antecipatório como uma preparação para a perda (ver, por exemplo, a revisão da literatura feita por Rando em 1986). No entanto, há uma diferença importante entre o luto que ocorre antes e aquele que ocorre depois da perda. Enquanto o luto que sucede a perda tende a diminuir à medida que aprendemos a viver sem a presença viva da pessoa que amamos, o luto que a precede leva a uma intensificação do vínculo e a uma preocupação maior com a pessoa. As mães se sacrificam e negligenciam os cuidados com seus filhos saudáveis para cuidar daquele que está doente; familiares e amigos da pessoa que está próxima da morte com frequência se mantêm ao lado do leito, mesmo depois que ela perdeu a consciência de sua presença.

Observações desse tipo, extraídas da experiência comum e de pesquisas psicológicas, sugerem haver um conjunto de regras que governa amor e perda, algum tipo de força dinâmica que pode ser avaliada e, até certo ponto, medida. Hesitamos em apresentar essas medidas quantitativamente, em parte porque não há como uma simples equação possa medir algo tão complexo como o amor, mas também por um senso de reverência pelo assunto da nossa equação. Parece muito calculista esperar que a cabeça possa medir o coração. No entanto, já fazemos uso desses cálculos quando, por exemplo, uma pessoa sem vínculos amorosos decide se vai ou não se encontrar com uma pessoa muito mais velha, ou quando pais que perderam um filho resolvem se vão ou não tentar uma nova gravidez.

Os cientistas, a quem a falta de tais escrúpulos permite dissecar o "templo sagrado" que é o corpo humano, recentemente começaram a mensurar aspectos do amor e do luto e a tentar desvendar alguns dos seus mistérios. Suas primeiras tentativas já podem ser consideradas simplistas, embora tenham sido um passo necessário para a ciência das relações humanas.

O trabalho aqui considerado pode ser outro passo nesse caminho e, por sua vez, outros o sucederão. Ele é apresentado não com uma postura de arrogância ou lesa-majestade, mas com a esperança de contribuir para que, por aumentar nossa compreensão das peças que se juntam para explicar nossa alegria e nosso sofrimento, possamos aumentar o primeiro e diminuir o último.

O que é isso que chamamos de amor? O amor tem muitos componentes, mas aquele considerado indispensável é o compromisso. Amor é o laço psicológico que vincula uma pessoa a outra por um longo período. Uma vez estabelecido, esse vínculo dificilmente poderá ser afrouxado, e alguns estudiosos afirmam mesmo que nunca poderá ser totalmente rompido (Klass *et al.*, 1996, p. 14-23). Sendo assim, é pela natureza do laço que resiste ao rompimento. Em termos físicos, o amor se assemelha a um elástico, mais do que a qualquer forma de fio, ou seja, torna-se mais forte quanto mais os que se amam estiverem distantes. Por outro lado, se estiverem sempre juntos, considerar-se-ão assegurados do amor do outro. Como consequência, é mais fácil mensurar o amor quando os que amam estão separados do que quando estão juntos.

Crianças pequenas separadas da mãe comportam-se de uma maneira que nos ensina muito sobre como se relacionam com ela em particular e sobre como percebem o mundo e a si como parte dele. Da mesma forma, adultos que perdem a pessoa amada comportam-se de uma maneira que nos ensina não apenas sobre seu relacionamento com ela, mas sobre muito mais. Talvez não seja o amor que faça o mundo girar, mas ele é uma fonte de segurança, autoestima e confiança da maior importância. Sem esses suportes, nós nos sentimos, e de fato estamos, em perigo.

No meio em que a humanidade se desenvolveu, havia riscos à sobrevivência. Um filho que fosse separado dos pais não viveria muito tempo, e mesmo adultos correriam esse risco caso se perdessem ou fossem afastados daqueles que os mantinham seguros em um mundo perigoso. Ainda hoje há evidência de que separações e perdas das pessoas que amamos têm efeitos significativos na saúde, chegando mesmo a aumentar o risco de mortalidade. Esses fatos dolorosos têm peso na grande intensidade das emoções evocadas pelo amor e pela perda, mas a maioria dos perigos atuais é mais psicológica do que física. Tais perigos psicológicos incluem doenças mentais bem como dificuldades psicológicas menores (Parkes, 1996). É objetivo deste livro desembaraçar as sequências causais que explicam esses perigos e sugerir maneiras de reduzi-los. Nessa trajetória, podemos desenvolver novas perspectivas sobre a natureza do amor.

Outro importante componente do amor é sua "monotropia" (Bowlby, 1958); o amor é um vínculo com uma pessoa específica apenas. Não há como existir substituto para pai, filho ou parceiro amoroso que tenha sido perdido. É verdade que um tanto da dor do luto pode ser mitigado se um novo vínculo for criado. Pais enlutados podem ter outro filho, uma pessoa divorciada pode se casar novamente, mas as pessoas não são substituíveis e cada novo relacionamento será único, por si. Por esse motivo, o valor de cada pessoa que amamos é incalculável. Não podemos avaliá-las como fazemos com objetos utilitários ou passíveis de reposição. Podemos criticar quem amamos por não nos ajudar ou não atingir dado padrão de beleza, mas são exatamente as coisas que criticamos que compõem o que há de único nessas pessoas, a quem amamos pelo que são.

Estas qualidades – importância vital, persistência e singularidade – têm grande peso nas peculiaridades das relações de amor. Não por acaso estão no âmago da prosa e da poesia, são objeto de extrema atenção da mídia e fonte de enlevo infinito na música, da ópera à música popular. O amor traz conflitos mesmo para o mais simples dos nossos caminhos, complica nossos projetos e até afeta a engrenagem política. É venerado e deplorado, desejado e temido. Corremos grandes riscos quando entramos em um relacionamento amoroso e, igualmente, quando o renegamos. De uma maneira ou outra, precisamos encontrar modos de viver com o amor.

Devido às conotações emocionais e às ambiguidades da palavra "amor", os cientistas têm preferido usar outras palavras para estudar o amor e distinguir suas diversas formas. Poucos ainda usam o ambíguo termo freudiano "libido". O termo utilizado mais recentemente, "relações objetais", soa muito impessoal. Pessoas não são objetos. O termo mais empregado tem sido "apego", utilizado por John Bowlby (1969) para indicar o vínculo da criança com a mãe. Por ter observado o comportamento da criança, ele preferiu utilizar a expressão "comportamento de apego". Em contrapartida, o comportamento da mãe em relação ao filho foi por ele descrito como "comportamento cuidador materno". Outros pesquisadores preferiram substituir essa expressão por "cuidados", quando se referem ao amor materno, e "apego romântico" para aludir ao amor entre pares adultos, embora este, como veremos, seja muito pouco romântico.

A maior parte dos pesquisadores usa, hoje em dia, o termo "apego" para todos os tipos de vínculo amoroso, qualificando-o com complementos como pais-filhos ou filhos-pais, entre outros, quando é necessária uma conotação mais específica. Dessa maneira, colabora-se para a objetividade científica, mas a neutralidade do termo "apego" pode nos levar, erroneamente, a considerar o amor pelo viés cognitivo e instrumental quando, de fato, ele é vivido como um complexo de sentimentos e emoções. Neste livro, tentarei transitar pelas visões objetiva e subjetiva a fim de alcançar uma visão geral equilibrada.

Uma questão frequentemente pesquisada, que será detalhada mais à frente, diz respeito à duração da influência do vínculo. As relações formadas na infância darão colorido a todos os futuros relacionamentos.

A proposta do trabalho aqui apresentado foi investigar algo que, inicialmente, pode parecer improvável. Os problemas que levam adultos enlutados a buscar ajuda psiquiátrica podem ser atribuídos, em algum grau, aos tipos particulares de apego, aos padrões de amor, que essas pessoas tiveram com seus pais na infância?

Na tentativa de responder a essa pergunta, e de entender a cadeia de causalidade, tive de considerar um bom número de causas prováveis, bem como relacionar suas influências recíprocas. Estudar esse assunto tomou grande parte de minha vida profissional como psiquiatra com interesse especial por luto. Foi como tentar montar um enorme quebra-cabeça. Lentamente me movimentei da especulação para a avaliação clínica e, finalmente, para uma tentativa sistemática de testar a relação entre teoria e dados de pesquisa. Às vezes, as peças do quebra-cabeça se encaixavam facilmente, outras vezes não, o que exigia de mim uma cuidadosa revisão de ambos, teoria e dados. Pouco a pouco, o que emergia era muito mais do que uma obra sobre os problemas psiquiátricos do enlutado. As questões eram relevantes não apenas para a minoria das pessoas enlutadas que necessitam de ajuda psiquiátrica, mas também, como sugiro, para uma gama bem maior de pessoas, em muitas situações de vida.

Steve Grand, em um artigo publicado recentemente, escreveu:

> O problema fundamental é que a ciência é enfadonha. De fato, na maior parte do tempo ela é entediante e monótona. Mas... e daí? A ciência é apenas metodologia, não um corpo de conhecimentos. Não descrevemos as artes gráficas como "técnica mista". O que realmente importa – o que provoca profundo e tremendo entusiasmo – é o universo no qual vivemos, e a ciência é apenas o meio pelo qual ele nos é revelado. Infelizmente, a bela luminosidade de um é embaçada pela visão sem graça do outro... A pesquisa científica tem revelado muito da elegância e do esplendor racional do mundo à nossa volta, e é isso que importa, não a ciência em si. (Grand, 2004, p. 7)

A ciência tradicional e enfadonha nos permitiu conhecer os limites do espaço e as minúcias do mundo microscópico, mas eu quero sugerir que seu maior desafio não é o mundo à nossa volta e sim o mundo dentro de nós. Nossa atenção é solicitada, com premência, para o mundo interno e isso basta para justificar o trabalho árduo que pode ser necessário para atingirmos nossos objetivos. Neste livro, o leitor terá de se preparar para um tanto de explicações tediosas sobre metodologia e revisão crítica do trabalho de outros pesquisadores. Espero que a luz que trará para a "beleza iluminada" do amor justifique o esforço.

Meu interesse pelo luto como um tema de pesquisa psicológica surgiu da constatação de que perdas ocorrem de uma maneira ou de outra. Luto por morte é apenas um dos muitos eventos que enfrentamos de tempos em tempos na vida. É, talvez, uma das experiências de estresse mais graves e potencialmente danosas – o que faz dele um tema muito apropriado para a pesquisa clínica –, mas os problemas que levam as pessoas a buscar ajuda psiquiátrica por luto não são exclusivos deste. As lições que aprendemos com essa experiência chegam às raízes da psicologia humana, como veremos.

Este trabalho foi desenvolvido em um vácuo. Muito foi aprendido nos últimos cinquenta anos sobre a psicologia dos vínculos estabelecidos pelas pessoas e as consequências do rompimento por morte. Tive o privilégio de conhecer e trabalhar com muitos dos pioneiros nesse campo, cujas pesquisas serão revistas nos capítulos 1 e 2 e também discutidas em outras partes deste livro.

Esse é o fundamento para o importante projeto que abracei, com o intuito de relacionar o tema do apego aos temas da perda e do trauma que, embora distintos, são a ele ligados. A fundamentação para esta pesquisa e a maneira pela qual os fatores relacionados foram medidos e entendidos como "variáveis" são descritas no capítulo 3. Este contém muita informação, pela complexidade do assunto. Para tornar acessível a argumentação, evitei o uso de jargão e aloquei muito dos detalhes técnicos nos anexos.

Ainda assim, o leitor pode considerar necessário voltar ao capítulo 3, quando estiver mais à frente na leitura, para entender melhor o significado e as limitações dos dados.

Esta introdução e os três primeiros capítulos compõem a parte I do livro. A parte II apresenta os achados principais da pesquisa e revela a influência marcante que os padrões de apego infantis, quando revividos na idade adulta, exercem sobre a reação ao luto, mesmo que muito mais tarde na vida da pessoa.

A parte III considera as outras influências que contribuem para a reação ao luto e tenta descrever a interação entre esses vários elementos. Examinamos como cada etapa da vida se reflete em um novo padrão de amor e como um padrão conduz a outro. Apenas quando todos tiverem sido considerados poderemos obter uma visão equilibrada sobre o papel dos apegos primários mais tarde na vida, nos amores e nas perdas que se sucederão.

Na parte IV examinaremos o contexto de pesquisa mais amplo que tem se ocupado do luto. Ao padrão de apego foram atribuídos muitos dos outros problemas que as pessoas trouxeram para este psiquiatra, mesmo sem que tivesse ocorrido um luto por morte. Na verdade, muitos dos problemas decorrentes de um luto estão relacionados a um contexto mais amplo. No entanto, o luto permanece uma fonte importante de possibilidade de compreensão da trama que mescla amor, perda e mudança. Fechou-se o círculo e se confirmou minha expectativa inicial de que o estudo do luto pudesse trazer luz para o significado e as consequências de outros geradores de estresse.

A questão que se coloca é se algumas variantes mais extremas dos padrões problemáticos de apego poderiam ser consideradas transtornos psiquiátricos. Podemos falar em transtornos de amor? A existência de transtornos de apego na infância tem sido amplamente aceita, e os dados apresentados no capítulo 17 nos permitem examinar as evidências de que ocorrem transtornos de apego na vida adulta. Aceita ou não essa categorização, as questões do apego parecem contribuir para uma ampla gama de problemas ao longo da vida. O capítulo 18 examina essas implicações para os cuidados providos por outras pessoas, sejam elas profissionais da área médica, sejam voluntários, amigos ou familiares.

Por fim, tentamos trazer uma visão mais ampla do mundo no qual tais problemas surgiram e traçar algumas conclusões sobre as prioridades que nos fazem colocar o compromisso com as grandes unidades sociais a que pertencemos (em particular os nichos ocupacionais aos quais nossa educação nos levou) acima dos compromissos com filhos, familiares e lar. Parece que nossos vínculos permanecem a fonte mais importante de segurança, serenidade e apoio em tempos difíceis. Nós os negligenciamos para nosso próprio risco.

PARTE I   APEGO
          E PERDA

# 1 REVISÃO I: APEGO E AMOR

> Feliz daquele
> Que tem uma mãe como aquela! A fé no feminino
> Pulsa com seu sangue, e a confiança em todas as coisas elevadas
> Vem facilmente para ele e, embora caminhe e sucumba,
> Não cegará sua alma com areia.
>
> Alfred, Lord Tennyson, *The princess*
> (1847, parte 7, canção 1.308)

## CIÊNCIA E AMOR

Nos últimos anos, foram realizadas muitas pesquisas sobre os padrões de apego estabelecidos entre pais e filhos na infância e foi verificado, como veremos, que eles exercem influência sobre os padrões de apego, não somente com os pais mas com outras pessoas, no fim da infância e na vida adulta. Eles também influenciam profundamente a maneira como as pessoas se consideram, bem como ao mundo em geral.

Neste capítulo, teorias sobre a natureza dos apegos humanos serão consideradas à luz de pesquisas científicas recentes. No capítulo 2, prosseguiremos o exame da relevância desses trabalhos para a compreensão da reação à perda da pessoa amada. O restante do livro trata da experiência de pessoas com reações problemáticas de luto, para percorrer as ligações na cadeia de causas entre padrões de amor e padrões de luto. O que emerge daí é uma nova compreensão da anatomia do amor.

Desde a "cura pela palavra", desenvolvida por Breuer e Freud (1893), tem sido reconhecida a possível influência de eventos ocorridos na infância sobre problemas psiquiátricos posteriores. A psicanálise se assenta nessa base. Na primeira metade do século XX, foram formuladas muitas teorias que explicavam os danos que os pais podiam causar aos filhos. Freud, Jung e Klein lideraram essas posições e foram seguidos por muitos outros, não sem discordâncias.

A teoria da repressão, formulada por Freud, ao afirmar que lembranças dolorosas eram "esquecidas" e transferidas para "o inconsciente", considerou a introspecção um método válido de pesquisa. Cada escola psicanalítica apoiava-se nas interpretações que seus proponentes faziam acerca de lembranças, sonhos e associações livres. No entanto, dadas as muitas controvérsias resultantes, ninguém pôde chegar a uma maneira satisfatória de identificar quem estava certo ou errado.

Atualmente, na corrente prevalente na psiquiatria, a psicanálise é considerada altamente suspeita. Isso não impede, porém, que os psiquiatras reconheçam a importância das influências da infância, no mínimo pelo valor atribuído a elas pelos pacientes. A postura "eclética" adotada pelos psiquiatras, a partir de meados do século XX, considera que os transtornos psiquiátricos somente podem ser explicados levando-se em conta os múltiplos fatores que contribuem para que dada pessoa, em determinado momento da vida, sofra de uma conjunção particular de sintomas e problemas. Influências genéticas e da infância, problemas e traumas aos quais somos expostos ao longo da vida, tudo precisa ser levado em conta. Essa abordagem psicobiológica, que teve em Adolf Meyer seu expoente mais representativo (Muncie, 1948), enfatizou a importância de colher informações detalhadas sobre a história de vida do paciente para, ao final, conjugar os problemas elencados de modo a resumi-los em uma "formulação psiquiátrica" e, então, propor um plano de tratamento.

Embora menos especulativa que o método psicanalítico, essa abordagem também sofria da falta de um modo satisfatório para decidir quais dos muitos eventos e circunstâncias referidos pelo paciente haviam contribuído significativamente para suas dificuldades atuais, bem como o que deveria ser feito a respeito. Novamente, abria-se a porta para inúmeras teorias e preconceitos.

O problema não era a falta de pesquisa. Grandes avanços foram obtidos em genética, neuroanatomia, neurofisiologia, psicologia, psiquiatria, etologia, sociologia e neurofarmacologia, e cada uma dessas disciplinas teve sua importante contribuição. No entanto, como costuma acontecer aos cientistas, os de uma disciplina tendem a trabalhar isoladamente e desenvolver sua própria linguagem e quadro de referência, em lugar de estabelecer ligações com outras disciplinas. Poucos tentam romper limites para construir uma teoria integrada.

Recentemente, a explosão de informações tornou mais difícil do que nunca se manter atualizado com a literatura. O homem do Renascimento está morto e todos nós tememos receber o rótulo de diletantes. No entanto, é muito grande a recompensa quando resolvemos cruzar as fronteiras que cercam os diferentes campos de estudo, e as técnicas modernas de análise multivariável de fato nos capacitam para pesquisar mais que uma variável de cada vez.

John Bowlby, criador e pioneiro da teoria do apego, está entre os que conseguiram fazer esse percurso entre diversas áreas do conhecimento. Depois de se graduar com mérito no Trinity College, na Universidade de Cambridge, em ciências naturais e psicologia, ele iniciou os estudos em medicina e psicanálise. Sua formação científica fez dele um crítico de muitas das teorias de seus colegas psicanalistas e o levou a buscar respostas ainda mais além, para entender os problemas que o intrigavam.

Com o término da Segunda Guerra Mundial, quando muitas crianças foram evacuadas de zonas de risco e separadas de um ou ambos os pais, Bowlby foi convidado pela Organização Mundial da Saúde a fazer uma revisão das pesquisas empíricas sobre os efeitos da privação materna. Esse trabalho foi publicado em 1953 com o título *Child care and the growth of love* e apontou, sem margem para dúvidas, o dano que pode ser causado a crianças pequenas pela falta ou rejeição da mãe, ou sua substituta, na primeira infância. A obra também colocou Bowlby na posição de pesquisador que conseguiu reunir e integrar conhecimentos oriundos de muitas fontes.

Em 1951, Bowlby procurava uma explicação teórica para seus achados empíricos. A resposta veio a ele num repente, quando leu o rascunho do livro de Konrad Lorenz, *King Solomon's ring* (1952). Lorenz foi o fundador da etologia, definida como o estudo do comportamento animal, e seu livro foi o gerador da explicação de Bowlby, do ponto de vista evolucionário, para o mecanismo pelo qual as mães ficam vinculadas aos seus filhos e para as consequências da separação. Essas ideias foram desenvolvidas detalhadamente durante 1958, o produtivo ano que ele passou no Centro de Estudos Avançados, em Stanford, Califórnia. Elas fundamentam seu trabalho mais importante, a trilogia *Attachment and loss* [Apego e perda], que necessitou de mais 22 anos para ser completada (v. I, *Attachment*, 1969; v. II, *Separation*, 1973a; v. III, *Loss*, 1980). Esses três trabalhos oferecem um corpo sólido e bem fundamentado de evidências científicas que sustentam uma nova compreensão da relação pais-filhos, entre outras.

Em *Attachment* (1969), bem como em um artigo anterior, publicado em 1958, Bowlby abordou o problema da natureza do vínculo da criança com a mãe. Ele, então, já reconhecia que o apego primário não se dava sempre com a mãe biológica e cunhou a expressão "figura materna" para designar essa pessoa. Ele considerava que essa ligação tinha raízes instintivas, e grande parte do livro foi dedicada a identificar a interação complexa entre o que é instintivo e o que é aprendido, subjacente ao comportamento e às emoções humanas. Ele descreveu os "modelos operativos internos" a respeito do mundo, que cada criança constrói e utiliza para se orientar e planejar.

Bowlby também estudou e reavaliou o apego entre mães e filhos de espécies animais não humanas, incluindo o conceito importante e fascinante de *"imprinting"*. O termo foi cunhado por Heinroth, pela observação de filhotes de ganso que, assim que saem do ovo, vinculam-se ao primeiro objeto móvel grande que veem. Na natureza, geralmente tal objeto é a mãe, mas em um ambiente de laboratório pode muito bem ser o pesquisador vestindo seu avental branco. Konrad Lorenz gostava muito de se dirigir à sala de aula seguido por uma fila de gansinhos. Ele costumava, então, tirar seu avental e passá-lo a um assistente, que se encarregaria de levar os filhotes para fora da sala, fazendo que o seguissem. Esse tipo de apego, uma vez estabelecido, era difícil de ser mudado e deu origem ao conceito de "padrões de ação fixada". Muitos outros padrões de *imprinting* foram descobertos em variadas espécies e tendem a se apresentar logo após o nascimento (McFarland, 1981, p. 303-5).

Bowlby então voltou sua atenção para os bebês humanos e descreveu a sequência de comportamentos pela qual se desenvolve e se expressa o apego à figura materna nos dois primeiros anos de vida. Esses "comportamentos de apego" incluem sugar, chorar, sorrir, agarrar-se e acompanhar. Cada um deles é modificado, desde o início, pelo comportamento da figura materna, de maneira que, ao final do segundo ano, grandes diferenças já são evidentes nos padrões de apego apresentados pela criança. Essas diferenças, por sua vez, influenciam os modelos internos de mundo, como entendidos pela criança.

No segundo volume, *Separation: anxiety and anger* (1973a), Bowlby explicou muitas dessas diferenças importantes. Ele mostrou como separações temporárias de figuras maternas podem evocar um tipo especial de ansiedade, a "ansiedade de separação", e raiva. Ambas podem levar a um segundo nível de problemas, de maneira que dificuldades duradouras nos relacionamentos e no desenvolvimento da personalidade podem persistir mesmo após o retorno da figura materna. Ele fez referência aos vínculos intensos, porém ansiosos, estabelecidos por crianças cuja mãe se afastou por um longo período, e mostrou que o agarrar-se pode provocar exatamente o comportamento que a criança quer evitar, a rejeição.

Durante esse período particularmente produtivo, Bowlby teve consigo, no Tavistock Institute of Human Relations, uma equipe de pesquisadores cujo trabalho lhe permitiu articular e fortalecer a estrutura da teoria que desenvolvia. James Robertson filmou crianças institucionalizadas, com e sem a mãe (Robertson e Bowlby, 1952). Mais tarde, com sua esposa, Joyce, pôde demonstrar que muitos dos efeitos danosos à criança separada da mãe poderiam ser evitados mediante cuidados substitutos adequados (Robertson e Robertson, 1967–1973). Tony Ambrose realizou pesquisas sistemáticas sobre a resposta de sorrir em bebês pequenos e mostrou que ela poderia ter facilmente a frequência aumentada ou extinta pela interação com adultos que sorriam ou que não eram responsivos (1961).

## PADRÕES DE APEGO NA PRIMEIRA INFÂNCIA

Entre os seguidores de Bowlby, estava a psicóloga americana Mary Ainsworth, que, após um breve estágio no Tavistock, aplicou as teorias de Bowlby ao estudo das interações mãe-bebê em nativos de Gana. Ela fez uma distinção muito importante entre força do apego e segurança do apego. Ela se perguntava: "A criança que é excessivamente agarrada à mãe – que tem medo do mundo e das pessoas e não faz qualquer movimento para explorar outras pessoas ou objetos – é mais fortemente vinculada ou tem um vínculo mais inseguro?" (1963).

Ainsworth deduziu que uma maneira de estudar o amor era observar os efeitos da separação. Voltando aos Estados Unidos, distinguiu-se no meio científico ao desenvolver um método sistemático de observar e classificar os padrões de apego entre mães e bebês: o Teste da Situação Estranha – TSE [*Strange Situation Test* – SST]. Tal método, mais que qualquer outro, colocou o estudo das relações de amor entre mãe e bebê em um patamar científico e mostrou como as maneiras peculiares pelas quais as mães amam seus bebês podem ter um efeito profundo no modo como os bebês verão a si e ao mundo.

No TSE clássico, mães e crianças no segundo ano de vida são observadas por meio de um espelho unidirecional antes, durante e depois de um breve período de separação da mãe, em uma sala estranha, desconhecida. Ainsworth descreveu um padrão de apego seguro e dois padrões de apego inseguro (Ainsworth *et al.*, 1978). Sua colega Mary Main acrescentou um terceiro padrão de apego inseguro, em pesquisas posteriores (Main e Goldwyn, 1984; Main e Hesse, 1990; Main e Solomon, 1990), que foi aceito e considerado válido por Mary Ainsworth e será incluído na próxima versão. A pesquisa feita por elas também mostrou que cada padrão de apego é associado a um padrão específico de cuidado parental. As categorias de apego, como observadas no TSE, juntamente com o padrão de cuidado parental descrito por George e Solomon (1989 e 1996), a ser associado a cada uma delas, estão resumidas a seguir:

1 – Seguro
2 – Inseguro
- ansioso/ambivalente
- evitador
- desorganizado/desorientado

## Apego seguro (Categoria B, para Ainsworth)

Pais que são, de forma adequada ou "suficientemente boa", sensíveis e responsivos às necessidades de segurança e de uma base estável da qual o bebê possa explorar o mundo têm filhos que toleram separações breves sem muito sofrimento e que respondem rápida e calorosamente à mãe quando ela retorna e os conforta. Pesquisas posteriores mostraram que, embora algumas dessas mães possam ter tido problemas com seus pais, elas têm consciência de como o passado influencia o presente e conseguem descrever e aceitar seus pais de maneira realista e passível de crédito. Em outras palavras, superaram seus problemas de apego. Não causa surpresa notar que seu casamento tem menos conflitos do que aqueles dos pais com filhos que têm apego inseguro (Simpson e Rholes, 1994).

## Apego Inseguro

### Ansioso/Ambivalente (Categoria C, para Ainsworth)

Mães muito ansiosas, insensíveis às necessidades dos filhos e desencorajadoras, de acordo com o TSE, têm filhos que mostram grande sofrimento durante o período de separação e que se agarram e choram raivosamente quando elas retornam. O sofrimento delas continua por muito mais tempo, após se juntarem à mãe, em comparação a crianças com apego seguro.

### Evitador (Categoria A, para Ainsworth)

Crianças cujas mães não expressam sentimentos, não toleram proximidade e/ou punem o comportamento de apego aprendem a inibir suas tendências a se agarrar e a chorar. No TSE, quando a mãe deixa a sala, aparentam indiferença e despreocupação. Quando ela volta à sala, com frequência a ignoram, continuam a brincar ou viram-se de costas para ela.

No início de suas pesquisas, Ainsworth considerou essas crianças "indiferentes". Investigações posteriores, porém, mostraram que, mesmo parecendo não se importar, têm de fato respostas fisiológicas, refletidas no aumento da frequência cardíaca durante o período de separação e muito tempo depois do retorno da mãe. Sua indiferença é mais aparente do que real (Sroufe e Waters, 1977).

Uma pesquisa mais recente de Belsky *et al.* (1984) mostrou que muitas mães de crianças evitadoras são responsivas a seus filhos quando o nível de tensão é baixo, mas tornam-se menos responsivas à medida que esse nível aumenta. Essa reversão do padrão habitual de apego parece frustrar o objetivo do cuidado que é, como se pode presumir, oferecer proteção e segurança quando necessário e, quando não, encorajar a autonomia.

## Desorganizado/Desorientado (Categoria D, para Main e Ainsworth)

Este grupo de crianças apresenta atividade desorganizada e contraditória. Elas podem chorar quando separadas, mas evitam a mãe quando ela retorna, ou se aproximam dela e então ficam "congeladas" ou se jogam ao chão; algumas apresentam comportamento estereotipado, balançando para a frente e para trás ou batendo-se repetidamente. Muito mais do que outras crianças, o grupo de apego desorganizado apresenta elevação no índice do hormônio de estresse, o cortisol, se mensurado na saliva num período de vinte a trinta minutos após o TSE (Spangler e Grossmann, 1993; Hertsgaard *et al.*, 1995).

Main e Hesse descobriram que a maioria das mães dessas crianças havia sofrido perdas significativas ou outro tipo de trauma imediatamente antes ou após o nascimento do bebê e reagiu com uma severa depressão. Mais de 56% das mães que haviam perdido um dos pais por morte antes de completar a escola secundária tiveram filhos que apresentaram apego desorganizado (Main e Hesse, 1990).

Main descreveu o luto materno como "não resolvido", e Schuengel *et al.* (1999) mostraram que os problemas no processo de luto são associados ao apego desorganizado *somente* quando a mãe é, por sua vez, insegura. O que há no luto e na depressão da mãe que ocasiona o comportamento desorganizado no filho? Uma resposta veio de uma pesquisa recente, realizada por Gunning *et al.* (2004): mães que se deprimiram após o parto são consideravelmente menos sensíveis e responsivas ao comportamento do bebê. A criança se sente impotente para provocar uma resposta na mãe.

O padrão "desorganizado" pode também ser associado a abuso parental (Carlson *et al.*, 1989), alcoolismo (El-Guebaly *et al.*, 1993) e abuso de drogas (Rodning *et al.*, 1991). Com frequência desesperançadas e assustadas com seu bebê, essas mães não se sentem confiantes quanto à sua habilidade para cuidar dele, bem como para controlá-lo. Podem mesmo considerá-lo mais poderoso do que elas. Como consequência, seu comportamento é tanto assustado como assustador, e o que deveria ser fonte de segurança para o bebê torna-se uma fonte de alarme.

Embora as categorias descritas por Ainsworth pareçam bem definidas, uma das deficiências do TSE é sua incapacidade de medir a força dos padrões de apego que descreve. As crianças são colocadas em categorias absolutas, de acordo com os pontos da descrição. O senso comum sugere que deve haver graus de segurança/insegurança nos apegos e que o uso de medidas de gradação poderia dar mais refinamento aos resultados.

Além disso, o fato de pais estressados terem, com maior frequência, filhos inseguros não deveria nos impedir de considerar que algum estresse pode ser uma experiência de aprendizagem importante para pais e filhos. Simpson e Rholes (1994) apresentam evidências, por meio de várias pesquisas, em favor da ideia de que estresse, de grau leve a moderado, pode promover apego seguro, mais do que enfraquecê-lo.

Embora seja tentador pensar nos padrões de apego inseguro como disfuncionais, cada um deles tem uma função: "O coração tem suas razões". A criança com apego ansioso/ambivalente aprende a lidar com a situação agarrando-se ou ficando próxima ao pai ou à mãe, e protestando vigorosamente quando ele ou ela se afasta. Essa estratégia permanece porque permite à criança manter-se em relação com os pais. A criança evitadora é forçada a se manter por si desde muito cedo e aprende a inibir o comportamento de apego (abraçar, chorar etc.). Essa estratégia também tem bons resultados, de certa forma, dentro do contexto da relação em que ela surge e poderá se tornar permanente. As estratégias de enfrentamento do bebê desorganizado são menos óbvias, mas ele também poderá aprender a se afastar de conflitos em potencial e a se tornar indiscernível, como o equivalente humano do "congelar-se" diante do perigo. Realmente, Main e Hesse usam a palavra "congelado" para descrever um padrão de comportamento característico que é às vezes observado nesse grupo. Veremos a seguir as outras estratégias que se tornam disponíveis para essas crianças, à medida que amadurecem.

Vale observar que o medo, em si, não é um problema psicológico. Pode, na verdade, ser uma adaptação apropriada e até decisiva em situações de perigo. A criança que chora diante de uma ameaça tem maior possibilidade de sobreviver do que aquela que se mantém em silêncio. Da mesma maneira, as crianças que, por ter um apego inseguro, são propensas à ansiedade não devem ser consideradas mal-adaptadas ao meio. Na família em que vivem, sua reação pode ser muito adequada. Radke-Yarrow *et al.* (1995) sugeriram, inclusive, que crianças que estabelecem um apego seguro com o pai ou a mãe que apresenta comportamento desviante podem, vez ou outra, ter como resultado uma situação de risco.

## APEGO NO FIM DA INFÂNCIA

Esses padrões, uma vez estabelecidos nos dois primeiros anos de vida, mantêm-se marcadamente estáveis daí em diante e são preditores da qualidade do relacionamento com os outros durante a infância. A experiência de um amor sensível e seguro colabora para que a criança seja sensível e segura em suas relações com os outros. Portanto, crianças classificadas como seguras pelo TSE aos 18 meses foram consideradas, seis meses depois, mais sociáveis quando brincavam em grupo; crianças com apego ansioso/

ambivalente tendiam a ficar próximas da mãe e a procurá-la com o olhar; crianças com apego evitador tendiam a olhar mais para objetos do que para outras crianças ou sua mãe (Pastor, 1981).

Quando atingem a idade escolar, as crianças com apego ansioso/ambivalente parecem não ter a assertividade e a confiança necessárias para uma interação efetiva com os colegas (Erickson *et al.*, 1985), enquanto as crianças com apego evitador demonstram mais agressividade para com as outras e seus professores as avaliam como hostis, impulsivas, sem persistência e isoladas (Egeland e Sroufe, 1981; Erickson *et al.*, 1985). Vale observar, porém, que, embora as crianças com apego evitador sejam mais agressivas e temam muita aproximação, ainda tentam encontrar uma posição de proximidade com os professores que lhes dê segurança. Assim sendo, Sroufe (1983) descobriu que escolares com apego evitador, assim como aqueles com apego ansioso/ambivalente, sentavam-se mais perto dos professores do que os com apego seguro e eram considerados mais dependentes, em linhas gerais.

Um acompanhamento de crianças até os 10 anos mostrou que diferenças significativas encontradas entre crianças com apego seguro e com apego inseguro eram também encontradas nas crianças com apego seguro avaliadas como autoconfiantes e competentes. Crianças que viveram um padrão de apego ansioso/ambivalente tinham maior possibilidade de apresentar transtornos de ansiedade (Warren *et al.*, 1997). Crianças com apego evitador apresentavam níveis mais baixos de sensibilidade e compreensão em relação ao outro (Elicker *et al.*, 1992). Estudos prospectivos com crianças com padrão de apego desorganizado indicam que esse é o grupo com maior risco de apresentar problemas psiquiátricos, particularmente sintomas dissociativos[1], no final da infância (Lewis *et al.*, 1984; Carlson, 1998). Liotti (1992) descreve estados semelhantes ao transe (um tipo de sintoma dissociativo) em pessoas com história de apego desorganizado, como defesa contra o medo que sentem dos cuidadores.

É tentador atribuir tais problemas ao desamparo persistente e à inabilidade para enfrentá-los, mas estudos longitudinais também mostram que, com o tempo, estratégias alternativas para enfrentar dificuldades são adotadas pela maioria dessas crianças. Assim sendo, dois estudos (Main e Cassidy, 1998; Wartner *et al.*, 1994) concluíram que o apego desorganizado era preditor de comportamento de controle, tanto do tipo punitivo como de controle voltado ao cuidador, em 84% dos casos, em crianças com 6 anos.

---

1. Dissociação é a capacidade de isolar da consciência algumas áreas da atividade mental. Ocorre normalmente em emergências, quando as pessoas precisam continuar a socorrer outras sem consciência de seus próprios ferimentos. A dissociação torna-se um sintoma quando interfere no funcionamento normal, por exemplo, quando a amnésia em razão de um acidente impede a pessoa de testemunhar.

De fato, esses autores consideram o comportamento de controle na infância uma medida do apego desorganizado, que eles passaram a chamar de "apego controlador". Essas crianças parecem encontrar uma maneira de lidar com seu sentimento de desamparo quando passam a ser controladoras do comportamento de seus pais e de outras pessoas.

Embora essas crianças mais velhas possam não receber mais com tanta intensidade os cuidados dos pais, como recebiam na primeira infância, seus pressupostos básicos sobre o mundo (o mundo presumido) com frequência incluem um modelo interno segundo o qual as autoridades atuais devem se comportar e pensar da mesma maneira que o fizeram seus pais.

## CONFIANÇA EM SI E NO OUTRO

Mesmo correndo o risco de simplificar a questão, desenvolvi, com base nesses dados, uma classificação dos pressupostos básicos que influenciam os relacionamentos (Parkes, 1991). Essa classificação, similar à de apego adulto proposta de maneira independente por Bartholomew e Horowitz (1991), está descrita nas páginas 34-5. Minha classificação une o conceito de "confiança básica" de Erikson (1950) e a afirmação feita por Bowlby (1973b) sobre os filhos terem confiança em si e nos outros graças à experiência de apego seguro com os pais. O fundamento está em que a principal função do cuidado parental é dar a base segura pela qual a criança em desenvolvimento aprenderá o quanto pode confiar em si e nos outros. Eu denominei essas duas dimensões de "autoconfiança" e "confiança no outro".

Quatro combinações dessas medidas de confiança podem resultar dos quatro padrões de apego (tabela 1.1). Considero que o apego seguro dá origem a níveis elevados de confiança em si e no outro. O apego ansioso/ambivalente leva à falta de confiança em si, mas não no outro. O apego evitador conduz à falta de confiança no outro, mas não em si. O apego desorganizado leva à falta de confiança em si e no outro.

A falta de confiança pode gerar problemas, mas não devemos supor que a confiança em si e no outro seja sempre e necessariamente uma coisa positiva. Ninguém é totalmente confiável e nenhum de nós pode confiar plenamente em si ou no outro. A consequência é que as crianças seguras, com níveis elevados de confiança em si e/ou no outro, podem se sentir mais seguras do que as outras, mas podem não ter uma noção adequada a respeito de quanto é razoável ter dúvidas sobre si e sobre as pessoas. Ninguém é perfeito, e uma das lições que precisamos aprender é o limite adequado da confiança.

**Tabela 1.1** Categorias de confiança básica

|  | Confiança em si | Confiança no outro |
|---|---|---|
| *Apego seguro* | alta | alta |
| *Apego inseguro* |  |  |
| Ansioso/Ambivalente | baixa | alta |
| Evitador | alta | baixa |
| Desorganizado | baixa | baixa |

Pode ser que as dúvidas que as crianças ansiosas/ambivalentes têm a seu respeito façam que busquem ajuda quando for necessário, enquanto a falta de confiança no outro, uma característica das crianças evitadoras, torne-as mais cautelosas. Às vezes, a estratégia de procurar ajuda dá resultado, mas também pode ser abusiva. Às vezes a estratégia de autoconfiança é bem-sucedida, mas também pode levar ao isolamento e ao fracasso. A falta de confiança em si e nos outros, como se encontra nas crianças com apego desorganizado, pode levá-las a tentar passar despercebidas ou a adotar estratégias de controle, com diferentes graus de sucesso. Portanto, as premissas das crianças com apego inseguro e as estratégias delas resultantes tendem a provocar ansiedade, mas podem ser também maneiras adequadas e eficientes para enfrentar algumas situações, embora inadequadas em outros casos.

Enquanto a maioria das pesquisas iniciais sobre apego teve como foco a díade mãe-bebê, estudos posteriores sobre a díade pai-bebê mostraram que cuidados adequados dados por um dos pais podem modificar os efeitos de cuidados geradores de insegurança dados pelo outro (Easterbrooks e Goldberg, 1984; Cox *et al.*, 1992; Belsky, 1996). Esses estudos apontaram também um grau de concordância tênue, porém significativo, entre os pais, o que significa que o apego seguro com um dos pais é, com frequência, mas não sempre, associado a apego seguro com o outro (Fox *et al.*, 1991).

Steele *et al.* (1996) estudaram, por onze anos, uma amostra de crianças e constataram que a mãe tem maior tendência do que o pai a desenvolver nos filhos estratégias de enfrentamento e observações sobre emoções (incluindo a habilidade de reconhecer sinais de sofrimento no outro, além de outros sentimentos complexos). O pai, por outro lado, ensina a respeito de relações sociais com o mundo externo, incluindo relações com os colegas. Os problemas de comportamento na adolescência apresentam uma relação mais próxima do apego inseguro com o pai do que com a mãe.

## OUTRAS INFLUÊNCIAS SOBRE O APEGO

Esses padrões de apego poderiam ser atribuídos à herança genética da criança? Duas observações sugerem que, se houver um fator genético, ele não é muito significativo. A primeira afirma que filhos descritos com dado padrão de apego quando estão com a mãe podem não ser descritos com o mesmo padrão, quando junto do pai (Steele *et al.*, 1996). A segunda observação, feita com base em duas pesquisas, aponta que gêmeos idênticos, com precisamente os mesmos genes, não têm maior possibilidade de apresentar o mesmo padrão de apego do que gêmeos não idênticos ou irmãos comuns (Ricciuti, 1992; O'Connor e Croft, 2001).

Isso posto, seria muito surpreendente se os fatores genéticos não tivessem qualquer peso na maneira pela qual os bebês reagem aos pais, o que pode explicar por que algumas crianças que tenham sido seriamente abusadas possam ainda estabelecer apegos seguros. De fato, um estudo genético evidenciou que as crianças com padrão de apego desorganizado tinham maior possibilidade do que outras de ter um gene identificado pela sigla DRD4 (Lakatos *et al.*, 2000). Isso não significa necessariamente que o gene seja a causa direta do apego desorganizado. Pode, por exemplo, influenciar na sensibilidade dos pais para situações de perigo que, por sua vez, pode afetar o padrão de apego do filho. Se existe influência genética na criança, podemos esperar que existam outros efeitos no temperamento, mas em uma meta-análise de doze amostras com 1.877 participantes Van Ijzendoorn e Bakermans-Kranenburg (1996) relataram não ter encontrado associação entre apego desorganizado e "variáveis constitucionais e temperamentais".

Existem *influências culturais* sobre os padrões de apego? Quando o Teste da Situação Estranha foi realizado com díades pais-bebês de diferentes culturas, foram encontrados os mesmos padrões de apego descritos nos Estados Unidos por Ainsworth e Main. Os fatores culturais mostraram ter influência na frequência relativa, mas não nos tipos de padrão que foram encontrados (Grossmann e Grossmann, 1991; Van Ijzendoorn *et al.*, 1991).

## PESQUISAS COM ADULTOS SOBRE PADRÕES DE APEGO NA INFÂNCIA

Os padrões de apego e suas consequências tornam-se muito mais complicados quando chegamos à vida adulta e tanto os instrumentos que usamos para avaliá-los como a interpretação dos dados daí resultantes podem deixar o leitor confuso. Mesmo assim, é importante examinar esses dados se quisermos tirar conclusões válidas das pesquisas apresentadas a seguir.

Poucos pesquisadores tiveram a oportunidade de acompanhar, até a idade adulta, bebês cujos padrões de apego haviam sido identificados por meio do TSE na infância. Aqueles que o fizeram chegaram a resultados inconsistentes (ver a seguir). Muitas pesquisas com adultos tentaram avaliar a memória que eles tinham do relacionamento com os pais. Gerlsma e Lutejin (2000) fizeram uma revisão dessas pesquisas e consideraram adequada somente a de Parker, sobre o *Parental Bonding Instrument* – PBI (Parker et al., 1979). Esse instrumento permite aos pais ser avaliados, nas categorias alto ou baixo, quanto a "cuidado" e "proteção" (que para Parker significa superproteção). Essas medidas não foram relacionadas a qualquer padrão de apego em particular.

Parker sugere que pais pouco cuidadosos minam a autoestima do filho. Quando adultos, aqueles que na infância receberam "controle sem afeto" se mostraram, em várias pesquisas, os mais vulneráveis a depressões menores, mas não a depressões maiores. Aqueles que se lembram de seus pais como "protetores" apresentaram mais tarde uma autoestima rebaixada em situações sociais, embora ela possa ser razoavelmente elevada em casa (Parker, 1994).

Feeney resume as conclusões dessa e de outras pesquisas: "indivíduos seguros tendem a se lembrar dos pais como calorosos e afetivos, indivíduos evitadores lembram-se da mãe como fria e rejeitadora, e indivíduos ambivalentes lembram-se do pai como injusto" (Feeney, 1999, p. 363).

## A Entrevista de Apego Adulto

Main desenvolveu o instrumento Entrevista de Apego Adulto – EEA [*Adult Attachment Interview* – AAI], que é considerado o mais confiável, na vida adulta, para avaliar a influência dos apegos na infância. Classifica os adultos como "autônomo-seguro" (50-60%), "inseguro-preocupado" (10-15%), "inseguro-rejeitador" (25-30%), ou "não resolvido" (Main e Goldwyn, 1984). Essa classificação corresponde mais ou menos às categorias "seguro", "ansioso/ambivalente", "evitador" e "desorganizado".

Podemos considerar a EAA um reflexo dos padrões de apego da infância? Esse instrumento se apoia não tanto na acurácia da lembrança dos pais, mas na maneira como essas lembranças são relatadas na vida adulta. As questões focalizam separações, mais do que estilos particulares de cuidados parentais adotados pelos pais, e colocam peso na coerência e organização dos relatos. Assim, um indivíduo que fizer uma narrativa coerente, mesmo que esta inclua descrições de abuso físico ou sexual pelos pais, de acordo com o sistema da avaliação de Main será considerado autônomo/seguro.

Poderíamos esperar, então, daqueles que foram avaliados pelos dois instrumentos, que os resultados do PBI de Parker tivessem uma alta correlação com a EAA de Main, mas não é o caso. Manassis *et al.* (1999), que compararam os resultados desses dois instrumentos aplicados a 130 adolescentes com distúrbios emocionais, concluíram que o PBI e a EAA não permitiam comparações quanto a evidências de idealização ou raiva da mãe por parte dos participantes. Podemos concluir que a medida retrospectiva de Parker para cuidados parentais não é um preditor para qualquer dos indicadores medidos pela EAA de Mary Main. Esta defende a ideia de que adultos inseguros, em especial aqueles do grupo evitador, distorcem ou apagam as memórias sobre a maneira como eram tratados por seus pais, o que coloca dúvida sobre o instrumento de Parker.

Três pesquisas permitem a comparação entre o observado no TSE durante a infância e os resultados da EAA na vida adulta, mas as conclusões são conflitantes. Assim, Waters *et al.* (2000) encontraram uma concordância impressionante entre os padrões de apego derivados dos dois instrumentos em adultos de classe média que haviam sido acompanhados desde a infância até o início da vida adulta. Weinfeld *et al.* (2004) encontraram pouca concordância em famílias de baixa renda com alta incidência de experiências negativas de vida. A exceção se deveu às crianças descritas com apego desorganizado pelo TSE, que aos 19 anos foram classificadas como inseguras ou não resolvidas pela EAA. Zimmermann e Grossmann (1996) também concluíram que o TSE na infância não apresentava correlação[2] com a classificação de apego obtida pela EAA aos 16 anos. No entanto, correlacionava-se com os resultados da mãe quando o filho tinha 6 anos, mas apenas depois de serem excluídas as famílias que enfrentavam divórcio, separação ou doenças potencialmente fatais. Parece razoável concluir que as experiências traumáticas desestabilizaram o padrão de apego medido pela EAA.

Para tornar a situação ainda mais confusa, nenhuma dessas medidas apresenta alta correlação com as medidas de apego entre adultos que serão consideradas a seguir (Hickie *et al.,* 1990a; Hickie *et al.,* 1990b; Feeney e Noller, 1990; Kobak, 1994).

A EAA não parece ser uma medida retrospectiva dos cuidados parentais recebidos na infância nem uma medida dos apegos vigentes. O que mede a EAA? A evidência mais convincente para o significado do instrumento, e a justificativa principal para que ele seja considerado seriamente aqui, vem de sua habilidade de predizer os padrões de apego cuidador (como medido pelo TSE) que muitas dessas mulheres estabelecerão com seus bebês (Fonagy *et al.,* 1997). Com exceção das mulheres "preocupadas" (ou "ansiosas/ ambivalentes"), as outras categorias de apego materno puderam predizer a categoria de

---

2. Neste livro, as palavras "correlacionar" e "correlação" serão usadas para descrever a extensão com que um resultado varia em relação a outro. Portanto, durante a infância, idade e altura tendem a ser altamente correlacionadas, ambas tendem a aumentar conjuntamente. Idade e gênero, no entanto, são não correlacionados.

apego do filho em 77% dos casos. Tendo acompanhado três gerações, Benoit e Parker (1993) concluíram que as categorias do padrão de apego vistas pela EAA com avós puderam prever corretamente 75% das categorias das mães; estas, por sua vez, predisseram 77% das categorias dos filhos vistas pelo TSE. Esses resultados levam a pensar que a EAA é um indicador razoavelmente bom da propensão da pessoa em desenvolver um vínculo específico de cuidados.

Adultos parecem carregar consigo uma série de considerações sobre seus pais e sobre si, que terão peso na maneira de se relacionar com seus filhos. Elas emergem das experiências que tiveram ao longo da infância, mas não ficam restritas a esse período. Aprenderam sobre cuidados parentais com seus pais, o que não significa que tratarão seus parceiros da mesma forma que tratam os filhos. A EAA não prediz os vínculos que adultos farão com adultos (ver p. 35-6).

Os resultados da EAA no que se refere ao apego não foram considerados preditores significativos de distúrbios psiquiátricos. Allen *et al.* (1996) relataram que não foram identificados indicadores mais elevados de apego inseguro em ex-pacientes psiquiátricos internados do que naqueles de grupo controle. As diferenças se fazem notar apenas quando são feitas comparações entre grupos de pacientes. Assim sendo, pacientes psiquiátricos adolescentes que haviam tentado suicídio apresentaram maior tendência a uma classificação nas categorias "não resolvido" ou "preocupado" do que aqueles que não tinham tentado (Adam *et al.*, 1996). Os resultados apresentados por Adam são tão evidentes que ele considera que a "crise aguda do suicídio pode ser mais bem conceitualizada como uma crise aguda de apego". Ele vai além:

> Aqueles que tiveram vínculos com cuidadores insensíveis ou indisponíveis, ou tiveram sua vivência de infância perturbada pelas necessidades dos pais, tendem mais a apresentar menor consideração por si e expectativas pessimistas e hostis em relação ao outro. Ambas as visões contribuem para dificuldades na formação e manutenção de relacionamentos. Há muitas evidências em favor da afirmação de que essas características estão presentes em pacientes que tentaram suicídio. (Adam, 1994, p. 260)

Em outra pesquisa com pacientes psiquiátricos adolescentes, a depressão foi mais frequente naqueles que tiveram pais ausentes do que em outros (Ivarsson *et al.*, 1998), mas em pacientes adultos a depressão era relacionada mais proximamente aos que estavam na categoria "preocupado" (Rosenstein e Horowitz, 1996). A categoria "não resolvido" foi encontrada associada à personalidade *borderline* (Hobson e Patrick, 1998; Barone, 2003).

A relação entre personalidade *borderline* e outros aspectos da personalidade será explorada no capítulo 17, bem como a noção de que há transtornos específicos de apego na infância e na vida adulta. Por ora, é suficiente afirmar que a pesquisa sobre apego na infância sugere que seus efeitos persistentes não predizem distúrbios mentais na vida adulta, mas podem influenciar nas características que terão. Se considerarmos os padrões de apego como estratégias de sobrevivência, poderemos entender que cada estratégia tem suas vantagens e desvantagens. Embora costume haver equilíbrio entre as duas, a minoria que tem predomínio das desvantagens pode vir a necessitar de ajuda.

## OUTRAS PESQUISAS SOBRE APEGO NA VIDA ADULTA

As pesquisas sobre relações próximas na vida adulta permitiram que fossem identificados os padrões de apego a colegas e parceiros. O assunto é complexo e amplo e foi revisado em dois livros organizados por Bartholomew e Perlman (1994) e Sperling e Berman (1994). Para não me alongar muito, relato que Hazan e Shaver (1987) desenvolveram um questionário que mede padrões de apego, à semelhança dos que Ainsworth descreveu, mas com a finalidade de estudar "apego romântico" na vida adulta. A descoberta feita por Main, de um quarto padrão de apego, levou a modificações, e outros pesquisadores derivaram tantos outros questionários com tantas variantes e extensões que ficou confuso entendê-los.

Talvez o melhor deles seja o questionário *Experiences in Close Relationships* (ECL), de Brennan *et al.* (1998). Eles revisaram detalhadamente a literatura e identificaram 323 itens em sessenta subescalas. A técnica estatística de análise fatorial revelou que estas caíam em quatro categorias, que podiam ser agrupadas em duas dimensões. Uma revisão semelhante foi feita por Bartholomew e Horowitz (1991), que também chegaram à conclusão de que todas as medidas poderiam ser reduzidas a duas dimensões similares, que denominaram "sociabilidade" e "autoestima". A seguir, eles escolheram uma série de perguntas que captavam melhor essas dimensões (Griffin e Bartholomew, 1994) e chegaram ao *Relationships Scale Questionnaire* (RSQ). Essas dimensões são apresentadas, assim como os padrões de apego aos quais dão origem, na tabela 1.2. As pessoas que obtiveram resultados elevados tanto em "sociabilidade" como em "autoestima" foram classificadas como "seguras"; as que tiveram resultado elevado em "sociabilidade" mas baixo em "autoestima" foram descritas como "preocupadas com seu(s) relacionamento(s)" (conforme o padrão de apego ansioso/ambivalente na infância); indivíduos com resultados baixos em "sociabilidade" mas altos em "autoestima" foram considerados "rejeitadores quanto aos relacionamentos" (conforme o padrão de apego evitador), enquanto aqueles que tiveram resultados baixos tanto em "sociabilidade" como em "autoestima" eram "temerosos de intimidade" (de acordo com o padrão de apego desorganizado).

A medida de "sociabilidade" descrita por Bartholomew é a mesma do meu conceito de "confiança no outro", e sua medida de "autoestima" é a mesma do meu conceito de "confiança em si". Assim como Bartholomew, eu considero que aqueles que obtêm resultados elevados tanto em confiança em si como no outro são "seguros". Aqueles que alcançam baixos resultados em confiança em si e altos em confiança no outro são os "dependentes" (ou "ansiosos/ambivalentes"). Por outro lado, indivíduos que obtêm baixos resultados em confiança no outro e resultados relativamente elevados em confiança em si são "autoconfiantes compulsivos" (ou "evitadores"). Por fim, a combinação de baixa confiança, tanto em si como no outro, leva o indivíduo a realmente ficar muito inseguro e com alta propensão a ansiedade e depressão. Este livro aborda, entre outras questões, as evidências que apoiam essa visão e as discussões geradas pelas implicações de nossa compreensão do luto.

**Tabela 1.2** Dimensões do apego na vida adulta (Bartholomew e Horowitz, 1991)

| Autoestima | Sociabilidade | |
|---|---|---|
| | Alta | Baixa |
| Alta | seguro | rejeitador |
| Baixa | preocupado com o relacionamento | temeroso de intimidade |

Além de colocar limites claros para separar as diversas categorias, essas medidas podem servir para medir a força das duas dimensões subjacentes.

Os adultos "rejeitadores" tendem menos a apoiar seus parceiros românticos (Hazan e Shaver, 1987), apresentam resultados mais baixos em expressividade, bondade e consciência do outro (Collins e Read, 1990) e têm possibilidade reduzida de apoiar o parceiro em uma situação angustiante (Simpson et al., 1992). Aqueles do tipo "preocupado" são mais emocionais e críticos de si (Mikulincer et al., 1993). Idealizam seus parceiros românticos, de quem dependem enormemente (Feeney e Noller, 1990). Após uma revisão das publicações, Feeney conclui que indivíduos muito ansiosos acerca de relacionamentos tendem a viver casamentos conflituosos pois, com sua desconfiança e seu controle coercitivo, o que conseguem é exatamente aquilo que mais temem: a rejeição. Eles não são imutáveis, pois, como as categorias da EAA, os padrões de apego romântico podem não se manter ao longo do tempo, "particularmente quando eventos significativos do meio social desconfirmam (sic) as expectativas existentes. Por exemplo, envolver-se em uma relação estável e satisfatória pode provocar mudança naqueles cujos modelos de si e do outro levaram ao ceticismo" (Feeney, 1999).

Muitas pesquisas mostraram que essas autoavaliações predizem como as pessoas reagirão sob estresse. Assim como as crianças evitadoras que pareciam indiferentes durante o TSE, mas tiveram seus batimentos cardíacos acelerados (ver p. 24), estudantes universitários do tipo "rejeitador" agem como se não se incomodassem com uma situação estressante, mas apresentam níveis elevados de condutibilidade da pele, uma medida sensível da transpiração (Dozier e Kobak, 1992).

A EAA de Main apresenta correlação fraca com essas medidas de apego romântico (Crowell et al., 2000; Shaver et al., 2000). Qual é a possível explicação para isso? Algumas delas são apresentadas a seguir:

1 – Embora os bebês sejam responsivos às expectativas dos pais, as condições que perpetuam o padrão de apego da infância podem não estar mais presentes na vida adulta. Os amigos e namorados podem reagir ao comportamento de apego de uma maneira muito diferente daquela dos pais.
2 – Os estereótipos sociais e outras formas de pressão social podem levar o indivíduo a inibir seu comportamento de cuidar do parceiro.
3 – São necessárias duas pessoas para que exista um apego romântico. Os próprios parceiros podem exercer algum tipo de pressão, talvez devido a suas necessidades relacionadas aos apegos.

Por exemplo, o relacionamento resultante da união de um adulto ansioso/ambivalente com um parceiro evitador pode ser muito diferente se seu parceiro for também ansioso/ambivalente. Algumas pessoas podem escolher um parceiro cujo padrão de apego seja complementar ao seu ou, então, um que se assemelhe a elas. Outras podem não ter muita oportunidade de escolher. Por comparação, as necessidades do bebê de cuidados são relativamente livres de ambiguidades e ninguém pode escolher os pais que terá.

Parece que nem os efeitos dos padrões de apego na infância nem aqueles da vida adulta são imutáveis. A EAA pode ser considerada a melhor medida do estilo de apego que prediz os apegos filhos/pais, mas mesmo ela oferece pouca indicação sobre os apegos adulto/adulto. É difícil descrever e classificar relações amorosas, pelo que se vê. São relações influenciadas por parceiros e situações especiais e precisamos ter cautela quanto a simplificações.

## SEXUALIDADE, APEGO E CUIDADOS

Mesmo que essas medidas tenham se mostrado úteis para o estudo de certos aspectos dos apegos entre adultos, elas não fazem distinção entre os três componentes básicos que contribuem para os vínculos dos adultos: sexualidade, apego (aqui entendido como a necessidade de ser cuidado) e cuidados (a necessidade de cuidar do outro).

Muitas pessoas concordam que a atração sexual é mais intensa na fase inicial de um relacionamento. Hazan e Zeifman (1994) a descrevem como o laço que junta adultos por tempo suficiente para que ocorra o apego. Freud colocava sexualidade no mesmo patamar de outros laços e, por fazê-lo, provocou uma grande confusão nas ideias a esse respeito. A visão de Bowlby, que separa sexualidade de apego e diminui a importância da sexualidade, é menos "excitante". Como diz Jeremy Holmes: "Comparando-se com o mundo apaixonado da sexualidade infantil, como descrito por Freud e Klein, a Teoria do Apego parece mesmo quase amena e banal" (1993, p. 6). Assim, a Teoria do Apego se tornou menos popular, porém não menos verdadeira ou importante.

De fato, os padrões de apego influenciam o comportamento sexual. Assim, Hazan e Zeifman (1994) indicam que os indivíduos evitadores são mais inclinados a valorizar sexo sem amor e a se envolver em relações que duram apenas uma noite, sem que isso esteja associado a um aumento no número das relações sexuais. Feeney *et al.* (1993) mostraram que mulheres evitadoras e homens ansiosos/ambivalentes relatavam ter menor número de relações sexuais que outros. Em ambos os sexos, carinho sem sexo parece ser a maneira escolhida por pessoas ansiosas ou dependentes (Hazan e Zeifman, 1994).

Liebowitz (1983) sugere que, no apego entre adultos, a "fase de atração" geralmente termina após aproximadamente dois anos e a força do relacionamento, a partir daí, dependerá da força do apego que tiver sido estabelecido. Isso não significa, naturalmente, que o sexo deixe de ser prazeroso, e há muitos relacionamentos que continuam a se apoiar em algo mais, mas esses são exceção. Para a maior parte das pessoas, o entusiasmo do período de estimulação sexual intensa é seguido por uma satisfação mais tranquila, gradual e reasseguradora, que deriva menos da excitação sexual e mais da segurança do apego mutuamente compartilhado. Um parceiro pode se queixar de que "ele (ou ela) não se preocupa em me conquistar mais", mas é a nítida constatação que tenho quando sei o que meu/minha parceiro/a está pensando, onde ele/ela deve estar agora, e que posso confiar que ele/ela estará disponível se necessário, o que constitui a "base segura" que, mais cedo ou mais tarde, será necessário termos para nos apoiar.

A atração sexual não é a única explicação para a experiência de se apaixonar. Outros fatores incluem o alívio do medo e da insegurança, o entusiasmo de expandir horizontes, a realização de sonhos há muito tempo acalentados e a satisfação das expectativas dos pais e amigos. Todos esses fatores fazem o relacionamento amoroso se iniciar e ajudam a minimizar os medos de desapontamento e rejeição que levam as pessoas a se retrair e não mergulhar em um apego com compromisso.

Tanto ser cuidado como cuidar fazem parte de relacionamentos adultos de longa duração, com muitos graus de variação entre os parceiros quanto a querer cuidar ou ser cuidado. Mesmo nas sociedades em que se espera dos homens que cuidem e sejam os provedores de suas mulheres dependentes, essa forma de ligação, por meio do sexo, é com frequência mais aparente do que real. Esses dois componentes dos vínculos de longa duração são tão entrelaçados que poucas pesquisas tentaram desembaraçá-los. Para uma compreensão ampla, porém, a palavra "apego" inclui elementos de ambos, cuidar e ser cuidado.

## CONCLUSÃO

Ao que parece, o amor é muito mais complexo do que pensamos. Aquele que permeia nossa família, quando somos jovens, pode nos deixar confiantes de nosso lugar em um mundo seguro, com confiança em nós e nos outros, mas relativamente despreparados para fracassos ou traições. Por outro lado, pode nos deixar conscientes de nossas fraquezas e prontos para buscar ajuda, mas inclinados a confiar excessivamente naqueles que esperamos que nos protejam de um mundo perigoso. Alguns podem ficar cautelosos em relação à proximidade afetiva e muito autoconfiantes, mas relutantes em pedir ajuda quando necessário. Outros, ainda, podem não se sentir confiantes, seja em si, seja nas pessoas, mas sobrevivem quando se submetem e exercem controle indireto sobre os demais. Como essas estratégias e concepções serão mantidas na vida mais adiante dependerá do que acontecer então. A experiência de trauma e privação pode confirmá-las ou contradizê-las. O mesmo pode acontecer com as relações amorosas na vida adulta, que tanto influenciam como são influenciadas pela maneira como vivenciamos e enfrentamos o mundo. Mais uma vez, é o amor que determina como vemos o mundo e a nós mesmos. O amor profundo pelos filhos, a partir de seu nascimento, é profundamente influenciado pelo padrão de amor que foi experimentado na infância. Assim a roda completa mais uma volta e, bem ou mal, nossos filhos são moldados pelo poder do amor.

# 2 REVISÃO II: PERDA E MUDANÇA

> O tempo transforma os dias passados em escárnio,
> Nossas amadas, em cadáveres ou viúvas;
> E casamento, morte, afastamento
> Tornam árida nossa vida.
>
> Algemon Swinburne,
> "Dolores" (1866)

Até aqui, tivemos o foco na formação e no desenvolvimento de apegos e nas consequências da separação da criança de seus pais, na infância. Mas a perda é o resultado comum ao amor e ao pesar, o preço que temos de pagar. Como os padrões de apego influenciam nos padrões de luto? Voltaremos agora nossa atenção para o rompimento duradouro de relacionamentos na vida adulta. É sempre doloroso, mas varia muito de pessoa para pessoa e faz sentido que nos perguntemos o que influi na reação.

## DETERMINANTES DOS RESULTADOS DO PROCESSO DE LUTO

Muitas pesquisas empíricas têm sido realizadas para identificar os fatores que decidem quem terá um bom resultado e quem terá um mau resultado ao fim do processo de luto. Uma das primeiras tentativas nesse sentido foi o *Harvard Bereavement Project* (neste livro será denominado Pesquisa de Harvard), do qual participaram 59 jovens viúvas e viúvos, que foram acompanhados de dois a quatro anos após a morte do parceiro (Parkes e Weiss, 1983). Pesquisas posteriores confirmaram e expandiram os resultados da Pesquisa de Harvard e incluíram uma gama maior de tipos de relacionamento e de grupos etários. A esse respeito, recomendo ler a revisão recente feita por Stroebe e Schut (2001b). Quatro tipos de fatores de risco foram identificados:

- vulnerabilidade pessoal do enlutado;
- relação com a pessoa falecida;

- eventos e circunstâncias que levaram à morte, bem como da morte em si;
- apoio social e outras circunstâncias após a morte.

O primeiro fator, vulnerabilidade pessoal, é o mais relevante para a pesquisa sobre apego e será discutido a seguir. O segundo, relação com a pessoa falecida, será abordado nos capítulos 11 a 13. O terceiro fator sugere que alguns tipos de morte são mais traumáticos do que outros e será discutido no capítulo 9. O último fator de risco, que engloba as influências sociais e de outra ordem, será apresentado nos capítulos 14 e 15.

A Pesquisa de Harvard mostrou que o apego à pessoa perdida era um forte determinante das reações problemáticas ao luto. Dois tipos de apego provocavam dois tipos distintos de reações problemáticas:

- a relação de dependência, que indicava a possibilidade de luto crônico;
- a relação ambivalente, que indicava a possibilidade de luto conflituoso.

Definimos como "crônico" o luto que é intenso desde o início e permanece por um longo período. Difere do tipo "conflituoso" porque este, geralmente, demora mais a se instalar, atinge seu ponto alto algum tempo depois da morte e tem como complicadores os sentimentos de raiva e/ou culpa.

Podemos encontrar evidências posteriores a favor da influência dos padrões de apego no luto em Pistole, que utilizou o RSQ de Bartholomew e Horowitz (ver p. 34) para pesquisar a influência do apego romântico na maneira como universitários enfrentavam o rompimento de um namoro (Pistole, 1994). Ele concluiu que indivíduos cujo apego era seguro ficavam menos pesarosos do que aqueles com apego inseguro.

Por fim, há uma pesquisa recente feita por Waskowic e Chartier (2003) com 65 viúvas e 11 viúvos que responderam ao RSQ em vários períodos durante o luto. O apego seguro com a pessoa falecida era associado com menos raiva, isolamento social, culpa, angústia de morte, sintomas somáticos, desespero, despersonalização, ruminação após o luto. Os pesquisadores também concluíram que os seguramente vinculados relatavam maior número de "trocas" com a pessoa morta, e mais reminiscências dela, quando comparados aos indivíduos com apego inseguro. Interagindo com esses fatores interpessoais há uma maior vulnerabilidade geral ao estresse e muitas variáveis foram inferidas para explicar essa constatação.

Todas as pesquisas empíricas, sem exceção, mostram que uma variedade de fatores tem influência sobre a expressão do luto, mas não explicam por que isso acontece. Para encontrar as respostas, precisamos considerar as principais teorias propostas para explicar o fenômeno do luto. A perspectiva histórica é um bom caminho para essa finalidade.

## O LUTO E A TEORIA DO APEGO

Como já vimos, uma das funções do apego é evitar lutos duradouros. Chorar e buscar, que são comportamentos inatos nos bebês, mas logo são afetados pela aprendizagem, permanecem parte da reação a perdas posteriores. Um dos primeiros a reconhecer isso foi Charles Darwin, cujo livro *The expression of the emotions in man and animals* (1872) chamou a atenção para a semelhança na expressão de tristeza não apenas entre humanos bebês e adultos, mas também entre outras espécies de animais sociais.

John Bowlby, que foi muito influenciado por Darwin e mais tarde escreveu sua biografia (1990), percebeu a relevância de seu pensamento, que desenvolveu no terceiro volume da trilogia *Apego e perda* (1980). Com James Robertson, descreveu as fases do luto vividas pelos bebês quando separados da mãe por um período de tempo mais longo. As fases foram chamadas "protesto", "desespero" e "desapego".

Meu trabalho no campo do luto começou no Instituto de Psiquiatria, em Londres, onde esbocei as dificuldades de pacientes psiquiátricos enlutados (Parkes, 1964a, 1964b). Essa pesquisa mostrou que muitos dos distúrbios psiquiátricos podem ser desencadeados pelo luto. "Transtornos afetivos", em particular os estados de ansiedade e a depressão clínica, são os mais frequentes, mas algumas pessoas enlutadas apresentam outros transtornos, incluindo luto crônico e luto inibido/adiado. (Estes são mencionados como luto patológico, traumático ou complicado.)

Um problema que se evidenciou durante a realização dessas pesquisas foi a falta de qualquer padrão de comparação. Agreguei-me ao grupo de pesquisa de Bowlby, em 1962, para realizar uma das primeiras pesquisas sistematizadas sobre luto "normal" ou descomplicado com viúvas londrinas aleatoriamente escolhidas. O primeiro fruto da nossa colaboração foi um artigo (Bowlby e Parkes, 1970) no qual identificamos as similaridades entre a resposta de adultos à perda de companheiro ou cônjuge e a resposta de crianças pequenas à separação de suas mães. Modificamos as "fases do luto", como haviam sido descritas por Bowlby e Robertson, para incluir a fase inicial de entorpecimento ou embotamento das emoções, que as viúvas londrinas mencionavam com frequência, sobretudo após mortes repentinas.

O artigo foi importante por reconhecer que o luto é um processo de mudança pelo qual as pessoas passam e por sugerir uma maneira de explicá-lo, mas apresentou um modelo de luto que o fez parecer mais simples do que é na realidade, e foi facilmente associado à descrição psicanalítica de fases, como por exemplo as fases freudianas da sexualidade infantil. Em pouco tempo, as "fases do luto" passaram a ser usadas como uma prescrição para o luto normal, o que nunca foi nossa intenção.

Parte da dificuldade estava na falta de uma definição para luto, um problema que ainda hoje persiste. Muitos o definem como a reação a uma perda, e inúmeros instrumentos foram desenvolvidos com o propósito de avaliá-lo ou medi-lo. Os mais utilizados são o *Texas Inventory of Grief* (Faschingbauer *et al.*, 1977) e o *Grief Experience Inventory* (Sanders *et al.*, 1991). Eles incluem aspectos como raiva, autoreprovação e depressão, que podem ocorrer em seguida a uma grande variedade de acontecimentos estressantes na vida e não são, certamente, exclusivos do luto.

A reação ao luto inclui muito mais que apenas o pesar. Além do pesar pela perda de um ser amado, o luto geralmente nos coloca frente a frente com:

- ameaças à segurança;
- mudanças importantes na vida;
- mudanças importantes na família.

Pode ou não estar associada a:

- lembranças terríveis de eventos aterrorizantes;
- culpa pela morte, dirigida a outras pessoas;
- vergonha e/ou culpa por sua negligência ou cumplicidade.

Nenhum desses aspectos faz parte do luto, embora eles possam complicá-lo e causar problemas duradouros.

Uma definição satisfatória de luto deveria distingui-lo de outros fenômenos psicológicos. Em minha opinião, seus componentes essenciais são a experiência da perda e uma reação de anseio intenso pelo objeto perdido (ansiedade de separação). Se não houver esses componentes, não se pode dizer que a pessoa esteja realmente em processo de luto.

O que se pode dizer, então, das chamadas "reações de luto complicado"? Estas também requerem uma definição se formos distingui-las dos muitos outros transtornos psiquiátricos que podem complicar o processo de luto. Embora um luto grave tenha muitas das características encontradas nos transtornos psiquiátricos, é somente quando ele se prolonga muito e causa dano às funções da vida normal que pode ser considerado "patológico". Tendo essa distinção em mente, Jacobs (1999) e Prigerson *et al.* (1995a, 1995b) deram um fundamento científico ao diagnóstico de "luto complicado". Eles desenvolveram critérios de diagnóstico restritos ao luto pela perda de uma pessoa que incluem um núcleo de sintomas intrusivos e perturbadores de ansiedade de separação (incluindo preocupação com pensamentos sobre a pessoa morta). Seus critérios são amplos o suficiente para abranger as formas de luto crônico e adiado.

Prigerson e Jacobs também desenvolveram sua medida sistemática para "luto complicado", muito mais precisa que as medidas de processo de luto descritas acima. Demonstraram, sem margem para dúvidas, que o "luto complicado" é muito diferente da depressão maior, embora possa com frequência estar acompanhado dela. Trataremos mais de perto a condição do luto complicado no capítulo 17.

## TEORIA DA TRANSIÇÃO PSICOSSOCIAL

Não há uma única teoria que consiga abranger todas as consequências do luto por morte, menos ainda das outras perdas que sofremos. Com o objetivo de esclarecer as semelhanças e diferenças entre a reação à perda de uma pessoa e a reação a outras perdas, comecei a estudar as reações à perda de um membro (Parkes, 1972, 1976). Encontrei semelhanças fortíssimas na reação. Muitas pessoas amputadas, à semelhança das pessoas enlutadas, tinham dificuldade em acreditar no que havia acontecido. Estavam preocupadas, buscavam o que haviam perdido e, mais surpreendente, tinham uma forte sensação da presença do membro perdido.

Mesmo assim, essa reação requer uma explicação diferente da teoria do apego, que explica apenas a reação à perda de pessoas. Eu não amo minha perna esquerda da mesma maneira que amo minha esposa. Os dois tipos de apego são muito diferentes. Minha pesquisa me levou à formulação da teoria da transição psicossocial (Parkes, 1971).

Nós, seres humanos, somos distintos das outras espécies pela complexidade e magnitude dos modelos mentais de mundo que criamos. Já abordamos, neste livro, as muitas maneiras pelas quais os modelos internos da criança incluem suas concepções, a respeito dos pais e de outras pessoas, que dão cor à sua maneira de ver o mundo. Em 1971, cunhei a expressão "mundo presumido" para aquele aspecto do mundo interno que é tido como verdadeiro (Parkes, 1971). Outros modelos internos incluem mundos temidos ou esperados; estes podem ser usados para planejamento e têm a qualidade de ser provisórios. Mesclam-se com as fantasias, que são a matéria-prima dos sonhos e da ficção.

O mundo presumido contém suposições sobre objetos como cadeiras, portas e janelas que nos permitem reconhecer tais objetos quando os vemos e planejar nosso comportamento de acordo com a necessidade, mas ele contém muito mais que isso. Tudo que consideramos garantido faz parte do nosso mundo presumido. Aí estão incluídas nossas concepções sobre nossos pais e nós mesmos, nossa habilidade para lidar com o perigo, a proteção que podemos esperar dos outros (incluindo-se aí a polícia, o sistema legal e as pessoas ao nosso redor) e as incontáveis cognições que compõem a estrutura complexa de que depende nosso senso de significado e propósito na vida.

Semelhantes aos programas de computador, essas concepções são construídas uma sobre a outra. A maioria das modificações ocorre na superfície e não exige que modifiquemos nossas concepções básicas. Estas são o sistema operacional que é executado e dá significado aos outros programas. Vimos acima como o apego que as crianças estabelecem com os pais permite a elas, gradualmente, construir concepções sobre eles, elas mesmas e o mundo em geral. Tais concepções constituem o gabarito em relação ao qual os eventos posteriores serão comparados e por meio do qual eles serão entendidos.

Nosso mundo presumido é a parte mais valiosa do nosso equipamento mental. Sem ele ficamos literalmente perdidos. No entanto, ele não é fixo, mas constantemente modificado pelas novas informações que são acrescentadas ou negam determinadas concepções. De fato, um dos prazeres da vida é visitar lugares, fazer coisas novas e conhecer pessoas que irão acrescentar e enriquecer nosso mundo presumido.

Essa teoria da mente ajusta-se bem à *teoria construtivista*, que é baseada na concepção de que nossa visão de mundo é essencialmente subjetiva. Assim sendo, Arvay (2001, p. 215-6) afirma: "A natureza da realidade é formulada em construções tanto individuais como coletivas", a visão de realidade de cada pessoa é única e "não existe uma 'única verdade' ou 'realidade' a ser conhecida". Ele vai além: "Os construtivistas afirmam a posição de que o conhecimento e a verdade não são descobertos, mas criados ou inventados". Por fim, o mundo de cada pessoa é único, mesmo quando reflete um ambiente compartilhado.

Neimeyer (2001) tem escrito amplamente sobre as "narrativas" de que as pessoas fazem uso para se explicar e se "construir", bem como explicar e construir seu mundo. Ele considera papel do terapeuta ajudar as pessoas a rever essas "narrativas", de maneira muito semelhante à do psiquiatra ao fazer uma anamnese. Esse é um avanço importante na nossa maneira de pensar a respeito do luto e tem atualmente recebido a atenção devida.

Ao destacar a natureza subjetiva do mundo interno, os construtivistas não deixam tão clara a distinção entre mundo presumido e mundo da fantasia. Em minha opinião, isso é um erro. Para mim, a crença de que uma visão particular do mundo é verdadeira e real a coloca em uma categoria mental bastante diferente de outros tipos de construção. É essa crença que nos capacita, na maior parte do tempo, a abordar o mundo à nossa volta com confiança e a nos sentir seguros.

Minhas pesquisas com amputados mostram como pessoas que enfrentam uma mudança tão importante na vida geralmente acham que os modelos de mundo, que até então lhes pareciam garantidos, precisam agora ser modificados. A pessoa amputada que pula da cama de manhã para subitamente se ver esparramada no chão está operando com um modelo obsoleto. Da mesma maneira faz a viúva que coloca dois lugares à mesa, que estende a mão procurando pelo marido na cama à noite ou fala de si para si: "Preciso perguntar ao meu marido o que ele acha sobre isso"; por causa do hábito, ela continua a viver em um mundo presumido que não mais existe.

Todos os acontecimentos que provocam mudanças importantes na vida, sobretudo os inesperados, desafiam nosso mundo presumido e provocam uma crise durante a qual podemos ficar inquietos, tensos, ansiosos e indecisos até que as mudanças necessárias sejam feitas. Isso não deve nos surpreender, pois nosso mundo presumido é tudo que temos. É nosso único recurso para nos orientarmos e alcançarmos nossos objetivos. Muito do trabalho de reaprendizado que se segue após uma perda importante, e que no passado foi chamado de "elaboração do luto", é visto mais claramente como um trabalho de transição. As questões envolvidas são particularmente claras e relevantes após eventos traumáticos da vida.

## O PENSAMENTO ATUAL SOBRE TRAUMA E LUTO

Um "trauma" é um golpe e um "luto" é uma perda. Ao longo dos anos, duas importantes áreas de atuação, cada uma com suas teorias e práticas, desenvolveram-se em torno desses dois conceitos. Por um lado, temos psicólogos trabalhando com veteranos de guerra, vítimas de abuso e outras pessoas que enfrentam estresse, violência e/ou ameaças à vida. Por outro, temos terapeutas, assistentes sociais e outros profissionais que trabalham com luto e divórcio e buscam entender as necessidades das pessoas separadas ou enlutadas. Embora cada grupo tenda a ignorar o outro e a desenvolver suas próprias abordagens, há muitas sobreposições desses campos, portanto o isolamento não é positivo para nenhum dos lados. Essa afirmação fica mais óbvia quando o luto é acompanhado por violência ou outro tipo de trauma.

Há, de fato, diferenças importantes entre as reações psicológicas aos dois tipos de experiência. Seria possível, então, elucidá-las comparando-se as reações ao luto com e sem trauma, e ao trauma com e sem luto.

Muitas pesquisas sobre as consequências psicológicas do luto demonstraram que as mortes súbitas, inesperadas e prematuras têm maior probabilidade de originar problemas do que as que tenham sido antecipadas e para as quais houve preparo. Outros fatores que contribuem para o risco de um luto complicado incluem testemunhar violência ou mutilação, mortes com um culpado (incluindo assassinos e suicidas) e mortes que não permitem a recuperação de um corpo intacto (ver Rando, 1986, e Parkes, 1996, para as revisões da literatura a esse respeito). São esses tipos de perda que foram chamados de perdas traumáticas.

Se, nas sociedades ocidentais, as perdas traumáticas representam um risco aumentado para o processo de luto, trata-se de um estresse genérico ou há um tipo particular de resposta que caracterize as perdas traumáticas? Na Pesquisa de Harvard, verificamos que perdas prematuras e inesperadas para viúvos e viúvas jovens eram associadas, em curto prazo, à maior dificuldade para acreditar e a evitação de confronto com a realidade da perda. À medida que o tempo passava, havia uma sensação persistente da presença da pessoa falecida, a ideia de ter uma obrigação contínua para com essa pessoa e isolamento social, juntamente com ansiedade duradoura, depressão, solidão e, frequentemente, autoreprovação. Todas essas reações eram menos frequentes naqueles que haviam previsto a morte (Parkes e Weiss, 1983).

Horowitz (1986) sugeriu que entorpecimento, descrença e fracasso em integrar a morte traumática ao mundo presumido do enlutado são defesas contra os avassaladores sentimentos de desamparo e insegurança que ameaçam irromper. Apesar dessas tentativas de evitação, no entanto, indivíduos traumatizados comumente experimentam intensa ansiedade, hipervigilância e reações de espanto, que podem ser desencadeadas por qualquer lembrança da perda. Horowitz desenvolveu sua escala *Impact of Events* para medir esses aspectos gemelares, que são a hesitação e a lembrança intrusiva (Horowitz *et al.*, 1979).

Suas observações não ficaram restritas ao luto. Reações semelhantes foram encontradas em muitas situações nas quais, em curto espaço de tempo, o indivíduo era confrontado com *intenso medo, desamparo ou horror*. Muito tem sido escrito recentemente sobre o tópico do "estresse traumático" e não é possível aqui fazer justiça a esse campo em expansão. A combinação de hesitação e imagens intrusivas deu origem ao diagnóstico psiquiátrico de "transtorno de estresse pós-traumático" (TEPT) e, como muitas pesquisas foram feitas sobre o assunto, pode-se ter a (falsa) impressão de que ele é a consequência mais frequente do trauma.

O foco em "medo, desamparo e horror" levou muitos pesquisadores a supor que a causa do problema subsequente fosse a magnitude do perigo. No entanto, o ser humano, assim como outros animais, é bem adaptado ao perigo. Nós temos todo o sistema nervoso autônomo para nos ajudar a lidar com ele e não há evidência de um risco aumentado para a saúde mental em tempos de guerra ou de outras ameaças; alguma coisa a mais é necessária. Um trabalho recente de Janoff-Bulman postulou que para uma situação traumática causar problemas duradouros ela precisa, num curto espaço de tempo, destruir certas concepções básicas sobre o mundo (Janoff-Bulman, 1992).

Alguns acontecimentos na vida trazem consequências tão profundas que invalidam áreas inteiras do nosso mundo presumido. De repente podemos achar que nada mais é garantido, como a pessoa que usa os óculos invertidos e vê o mundo de cabeça para baixo. A essas situações Janoff-Bulman deu o nome de "concepções destruídas". É muito mais difícil processar as mudanças que se seguem do que se faria com aquelas de menor importância, mas elas também podem ser realizadas se tivermos o tempo e a oportunidade para antecipar e nos ajustar à mudança. Infelizmente, não é sempre que isso acontece.

Não importa quão insatisfatório o mundo possa ser; o fato de termos um mundo presumido razoavelmente acurado nos permite saber onde estamos e, na maior parte das vezes, lidar com ele. O mundo presumido é, portanto, uma fonte de segurança muito importante. Indo pelo mesmo caminho, qualquer coisa que mine o mundo presumido ou o torne obsoleto irá minar nossa segurança. Segue-se daí que a perda de uma pessoa amada trará a necessidade de nos enlutarmos por essa pessoa, ao mesmo tempo que temos de rever nosso mundo presumido.

Uma revisão ampla do mundo presumido é uma tarefa cognitiva que leva tempo e, especialmente se for imposta sobre nós de repente, evoca emoções fortes (como medo, desamparo e/ou horror) que podem, por sua vez, interferir na tarefa cognitiva. Ou seja, tanto a cognição como a emoção precisam ser levadas em conta em qualquer tentativa de ajudar as pessoas enlutadas.

Embora nosso mundo presumido seja baseado na nossa percepção de um mundo real, ele não deve ser confundido com o mundo real, o que pode induzir a erro. Conforme vimos no capítulo anterior, os erros acontecem porque nossa experiência do mundo é limitada, nossa interpretação dos eventos é incorreta ou a informação que recebemos dos outros é falaciosa. Novamente, esses erros podem ser corrigidos, mas aqueles que requerem mudanças nas concepções básicas são mais difíceis de ser mudados do que os outros.

O que são essas concepções básicas e como elas surgem? Concepções básicas são os princípios condutores, os sistemas de raiz, que subjazem à nossa atenção e aos nossos julgamentos e os dirigem. Incluem as concepções sobre o mundo e nós mesmos, que são originadas nas experiências da primeira infância. Consideramos que elas são garantidas, mas, porque são abstrações da realidade, são mais suscetíveis ao erro, de tal forma que Janoff-Bulman se refere a elas como "ilusões". Ela sugere que a função das concepções básicas é nos proteger das emoções causadoras de sofrimento, mas essa não é sua função primária, embora possa ser um efeito secundário. Sua função primária é nos proteger das ameaças à nossa sobrevivência, no ambiente do bebê.

## PODEMOS INTEGRAR A TEORIA DO APEGO À TEORIA DA TRANSIÇÃO PSICOSSOCIAL?

Se a teoria do apego explica a necessidade urgente de chorar e procurar por alguém que foi perdido, e a teoria da transição psicossocial explica a necessidade de repensar e replanejar a vida diante de uma mudança importante, como essas alternativas funcionam no dia a dia da vida da pessoa enlutada? A resposta para essa pergunta é encontrada no Modelo do Processo Dual de luto, que foi postulada por Stroebe e Schut (2001a). Eles mostraram que, no curso normal do luto, as pessoas enlutadas tendem a oscilar entre aquilo que denominaram "orientação para a perda" e "orientação para a restauração". A primeira refere-se à busca dolorosa pela pessoa perdida, o que, como já vimos, é o *sine qua non* do luto. A "orientação para a restauração" é a luta para se reorientar em um mundo que parece ter perdido seu significado. Essa é, como já vimos, a essência da transição psicossocial. Os problemas surgirão se um dos focos se tornar exclusivo. Portanto, pessoas que se envolvem apenas com a busca e são incapazes ou não desejam olhar para a frente tornam-se enlutados crônicos, enquanto as que evitam o pesar e se dedicam a orientações sobre o futuro tendem a sofrer os efeitos de um luto adiado ou inibido.

O resultado normal desse processo de oscilação é que, finalmente, a pessoa enlutada descobre que muito do passado do relacionamento continua a ter importância no planejamento do futuro. Nos estágios iniciais do luto, os enlutados sentem como se tivessem perdido tudo de bom que vinha daquela pessoa que morreu; com o tempo eles descobrirão que isso não é verdade. Assim como os filhos adolescentes podem se separar de seus pais porque agora carregam consigo o mundo presumido destes, quando uma viúva diz "Ele vive em minha memória" isso é literalmente verdadeiro. O reconhecimento desse vínculo contínuo com o morto (Klass *et al.*, 1996) é uma das coisas que tornam possível deixar que a pessoa se vá, simplesmente porque sabemos que nunca deixaremos de tê-la aqui.

Assim, o aspecto do luto que emerge da nossa necessidade infantil de procurar pelo genitor perdido, e que é a essência da teoria do apego, ao longo do desenvolvimento virá a ser complementado pela descoberta de que, em parte graças ao mundo presumido que nossos pais nos ajudaram a desenvolver, podemos sobreviver durante a transição para um mundo sem essa pessoa perdida. Por amar seu bebê, a mãe irá ensiná-lo a se separar dela. Visto por esse enfoque, o teste mais árduo de um relacionamento de amor pode muito bem estar no sucesso que obtemos ao sobreviver à morte daqueles que amamos.

## ENFRENTAMENTO

A ideia de que a expressão da emoção é útil surgiu nas pesquisas de psicanalistas como Deutsch (1937) e Lindemann (1944). Ambos reconheceram que fatores culturais, entre outros, podem levar à inibição da expressão do pesar. De acordo com a teoria psicanalítica da repressão, isso foi considerado uma causa potencial para problemas psiquiátricos posteriores. Sugeriu-se também uma solução para esses problemas, na forma de terapias que facilitariam a expressão do pesar. Alguns psicoterapeutas especializados em luto ainda têm aqui seu principal objetivo, embora seja pequeno o número de pessoas que se beneficiem dessa abordagem. Voltaremos a examinar esse assunto no capítulo 18.

Mais recentemente foi reconhecido que a expressão emocional é uma das várias maneiras de lidar com a perda. Lazarus e Folkman (1984) descreveram o repertório de estratégias que utilizamos habitualmente para enfrentar situações problemáticas novas. São estratégias instrumentais (ou cognitivas), como na solução de problemas, e estratégias de cunho mais emocional, como o choro, que podem ser uma maneira de pedir ajuda. Cada estratégia será mais apropriada nesta ou naquela situação. Solução de problemas, então, é útil quando o problema tem solução e não é apropriada se ele não tiver solução. Buscar ajuda é importante quando a ajuda é necessária e disponível, mas menos adequada quando os outros estão igualmente desamparados ou indisponíveis. Considerando-se a questão, parece improvável que métodos instrumentais para resolver problemas consigam trazer a pessoa de volta, bem como que a expressão emocional resolverá problemas. Levando-se isso em conta, o processo de oscilação descrito acima envolve tanto as tentativas cognitivas para recuperar e desenvolver as memórias e crenças a respeito da pessoa morta, para abrandar a perda, como o reconhecimento de que é necessário abandonar muitas das antigas concepções sobre o mundo que se apoiavam na existência daquela pessoa para sua veracidade. Uma vez que isso é inevitavelmente doloroso, o processo de reaprendizagem não pode acontecer rapidamente ou sem que sejam vividas as emoções que o acompanham.

Bowlby (1973a) afirmava que a função do apego é garantir a segurança imanente da experiência de ter uma figura parental que sabidamente é disponível e responsiva, quando necessário. Essa função permanece ao longo da infância e é ampliada pelo crescente número de pessoas com quem a criança se vincula. Essa rede de vínculos é outro fator que facilita aos pais deixar que seus filhos cresçam e, por fim, deixem a casa da família. Na vida adulta, os apegos recíprocos com família e amigos continuam a dar segurança. De fato, uma maneira de enfrentar possíveis perdas futuras está em se vincular a outras pessoas. Mesmo aqueles que perderam a pessoa a quem eram mais fortemente apegados encontrarão algum alívio para seu sofrimento se tiverem vínculos com outras pessoas que consideram "suportivas" (Raphael, 1977). Pessoas com uma expectativa de que os outros são confiáveis terão maior probabilidade de pedir ajuda quando se perceberem em situação de risco.

Já vimos como os padrões de apego descritos por Ainsworth são, em si, modos de enfrentamento e podem influenciar estratégias de enfrentamento posteriores. Assim, apegos ansiosos/ambivalentes (ou dependentes) são maneiras de lidar com pais que dão atenção aos filhos e atendem a suas necessidades emocionais. Tendem a originar estratégias que focalizam as emoções. Apegos evitadores são maneiras de lidar com pais que desencorajam as necessidades emocionais e, consequentemente, têm maior tendência a provocar controle das emoções e tentativas cognitivas para a solução de problemas. Os apegos desorganizados podem refletir situações de desamparo nas quais altos graus de ansiedade e depressão são esperados.

Aqueles que têm apego seguro na infância aprenderam a confiar em si e no outro; esse é geralmente considerado o padrão mais desejado, embora possa limitar a capacidade de a criança, mais tarde, lidar com pessoas não merecedoras de confiança e com situações difíceis além de seu controle. No entanto, as vantagens superam as desvantagens. Muitas pesquisas foram feitas com o objetivo de identificar a influência dos padrões de apego, como medidos pela EAA, sobre a habilidade de enfrentamento do trauma. Steele e Steele (1994), após rever essas pesquisas, concluíram: "Considerando-se duas vítimas de um trauma semelhante, a EAA tem potencial para identificar qual delas poderá desenvolver dificuldades pós-traumáticas graves e duradouras". Isso significa que as experiências de apego seguro na infância não garantem bons resultados posteriores; e, por fim, é a combinação de uma situação em particular com uma visão de mundo em particular que determina quem enfrenta bem e quem enfrenta mal.

## CONCLUSÃO

No último capítulo, vimos que o estudo de como as crianças reagem quando são separadas das mães no Teste da Situação Estranha permitiu identificar os padrões de amor que influenciarão na nossa maneira de ver o mundo. Vimos aqui, estudando como os adultos reagem à morte de uma pessoa amada, que o luto também tem padrões que influenciam, em longo prazo, o ajustamento à vida.

Abordaremos agora um projeto de pesquisa cujos resultados, eu espero, nos ajudarão a descobrir como esses padrões influenciam uns aos outros. Veremos como o amor, em suas várias formas, pode nos enriquecer ou empobrecer, fortalecer ou debilitar, curar ou até mesmo matar.

# 3 O PROJETO DA PESQUISA

> Viver é a arte de tirar conclusões suficientes de premissas insuficientes.
> Samuel Butler, *Notebooks: life*
> (1912, p. ix)

O luto, como já vimos, não é somente um dos estresses mais dolorosos com o qual a maioria das pessoas tem de lidar, e a causa de problemas duradouros para alguns, mas também o exemplo básico de experiências da vida comum às quais damos o nome de "perdas". Se conseguirmos entender bem o luto, poderemos nos considerar bem capacitados para compreender essas outras perdas e ajudar os que sofrem com elas.

Ao longo dos anos, os psiquiatras desenvolveram suas próprias teorias sobre esses problemas e as utilizaram em suas tentativas de ajudar pacientes. No entanto, é fácil para os médicos encontrar "evidências" para suas teorias preferidas e ignorar tudo que as contradiga. Como resultado, há teorias em excesso sobre as causas dos problemas psiquiátricos, mas pouca concordância sobre qual é a melhor. No passado, os problemas psiquiátricos eram atribuídos a masturbação, constipação, dieta com altas doses de proteínas e infecções não aparentes, apenas pelo fato de esses fenômenos comuns coexistirem, algumas vezes, com os problemas psiquiátricos. Mais recentemente, os métodos de pesquisa e as análises estatísticas desenvolveram-se de modo a nos permitir estimar as chances de dada associação ocorrer apenas por acaso.

Segue-se que qualquer pesquisa que tente ir além da especulação deverá ser sistemática e rigorosa. Isso requer extremo cuidado no planejamento e na análise, para garantir a fidedignidade e a validade dos dados e das conclusões obtidas. Perguntas e respostas precisam ser registradas de maneira que possam ser replicadas e confirmadas por outros pesquisadores.

A pesquisa que descreverei aqui foi realizada com a ajuda de 278 pessoas que frequentaram meu ambulatório psiquiátrico no Royal London Hospital. Tinha por objetivo testar minhas observações clínicas e as evidências apresentadas nos capítulos 1 e 2, de que amor e luto são entrelaçados, de que os padrões de apego da infância, as separações dos pais mais tarde no desenvolvimento, todos esses fatores influenciam a forma como enfrentamos o estresse e a perda e predizem os tipos de problema que fazem as pessoas buscar ajuda para um luto na vida adulta. Eu esperava explicar qualquer dos padrões encontrados, entender as relações de causa e efeito e esclarecer as razões que fazem que algumas pessoas passem pela dor de um luto e dela possam emergir mais fortes e sábias do que antes, enquanto outras sofrem danos duradouros em sua saúde física e/ou mental.

Os psiquiatras só são chamados quando tudo deu errado, e nossa tendência é ter uma visão míope do mundo. Por esse motivo, considerei importante incluir na minha pesquisa pessoas que não tivessem sido indicadas para receber tratamento psiquiátrico. Felizmente, graças aos esforços da Dra. Anne Ward, pude obter a mesma informação com um grupo de 78 mulheres jovens que a ajudaram em sua pesquisa e não haviam procurado auxílio psiquiátrico. Trinta e cinco delas haviam sofrido uma perda nos cinco anos anteriores. Elas nos deram a oportunidade de identificar os fatores que influenciam na reação ao luto em uma população menos afetada.

Mesmo que muito dos detalhes técnicos esteja apresentado nos anexos, é importante que o leitor entenda como a pesquisa foi realizada e os fundamentos lógicos dos vários resultados aos quais farei referência em várias partes deste livro. Neste capítulo e em outros, não vou pressupor que meu leitor entenda estatística profundamente e explicarei, em notas de rodapé e em linguagem não técnica, os testes estatísticos e os termos técnicos que são importantes para a compreensão da pesquisa. Os leitores que já estão familiarizados com esses termos podem ignorar as notas de rodapé e ler os anexos.

## É ÉTICO PESQUISAR PESSOAS ENLUTADAS?

Uma pesquisa como esta, que envolve a comparação estatística de respostas a uma bateria de perguntas (157 no total) sobre uma ampla gama de eventos e circunstâncias na vida de 278 pessoas, muitas delas enlutadas, é cercada por problemas éticos.

O luto é uma das experiências mais estressantes que podemos enfrentar e todas as pesquisas nesse campo precisam ser realizadas com sensibilidade e tato. Isso posto, cabe dizer que muitas pessoas enlutadas gostam de compartilhar seus pensamentos sobre uma experiência tão importante e também que pesquisadores de boa-fé, claros acerca de suas intenções e respeitosos aos desejos das pessoas enlutadas, geralmente perceberão o quanto elas desejam ajudá-los. Um estudo mais detalhado sobre as questões éticas, com diretrizes para a ética em pesquisa com pessoas enlutadas, pode ser encontrado em Parkes (1995).

Na pesquisa que descreverei aqui, os pacientes psiquiátricos enlutados já haviam pedido ajuda profissional e esperavam que lhes fossem feitas perguntas sobre sua vida. O objetivo da minha pesquisa era nos ajudar a entender as circunstâncias e os acontecimentos que contribuíram para os problemas que eles apresentavam na época. Assim sendo, acrescentaria conhecimentos muito úteis para minha avaliação psiquiátrica dos problemas deles e isso pode explicar por que poucos se recusaram a cooperar. Utilizei um questionário que tinha, na primeira página, uma explicação sobre os objetivos e pedia permissão para usar a informação obtida, com finalidade de pesquisa. Cada participante assinava um formulário indicando sua permissão. Era importante que soubessem que sua participação não comprometeria a confidencialidade que eles tinham o direito de esperar de mim como médico e o formulário esclarecia, ainda, que o nome do participante seria mantido em sigilo, assim como qualquer outra informação que permitisse sua identificação, em qualquer publicação decorrente da pesquisa. Cumpri a promessa e os nomes usados neste livro, bem como qualquer outra informação referente à identificação, foram modificados.

A versão final do questionário é apresentada integralmente no anexo 3.1 e o formulário de informação e permissão, no anexo 3.2.

## PASSOS ANTERIORES À PESQUISA

Responderam ao questionário 83 homens e 195 mulheres que haviam sido encaminhados para mim, como psiquiatra supervisor no Royal London Hospital. Por ser conhecido por meu interesse particular sobre questões relacionadas ao luto e ter escrito e publicado muito sobre o tema, nesse total havia 181 pessoas enlutadas. Nem todos os meus pacientes são enlutados, porém, pois trato de problemas psiquiátricos em geral e por isso tive a colaboração de 97 pacientes não enlutados. A maioria veio da área em torno do hospital, que é um hospital-escola localizado na zona leste de Londres. A discussão sobre as pessoas não enlutadas será apresentada no capítulo 16 e não será incluída nas análises contidas em outras seções deste livro.

Na Inglaterra, para uma pessoa ter acesso aos serviços médicos públicos especializados da psiquiatria, ela precisa inicialmente convencer seu clínico geral de que esse encaminhamento é necessário. O clínico geral, que também é do serviço público, escreve uma carta de encaminhamento ao psiquiatra, solicitando uma consulta (em casos urgentes, o contato pode ser por telefone). Como o Royal London Hospital é um hospital geral muito grande, eu também recebo encaminhamentos de outros dos seus departamentos.

Isso significa que esses pacientes haviam tido consultas com um ou mais médicos que, em sua maioria, haviam tentado outras abordagens antes de encaminhá-los para a psiquiatria ou haviam prescrito antidepressivos ou outras medicações. Em Londres, há um grande número de voluntários treinados para dar apoio ao luto gratuitamente, quando as pessoas enlutadas precisam de ajuda de alguém que não seja da família. Nessas circunstâncias, não deve causar surpresa que 74% das pessoas enlutadas que foram encaminhadas para meu ambulatório já o estivessem por mais de um ano, antes de chegar até mim. Pode-se dizer que eu era o último da fila.

O grupo controle de Ward, por outro lado, havia sido recrutado ou por anúncios em um jornal local, no qual era solicitada a colaboração de voluntários em uma pesquisa sobre como mulheres lidam com eventos importantes da vida (25 casos), ou por contato direto em uma universidade e instituto de pesquisa (57 casos). Mesmo que não possam ser considerados uma amostra aleatória da população do Reino Unido, eles nos permitiram fazer algumas comparações com as mulheres da amostra de pacientes psiquiátricos.

## OS FUNDAMENTOS DO QUESTIONÁRIO

Para sistematizar minha pesquisa e evitar qualquer suspeita de que eu tivesse colocado algum viés nas respostas dos pacientes, ou de que tivesse registrado alguma evidência que se encaixasse nas minhas teorias e ignorado dados conflitantes, pedi às pessoas que preenchessem um questionário antes de sua primeira consulta comigo. Do questionário constavam muitas perguntas sobre apegos no passado, então eu o denominei Questionário Retrospectivo de Apego e neste livro ele será indicado sempre como QRA.

A maior parte das pessoas parece ter considerado útil e interessante refletir sobre as questões levantadas pelo questionário, e uma delas comentou "Foi o questionário mais importante que eu já respondi". Para ela, a oportunidade de ver por outro prisma a experiência que a tinha levado àqueles problemas havia sido terapêutica. Apesar desse comentário, não quero dizer que considero o questionário ideal, pois há, sem dúvida, maneiras melhores de avaliar muitas das variáveis presentes nele. Alguns desses outros instrumentos ainda não estavam disponíveis quando o QRA foi inicialmente utilizado. Outros consomem muito tempo para ser incluídos em um questionário que já requer dos respondentes um grande envolvimento com ele. Mais uma vez era necessário equilibrar as demandas de manter o questionário simples e conciso tanto quanto fosse possível e de usar instrumentos mais complexos e demorados que haviam sido testados por outros pesquisadores. Eu estava interessado em cinco conjuntos de circunstâncias:

*1 – Cuidados parentais*: como a pessoa via os pais (incluindo pais adotivos ou tutores).
*2 – Vulnerabilidade na infância*: a visão de si como criança.
*3 – Eventos e circunstâncias da vida adulta*: incluem-se aqui relacionamentos e lutos.
*4 – Modo de enfrentamento*: como geralmente lida com situações de estresse.
*5 – Sintomas e emoções atuais* vividos na época em que o questionário era respondido.

Graças à pesquisa sobre apego, que descrevi no capítulo 1, comecei essa pesquisa com algumas expectativas em relação à maneira como um padrão específico de parentalidade estaria associado a padrões particulares de vulnerabilidade na infância. Isso influenciou minha escolha de perguntas a ser feitas, mas foi a pesquisa que me indicou se as expectativas seriam atingidas. As perguntas serão descritas e explicadas abaixo e poderemos ver como sua análise confirmou minhas expectativas sobre os padrões de cuidados parentais de fato se relacionarem com os padrões de comportamento infantil, como era recordado por meus pacientes. É a combinação das duas variáveis, do genitor e do filho, que se assemelha aos padrões diádicos de apego descritos por Ainsworth e Main e nos justifica continuar usando esses padrões de apego como ponto de partida para examinar a influência dos apegos da infância na vida adulta.

A seção seguinte do questionário explora a natureza dos apegos ao cônjuge ou parceiro na vida adulta, a par com diversos eventos significativos que podem contribuir para causar ou agravar problemas. Por fim, era pedido aos respondentes que avaliassem sua maneira de lidar com o estresse e os sintomas e sofrimentos emocionais que os perturbavam no momento. Olhemos com detalhes cada uma das categorias mencionadas.

## Seção I: Questões sobre os pais

Para cada um de nós, nossos pais são os únicos que temos, nossa família é a norma e temos poucas oportunidades de obter um padrão de comparação. Embora a maior parte das pessoas relute em julgar seus pais, isso não significa que não possam descrevê-los, e tais descrições geralmente são verdadeiras. Em outras palavras, um relato de caso que encoraje a pessoa a refletir, sem julgar, sobre os eventos e as circunstâncias do começo de sua vida, com o objetivo de explorar experiências importantes, é visto pelo cliente como muito valioso. Em tais circunstâncias, raramente encontrei algo que justificasse a distorção do relato.

Obter esse tipo de informação em um questionário é um tanto problemático, e eu tentei formular as perguntas da maneira mais imparcial e menos ameaçadora possível. Mesmo assim, é importante ter em mente que a fidedignidade das recordações das pessoas sobre a infância e seus pais pode ter o colorido que seus sentimentos presentes, e seu desejo de dar respostas "certas" a minhas perguntas, lhes dão. Essa é uma das inevitáveis fragilidades dos dados retrospectivos, mas, como veremos a seguir, há solução para elas.

As partes do questionário relativas aos pais (perguntas I/1–I/30 e II/1–II/4) foram desenvolvidas considerando-se três aspectos:

- registro acurado de informação factual sobre os pais;
- circunstâncias e eventos que minha experiência clínica indicara que poderiam ser importantes;
- os tipos de cuidados parentais que haviam sido comprovadamente associados a apego inseguro nas pesquisas apresentadas e discutidas no capítulo 1 (ver p. 23-6).

Trinta perguntas foram feitas separadamente sobre a mãe e o pai (sessenta perguntas no total), e havia ainda outras três perguntas gerais sobre internato ou orfanato (pergunta II/1), sobre ser filho único (II/2) e sobre a família ter vivido por um longo tempo em situação de risco grave ou perseguição (II/4).

As perguntas sobre cuidados parentais incluem várias outras sobre separação dos pais, que, como já vimos (p. 22), é uma das influências mais danosas para crianças pequenas. A seguir havia perguntas sobre o temperamento dos pais (nervoso, deprimido, agressivo) e sobre a existência de transtornos psiquiátricos ou tentativas de suicídio, além de violência ou alcoolismo. Aspectos que receberam atenção especial foram: inconsistência, superproteção, dependência, proximidade fora do comum, inabilidade para demonstrar afeto, rejeição, provocação e abuso sexual ou físico. Todos esses aspectos foram considerados, em outras pesquisas, influentes nos padrões de apego e na visão que a criança tem de si e do outro.

A fidedignidade das perguntas foi verificada pedindo-se a 45 das pessoas enlutadas que respondessem novamente ao questionário após o término da terapia. Foi pressuposto que as perguntas que representassem maior dificuldade para ser respondidas pelas pessoas seriam respondidas com menos consistência na segunda vez. Duas perguntas que não foram respondidas com consistência foram eliminadas do questionário. Os detalhes dessa análise são descritos no anexo 3.3. O anexo 3.1 apresenta a versão final do QRA, depois da eliminação das duas perguntas.

Outras duas respostas foram consideradas não fidedignas: a pergunta I/2b "Que idade você tinha quando sua mãe morreu?" e a mesma pergunta, a respeito do pai. Quando a idade mencionada foi subtraída da idade do paciente, aproximadamente 10% dos resultados foram negativos, o que significa que, nesses casos, foi registrada a idade que o progenitor tinha ao morrer, e não a idade do paciente quando aquele morreu.

### Seção II: Perguntas sobre a infância

As crianças, como já vimos, são muito sensíveis quanto a estar separadas dos pais e à segurança dos cuidados que recebem deles. A pesquisa discutida no capítulo 1 indica que essa sensibilidade tende a se refletir na confiança em si e no outro, na habilidade de aprender e no sentimento geral de segurança. Esta seção (perguntas II/5–II/35) busca as evidências primárias de insegurança e dificuldade para confiar em si e no outro. Inclui perguntas sobre estados emocionais da criança (insegura, infeliz, ansiosa, tímida, chorosa etc.), confiança ou desconfiança, resultados na escola relacionados ao seu potencial, períodos de doença, dependência de outras pessoas, preferência por proximidade ou distância, afeto, irritabilidade, índole e comportamento controlador. Como na seção anterior, as respostas a essas perguntas foram testadas quanto à fidedignidade pela repetição do questionário. Como resultado, outras quatro questões foram excluídas, restando 31 (ver anexo 3.3 para detalhes). A lista final de perguntas sobre infância está na seção II do questionário (no anexo 3.1).

### Seção III: Perguntas sobre a vida adulta

A vida adulta traz suas situações de estresse, algumas das quais podem ser resultantes ou agravantes da insegurança. Entre elas incluem-se doenças físicas, migração, falta de apoio social e presença ou ausência dos filhos. As perguntas a esse respeito foram colocadas na seção III, junto com uma avaliação da relação da pessoa com parceiro ou cônjuge (III/7). Esta seção não tem por objetivo explorar detalhadamente tal relação e não utilizou qualquer das escalas longas e já estabelecidas nos últimos anos para avaliar relacionamentos. Em vez disso, o QRA foca as questões de apego, em especial sobre proximidade e dependência de qualquer dos lados, e ambivalência, expressas em uma lista de nove áreas comuns de discordância (III/7d).

Foi dada atenção especial ao luto. O número de mortes de pessoas próximas, nos cinco anos que precederam o questionário, foi registrado e mais detalhes foram obtidos sobre o que aconteceu de mais importante sobre essas perdas (III/8). As perguntas cobriam fatores que outras pesquisas haviam considerado de risco para as pessoas enlutadas: mortes inesperadas, mortes que fizeram o enlutado se culpar ou buscar culpados, suicídio, homicídio e mortes de pessoas com quem o enlutado tinha uma relação dependente ou ambivalente.

Nesta seção, apenas as perguntas cujas respostas não tenderiam a mudar com o processo de luto e com a passagem do tempo puderam ser testadas quanto à fidedignidade, por meio da repetição do questionário. Isso levou à eliminação de mais uma pergunta (ver anexo 3.3).

## Seção IV: Sobre você hoje

Dois tipos de perguntas foram incluídos na seção IV, cujo título é "Sobre você hoje". Elas abordam como a pessoa enfrenta o estresse e seus sintomas e sofrimentos emocionais vivenciados na época em que responderam ao questionário.

### Perguntas sobre enfrentamento

O conceito de "enfrentamento" é amplamente usado na psicologia e muitas escalas e questionários foram desenvolvidos para medir as estratégias instrumentais e emocionais. Como vimos na p. 48, nenhuma dessas abordagens oferece uma solução adequada aos problemas do luto.

Os aspectos do enfrentamento incluídos no QRA focam as questões de confiança e interação que influenciam nossa resposta ao estresse na vida adulta. Trabalhei com o pressuposto de que os modos de enfrentamento do luto estão intimamente ligados às crenças e estratégias que surgiram dos vínculos estabelecidos na infância. Assim, nossa autoconfiança e a confiança nos outros e nossa habilidade para expressar sentimentos de afeto e de pesar podem ser vistas como modos de enfrentamento que influirão na reação ao luto. Mesmo o comportamento infantil ou "imaturo", que pode ser visto como disfuncional, pode ser uma maneira de evocar o comportamento de cuidar dos outros. Por outro lado, aqueles que não confiam em sua habilidade para evocar o comportamento de cuidar podem, mesmo assim, achar que conseguem controlar os outros fazendo uso de comportamento assertivo ou agressivo. Muitas perguntas sobre essas estratégias foram incluídas no QRA.

A palavra "estresse" é usada geralmente para descrever uma situação que surge quando nossas maneiras habituais de lidar com problemas graves deixam de ser adequadas. É isso que significa quando alguém diz: "Cheguei ao meu limite!" A questão (IV/17), que procurava chegar à raiz das maneiras habituais de lidar com o estresse, consistia em uma situação-problema, "Se você chegar ao seu limite...", seguida de nove possíveis respostas, "Procura ajuda de um amigo", "Procura ajuda da família", "Procura ajuda de um médico", "Procura ajuda de alguma outra pessoa", "Volta-se para dentro", "Afoga suas mágoas no álcool", "Toma uma overdose ou se inflige algum outro dano", "Torna-se irritado ou mal-humorado com os outros", "Engole sua frustração, sentindo-se culpado ou se autoacusando".

Essas perguntas sobre "chegar ao limite" atingem o âmago dos apegos que, como vimos no primeiro capítulo, foram desenvolvidos para nos dar estratégias de sobrevivência em tempos de perigo. Outras perguntas relevantes ao modo de enfrentamento incluem tomar tranquilizantes (IV/7), comportar-se de maneira imatura ou infantil

(IV/12) e tornar-se agressivo ou desafiador (IV/22). Antecipamos a ideia de que elas também tendem a influenciar os apegos e ser por eles influenciadas.

Enquanto não tivermos meios para saber se as pessoas reagem ou não da maneira que dizem quando chegam ao seu limite, o fato de termos tido 75% de respostas afirmativas sobre ter chegado ao seu limite (IV/18) aumenta a probabilidade de que elas realmente reajam daquela maneira e pode explicar a razão para a maioria delas não ter tido dificuldades em responder à pergunta.

*Perguntas sobre sintomas e sofrimento emocional*

Enquanto podemos entender que as estratégias de enfrentamento têm uma função, "sintomas e sofrimento emocional" são evidências mais óbvias de disfunção. As perguntas abordavam ansiedade, depressão, tensão, estar choroso, desconfiança, pânico ou medo, solidão, anseio por alguém ou algo perdido, timidez, desejo de ser cuidado, remorsos.

Embora "enfrentamento", por definição, seja diferente de "sintomas e sofrimento emocional", de fato há alguma sobreposição entre essas categorias, advindas do fato de que ambas determinam e refletem os modos como encaramos as situações. Por exemplo, "agressividade" pode ser entendida como uma maneira de enfrentar uma ameaça e como uma medida da raiva, uma reação ao estresse. Da mesma forma, respostas positivas à pergunta IV/17f, na qual o respondente concorda que quando está no seu limite "afoga suas mágoas no álcool", e à pergunta IV/8, "Você usa o álcool para controlar a ansiedade e a depressão e, em caso positivo, você bebe muito mais do que deveria?", podem ser vistas como um modo de enfrentamento, mas aqui são entendidas como disfuncionais e como indicadoras de problemas com alcoolismo. Da mesma maneira, "Você às vezes confia demais nos outros?" (IV/15) pode parecer um modo de enfrentamento, mas percebemos que tem uma correlação alta com uma resposta positiva para "Você recentemente chegou ao seu limite?" (IV/18), que parece estar mais relacionada à categoria "sintomas e sofrimento emocional".

Em resumo, após retirar as perguntas não fidedignas, o questionário ficou composto pelo número de questões apresentadas na tabela 3.1.

## DADOS PERDIDOS [*MISSING DATA*]

Em toda pesquisa com questionários, algumas perguntas podem ficar sem resposta e há maneiras aceitáveis para lidar com um número reduzido desses dados que faltam. Detalhes a esse respeito estão no anexo 3.3 e as regras resultantes estão incluídas nas instruções para a pontuação do questionário (anexo 3.7).

**Tabela 3.1** Número de perguntas em cada seção do QRA

| Cuidados parentais | ↔ Infância | → Vida adulta | ↔ Enfrentamento | → Condição atual |
|---|---|---|---|---|
| 30 perguntas referentes à mãe<br><br>30 referentes ao pai<br><br>3 referentes à família | 31 perguntas | 35 perguntas | 15 perguntas | 15 perguntas |

As únicas perguntas às quais faltou um número considerável de respostas (aproximadamente um terço da amostra) foram as referentes à relação com a pessoa que havia falecido. As respostas sobre desavenças anteriores, dependência e proximidade incomum com a pessoa morta foram incluídas na análise dos dados, mas sua fidedignidade e validade foram postas em dúvida, talvez devido à dificuldade vivenciada pelo enlutado em fazer um relato objetivo acerca da pessoa falecida.

## PARA FACILITAR A PONTUAÇÃO DO QUESTIONÁRIO

Uma grande quantidade de informação foi obtida e tornou-se necessário organizá-la em categorias menores para facilitar a análise. Como vimos na p. 51, um grande problema na psiquiatria estava em ponderar a importância relativa de algumas variáveis. Se quisermos entender as inter-relações complexas entre as respostas às 157 perguntas do QRA, precisamos encontrar uma maneira de reduzir esse número, sem simplificá-las em excesso.

Isso é fácil, em alguns casos. A pergunta sobre incapacidade física na vida adulta (III/3) divide-se em cinco subquestões, que podem facilmente ser consideradas juntas para fornecer um escore para *Incapacidade*. Da mesma maneira, as nove áreas sobre discórdia com o parceiro (III/7d) podem ser agrupadas em um escore para *Desentendimento Conjugal*. Quando somamos isso às outras três perguntas da seção (III/7a, b, c), que cobrem aspectos de dependência, obtemos um escore para *Desarmonia Conjugal*. O escore para *Apoio Social* foi obtido pela soma das respostas "Sim" às perguntas IV/17a e b. Essas respostas afirmativas indicam que, quando chega ao seu limite, a pessoa se volta para seus familiares e amigos. Elas foram, então, somadas às respostas "Sim" para a pergunta III/6, "Você tem a quem confiar seus pensamentos e sentimentos mais íntimos?"

Embora as respostas à maioria das perguntas sobre sintomas e sofrimento emocional não tragam implicações de caráter psiquiátrico, uma vez que são reações comuns a problemas da vida, algumas indicaram que a pessoa é incapaz de funcionar efetivamente na vida cotidiana. Tal disfunção é considerada pelos psiquiatras uma das primeiras justificativas para um diagnóstico psiquiátrico (ver detalhes na p. 257). Dessas perguntas, há quatro sobre consumo de drogas e álcool (IV/7a–8b), uma sobre a inabilidade de enfrentar responsabilidades (IV/9) e uma que evidencia que a pessoa recentemente chegou ao seu limite (IV/18). Elas foram somadas para fornecer um escore de *Disfunção*.

As perguntas remanescentes apresentaram um problema muito mais difícil. Embora muitas delas tenham sido escolhidas na expectativa de que refletissem os padrões de apego descritos por Ainsworth e Main, e de que outras refletissem modos particulares de enfrentamento ou padrões particulares de reação ao luto, ainda ficava por esclarecer se esses padrões[1] seriam ou não encontrados nesses dados. O primeiro passo foi analisar como as respostas se agrupavam ou variavam, por meio da análise fatorial. Isso testa em que extensão respostas específicas a uma pergunta estão associadas a respostas específicas a outra pergunta (os detalhes estão no anexo 3.4).

A análise permitiu que fossem obtidas respostas sobre vários aspectos dos cuidados parentais. Com poucas exceções, as respostas sobre apego ao pai se compuseram em agrupamentos de modo muito semelhante àquelas sobre apego à mãe e foi possível usar escores derivados dos agrupamentos para cada um dos pais. Isso também tornou possível, quando apropriado, colocar juntos os escores para mãe e para pai a fim de chegar a escores combinados de "cuidados parentais". Foram empregados os nomes apresentados a seguir porque parecem refletir o significado de cada agrupamento de variáveis que, quando colocadas juntas, puderam ser usadas como um escore. As perguntas que as geraram são apresentadas no anexo 3.4, junto com a justificativa estatística.

---

1. Padrão é aqui definido como um conjunto de respostas às perguntas de maneira que uma resposta particular a uma pergunta seja repetidamente associada a uma resposta particular a outra. Por exemplo, Ainsworth afirmou que mães muito ansiosas, insensíveis aos seus bebês e desencorajadoras de comportamento exploratório por parte deles, terão filhos que, no TSE, mostram estresse maior durante o período de separação e igualmente se agarram à mãe e choram raivosamente quando ela retorna. Se esse padrão estiver refletido nos nossos dados, poderemos esperar que as respostas às perguntas indicativas de superproteção e insensibilidade materna sejam associadas uma a outra, assim como associadas com a intolerância à separação e o comportamento de se agarrar fisicamente da criança. É isso que os estatísticos querem dizer quando apontam uma correlação e há testes matemáticos reconhecidos para medir a extensão em que respostas a muitas questões podem ser combinadas.
A situação se complica mais pelo fato de o QRA conter muitas perguntas sobre superproteção, insensibilidade e o hábito de agarrar-se fisicamente na infância. Definir quais respostas se correlacionam parece uma tarefa enorme. Felizmente, a estatística nos permite realizá-la com muita facilidade. O teste estatístico usado mais frequentemente nesse caso é a análise fatorial.

## Escores de cuidados parentais

- *I/40: Controle Distante.* As pessoas que consideravam seus pais distantes e controladores também viam neles rigidez e falta de calor; eram aqueles que haviam desencorajado os filhos de brincar com outras crianças. Somando-se as respostas às perguntas sobre cada um desses aspectos, chegou-se a um escore, que recebeu o nome de "Controle Distante". De maneira semelhante, os tópicos das seções abaixo são os nomes que escolhi para refletir o significado dos escores derivados das perguntas sobre esses temas.
- *I/41: Superproteção.* Aqueles que viam seus pais como superprotetores também disseram que eles se preocupavam com sua saúde e segurança e viam o mundo como um lugar perigoso onde era importante que os filhos fossem mantidos próximos. Agrupadas, essas respostas compuseram o escore denominado "Superproteção".
- *I/42: Depressão/Problemas Psiquiátricos.* Os pais sujeitos a depressão foram também vistos como preocupados e com maior probabilidade de haver tentado o suicídio e de precisar de cuidados psiquiátricos.
- *I/43: Separações.* Foram consideradas tanto a frequência como a duração das separações vividas pela criança em relação aos pais durante a infância (ver p. 55-89).
- *I/44: Proximidade Incomum.* As pessoas que consideraram seus pais como tendo uma proximidade incomum eram também aquelas que temiam que eles morressem ou fossem mortos.
- *I/45: Rejeição/Violência.* Os pais que foram considerados violentos em relação ao parceiro eram também os que bebiam mais álcool do que seria bom para eles, e os mesmos que perturbavam os filhos ou batiam neles.

Um escore para *Cuidados Parentais Problemáticos* (I/46) foi obtido pela soma de cada um desses escores.

## Escores de vulnerabilidade na infância

- *II/40: Timidez.* Aqueles que disseram ter sido crianças tímidas na infância também tendiam a se ver inseguros, com pouca confiança, com resultados inferiores ao desejado, passivos e solitários, incapazes de pedir ajuda.
- *II/41: Agressividade/Desconfiança.* As pessoas que se consideravam agressivas também se viam como teimosas, mal-humoradas e desconfiadas.
- *II/42: Criança Preciosa (Vaso de Dresden).* Indivíduos que disseram que, na infância, eram amáveis e graciosos também tendiam a se ver como delicados e frágeis, an-

siosos, temerosos de se separar dos pais, incapazes de lidar com dificuldades e desamparados.

- II/43: *Infelicidade*. Os que responderam que consideravam ter sido infelizes na infância eram também os que diziam que choravam com frequência e desejavam estar mortos.
- II/44: *Cuidados Compulsivos*. Aqueles que estiveram sempre cuidando dos outros também disseram que eram vistos como mais fortes e capazes do que realmente eram.

Um escore para *Vulnerabilidade Geral na Infância* (II/45) foi obtido pela soma de todos esses escores.

## Modo de enfrentamento atual e personalidade

- IV/40: *Inibição Emocional/Desconfiança*. As pessoas que sentiam dificuldade em expressar sentimentos afetivos também disseram ter dificuldade em mostrar pesar e em chorar. Desejavam poder chorar mais do que faziam. Também desconfiavam mais dos outros. À primeira vista, a inibição emocional e a desconfiança podem não se mostrar juntas, mas, de fato, altos escores em uma acompanham altos escores na outra. Isso pode acontecer porque pessoas que não confiam nos outros podem esconder seus sentimentos e porque as que parecem inibidas não conseguem fazer amigos.
- IV/41: *Agressivo/Assertivo*. Os que se descreviam como agressivos ou desafiadores também diziam que, quando chegavam ao seu limite, tornavam-se irritados ou mal-humorados. Acusavam-se também de se comportar de maneira infantil ou imatura.
- IV/42: *Chegar ao Seu Limite – Procurar Ajuda*. Grupo dos que, ao chegar ao seu limite, pediam ajuda de familiares, amigos, médicos ou outros.
- IV/43: *Chegar ao Seu Limite – Voltar-se para Dentro*. Outros que, quando chegavam ao seu limite, diziam voltar para dentro, sentir-se culpados e isolar-se das pessoas.

Um escore geral para *Modos Problemáticos de Enfrentamento* foi derivado desses escores somando-se as Seções IV/40, 41 e 43 e subtraindo-se a IV/42. Procurar ajuda quando se chega ao limite parece ser uma maneira mais satisfatória de enfrentamento do que as refletidas nos outros escores.

### Sintomas atuais e sofrimento emocional

- *IV/44: Ansiedade/Pânico*. As pessoas que disseram ser muito ansiosas também podiam entrar em pânico, não ter autoconfiança e sentir dificuldade em lidar com os problemas.
- *IV/45: Pesar/Solidão*. As pessoas que disseram ser muito sós passavam longo tempo pesarosas e tinham muitos remorsos. Em teoria, pesar, solidão e remorso são três fenômenos diferentes. Na prática, as pessoas que obtiveram escores altos nas medidas de pesar também os tiveram quando se autoavaliaram para solidão, além de ter mais remorsos.
- *IV/46: Depressão/Medicação*. As pessoas que diziam ser muito deprimidas eram mais tensas e tomavam mais medicação para o sistema nervoso. A medicação prescrita com maior frequência para as pessoas enlutadas nesta pesquisa foram os antidepressivos, o que provavelmente explica a correlação entre autoavaliações de depressão e relatos de consumo de medicação.
- *IV/47: Dependência Afetiva*. As pessoas que afirmaram confiar demais nos outros também disseram que recentemente haviam chegado ao seu limite e gostariam que alguém cuidasse delas.
- *IV/48: Consumo de Álcool*. Aqueles que admitiram o uso de álcool para controlar emoções também disseram que poderiam beber mais do que o ideal e, quando chegavam ao seu limite, afogavam suas tristezas na bebida.

Um escore de *Sofrimento Emocional Geral* (IV/49) foi derivado da soma desses cinco escores.

## ESSES ESCORES SÃO CONFIÁVEIS?

Da mesma maneira que foi feito com as perguntas individuais, a fidedignidade dos escores para cuidados parentais e vulnerabilidade foi testada com a repetição do questionário na pesquisa de *follow-up* e a análise da extensão da mudança das respostas. Os resultados são mostrados no anexo 3.5 e confirmam a fidedignidade de todos, exceto os escores para "Proximidade Incomum" para pai e mãe. Essas respostas inconsistentes podem ter surgido porque, enquanto "proximidade" pode ser entendida como sinal de amor e ser altamente valorizada, "proximidade incomum" sinaliza ambiguidade. Os respondentes podem ter se encontrado em uma encruzilhada entre o desejo de dar uma resposta que receberia aprovação, uma resposta "certa", e a necessidade de se ater rigidamente à verdade. Esse problema deve ser levado em conta em qualquer análise que faça uso desses escores.

Os escores de enfrentamento e de sintomas atuais e sofrimento emocional poderiam ter sido modificados em decorrência da terapia e da passagem do tempo, e o procedimento de teste/reteste não foi uma maneira adequada de avaliar sua fidedignidade.

## OS PADRÕES DE APEGO AQUI ENCONTRADOS SE ASSEMELHAM AOS DE AINSWORTH E MAIN?

Não deve ter escapado à atenção do leitor que muitos dos agrupamentos das perguntas que compõem os escores de vulnerabilidade na infância e de cuidados parentais se assemelham aos componentes dos padrões de apego descritos por Ainsworth e Main (p. 23-6). Na seção a seguir, examinaremos se os escores refletem ou não padrões da infância em particular e podem ser combinados para nos dar escores de cada padrão. Algumas vezes, não foi encontrado escore que refletisse um padrão em particular; nesse caso, perguntas individuais que refletiram bem o padrão serão usadas em lugar dos escores. De qualquer maneira, terminamos por chegar a um escore distinto que pode ser utilizado como indicador de cada padrão. Tendo levado isso em conta, é importante lembrar que não estamos medindo diretamente os padrões em si, apenas a extensão em que a pessoa enlutada, no tempo presente, se recorda de um padrão que se assemelha aos padrões de Ainsworth. Tampouco estamos mensurando os padrões atuais de apego. Foi para nos lembrar disso que incluímos a palavra "retrospectivo" no título do questionário[2].

Algumas das perguntas e escores derivados das partes III e IV do questionário refletem as maneiras atuais de ver o mundo, e as correlações entre esses padrões e os infantis serão consideradas para apoiar a teoria de que os padrões de apego infantil realmente continuam a influenciar a vida dos adultos. No fim, porém, apenas pesquisas longitudinais que acompanham pessoas da infância à vida adulta podem nos dar evidências conclusivas sobre uma sequência causal. Por ora, temos de nos contentar em nos perguntar se os resultados, com todas as suas imprecisões, fazem ou não sentido.

### Apegos seguros

Como vimos no capítulo 1, Ainsworth percebeu que pais sensíveis e responsivos às necessidades do seu bebê, de segurança e de uma base segura para explorar o mundo,

---

2. *Retrospective Attachment Questionnaire* (RAQ), ou, em português, Questionário Retrospectivo de Apego (QRA).

tinham filhos que toleravam separações breves sem muito sofrimento e respondiam de maneira rápida e carinhosa ao comportamento dos pais, ao retornarem e confortá-los. Após acompanhá-las por algum tempo, verificou-se que essas crianças haviam desenvolvido uma confiança adequada em si e nos outros. Isso nos leva a predizer que pessoas que deram aos seus pais escores baixos para cuidados parentais gerais problemáticos (I/46) darão a si, enquanto crianças, escores baixos em vulnerabilidade geral na infância (II/45). Uma alta correlação entre esses escores apoia essa previsão.

A figura 3.1 mostra o escore para Cuidados Parentais Problemáticos em Geral comparado com o escore para Vulnerabilidade na Infância. O aumento do nível de Cuidados Parentais Problemáticos é acompanhado pelo aumento do nível de Vulnerabilidade na Infância. Isso constitui uma forte evidência de que os dois são conectados e nos justificou criar um escore para *Segurança de Apego*, somando todos os escores de Cuidados Parentais Problemáticos e Vulnerabilidade na Infância. O escore médio assim obtido na população de enlutados foi 17. O terço inferior dos escores (menos que 11 na nossa amostra) pode ser entendido como um indicador de Apego Seguro, enquanto o terço superior (mais que 21) indica Apego Inseguro, com valores intermediários entre 11 e 21.

Nossos dados também nos permitem identificar subdivisões de *padrões de apego inseguro* que se assemelham aos descritos por Ainsworth e Main.

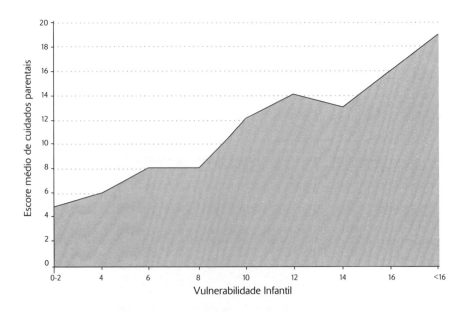

**Figura 3.1**   Escores médios para Cuidados Parentais e Vulnerabilidade na Infância.

## Apegos ansiosos/ambivalentes

Como já vimos, Ainsworth e Main apontaram que mães muito ansiosas, insensíveis ao seu bebê e que desencorajam a exploração do ambiente têm filhos que, no TSE, mostram grande sofrimento emocional no período de separação e se agarram a elas e choram raivosamente quando elas voltam. Em pesquisas longitudinais, mostram ter pouca autoconfiança e depender muito dos outros. Esse é o padrão de apego ansioso/ambivalente.

Nesta pesquisa, isso sugere que aqueles que atribuem a seus pais escores elevados de Superproteção irão se avaliar como filhos também com escores elevados de Proximidade Incomum, Timidez na Infância e Criança Preciosa (Vaso de Dresden). De fato, essa predição foi correta. Cada um desses escores teve correlação positiva com os demais, justificando nossa decisão de colocá-los juntos em um único escore, de *Apego Ansioso/Ambivalente*. O escore médio é 7,0 e um escore elevado é igual ou maior que 10.

## Apegos evitadores

Ainsworth afirmou que as mães que não mostram sofrimento emocional, que não conseguem tolerar proximidade e punem o comportamento de apego têm filhos que aprendem a inibir a tendência de se agarrar a elas e de chorar. Estudos longitudinais mostraram que essas crianças se tornam intolerantes à proximidade e desconfiam dos outros. Isso nos leva a esperar que, neste estudo, os apegos evitadores se reflitam em respostas afirmativas para perguntas indicativas de intolerância à proximidade e de controle rígido por parte dos pais e em escores elevados para não confiar nos outros durante a infância e concordar com a pergunta: "Você achava difícil aceitar carinhos e outras demonstrações de afeto?"

Novamente, cada uma dessas perguntas teve correlação positiva com as demais, permitindo que criássemos a medida de *Apego Evitador*, o que foi feito pela soma das respostas às perguntas individuais sobre evitação parental à proximidade, evitação semelhante pela criança e pelo escore para *Agressividade/Desconfiança na Infância*. Nesse caso, o escore médio é 3,8 e um escore acima de 6 pode ser considerado elevado.

## Apegos desorganizados

Nas pesquisas de Main, perdas parentais e outras experiências estressantes na época do nascimento da criança e na sua primeira infância foram associadas a depressão materna, e Carlson *et al.* (1989) apontaram que esse padrão era também associado a violência e abuso no lar. Essas crianças reagiam ao Teste da Situação Estranha de

Ainsworth de maneira imprevisível e desorganizada. Estudos longitudinais identificaram nelas uma forte tendência ao sofrimento emocional. Faltava-lhes confiança em si e nos outros. A esse padrão de apego ela denominou desorganizado/desorientado. Em outros estudos longitudinais, foi evidenciado que algumas dessas crianças vieram a desenvolver modos de enfrentamento que as capacitavam a controlar os outros sem que necessariamente confiassem neles. Elas poderiam fazê-lo ou por coerção ou por uma estratégia mais sutil de cuidar deles, assim criando um débito que aumentaria a chance de, caso fosse necessário, aquela pessoa ter de retribuir os cuidados.

Como previsto nesta pesquisa, uma proporção significativa dos filhos que disseram que sua família havia sido exposta a riscos ou perseguições também obteve escores elevados em Rejeição/Violência Parental e em Depressão/Problemas Psiquiátricos. O único escore na infância que se aproximava do desamparo do padrão de comportamento desorganizado foi o de Infelicidade na Infância, que incluía concordância com afirmações de que a criança com frequência chorava e desejava morrer. Correlações significativas foram encontradas entre todos esses escores. Três deles apresentaram correlação também com o escore de Cuidados Compulsivos, exceto aquele relacionado ao fato de a família ter estado em risco ou perigo.

Assim sendo, foi possível obter uma medida de *Apego Desorganizado* quando juntamos as respostas dadas à pergunta sobre a família ter estado em risco ou ter sido perseguida e os escores de Rejeição/Violência Parental, Depressão/Problemas Psiquiátricos, Infelicidade na Infância e Cuidados Compulsivos. O escore médio foi 4,5 e um terço teve escore 6,0 ou mais, o que pode ser entendido como elevado.

Coerção é uma estratégia que pode ser associada a agressividade e, como vimos, é uma consequência provável de apegos evitadores. De fato, é necessário um bom grau de confiança na própria força para dominar as pessoas. Portanto, não se encaixa bem no conceito de baixa autoconfiança, que eu considero parte tanto do apego ansioso/ambivalente como do apego desorganizado. Nesta pesquisa, as pessoas que se consideram "controladoras, mandonas ou dominadoras" foram incluídas na categoria Evitador e não na Desorganizado. Esses resultados estão resumidos na tabela 3.2, que mostra as categorias descritas por Ainsworth e Main à esquerda e à direita, os escores equivalentes do QRA, que foram colocados juntos para que se chegasse aos quatro escores de apego. Em busca de simplificar a questão, usei a nomenclatura de Ainsworth e Main para os escores, mas é importante lembrar que a relação entre meus escores retrospectivos e os escores derivados do TSE é uma conjectura, o QRA não é uma medida direta dos padrões de apego na infância.

**Tabela 3.2** Padrão de apego e equivalente no QRA

| Padrão de apego | Equivalente no QRA |
| --- | --- |
| Seguro | Baixos escores em Cuidados Parentais Problemáticos em Geral (I/46) |
|  | Baixos escores em Vulnerabilidade Geral na Infância (II/45) |
| Inseguro |  |
| Ansioso/Ambivalente | Escore elevado em Proximidade Incomum com os Pais (I/44) |
|  | Escore elevado em Superproteção dos Pais (I/42) |
|  | Escore elevado em Timidez na Infância (II/40) |
|  | Escore elevado em Criança Preciosa (II/41) |
| Evitador | Pais não Suportam Proximidade (I/28) |
|  | Filho não Suporta Proximidade (II/26) |
|  | Escore elevado em Agressividade/Desconfiança na Infância (II/41) |
| Desorganizado | Família viveu em risco ou foi perseguida (II/4) |
|  | Escore elevado em Rejeição/Violência Parental (I/45) |
|  | Escore elevado em Depressão/Problema Psiquiátrico Parental (I/42) |
|  | Escore elevado em Infelicidade na Infância (II/43) |
|  | Escore elevado em Cuidados Compulsivos (II/44) |

As correlações entre os componentes dos vários padrões de apego são apresentadas no anexo 3.6. Este mostra que as correlações confirmam o que havia sido previsto e que quase todas eram estatisticamente significativas[3].

## ATRIBUINDO VALORES ÀS RESPOSTAS DO QUESTIONÁRIO

Quando colocamos todos juntos, esses resultados nos permitem derivar um conjunto de instruções pelas quais o QRA pode ter suas respostas mensuradas, e os escores daí resultantes podem ser utilizados para fins de pesquisa e como uma ajuda quando se trata de avaliar e gerenciar problemas. Essas instruções são apresentadas no anexo 3.7.

---

3. Os níveis de significância estatística de uma correlação indicam a probabilidade de esse grau de correlação ter sido obtido apenas pelo acaso. Somente as correlações de probabilidade menor que 1 em 20 de ocorrer por acaso são consideradas significativas. No anexo, estas são mostradas com um asterisco* para indicar níveis de significância (rotulados como "p.") menores que 0,05. Um "p." menor que 0,01 é mais satisfatório, pois reflete uma chance em 100 de que a correlação ocorra por acaso somente e é indicado com **.

# OS ADULTOS RECORDAM-SE COM PRECISÃO DOS CUIDADOS PARENTAIS QUE RECEBERAM NA INFÂNCIA?

O senso comum sugere que as lembranças que os adultos têm de seu relacionamento com os pais na infância apenas se aproximam das evidências obtidas por meio de observação direta da interação pais-filhos, e Main ressalta que adultos inseguramente apegados não são capazes de se lembrar de detalhes de seu relacionamento com os pais (Main et al., 1985). Por outro lado, os resultados apontados anteriormente de fato confirmam o que foi previsto, com base nas categorias descritas por Ainsworth e Main, e sugerem que essas categorias podem ser identificadas por meio de análise retrospectiva. De acordo com Main:

- As pessoas dificilmente se lembram de fatos ou circunstâncias que viveram nos dois primeiros anos de vida. Isso pode mesmo se dar, mas as pesquisas revistas no capítulo 1 também mostraram como os padrões de apego estabelecidos nesses primeiros anos persistem e é bem possível que os respondentes se lembrem desses relacionamentos tal como aconteceram em período posterior.
- As experiências dolorosas tendem a ser dissociadas e reprimidas da memória. Mais uma vez, podemos dizer que isso às vezes é verdadeiro, mas certamente não é sempre assim e as perguntas no QRA eram mais sobre tendências em curso do que sobre eventos específicos.
- Foi sugerido que os julgamentos de valor que as crianças fazem sobre seus pais são coloridos pelas avaliações dos pais a seu próprio respeito. Dessa maneira, uma criança pode aprender que "papai te ama" porque um dos pais, ou ambos repetem tal afirmação, apesar de evidências contrárias. No questionário, tentei evitar julgamentos de valor desse tipo e as perguntas são formuladas para permitir ao adulto fazer avaliações retrospectivas que não sejam necessariamente críticas aos pais. Pode também acontecer que algumas das distorções de percepção comuns durante a infância sejam, de alguma maneira, corrigidas durante a vida adulta.

Os resultados desta pesquisa confirmam a noção de que os padrões de apego são diádicos. Isso significa que existem essencialmente na interação entre duas pessoas e não em cada uma delas. Por esse motivo, é adequado que os escores derivados de nossas medidas de vulnerabilidade na infância sejam amalgamados com os de cuidados parentais.

## AS MEDIDAS DE PADRÕES DE APEGO SÃO CONFIÁVEIS?

Uma forma de testar a confiabilidade é ver se um padrão similar consistente é ou não encontrado em diferentes amostras de pessoas. Nesta pesquisa foi possível comparar os resultados do QRA encontrados no grupo de enlutados com outras duas amostras:

a) 97 pacientes psiquiátricos que não estavam enlutados;
b) a amostra de Ward de 77 mulheres jovens que não haviam procurado ajuda psiquiátrica.

Por limite de espaço, não poderei publicar aqui todos os detalhes dessa análise, mas eles podem ser obtidos com o autor.

### Grupo A

Como veremos no capítulo 16, os padrões de apego apresentados pelos pacientes psiquiátricos não enlutados eram muito semelhantes aos do grupo de enlutados. A medida geral de Cuidados Parentais Inseguros teve correlação elevada com Vulnerabilidade na Infância, o que confirma que essas duas variáveis poderiam ser combinadas razoavelmente em ambas as amostras como uma medida geral de Apego Inseguro. Também as correlações entre os escores para Proximidade Incomum, Superproteção Parental, Timidez na Infância e Criança Preciosa (Vaso de Dresden) foram todas altamente significativas e justificam que sejam combinadas no escore de Apego Ansioso/Ambivalente. A inabilidade parental para tolerar proximidade é preditora da mesma inabilidade nos filhos e ambas se correlacionaram significativamente com o escore de Agressividade/Desconfiança na Infância. Isso confirma a decisão de combiná-las em nosso escore para Apego Evitador.

Encontramos problemas de menor relevância em dois aspectos do escore de Apego Desorganizado. Apenas seis pessoas não enlutadas responderam "Sim" à pergunta "Sua família foi submetida a risco grave ou perseguição por um grande período de tempo?", e esse número é pequeno demais para justificar análise estatística de correlação com outros escores. O escore de Infelicidade na Infância teve correlação muito baixa com o escore de Depressão/Problema Psiquiátrico Parental. Assim sendo, como no grupo dos enlutados, o escore de Rejeição/Violência Parental obteve correlação elevada tanto com Depressão/Problema Psiquiátrico Parental como com Infelicidade na Infância. Sem dúvida, parece justificável considerar similares os padrões de apego das duas amostras e continuar a combinar essas medidas para chegar ao escore de Apego

Desorganizado, ao analisar a amostra de não enlutados. A influência dos padrões de apego sobre esses pacientes psiquiátricos não enlutados será discutida no capítulo 16.

## Grupo B

Na amostra total de Ward, com 77 mulheres jovens que não procuraram ajuda psiquiátrica, assim como com pacientes psiquiátricos, o escore para Cuidados Parentais Problemáticos obteve correlação elevada com o escore de Vulnerabilidade Geral na Infância. Três dos quatro componentes do escore de Ansioso/Ambivalente, Superproteção Parental, Timidez na Infância e Criança Preciosa tiveram bom nível de correlação, o que não ocorreu com o escore de Proximidade Incomum. Os componentes do escore de Apego Evitador (Controle Parental Distante, desconfiança e respostas afirmativas à pergunta "Você achava difícil aceitar carinhos e outras demonstrações de afeto?") foram significativamente associados. Por fim, dois dos três componentes do escore de Apego Desorganizado, Depressão/Medicação Parental e Rejeição/Violência Parental apresentaram correlação com Infelicidade na Infância, mas as respostas à pergunta isolada "Sua família foi submetida a risco grave ou perseguição por um grande período de tempo?" não tiveram essa correlação.

Claramente os resultados desta análise confirmam o que ficou evidente na amostra psiquiátrica mais ampla, e aqueles que não o confirmam totalmente mostram uma tendência na mesma direção, sem levantar dúvidas sobre os resultados.

## DISTORÇÃO RETROSPECTIVA COMO POSSÍVEL FONTE DE ERRO

Até aqui, esta pesquisa nos permite concluir que as influências parentais afetam a vulnerabilidade na infância em modos que refletem os padrões de apego encontrados no TSE. Se quisermos confiar nesses padrões após o luto, precisamos eliminar outra possível fonte de erro: que as avaliações subjetivas que as pessoas enlutadas fazem sobre seus pais sejam coloridas pelo seu estado de espírito atual. Dessa forma, é razoável considerar que pessoas ansiosas ou deprimidas podem ver seus pais sob uma luz mais negativa do que fariam sob outro estado. Se for mesmo assim, uma dúvida é lançada e pode, para alguns objetivos de pesquisa, invalidar as medidas retrospectivas.

O estudo de acompanhamento permitiu avaliar essas influências. Partimos da ideia de que, se essas dúvidas sobre os dados fossem justificadas, qualquer alteração no nível de depressão e ansiedade ao longo do tempo seria refletida em uma mudança de magnitude semelhante nas descrições feitas pelos respondentes sobre seus pais. Isso foi testado no grupo que completou o questionário uma segunda vez, calculando as mudanças nos escores de ansiedade, depressão e sofrimento emocional geral entre a primeira e a segunda vez que o QRA foi respondido, e correlacionando esses escores de mudança de humor com mudanças em cada um dos escores relacionados aos pais. Os resultados dessa comparação são mostrados no anexo 3.8. Ao contrário do que se esperava, a mudança no escore de Depressão/Medicação foi associada com uma única mudança significativa em um escore relacionado aos pais. Houve uma pequena porém expressiva associação entre a melhora em Depressão/Medicação e a tendência em ver os pais como superprotetores (como expresso no escore de Superproteção Parental). As mudanças em Depressão/Medicação não apresentaram correlação significativa com qualquer dos escores para Vulnerabilidade na Infância ou com o escore de Disfunção na vida adulta.

Mudanças no escore de Ansiedade/Pânico foram associadas a mudanças pequenas, mas significativas, nos escores de Insensibilidade Parental e Rejeição/Violência e a uma mudança um tanto maior no escore de Superproteção Parental. Embora as mudanças em Ansiedade/Pânico tenham apresentado uma pequena mas importante influência sobre o escore de Vulnerabilidade Geral na Infância, isso não se refletiu significativamente em qualquer dos escores individuais que as compuseram nem afetou o escore de Disfunção.

A conclusão geral desta parte é que o estado de espírito realmente tem alguma influência nas avaliações sobre os pais e a infância, mas essa influência é relativamente pequena. Deve, porém, ser levada em conta quando voltarmos a examinar outros resultados da pesquisa, especialmente aqueles que se apoiam no escore de Superproteção Parental.

## INFORMAÇÃO OBTIDA DE ANOTAÇÕES SOBRE OS CASOS

As anotações sobre os casos forneceram informações adicionais, que incluíam idade, sexo, estado civil e datas de comparecimento ao atendimento. Observe que esses itens não foram incluídos no questionário e perguntas adicionais precisam ser acrescentadas para obtê-los, por aqueles que planejam usar o QRA.

Também registramos informações sobre diagnóstico psiquiátrico, saúde física, medicação, duração e resultado do tratamento e razões para o término da terapia. Detalhes que se destacaram foram anotados em separado, sob a forma de resumos dos casos. Esses resumos não contribuíram para a análise estatística, mas se mostraram uma excelente fonte de material para ilustração dos casos.

Sempre que alguém era indicado para tratamento em razão de luto, foram registrados detalhes de sua relação com a pessoa falecida, a causa da morte e o tempo decorrido desde a morte. Essas informações não foram colhidas das trinta pessoas que não haviam sido indicadas para tratamento por luto, mas que responderam "Sim" à pergunta no QRA "Uma pessoa próxima morreu nos últimos cinco anos?"

## VALIDADE DOS DADOS DO QUESTIONÁRIO?

Essa questão foi considerada por duas vias: comparando-se os escores do questionário com as avaliações clínicas e comparando-os com o grupo de respondentes não psiquiátricos do grupo de Ward.

### Comparação com dados clínicos

Os dados clínicos forneceram oportunidades para verificar a validade do questionário (ver detalhes no anexo 3.9). Houve uma associação altamente significativa entre o diagnóstico clínico de depressão e o escore de Depressão/Medicação no QRA, mas a sobreposição de ambos não foi tão alta que um pudesse ser entendido como a medida do outro. A relação entre doenças relacionadas ao álcool ou ao uso de drogas e o escore no QRA para Consumo de Álcool foi mais consistente e obteve correlação alta.

A relação entre o diagnóstico clínico de estado de ansiedade e o escore de Ansiedade/Pânico no QRA não é estatisticamente significativa. A dificuldade surgiu da frequência com que esse estado de ânimo foi reportado. A ansiedade era tão comum nos enlutados que buscaram minha assistência psiquiátrica que era difícil distingui-la do pesar que a acompanhava.

Uma correlação significativa entre o diagnóstico clínico de luto crônico e o escore de Pesar/Solidão foi encontrada naqueles que estavam enlutados por um período superior a um ano. Mesmo assim, a correlação foi fraca, o que gera a necessidade de mais pesquisas para determinar se a definição feita com rigor por Prigerson para "luto complicado (ou traumático)" é correlacionada de maneira mais próxima a Pesar/Solidão persistente do que a minha, que pode ser um diagnóstico clínico impreciso (Prigerson *et al.*, 1995a, 1995b, 1996; Jacobs, 1999).

### Comparação com amostra não psiquiátrica

Mais um teste da validade dos escores de Sintomas/Sofrimento Emocional foi realizado, comparando-se esses escores nas amostras psiquiátricas e não psiquiátricas. Se os escores são medidas válidas de sintomas psiquiátricos, podemos esperar que os pacientes psiquiátricos apresentem os escores mais elevados. Ward recrutou seu grupo controle de voluntários de maneira a parear com um grupo de pacientes com transtornos alimentares, que são mais comuns em mulheres jovens. Por esse motivo, a amostra de Ward era diferente da maior parte da minha, em idade e gênero.

Para corrigir essa diferença, 35 mulheres enlutadas da minha amostra psiquiátrica foram pareadas por idade com 35 mulheres do grupo de Ward. Esse pareamento não foi perfeito, pois não permitiu que se considerasse classe social e escolaridade, além do fato de Ward ter coletado seus dados oito anos depois que eu coletei os meus.

O anexo 3.10 apresenta os resultados dessa comparação. Como esperado, os pacientes psiquiátricos apresentaram muito mais sintomas e sofrimento emocional do que o grupo de pacientes não psiquiátricos. Todos os escores para Sintomas e Sofrimento Emocional eram mais elevados no grupo psiquiátrico e apenas a medida de problemas com bebida alcoólica, que era menor nesse grupo de mulheres jovens, não alcançou nível para ser considerada estatisticamente significativa. As estratégias de enfrentamento tiveram menos resultado para distinguir entre os grupos psiquiátricos e os não psiquiátricos. Houve apenas uma diferença expressiva entre eles. No grupo de Ward, era bem mais provável dizer que, ao chegar ao seu limite, as pessoas buscariam ajuda com família, amigos, médicos ou outros.

## CARACTERÍSTICAS DOS PACIENTES PSIQUIÁTRICOS ENLUTADOS

O questionário foi completado por 278 pacientes psiquiátricos. Todos haviam sido indicados para assistência psiquiátrica comigo durante o período de 1987 a 1993, e 151 deles (54%) haviam sido indicados para tratamento por problemas relacionados ao luto. Outro grupo, com trinta deles (11%), embora tivesse sido indicado por outros motivos, respondeu afirmativamente à pergunta "Quantas pessoas próximas a você morreram nos últimos cinco anos?" Uma vez que eles se assemelhavam ao primeiro grupo em vários aspectos, foram agregados a ele para totalizar a amostra de 181 pessoas enlutadas. As 97 pessoas que não eram enlutadas foram excluídas da maior parte da análise que se segue. Esse grupo será considerado mais detalhadamente no capítulo 16.

Das pessoas enlutadas, 138 (76%) eram mulheres e 43 (24%) eram homens. Essa distribuição por sexo é típica nas indicações psiquiátricas por causa de luto e será discutida no capítulo 10. A idade média dos enlutados que responderam ao questionário era 41 anos, com apenas 8% acima de 65 anos. Embora esse possa ser considerado um grupo jovem para pessoas enlutadas, pode-se entender o fato considerando-se que os pacientes idosos geralmente são indicados para atendimento no serviço de psicogeriatria do hospital.

A relação da pessoa falecida com a sobrevivente é apresentada na tabela 3.3. Nela fica claro que as três perdas mais frequentes são do cônjuge (23%), de um dos pais (21%)

e perdas múltiplas (22%), seguidas pela perda de filho (a) (17% ou 19%, se abortos naturais ou provocados e natimortos forem incluídos). Apenas 1% havia perdido um dos avós. Não houve diferenças significativas quanto aos sexos no que se refere à frequência dos diferentes tipos de perda.

**Tabela 3.3** Relação da pessoa falecida com o respondente do QRA

|  | Frequência absoluta | Frequência relativa (%) |
| --- | --- | --- |
| Cônjuge ou companheiro | 34 | 23 |
| Mãe | 31 | 15 |
| Pai | 9 | 6 |
| Filho ou filha | 25 | 17 |
| Natimorto | 1 | 0,7 |
| Aborto natural ou provocado | 3 | 2,0 |
| Irmão ou irmã | 12 | 8 |
| Outro | 12 | 8 |
| Perdas múltiplas | 33 | 22 |

Esta tabela não inclui as trinta pessoas que não foram indicadas como enlutadas.

## COMPARAÇÃO COM AMOSTRA NÃO PSIQUIÁTRICA

Entre os que perderam alguém muito próximo nos cinco anos anteriores, na comparação feita por Ward no grupo não psiquiátrico, não foram encontradas perdas múltiplas, não houve perda de cônjuge ou filho (a), metade havia perdido um dos avós e apenas cinco (9%) haviam perdido um dos pais. A perda de um dos filhos, do cônjuge, ou perdas múltiplas, parece estar super-representadas entre os pacientes psiquiátricos, enquanto a perda de um dos avós está subrepresentada. Isso está de acordo com a impressão geral de que perdas múltiplas e perdas de filhos e cônjuges são mais traumáticas e com maior probabilidade de levar a uma indicação psiquiátrica do que a morte de um dos pais idosos ou de um dos avós. Esses resultados serão discutidos nos últimos capítulos.

## INFLUÊNCIA DO GÊNERO SOBRE PAIS E FILHOS

Embora a pesquisa original sobre a Situação Estranha, realizada por Ainsworth, tenha se limitado à relação entre mães e filhos, outros pesquisaram a díade pai-filho (a).

Em geral, essas pesquisas mostram padrões de apego dos pais semelhantes àqueles encontrados nas primeiras pesquisas sobre apego com mães, embora se possa dizer genericamente que a influência das mães é maior que a dos pais. Não foram encontradas diferenças maiores entre filhos e filhas em suas respostas ao TSE.

Os detalhes estatísticos da influência do gênero parental, nesta pesquisa, são mostrados no anexo 3.11. Embora não existam diferenças muito evidentes entre a qualidade geral dos cuidados parentais (como mostrado no escore de Cuidados Parentais Gerais) entre pais e mães, e entre os respondentes homens e mulheres, alguns resultados interessantes ficam claros quando cada um dos escores de apego é examinado separadamente. Assim, as mães são consideradas mais próximas e protetoras do que os pais, especialmente no caso de respondentes de sexo masculino. Elas também foram mais avaliadas como deprimidas. Os pais, por outro lado, foram com maior frequência afastados de seus filhos (as) e vistos como rejeitadores ou violentos. As respondentes de sexo feminino se assemelharam aos de sexo masculino nos escores de Vulnerabilidade na Infância e seus escores médios para Apego não apresentaram diferenças. No capítulo 10 são apresentadas outras diferenças entre homens e mulheres que responderam ao QRA.

## CONCLUSÃO

Vimos aqui que, em uma amostra de homens e mulheres que procuraram ajuda psiquiátrica, as respostas que deram a uma série de perguntas sobre seus pais, infância, vida adulta e estado psicológico atual parecem ser razoavelmente consistentes e confiáveis. As respostas dadas a questões retrospectivas não parecem ter sido influenciadas em grande extensão pelo estado de espírito predominante no respondente.

Os estudos de confiabilidade revelaram algumas possíveis fontes de viés, mas não foram tão grandes a ponto de minar seriamente o valor do questionário. Embora os dados clínicos tenham apenas confirmado parcialmente a validade das medidas estatísticas, as grandes diferenças entre os escores de sintomas e sofrimento emocional nos respondentes do grupo psiquiátrico e do grupo controle realmente confirmam essa validade.

As respostas às perguntas individuais foram agrupadas de modos significativos, que nos permitem nomear esses agrupamentos. Os agrupamentos de perguntas sobre os pais têm correlação entre si e com os de perguntas sobre a infância, de uma maneira que confirma as categorias de apego seguro e inseguro descritas por Ainsworth e Main. Esses padrões de apego foram encontrados de forma independente nos pacientes psiquiátricos e não psiquiátricos e no grupo de comparação de Ward, composto por mulheres que não haviam procurado ajuda psiquiátrica.

Esses resultados confirmam tanto a validade de meus escores como os padrões de Ainsworth e Main. Acredito que as duas primeiras partes do QRA, aquelas que permitem a distinção entre padrões de cuidados parentais e padrões de vulnerabilidade na infância, venham a ser de grande utilidade para futuros pesquisadores.

A amostra de pacientes psiquiátricos enlutados apresenta uma preponderância de mulheres de meia-idade que perderam parentes próximos: maridos, pais ou filhos. Em contraste, o grupo de não enlutados apresentou uma incidência maior de perdas de avós ou de parentes mais distantes.

Não há diferença entre homens e mulheres em qualquer das variáveis principais do apego. Segue-se que é razoável simplificar muito das análises com uma análise de ambos os sexos juntos.

Quando a influência de gênero dos pais é considerada, surgem algumas diferenças importantes. Os pais com frequência estavam mais ausentes do lar do que as mães e foram mais vistos como rejeitadores e/ou violentos. As mães, por outro lado, foram quase sempre avaliadas como deprimidas, superprotetoras ou próximas de seus filhos de uma maneira não comum. Mesmo assim, ao considerar os escores para Cuidados Parentais Problemáticos, nenhum dos pais parece ter tido mais influência do que o outro sobre os escores de Vulnerabilidade na Infância ou de Apego Geral.

Agora alguns leitores podem estar se sentindo impacientes. É realmente necessária essa tortura sobre a validade e confiabilidade dos dados? Aqueles que tiverem uma inclinação científica maior, por sua vez, não sentirão muita segurança sobre as fragilidades dos dados retrospectivos cujo significado será sempre incerto. Tudo que posso dizer é que, em nossas tentativas para obter significado a respeito de um mundo complexo e para ajudar pessoas que estão em um ponto crucial da vida, somos frequentemente forçados a utilizar dados que estão longe da perfeição. Se, por fim, as conclusões que obtivermos fizerem algum sentido lógico, então será razoável agir de acordo com elas, a menos que alguém apresente uma alternativa melhor.

Agora examinamos as maneiras pelas quais um novo conjunto de predições se estabelece. Elas mostram como cada um dos quatro padrões de apego é associado a tipos particulares de relacionamentos adultos, a maneiras específicas de enfrentamento do estresse e a reações particulares das pessoas que passam por lutos na vida adulta. O quadro fascinante daí emergente começa a dar sentido à relação de reciprocidade entre amor e perda.

# PARTE II    PADRÕES DE APEGO E PADRÕES DE LUTO

# 4 APEGOS SEGUROS E INSEGUROS

> Paternidade ou maternidade é uma profissão muito importante, mas não há qualquer teste de seleção para ela que seja pelo interesse da criança.
>
> George Bernard Shaw, *Everybody's political what's what* (1944) cap. 9

A principal contribuição de Ainsworth para a compreensão do relacionamento pais-filhos foi o reconhecimento da importância do apego seguro. Quando estabeleceu a distinção clara entre força de apego e segurança de apego, ela pôs por terra a visão ingênua que afirmava que a falta de amor é a única forma de cuidado parental capaz de causar danos. Seu trabalho demonstrou, sem margem para dúvidas, que uma criança pode ter um forte vínculo com a mãe, mas que este pode ser inseguro e semear futuras dificuldades. Esse conceito seminal transformou a maneira como os psicólogos consideram a influência dos cuidados parentais no desenvolvimento da criança, mas a influência em fases posteriores da vida apenas recentemente começou a ser entendida.

Dito isso, não seria inteligente supor que os apegos "inseguros" são sempre e necessariamente danosos. Wilkinson (2003) não considera correta a distinção entre apegos "seguros" e "inseguros", pois para esse autor todos os padrões de apego entre pais e filhos envolvem estratégias de enfrentamento que possibilitam à criança se tornar segura tanto quanto possível no contexto de sua família. Somente mais tarde é possível que uma estratégia que promove segurança em um contexto venha a criar insegurança em outro. Talvez as mesmas estratégias e fundamentos que criam problemas para algumas pessoas enlutadas e as fazem buscar assistência psiquiátrica não produzam as mesmas consequências para outras pessoas. De fato, se formos acreditar em Rando (2002), a experiência de situações estressantes na infância às vezes deixa a criança mais bem preparada para circunstâncias estressantes futuras do que se ela tivesse recebido cuidados parentais "perfeitos".

## APEGO SEGURO E O QRA

Quando as respostas do QRA foram analisadas, os escores baixos para Cuidados Parentais Problemáticos em Geral e Vulnerabilidade na Infância (que, como vimos na p. 66, têm alta correlação mútua) foram tomados como indicadores de apego seguro na infância. Não se entende, porém, que avaliem segurança atual de apego ou correspondam com precisão à medida direta de Ainsworth e Main para segurança de apego na infância. Pressupõe-se, no entanto, que, com base nas evidências apresentadas no capítulo 3, têm força suficiente para atuar como um indicador aproximado desse padrão na infância.

No início do projeto, formulei uma série de previsões[1] a respeito da provável influência de apegos seguros sobre os relacionamentos que essas pessoas poderiam estabelecer na vida adulta, sobre o modo como enfrentariam situações de estresse e, por fim, sobre suas reações ao luto. Foram, então, identificados as perguntas e os escores que seriam usados como indicadores desses relacionamentos, estratégias de enfrentamento e reações, e as previsões foram testadas por meio de exame da extensão na qual as variáveis preditivas se correlacionavam com aquelas derivadas da vida adulta. Assim eu pude confirmar ou negar as previsões.

## CONCOMITANTES PREVISTOS DO APEGO SEGURO

Foi previsto que as pessoas que apresentassem escores baixos para insegurança do apego na infância (aquelas com apego seguro) teriam apegos similares na vida adulta que se refletiriam em baixos escores para relacionamentos problemáticos. Era também esperado que aqueles com apego seguro tivessem, na vida adulta, escores baixos em nossas

---

1. O leitor poderá se perguntar por que foi necessário fazer essas previsões. Por que não simplesmente programar o computador para analisar se cada pergunta sobre cuidados parentais e infância tinha ou não capacidade preditiva ou se correlacionava ou não com cada um dos sentimentos e sintomas que eram apresentados depois do enlutamento? A resposta é muito simples, dado que o QRA inclui 89 perguntas sobre cuidados parentais e infância e 15 sobre sintomas e sentimentos, que dão origem a $89 \times 15 = 1.335$ correlações possíveis. Com um número dessa grandeza, é possível que ocorram erros casuais nos resultados. Portanto, mesmo que limitássemos nossas medidas de probabilidade de erro para 1 em 100, ainda poderíamos esperar 13 ou 14 enganos. O risco poderia ser reduzido se confinássemos os testes aos 11 escores combinados de Cuidados Parentais e Vulnerabilidade na Infância e aos 5 escores de Sintomas e Sentimentos, mas mesmo assim poderíamos chegar a 55 resultados, um dos quais provavelmente seria errado. Se fizermos previsões antes da análise, o risco de erro será amplamente reduzido. As previsões apresentadas neste livro foram formuladas antes que a análise fosse realizada.

medidas para dificuldades no enfrentamento, agressividade e desconfiança nos outros. Esses resultados para relacionamentos menos problemáticos, melhor enfrentamento, menos agressividade e menos desconfiança iriam, por sua vez, prever níveis mais baixos de sofrimento emocional geral depois do enlutamento. Como consequência, escores baixos de apego inseguro na infância também poderiam prever níveis baixos de sofrimento emocional geral após o enlutamento.

## RESULTADOS DO TESTE DESSAS PREVISÕES

O anexo 4 (p. 359-64) apresenta os resultados dessas correlações. Todas elas confirmam realmente as predições, e com um alto nível de significância estatística. Talvez o resultado mais impressionante seja o da alta correlação entre escores baixos em Apego Inseguro na Infância e escores baixos em Sofrimento Emocional Geral na época que a pessoa completou o QRA, muitos anos depois. Isso pode ser claramente visto na figura 4.1, que mostra como o escore de Sofrimento Emocional Geral aumenta firmemente a par com o escore de Apego Inseguro nos pacientes psiquiátricos enlutados. Em outras palavras, quanto maior fosse a segurança do apego declarada pelo respondente, menos grave seria o sofrimento emocional vivido por ele após um enlutamento na vida adulta.

Outro teste da teoria que afirma que cuidados parentais seguros influenciam a vulnerabilidade na infância, que por sua vez influi sobre a intensidade do sofrimento emocional, é obtido por meio de técnicas estatísticas de análise de trajetórias e de modelagem de equação estrutural, cujos detalhes são apresentados no anexo 4. Elas levam em conta erros de medida e confirmam que a influência de nossa medida de Cuidados Parentais sobre Sofrimento Emocional Geral na vida adulta é mais bem entendida pelo escore de Vulnerabilidade na Infância.

Ao admitirmos que esses escores para Cuidados Parentais Problemáticos e Vulnerabilidade na Infância são medidas válidas de apego seguro na infância, corroboramos a teoria que afirma que pessoas com apego seguro sofrerão menos por luto do que aquelas que tiveram apego inseguro na infância.

A figura 4.2 resume os resultados da análise das variáveis intervenientes. O relacionamento com a pessoa falecida foi omitido para obter simplicidade e porque foi com frequência o cônjuge que faleceu. Muitos dos escores que se esperava que tivessem influência recíproca são apresentados aqui. As linhas contínuas mostram a ligação entre os que são estatisticamente significativos. A magnitude da influência é mostrada nos números (coeficientes de correlação) em cada linha.

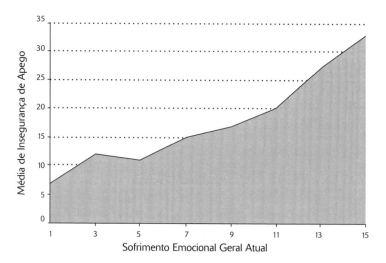

**Figura 4.1** Escores de Apego Inseguro × Escores de Sofrimento Emocional Geral Atual.

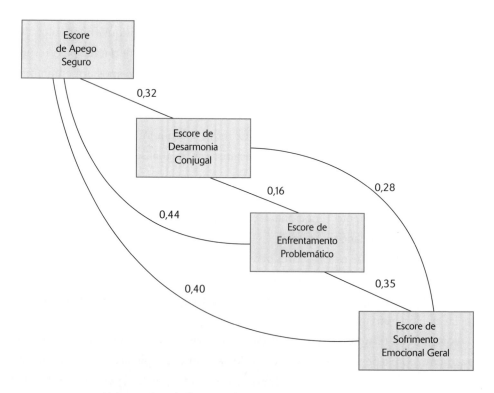

—— Linhas contínuas indicam correlações significativas

**Figura 4.2** Apegos Seguros: relações com outras variáveis. Os números representam as correlações entre variáveis em 181 pacientes psiquiátricos enlutados.

Foi confirmada a hipótese de que a correlação entre Insegurança de Apego e Sofrimento Emocional Geral após o enlutamento ocorre porque os apegos seguros na infância predispõem a apegos seguros na vida adulta, e então a dissolução desses vínculos por morte causará menos sofrimento do que a dissolução de vínculos menos seguros. Escores baixos em Insegurança de Apego correlacionaram-se com escores baixos em Desarmonia Conjugal e Desarmonia com a pessoa falecida. Desarmonia Conjugal e Desarmonia com a pessoa falecida, por sua vez, correlacionaram-se com os níveis encontrados de Sofrimento Emocional Geral, referentes à época em que o questionário foi respondido.

Apesar da confirmação das hipóteses, vale observar que as correlações entre Apego Seguro e Baixo Sofrimento Emocional Geral após o enlutamento (rho = 0,40) são mais elevadas do que qualquer das correlações com as variáveis intermediárias de relação. Esse resultado sugere que, embora a relação entre apegos na infância e sofrimento emocional adulto possa ser mediada pela qualidade dos relacionamentos na vida adulta, esses não são os únicos fatores que contribuem para essa correlação.

Mais instigantes foram os resultados que apontaram que baixos escores em Apego Inseguro estavam altamente correlacionados a baixos escores em Enfrentamento Problemático (isso reflete baixa Inibição/Desconfiança, baixa Agressividade/Assertividade e tendência reduzida para dizer que se voltaria para si quando chegasse ao seu limite). Escores baixos em Enfrentamento Problemático correlacionam-se, por sua vez, a baixos escores em Sofrimento Emocional Geral.

## ANÁLISE POSTERIOR

Pela análise dos dados realizada até agora, parece que os cuidados parentais problemáticos influem na vulnerabilidade na infância que, por sua vez, influencia tanto nos relacionamentos na vida adulta como nas crenças e atitudes que determinam como as pessoas vão lidar com o estresse. Essas, então, influem no nível de sofrimento emocional e outros problemas decorrentes do luto. Uma vez que essa cadeia de causas tem sentido lógico, é interessante perguntar se a mesma sequência pode ser estabelecida com dados quantitativos. A técnica estatística da regressão hierárquica foi desenvolvida exatamente para responder a esse tipo de pergunta.

Os resultados dessa análise são apresentados no anexo 4. Para a análise, os escores foram inseridos nesta sequência: Cuidados Maternos Problemáticos, Cuidados Paternos Problemáticos, Vulnerabilidade na Infância, Disfunção Conjugal, Relacionamento Disfuncional com o Falecido e Enfrentamento Problemático. Foi, então, calculada a influência desses escores em nossa medida principal de resultado, o escore de Sofrimento Emocional Geral.

Considerada isoladamente, a influência dos Cuidados Maternos sobre o Sofrimento Emocional Geral foi muito forte e significativa, mas caiu consideravelmente quando foi somada à influência dos Cuidados Paternos. A explicação para isso é que provavelmente ambas as medidas se correlacionavam, ou seja, quando os cuidados maternos não eram bons, o mesmo se podia dizer acerca dos paternos. Era a influência conjunta desses fatores que tinha um enorme efeito sobre o escore de Sofrimento Emocional Geral.

Quando Vulnerabilidade Infantil foi somado à equação, verificou-se que também tinha influência altamente significativa, e a influência materna e paterna caiu abaixo de níveis significativos. Isso confirma nossa proposição de que os efeitos problemáticos dos cuidados parentais emergem de sua influência sobre a vulnerabilidade na infância.

Ao contrário de minhas expectativas, as variáveis Desarmonia Conjugal e Desarmonia com a pessoa falecida tiveram pouca influência sobre o Resultado Geral e diminuíram apenas um pouco os efeitos de Vulnerabilidade na Infância. Entende-se como pouco provável que o sofrimento emocional reportado por pessoas com vulnerabilidade na infância fosse causado principalmente pela influência dessa vulnerabilidade sobre tais relações posteriores. Por outro lado, a inclusão de Enfrentamento Problemático levou a uma queda na influência de todas as outras variáveis, o que sugere que a principal influência da vulnerabilidade na infância está nos efeitos que produz sobre o enfrentamento na vida adulta.

Concluindo, a sequência principal parece ser: Cuidados Parentais Problemáticos → Vulnerabilidade na Infância → Enfrentamento Problemático → Sofrimento Emocional Geral após o enlutamento. Isso não significa que outros fatores também não tenham contribuído para o estresse e, de fato, é o que as estatísticas confirmam. As variáveis incluídas nessa análise explicam apenas um terço das variações ("variância") no Sofrimento Emocional Geral.

Fica claro, portanto, que os elos entre as influências parentais e a reação ao luto passam por dois caminhos ou cadeias distintos. Há a primeira cadeia, que vai de relações seguras entre pais e filhos a relações adultas harmônicas até chegar a menos sofrimento emocional durante o luto; e uma segunda, mais importante, que vai de relações seguras entre pais e filhos, que levam a um enfrentamento efetivo, e culmina em menos sofrimento emocional no luto. Pode parecer que ambas as cadeias contribuem para o resultado final, mas a influência do modo de enfrentamento é a mais importante.

Essa evidência é sugestiva, não conclusiva. As correlações não comprovam as causas, embora possam sugeri-las. Por exemplo, pessoas que bebem vinho podem ter mais tendência a ter uma posição política mais conservadora do que as pessoas que preferem cerveja, mas beber vinho não é a causa do conservadorismo. No entanto, na falta de uma explicação melhor, a sequência de causas, como apresentada acima, faz sentido.

## SEGURANÇA DOS APEGOS EM OUTROS CONTEXTOS NÃO PSIQUIÁTRICOS

Como visto na amostra psiquiátrica, as avaliações dos respondentes do grupo controle de Ward sobre seu vínculo inseguro na infância foram altamente preditoras de seu Sofrimento Emocional Geral por luto na vida adulta. A figura 4.3 mostra esse resultado e também que Sofrimento Emocional Geral é mais baixo no grupo de Ward em todos os níveis de apego inseguro e dificilmente passa do escore 8, que é a linha divisória além da qual se coloca a maioria dos pacientes psiquiátricos, inclusive aqueles com escores de Apego Seguro. Pareceria que a influência dos apegos inseguros sobre o sofrimento emocional após o enlutamento na vida adulta não está confinada às pessoas que buscam ajuda psiquiátrica para o luto, mesmo quando o nível geral de sofrimento emocional é baixo.

Com o objetivo de examinar quanto de cada um dos escores de apegos inseguros na infância foi encontrado tanto no grupo psiquiátrico como no grupo controle não psiquiátrico de Ward, os escores médios foram comparados em grupos pareados por idade. Os resultados detalhados são apresentados no anexo 4 (p. 359-64). Ao contrário do que esperava, o escore médio de Insegurança Geral de Apego foi igualmente eleva-

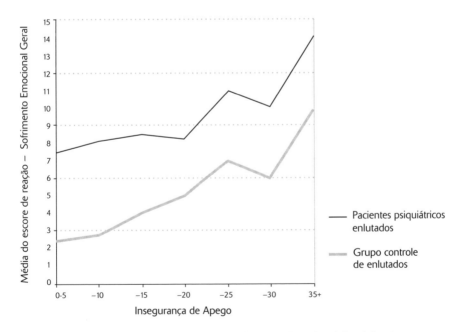

**Figura 4.3** Escores de Insegurança de Apego × Sofrimento Emocional Geral Atual em grupos controle e psiquiátricos, pareados por idade.

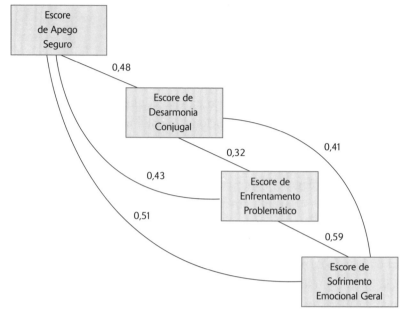

——— Linhas contínuas indicam correlações significativas

**Figura 4.4** Segurança de Apego e outras relações com Sofrimento Emocional Geral em enlutados da amostra não psiquiátrica. Os números representam as correlações entre variáveis em 35 pacientes não psiquiátricos enlutados.

do na amostra de pacientes psiquiátricos e na de participantes não psiquiátricos. A figura 4.4 mostra que todas as correlações mostradas na figura 4.2 foram também encontradas na amostra de participantes não psiquiátricos de Ward.

Eu esperava que minha amostra psiquiátrica fizesse referência a um número maior de situações de apego inseguro do que a não psiquiátrica, mas não houve diferenças significativas entre os dois grupos. Esse resultado parece contradizer minhas expectativas de que apegos inseguros contribuem para o problema que levou as pessoas a procurar ajuda depois do enlutamento. Antes de descartar essa hipótese, no entanto, precisamos considerar duas possibilidades:

- os membros do grupo de comparação de Ward tinham problemas psicológicos e não seriam representativos da população como um todo;
- as estratégias de enfrentamento que caracterizam os padrões inseguros de apego podem ter diversos efeitos, alguns dos quais podem elevar o risco de que as pessoas procurem ajuda psiquiátrica mais tarde, depois do enlutamento, enquanto outros podem reduzi-lo.

## Grupo de comparação de Ward

Pode-se dizer que o grupo controle de Ward é composto por pessoas com muitos problemas? Como vimos, esse grupo foi composto por voluntários, 46% dos quais haviam sofrido um enlutamento. Não sabemos o que os motivou a ser voluntários naquela pesquisa e talvez eles tenham buscado resolver os próprios problemas dessa forma. Podemos obter algumas ideias sobre isso por meio de suas respostas ao questionário. Dessa maneira, 38% disseram que recentemente haviam chegado ao seu limite (IV/18), 44% eram "muito ansiosas" (IV/1) e 49% disseram que lhes faltava autoconfiança (IV/4). Essas respostas certamente parecem sugerir que o grupo é mais ansioso e inseguro do que se esperaria de uma amostra aleatória de mulheres jovens.

Uma vez que a média de idade na amostra enlutada de Ward foi de 26 anos, a maioria delas deveria ter nascido por volta de 1970. Minha amostra pareada tinha a mesma média de idade, mas deveria ter nascido por volta de 1962-3. Considerando-se as mudanças ocorridas nos anos 1960 e 1970 quanto ao modo de criar os filhos, em parte devido ao crescente número de mulheres que passaram a trabalhar fora de casa, essas mudanças podem ter levado a um aumento nos níveis de apego inseguro que foram encontrados no grupo de Ward.

Apesar da validade dessas especulações, ainda se mantém verdadeira a ideia de que os escores de Sintomas e Emoções indicam que o grupo de Ward apresenta muito menos sofrimento que o grupo psiquiátrico, o que significa que outros fatores podem estar em jogo, para causar esse sofrimento emocional adicional ao grupo psiquiátrico.

## Apegos inseguros podem ter efeitos múltiplos

Agora discutiremos a possibilidade de os apegos inseguros terem múltiplos efeitos, alguns dos quais podem aumentar e outros reduzir a probabilidade de as pessoas procurarem ajuda de um psiquiatra. Vimos no capítulo 1 que cada padrão de apego possibilita ao indivíduo desenvolver estratégias de enfrentamento de acordo com os pais que tem. Essas estratégias são acompanhadas por suposições a respeito do mundo e de si que podem persistir até a vida adulta. É razoável ter um palpite de que essas estratégias serão benéficas em algumas situações e problemáticas em outras. Se for assim mesmo, o apego será o problema menor quando comparado à adequação entre o apego e dada situação.

Em algumas circunstâncias a confiança em si e nos outros pode ser inapropriada. Isso é especialmente provável nas circunstâncias em que nem a autoajuda nem a ajuda de outras pessoas podem ser úteis. A perda de um ente querido pode ser uma delas.

Essa constatação está de acordo com a afirmação de Rando (2002) de que uma infância perfeita pode deixar as crianças despreparadas para as tristezas que virão (o trabalho de Rando será analisado mais de perto nas p. 169-70).

Seria prematuro estabelecer conclusões definitivas por ora. Vamos manter essas questões em mente enquanto examinamos os problemas que fizeram pessoas seguramente vinculadas buscar ajuda psiquiátrica.

## PROBLEMAS DAS PESSOAS COM APEGO SEGURO

Por que uma minoria das pessoas em minha amostra psiquiátrica procurou ajuda psiquiátrica por um luto na vida adulta, mesmo quando seus escores do QRA sugeriam ter experienciado apegos seguros na infância e ter sofrido níveis de sofrimento emocional relativamente baixos? Em todas as amostras de pessoas enlutadas haverá uma variedade de escores de Sofrimento Emocional Geral. O fato de as pessoas com apego inseguro terem escores mais elevados não significa necessariamente que aquelas com apego seguro não apresentem sofrimento, apenas que apresentam menos sofrimento que as demais. Isso fica claro na figura 4.3, que mostra que pacientes psiquiátricos com escores baixos para Apego Inseguro apresentaram escores para Sintomas/Sofrimento Emocional consideravelmente mais elevados do que aqueles encontrados no grupo controle pareado de Ward.

As anotações sobre os casos evidenciaram uma ampla variedade de sintomas nos pacientes psiquiátricos enlutados com apegos seguros. Entre eles, sintomas corporais de vários tipos, sintomas obsessivos, transtornos de sono e sintomas de estresse pós-traumático. Seis pacientes foram indicados para atendimento psiquiátrico devido a sintomas de depressão ou ansiedade, mas não se mostraram dessa maneira no QRA, talvez porque não tenham reconhecido tais sintomas ou porque sua condição já tivesse melhorado quando responderam ao questionário.

A análise detalhada das anotações de caso aponta um bom número de causas para esses sintomas, incluindo mortes traumáticas em condições incomuns (seis das quinze pessoas que apresentaram baixos escores em Insegurança de Apego e Sofrimento Emocional Geral haviam vivido um processo de luto por mortes inesperadas, prematuras, múltiplas ou violentas); cinco casos correspondiam à imagem da infância "ideal", que deixara a pessoa despreparada para traumas subsequentes, como a morte de um dos pais na infância; em quatro outros casos, reações importantes de estresse ocorreram simultaneamente ao luto ou foram resultantes dele (em quatro casos) e de circunstâncias sociais, incluindo falta de apoio social, que se somou ao trauma (em três casos). Em dois casos, o luto foi o gatilho para a recorrência de um transtorno mental de longa data, que precedia o luto e fora apenas incidentalmente relacionado a ela.

Em alguns poucos casos, as anotações mostraram conflito entre os fatos registrados e os escores de apego seguro no QRA. Por exemplo, um homem havia nascido com lábio leporino, que exigira muitas cirurgias durante a infância e o levara a um vínculo muito próximo com a mãe, a quem ele descrevia com idealização. Outro aceitara a avaliação dada pelos pais de que ele era a "ovelha negra da família" e sentia-se incapaz de criticá-los. No todo, esses resultados parecem corroborar a ideia de que os apegos seguros na infância às vezes deixam a pessoa despreparada para os eventos traumáticos que enfrentará.

Sarah Green era a mais nova de três filhos em uma família judia de classe média. Suas respostas ao QRA mostraram-na como seguramente vinculada. Descrevia seus pais em termos idealizados e havia sido mimada por ambos. Essa forma de relacionamento lhe permitiu desenvolver uma imagem enaltecida de si e dos pais, que foi, porém, abalada quando ela foi para a escola e teve de enfrentar o preconceito racial. Os meninos tipicamente londrinos a incomodavam e ela respondia a eles com mau humor, mostrando-se infantilizada e chorando facilmente.

Ao completar os estudos, foi trabalhar em um escritório como auxiliar e não deixou a casa dos pais até os 35 anos, quando conheceu um colega de trabalho, Sidney, com quem tinha muito em comum, apesar de ele ser cristão. Eles tinham os mesmos interesses por dançar, ouvir música e ir à ópera. Ambos tinham um apego forte e persistente com os pais, assim como um pelo outro. Quando lhe foi perguntado por que nunca tivera filhos, Sarah respondeu: "Nós éramos muito ligados um ao outro para pensar em filhos". Nos anos seguintes, graças à sua relação tão próxima com Sidney, ela pôde enfrentar bem a morte de ambos os pais, mas a morte inesperada da irmã mais velha, quando Sarah tinha 43 anos, foi muito impactante para ela. Ficou duas semanas sem trabalhar e seu clínico geral lhe prescreveu antidepressivos. Sidney deu muito apoio, o que lhe foi de grande valia para lidar com o luto. Cinco anos mais tarde ela apresentou dor nas costas e foi diagnosticada com alterações degenerativas na coluna e com espondilose. A dor nas costas tornou-se um problema crônico daí em diante e limitou sua mobilidade, mas não a ponto de justificar uma cirurgia.

Todos esses fatores parecem ter contribuído para seu luto crônico e a solidão que sofreu após a morte de Sidney, de câncer. Embora a morte dele tenha sido esperada, a reação de Sarah foi muito intensa. Quando a conheci, dois anos mais tarde, ela ainda se encontrava em um estado de luto crônico, ansiosa, solitária, deprimida e sentindo imensas saudades dele. Ela disse ter muita dificuldade em continuar a viver.

Ela já estava recebendo regularmente aconselhamento para luto e eu me comuniquei com o profissional responsável para tentarmos construir sua confiança e ajudá-la a seguir em frente. Quando ficou claro que ela estava fazendo pouco progresso, foi-lhe prescrito antidepressivo, mas sem resultados positivos, mais uma vez. Eu a atendi por seis vezes e ela continuou com o aconselhamento. Quando fiz *follow-up* com ela, um ano depois, não havia qualquer melhora em seus sintomas.

Sarah apresentara escores baixos no questionário sobre apego e isso parecia refletir uma lembrança idealizada dos pais. Os efeitos sobre seu senso de segurança, causados pela perseguição sofrida na escola, podem refletir preconceito racial, mas podem também ter sido agravados pela devoção aos pais, que a levou a se tornar muito despreparada para as dificuldades da vida escolar e a ficar sem estratégias para enfrentá-las.

Quando se casou, parece que a relação intensa e mutuamente dependente que estabeleceu com o parceiro fez eco e até mesmo superou as relações igualmente intensas que tivera com ambos os pais. Encontrou em Sidney um homem como o pai, que a amava e a fazia se sentir protegida. O antigo mundo presumido, que havia sido tão severamente atingido quando ela entrou na escola, poderia ser agora restabelecido e, com ele, o senso de segurança que o permeara. A necessidade de proximidade por parte de Sarah assemelhava-se ao mesmo desejo de Sidney e, sempre que estiveram juntos, esse equilíbrio foi mantido. No entanto, Sarah jamais se esqueceu de que perdera sua segurança uma vez e não queria correr o risco novamente tendo filhos. Isso também a tornou vulnerável a qualquer separação do marido.

A morte de Sidney causou um luto severo e crônico em Sarah, mas nem o aconselhamento nem o trabalho comigo foram capazes de convencê-la de que eram injustificadas sua necessidade de ser acolhida e fortalecida por ele e sua crença de que não conseguiria viver sem ele. Seus sintomas persistiram apesar de nossas tentativas de ajudá-la. O caso de Sarah nos lembra de que uma necessidade que tenha sido vivenciada como essencial para a sobrevivência no início da vida é um imperativo, por mais irracional que pareça aos outros.

## CONCLUSÃO

Os resultados apresentados aqui confirmam minha impressão clínica, obtida ao longo de muitos anos, de que as pessoas que crescem tendo relações seguras com os pais vivenciam sofrimento emocional menos intenso, quando enfrentam um luto na vida adulta, do que aquelas que tiveram relações inseguras. A evidência advinda tanto da amostra psiquiátrica como da não psiquiátrica sugere que isso é reflexo de uma visão mais positiva sobre si e sobre os outros, com casamentos mais harmoniosos e uma vontade maior de voltar-se para o apoio de outras pessoas quando em situação de estresse.

Essa afirmação também apoia a visão de Bowlby quando ele afirma que a principal função de uma família amorosa é oferecer uma base segura na qual os filhos possam descobrir seu próprio potencial e também aprender que outras pessoas podem ser confiáveis quando for necessário lhes pedir apoio e orientação. À medida que os filhos chegam à maturidade, seu crescente conhecimento, autoconfiança e confiança nos outros lhes permitem alcançar um razoável grau de autonomia.

No entanto, também constatamos que a incidência de apego inseguro que foi apresentada por mulheres jovens em minha amostra psiquiátrica foi também apresentada com frequência semelhante por mulheres jovens enlutadas que não haviam procurado ajuda psiquiátrica. Mesmo levando em conta que o pareamento entre as amostras não foi perfeito, esse resultado sugere que ou o apego inseguro teve pouca participação na causa dos problemas psiquiátricos, ou a insegurança do apego pode ter efeitos ambivalentes, alguns que reduzem e outros que ampliam a tendência a procurar ajuda psiquiátrica para um luto. Aqueles que tiveram apego inseguro e não apresentaram problemas não teriam a tendência de ser encontrados em uma amostra de pacientes psiquiátricos, mas poderiam muito bem estar presentes na amostra de Ward. As mulheres jovens da amostra de Ward que relataram ter tido apegos inseguros na infância sofreram mais do que as que relataram apegos seguros, mas parecem ter aprendido a viver com seu sofrimento sem procurar ajuda ou sem ter identificado sofrimento com patologia. Como escreveu Irving Berlin, na letra de *Call me madam*: "You're not sick, you're just in love"[2].

Se observarmos mais de perto os padrões de apego que estudamos, veremos que são as estratégias que as crianças desenvolveram para lidar com os pais e suas características. Parece que as estratégias às quais nos referimos como "apegos inseguros" às vezes podem se tornar maneiras úteis de lidar com o mundo imperfeito da vida adulta. Na verdade, crianças com apego seguro podem ter suas desvantagens. Aquelas cujos pais as protegem de todos os perigos podem não saber enfrentá-los mais tarde. Os pais que são basicamente confiáveis e respondem com sensibilidade às necessidades dos filhos podem não prepará-los para um mundo habitado por pessoas não confiáveis ou até mesmo perigosas. Autoconfiança e confiança nos outros serão sempre relativas, pois ninguém é tão competente a ponto de confiar somente em seus poderes, e nem as outras pessoas são tão merecedoras de confiança que estarão sempre nos protegendo e ajudando. Buscaremos esclarecimentos para essas questões nos capítulos a seguir.

---

2. "Você não está doente, você só está apaixonado." (N.T.)

# 5 APEGOS ANSIOSOS/AMBIVALENTES

> O provérbio adverte que você não deve morder a mão que o alimenta. No entanto, talvez você deva fazer isso se ela estiver impedindo-o de alimentar-se por si próprio.
>
> Thomas Szasz, *The second sin: control and self control* (1973)

Helen Bond era uma mulher inteligente e bonita. Era casada, tinha dois filhos e gostava de seu emprego como garçonete em um bar no seu bairro. Quando tinha 35 anos, seu pai faleceu. Após esse acontecimento, ela entrou em grande sofrimento, apresentou uma série de ataques de pânico quando andava na rua e começou a temer pela própria morte. Seus sintomas persistiram e, após catorze meses, foi-me indicada para avaliação psiquiátrica.

Neste capítulo, proponho-me a obter uma compreensão a respeito de por que Helen teve tal dificuldade em enfrentar uma perda que, mesmo sendo triste, não seria causa de tanto pesar a ponto de justificar um encaminhamento psiquiátrico. Veremos que o amor de pais carinhosos mas ansiosos pode, às vezes, arar o solo para o plantio de sementes que levam a reações disfuncionais de luto, mais à frente na vida.

Ainsworth deu o nome de apego ansioso/ambivalente ao primeiro grupo dos apegos inseguros. Como vimos, tal grupo é composto por crianças que, no TSE, reagem com muito sofrimento à separação e, na volta da mãe, agarram-se a ela e continuam a chorar raivosamente. As mães têm a característica de ser excessivamente ansiosas e controladoras, preocupadas com a segurança dos filhos mas insensíveis às necessidades deles de autonomia, além de desencorajá-los de explorar o meio. Esse é o quadro que vemos nas crianças que aprenderam que o mundo é um lugar perigoso, no qual não sobreviverão a menos que estejam muito próximas da mãe. São crianças que crescem com pouca autoconfiança e preocupadas com seus relacionamentos, os quais são ansiosos, agarrados mas ambivalentes com aqueles que elas veem como mais poderosos do que elas. Neste estudo, correspondem ao grupo que apresentou escores elevados em Proximidade Parental Incomum e/ou Superproteção, juntamente com escores elevados em Timidez na Infância e/ou Criança Preciosa.

A tendência a se agarrar é geralmente chamada de "dependência". Esse termo adquiriu um significado tão forte que ser "dependente" é quase um crime e as pessoas assim consideradas chegam a se sentir culpadas por isso. Em uma sociedade que coloca a independência acima da obediência e da conformidade, as pessoas que não têm confiança em si, e voltam-se em busca do apoio de outros quando estão em dificuldades, ouvem o conselho: "Não fique dependente". Essa injunção serve apenas para minar sua autoconfiança e fazê-las se agarrar ainda mais intensamente às pessoas.

Warren *et al.* (1997) acompanharam, até os 17 anos e meio, crianças que haviam sido avaliadas pelo TSE. Nessa idade, aqueles que haviam vivido apegos ansiosos/ambivalentes (definidos por eles como "resistentes") tinham maior probabilidade de apresentar transtornos de ansiedade da adolescência (mensurados pela forma modificada do Present State Inventory). Esses resultados se mantiveram consistentes, mesmo quando considerados por meio da avaliação de "reatividade" feita por enfermeiros de unidades neonatais. Em face dessa tendência à ansiedade, podemos esperar que se apresente uma reação de ansiedade semelhante para perdas na vida adulta, em especial se as pessoas enlutadas forem extraordinariamente dependentes da pessoa falecida.

Vimos na Pesquisa de Harvard (p. 40) que ter uma relação dependente na vida adulta foi um dos preditores mais poderosos para reações problemáticas de luto. Relacionamentos próximos e dependentes também foram identificados por Stroebe (comunicação pessoal) como preditores de escores elevados de "luto complicado" em uma pesquisa longitudinal com 59 cônjuges de pessoas com doenças terminais, que foram estudados antes e depois da perda. À primeira vista, alguns dos resultados parecem confusos. As pessoas que haviam avaliado seu casamento como seguro viveram "luto complicado" em maior escala do que outras, mas a pesquisa também incluiu uma escala de "estilo de apego" inseguro que prevê "luto complicado", embora com possibilidades mais restritas do que as oferecidas pelo escore de relacionamento, como avaliado pelos pesquisados. As duas escalas não apresentaram correlação, ou seja, as pessoas que avaliaram seu casamento como "seguro" não apresentaram tendência, em relação a outras pessoas, fosse maior ou menor, a avaliar seu "estilo de apego" como "inseguro". Esse resultado sugere que "estilo de apego" e apego em si são duas coisas diferentes. É possível que a pessoa tenha um estilo de apego inseguro e considere seu relacionamento seguro. Voltaremos a considerar essa percepção a seguir.

A Pesquisa sobre Luto de Yale apontou a relação entre agarrar-se aos pais na infância e ter problemas com luto na vida adulta, relação que foi apresentada no artigo de

Vanderwerker *et al.* (2006), do qual fui coautor. Utilizamos um questionário retrospectivo para identificar pessoas enlutadas cujas respostas indicavam ter se recusado a frequentar a escola e/ou ter experienciado outros sintomas de ansiedade de separação na infância. Dos 283 enlutados recentes, os resultados indicaram que escores elevados em Ansiedade de Separação na Infância eram significativamente mais frequentes entre os que viveram luto complicado do que entre aqueles cujo luto havia sido mais fácil. Nossa escala de ansiedade de separação incluiu questões semelhantes a algumas do escore de Apego Ansioso/Ambivalente que utilizamos na pesquisa objeto deste livro, ao qual agora retornamos.

## CONCOMITANTES PREVISTOS DOS APEGOS ANSIOSOS/AMBIVALENTES

Como no capítulo anterior, minhas expectativas baseadas na experiência clínica e na teoria levaram-me a estabelecer uma série de previsões sobre relacionamentos, estratégias de enfrentamento e reações ao luto na vida adulta daqueles que foram identificados como tendo vivido apegos ansiosos/ambivalentes na infância. Uma previsão era de que apegos inseguros/ambivalentes na infância dariam origem a uma visão do mundo como perigoso, sendo necessário manter-se próximo daqueles a quem se é vinculado, agarrar-se e protestar vigorosamente quando separado, portanto:

- Esperava-se que escores mais altos de apego ansioso/ambivalente na infância estivessem associados à dependência tanto do cônjuge como da pessoa que subsequentemente morreu.
- Por sua vez, esperava-se que essa dependência previsse a intensidade do pesar, conforme indicado no escore de Pesar/Solidão, e nossa medição de Dependência Afetiva e um diagnóstico clínico de luto crônico.
- Para completar o círculo, também era esperado que a medição de Ansiedade/Ambivalência previsse essas medidas de luto e dependência afetiva.

## RESULTADOS DO TESTE DESSAS PREVISÕES

O anexo 5 mostra os resultados da análise. Considerando-os, fica claro que as pessoas com altos escores em Apegos Ansiosos/Ambivalentes tinham, de fato, maior probabilidade significativa de receber altos escores em Pesar/Solidão e Dependência Afetiva após o luto na vida adulta do que aquelas com escores baixos.

Uma vez que a maioria das pessoas enlutadas na amostra estava de luto havia muitos anos, confirma-se a associação existente de Apego Ansioso/Ambivalente com pesar prolongado severo e uma tendência persistente à dependência. As correlações são de alcance moderado, implicando que, embora esse tipo de apego seja um determinante importante da intensidade do pesar e da dependência, não é sua única causa.

Helen, cuja reação à morte do pai foi descrita anteriormente, era a mais nova de quatro filhos. Ela descreve seus pais como ansiosos e superprotetores. Sua mãe era uma pessoa nervosa e preocupada, com tendência à agorafobia. Seu pai também era uma pessoa preocupada. Ele atribuía seus medos de trovão e outras coisas à experiência de ter sido atingido por uma bomba na Segunda Guerra Mundial, um evento que subsequentemente o levou a receber tratamento psiquiátrico. Ambas as figuras parentais viam Helen como uma criança "delicada", que necessitava de proteção.

Devido a esses antecedentes, é fácil perceber por que Helen descreve-se na infância como insegura, ansiosa e com uma tendência a depender dos pais. Ela fez poucos amigos e era perseguida pelo medo de que seus pais iriam morrer; um medo que espelhava o medo deles de que *ela* poderia morrer. Seu QRA mostrou que ela obteve um alto escore em Apego Ansioso/Ambivalente (20), acima da média em Apego Desorganizado (6) e abaixo da média nos escores de Apego Evitador (1).

Claramente, os escores de Helen confirmam o quadro clínico de um apego ansioso/ambivalente em relação a seus pais. Permanece a pergunta se a ligação entre dependência na vida adulta e luto complicado é mediada por relacionamentos dependentes na vida adulta.

As pessoas que disseram no QRA ter sido dependentes de seu cônjuge e/ou da pessoa falecida mostraram níveis significativamente mais altos de Pesar/Solidão após a perda do que as que eram independentes, e aqueles dependentes do falecido (mas não do cônjuge) também apresentaram escores altos em Dependência Afetiva. Isso confirma a Previsão 2 e os resultados de pesquisas anteriores.

Esperava-se que a dependência em relação ao parceiro ou ao falecido resultasse dos efeitos duradouros do apego ansioso/ambivalente da infância, mas o escore de Apego Ansioso/Ambivalente, que foi um instrumento retrospectivo desse apego na infância, não estava correlacionado à dependência na vida adulta ou à dependência em relação à pessoa falecida. Esses resultados sugerem que, contrária à Previsão 1, a correlação existente entre os apegos ansiosos/ambivalentes na infância e o luto grave e duradouro após a perda não foi explicada pelo efeito da ansiedade/ambivalência sobre a dependência em relação à pessoa perdida.

Uma análise dos resumos dos casos levou-me a considerar a possibilidade de que a dependência afetiva ansiosa/ambivalente em relação aos outros na vida adulta, em vez de levar à dependência, na maioria das vezes tem uma consequência muito diferente, raiva e rejeição. Esse fato levou a uma previsão suplementar de uma correlação existente entre o escore de Apego Ansioso/Ambivalente e os escores de Desentendimentos com o Cônjuge e a Pessoa Falecida. O resultado dessa previsão, que é mostrado no anexo 5, confirma essa hipótese. As pessoas com altos escores de Ansiosos/Ambivalentes na infância tendem a relatar mais desentendimentos com seu cônjuge e com a pessoa agora falecida do que aquelas com escores mais baixos.

Esses desentendimentos explicam a correlação entre o escore de Ansioso/Ambivalente e o alto escore de Pesar/Solidão? O senso comum sugere que as pessoas que tiveram numerosas áreas de desentendimento com uma pessoa vão se enlutar menos por ela do que aquelas que viveram um relacionamento sem conflitos. Por outro lado, a Pesquisa de Harvard mostrou que altos níveis de conflito conjugal são mais frequentemente seguidos de luto severo e contínuo pela pessoa falecida do que relacionamentos menos conflituosos (Parkes e Weiss, 1983). Resumindo nossos resultados, escrevemos: "Conforme o tempo passava [aqueles com altos níveis de conflito com o cônjuge] pareciam mais presos ao processo de luto, ainda não aceitando sua perda, com autocensura e desejando o retorno do cônjuge".

Nosso exame dos estudos de caso de nossos sujeitos levou-nos a sugerir uma explicação possível para esse resultado: "Alguns entre aqueles que entram e permanecem em casamentos problemáticos são indivíduos que, devido a experiências anteriores em sua vida, têm dificuldade em estabelecer apegos mais satisfatórios e [...] essas mesmas experiências anteriores os tornam menos capazes do que os outros de se recuperar da perda satisfatoriamente". Estávamos nos referindo à falta de autoconfiança que encontramos nesse grupo e de que forma isso sabota tanto a seleção do parceiro conjugal como a habilidade da pessoa em lidar com o estresse do luto.

Para checar isso foi formulada mais uma hipótese suplementar: que nossas escalas de desentendimentos na vida adulta estariam associadas aos nossos escores de Pesar/Solidão e Dependência Afetiva após a perda. No caso, foram encontrados altos níveis de desentendimento com o cônjuge e/ou pessoa falecida, que, por sua vez, estavam associados a intenso Pesar/Solidão e Dependência Afetiva após a perda.

Estamos agora em uma posição de somar os resultados dessa análise. A figura 5.1 mostra as relações existentes entre cada uma das variáveis relevantes. O escore de Apego Ansioso/Ambivalente está significativamente correlacionado a Desentendimentos Conjugais, Desentendimentos com a Pessoa Falecida, Dependência Afetiva e Pesar/Solidão. Todas essas variáveis estão ligadas entre si e todas alcançam níveis expressivos. A

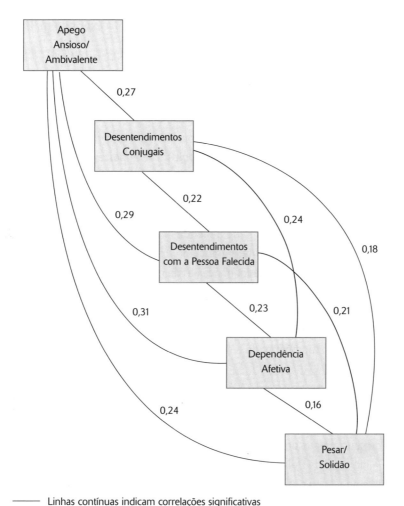

— Linhas contínuas indicam correlações significativas

**Figura 5.1** Apegos Ansiosos/Ambivalentes: relações com outras variáveis. Os números são correlações entre variáveis em 181 pacientes psiquiátricos enlutados.

magnitude moderada da influência do Padrão de Apego Ansioso/Ambivalente (conforme refletido na medida dessas correlações) sobre outros escores sugere que outros fatores também contribuem para essa influência.

Embora as variáveis tenham sido classificadas em sequência temporal, isso não deve significar que as influências na infância ajam somente por meio de seus efeitos nos relacionamentos posteriores, o que por sua vez explica a reação à perda. Outras variáveis, que incluem as influências sociais, vão então ser levadas em conta em capítulos posteriores.

Agora podemos voltar ao nosso estudo de caso para um exemplo mais detalhado desses problemas.

Foi quando era garçonete que Helen encontrou e, aos 24 anos, se casou com Jim, engenheiro elétrico. Na época do casamento, Helen sabia que Jim tinha um problema com a bebida, mas após o casamento ele reduziu e, finalmente, parou de beber.

Mais tarde, Helen deu à luz dois meninos. Sua atitude com os filhos parecia aquela de seus pais em relação a ela. Ela cuidava deles e se importava com eles, mas os considerava uma fonte constante de ansiedade. Seu filho mais velho sofria de um deslocamento congênito do quadril, que necessitou de diversas cirurgias durante a infância, e o caçula Helen descrevia como um menino inseguro com um defeito na fala.

Apesar da melhora no hábito de beber de Jim, o relacionamento conjugal do casal permanecia problemático. Jim via Helen como intrusiva e como alguém que esperava demais dele. Helen, por outro lado, nunca sentiu que ele lhe dava o apoio de que precisava para cuidar das crianças ou que tivesse responsabilidade nos assuntos financeiros. Ela o acusava de ser muito reservado. Essa falha em encontrar uma distância mutuamente confortável que satisfizesse a necessidade de proximidade de Helen e a necessidade de distância de Jim também pode ter contribuído para o fracasso em alcançar uma vida sexual satisfatória.

Ao longo do casamento, Helen permaneceu em contato estreito com os pais, o que algumas vezes conflitava com seus compromissos em casa. Jim reclamava estar em segundo lugar em relação aos sogros, e Helen reclamava quando ele voltava para a companhia de seus amigos do bar local.

Quando o pai de Helen morreu súbita e inesperadamente de um infarto do miocárdio com 75 anos, seu antigo medo de que ele morresse foi concretizado. Para piorar as coisas, sua mãe, a quem ela normalmente recorria em épocas de necessidade, estava tão profundamente atingida pelo pesar que precisava da ajuda de Helen. O mundo parecia ter se tornado, de fato, muito perigoso e Helen estava à espera do próximo desastre. Os ataques de pânico na rua levaram a um círculo vicioso. Temendo uma recorrência desses ataques, ela ficava em casa e tentava se manter perto do marido.

Jim, embora compreensivo, não tinha ideia de como responder a essa necessidade de proximidade. Ele tentava persuadi-la a se recuperar e se distanciava dela, na expectativa de que com o tempo ela iria "superar" seu luto. Passando cada vez mais tempo no bar, ele gradualmente voltou a seu velho modo de lidar com problemas.

Fica claro que os relacionamentos de Helen na vida adulta com o marido, os pais e os filhos tinham sido influenciados pelos problemas que surgiram de sua insegurança no apego da infância. Sua baixa autoestima pode ter contribuído para sua escolha de um homem que ela sabia ter os próprios problemas. Sua contínua proximidade com os pais causou conflitos com o marido, que pode ter precisado de um apoio que ela não foi capaz de dar. Quando, por fim, o luto de sua mãe fez que ela procurasse o apoio do marido, ele foi incapaz de responder.

Nesse caso, como em outros, parecem existir duas razões principais por que os relacionamentos conjugais que acontecem após os apegos ansiosos/ambivalentes na infância estão em perigo. Aqueles que, na vida adulta, continuam a depender de seus pais podem ser vistos pelo parceiro como rejeitadores, enquanto aqueles que dependem do parceiro muitas vezes descobrem que este não tolera tal dependência.

## O APEGO ANSIOSO/AMBIVALENTE TEM RELAÇÃO COM DEPENDÊNCIA AFETIVA E PESAR/SOLIDÃO APÓS A PERDA EM CONTEXTOS NÃO PSIQUIÁTRICOS?

A maioria das relações, que foram mostradas na figura 5.1, pode ser examinada nos dados do estudo de Ward sobre jovens mulheres que não procuraram ajuda psiquiátrica. Devido ao fato de eles incluírem uma escala de Pesar/Solidão, essa análise foi limitada a 35 jovens mulheres que estavam enlutadas. Uma vez que somente três delas relataram muitos desentendimentos com a pessoa que agora está morta e isso é muito pouco para análise estatística, respostas a essa pergunta foram omitidas da figura 5.2.

Todas as correlações são iguais ou maiores àquelas encontradas na amostra psiquiátrica, sugerindo que um padrão similar de resposta a esse padrão de apego vai ser encontrado nessa amostra. Diversas dessas correlações, mostradas por uma linha pontilhada, agora perdem significância estatística, provavelmente porque a amostra é muito pequena. Parece que a influência dos apegos ansiosos/ambivalentes sobre os relacionamentos posteriores e sobre o luto não está limitada à minoria que procura ajuda psiquiátrica.

A correlação entre o Apego Ansioso/Ambivalente e o número de Desentendimentos Conjugais é muito mais alta no grupo não psiquiátrico do que foi no grupo psiquiátrico. Uma explicação possível é que algumas daquelas pessoas ansiosas/ambivalentes que têm uma tendência a problemas psiquiátricos são muito inseguras para ousar discordar de seus parceiros.

No capítulo 4 (p. 87), foi dada atenção ao fato de que, na média, os membros do grupo de Ward, dos quais nenhum havia procurado ajuda psiquiátrica, obtiveram escores de Apego Inseguro tão altos quanto os obtidos pelo grupo psiquiátrico. A tabela A.4.3, na página 364, indica que no grupo de Ward o desenvolvimento posterior do grupo ansioso/ambivalente não levou a pedidos de ajuda psiquiátrica, apesar do aumento do sofrimento emocional após a perda. Os apegos ansiosos/ambivalentes podem até ter tido algumas consequências benéficas.

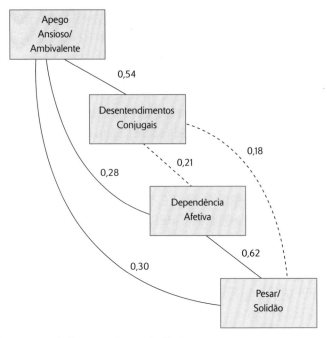

**Figura 5.2** Amostra não psiquiátrica de enlutados. Apegos Ansiosos/Ambivalentes: relações com outras variáveis. Os números referem-se a correlações entre variáveis em 35 controles enlutados não psiquiátricos.

Na teoria, as pessoas ansiosas/ambivalentes que, quando crianças, aprenderam a dar mais valor ao apoio e ao conselho dos outros do que à sua própria força, iniciativa e julgamento podem, mesmo assim, desenvolver habilidades especiais ao se relacionar efetivamente com os outros; elas podem se tornar "pessoas que gostam de pessoas". Para testar essa teoria, examinei com mais atenção as 35 mulheres do grupo de comparação de Ward que tiveram escores altos (8+) em Apego Ansioso/Ambivalente. Doze delas tinham escores baixos (0-3) em Sofrimento Emocional Geral, e essas 12 podem ser comparadas (a) com as 23 que relataram Sofrimento Emocional Geral mais alto e (b) com as pessoas de minha amostra psiquiátrica (a maioria das quais teve escores altos de Sofrimento Emocional Geral). Embora os números sejam muito pequenos para uma análise estatística adequada, os resultados são interessantes.

Onze das doze mulheres do grupo de Ward com altos escores em Ansiedade/Ambivalência e baixos escores em Sofrimento Emocional (93%) disseram que, quando chegam ao limite, procuram a ajuda da família, amigos ou outros. (Isso aconteceu somente com a metade dos membros dos outros dois grupos, 56% e 53%.) Todas tinham parceiros ou cônjuges e dois terços reconheceram sua dependência deles, mas a mesma proporção também admitiu que "acha necessário afastar-se dessa pessoa de tempos em tempos, a fim de reduzir a tensão" (III/7i).

Isso parece indicar que essas pessoas desenvolveram estratégias que lhes permitem preservar seus relacionamentos, apesar de seu desejo contínuo de depender dos outros. Um fator presente pode ser seu *insight* do próprio desejo de depender e a consciência de que precisam resistir a esse desejo de tempos em tempos. Fica claro que um desejo e uma necessidade não são a mesma coisa.

## OUTRAS CONSIDERAÇÕES

Embora, como vimos, altos escores em Timidez e Criança Preciosa na infância estejam inter-relacionados, não seria absurdo esperar que a criança considerada preciosa tivesse vantagens sobre as demais. Deveria essa criança ser considerada pertencente a uma categoria separada de apegos ansiosos/ambivalentes, como Crittenden e Clausen (2000) sugerem? De fato, essas vantagens não foram encontradas. Comparando pessoas na amostra psiquiátrica que tiveram altos escores em Criança Preciosa com aquelas que tiveram altos escores em Timidez na Infância, não foram encontradas diferenças significativas entre seus modos de Enfrentamento na vida adulta ou em seus Sintomas e Sentimentos; ambas eram igualmente vulneráveis.

Estamos agora em posição de considerar a pergunta crucial: como os padrões de apego ansioso/ambivalente estabelecidos na infância continuam a influenciar a vida adulta? Estamos condenados por nossas experiências na infância ou é possível, para crianças maiores e adultos, mudar nossas concepções sobre o mundo e descobrir graus razoáveis de confiança em nós mesmos e modos de lidar com a insegurança persistente? Os relatos dos casos fornecem dados ricos aos quais pode faltar o rigor dos dados quantitativos, mas que nos permitem ir além da pura especulação quando os trazemos à baila.

O objetivo implícito do padrão ansioso/ambivalente é permitir que a criança sobreviva ao ficar próxima dos pais e em casa. A criança aprende que não é seguro perambular ou explorar, e a mãe aprende que a criança, com expressões de extrema raiva e angústia, vai puni-la se ela não ficar por perto. Ambas são pegas em uma armadilha da qual não veem escapatória. É provável que a adolescência, quando tanto a maturação como as pressões sociais forçam a independência, seja uma época difícil tanto para o filho como para os pais, que agora estão provavelmente em conflito entre si e consigo. Os registros dos casos indicam que o resultado dessa luta vai depender das circunstâncias. Algumas crianças continuam permanentemente apegadas a uma ou ambas as figuras parentais, e seus outros apegos a parceiros e filhos podem ficar em segundo lugar. Outros encontram um parceiro que se encaixa nos moldes da figura parental protetora e perpetuam o padrão. Outros, ainda, encontram-se em repetidos apuros com os parceiros que ressentem a dependência, mas sucumbem a ela, seja porque não podem suportar a raiva que os desejos de liberdade evocam, seja porque são atraídos pela sedução sexual ou de cuidados (alguns parceiros acham "bebês" irresistíveis).

Outras pessoas ansiosamente ambivalentes mudam de relacionamento, conforme os parceiros sucessivamente se afastam. Por fim, podem aprender a suavizar sua dependência, mas à custa da ansiedade persistente. Eu suspeito que a ansiedade persiste porque está enraizada na presunção básica de que a sobrevivência depende de manter um padrão de comportamento de dependência afetiva que agora parece "natural".

Todos esses problemas refletem as influências negativas, mais tarde, dos apegos ansiosos/ambivalentes que aparecem na infância. E as influências positivas? Os dados psiquiátricos nos ensinam muito pouco sobre isso, mas é razoável supor que aqueles que experienciaram a influência de pais que temiam a separação vão aprender a lidar com a proximidade. Eles podem se tornar sensivelmente responsivos aos humores dos outros, dando prioridade às necessidades alheias na maioria das vezes, mas também punindo-os por qualquer negligência de suas próprias necessidades, talvez evocando sentimentos de culpa. Eles podem ser melhores seduzindo do que dominando, ao evocar e recompensar as necessidades de cuidados dos outros, e ao elogiar sua força e seus poderes superiores, que eles acreditam não possuir. Vão se tornar bons em fazer e conservar amigos, mostrar interesse em seus pontos de vista e confiar em seus julgamentos. Sua falta de autoconfiança pode ser balanceada por sua habilidade em reforçar a confiança dos outros, que então podem se regozijar na glória de sua adulação.

## IMPLICAÇÕES PARA A TERAPIA

Se, como os dados de Ward sugerem, é possível para as pessoas com uma história de apego ansioso/ambivalente aprender a lidar efetivamente com o estresse do luto, uma compreensão do apego e de suas consequências talvez permita que os terapeutas ajudem nesse processo. Embora esse seja o tema principal do capítulo 18, concluímos este capítulo com uma breve consideração da psicoterapia breve que foi realizada com Helen e Jim Bond.

> Ambos vieram à minha clínica e, desde o começo, acharam vantajoso rever sua situação de vida e colocar em perspectiva os fortes sentimentos que, Helen temia, os subjugaria. Ela logo percebeu que sua tendência à dependência, longe de permitir que

ela conseguisse a proximidade que desejava, estava ameaçando seu casamento. Ao mesmo tempo, Jim percebeu que suas tentativas de se distanciar de Helen tinham agravado os temores dela e somente faziam que ela se tornasse cada vez mais dependente.

Em nossa segunda entrevista, uma mudança já estava se instalando. Cada parceiro parecia ter perdido seu medo do outro e estar gostando de uma forma de proximidade mais madura do que já experimentara. Reconhecendo que tinha um papel importante a desempenhar em casa, Jim não sentiu mais a necessidade de escapar para o bar. Helen já estava muito menos ansiosa, não tinha tido mais ataques de pânico e prontamente concordou que "eu não tenho nada a temer, só o meu medo". Seu pesar pelo pai ainda estava presente, mas não dominava mais sua vida nem ela se sentia intimidada pelas exigências de apoio da mãe. Essa mudança na dinâmica familiar era tal que ela decidiu não haver mais necessidade de continuar a terapia além do nosso terceiro encontro.

Não seria sensato presumir que esse final abrupto da terapia necessariamente significa que os problemas de Helen estavam resolvidos e, como veremos no capítulo 18, os resultados gerais da terapia com esse grupo de pacientes não é causa de otimismo.

Helen ilustra bem o modo como os apegos ansiosos/ambivalentes que persistem na vida adulta podem prejudicar o relacionamento com parceiros. Tanto o relacionamento contínuo com os pais como a tendência à dependência podem causar problemas entre parceiros, que então se sentem incapazes de se apoiar mutuamente. As reações de Helen ao luto, que se encaixariam no critério diagnóstico de luto complicado, podem ser vistas como uma manifestação de uma doença do apego, que já existia muito tempo antes de sua perda. Devemos examinar esse assunto com mais detalhes no capítulo 17.

As histórias de casos desse tipo podem dar uma ideia superficial da complexidade e da profundidade da pessoa real. Elas captam apenas um pouco do tom do sentimento das entrevistas e do *rapport* entre terapeuta e paciente. As pessoas com apegos ansiosos/ambivalentes podem, às vezes, parecer infantis. Elas têm uma grande experiência em manter sua segurança ficando próximas, talvez próximas demais, daqueles que veem como protetores. Ao mesmo tempo, outras pessoas frequentemente lhes dizem que não devem se tornar dependentes, de modo que elas se encontram constantemente em pé de guerra consigo. Enquanto em nossa sociedade o "amor" é bom, a "dependência" é decididamente ruim. As pessoas recebem a mensagem de que não deveriam se sentir assim. No entanto, os sentimentos não são algo que escolhemos ter, e os sentimentos que evocam o comportamento dependente apenas se agravam com a rejeição.

Freud (1914) afirmava que o amor dado ao outro reduz o amor a si (narcisismo), no entanto existe algo de narcísico sobre o amor da pessoa ansiosa/ambivalente cuja dependência afetiva reflete seu profundo medo de ser abandonada. Para elas o amor não é dado, mas exigido, e quando perdem o amor seu medo e sua raiva complicam e aumentam o pesar. Ao mesmo tempo, elas só têm consciência de que esse não é o modo como as coisas deveriam ser.

As pessoas com tendência à dependência estão em um estado de conflito entre seu desejo de dependência e sua necessidade de se afastar dela. O resultado é um espectro de comportamentos, alguns afiliativos, outros rejeitadores, que refletem aquela luta e acontecem em um estado de alta ansiedade. Em vez de julgar essas pessoas, deveríamos reconhecer que, dada a intensidade de seu medo, sua luta pode ser uma batalha heroica que merece nosso respeito. Devemos mostrar que nos importamos, mas isso não significa que devemos dar ao cliente aquilo que ele mais quer de nós, uma promessa de proteção e proximidade perpétuas. Nosso valor à pessoa potencialmente dependente aparece por nosso respeito a seu valor e força verdadeiros, não por nossa pena de sua fraqueza. Nós nos isentamos de intervir nessa batalha, não porque não nos importamos, mas porque sabemos que elas precisam mais de nosso respeito do que de nossa proteção.

## CONCLUSÃO

Esta pesquisa confirmou a expectativa de que tanto as pessoas que experienciaram apegos ansiosos/ambivalentes na infância como aquelas que construíram apegos dependentes na vida adulta provavelmente sofram um luto severo e duradouro, além de solidão após uma perda. O que ela não mostrou foi que uma coisa leva à outra. Em vez disso, descobrimos que as pessoas que constroem apegos ansiosos/ambivalentes na infância tendem a ter mais relacionamentos conflituosos na vida adulta, o que contribui para a duração do luto e para a solidão após a perda. Sua tendência à dependência permanece um problema e tem implicações importantes para aqueles que se preparam para ajudar esse grupo de pessoas.

# 6 APEGOS EVITADORES

> Então voem logo, porque somente
> conquistam o Amor aqueles que se vão.
>
> Thomas Carew (1595-1640),<br>"Conquest by flight"

Florence Harmony tinha 35 anos quando me foi indicada. Tanto ela como o marido estavam em uma lista de espera para aconselhamento conjugal quando ele morreu em um acidente de trânsito. A reação imediata dela foi exercer um autocontrole rígido, que mascarava sentimentos de ansiedade intensa e medo de entrar em pânico. Ela se tornou extremamente ansiosa em relação ao bem-estar dos filhos, controlando-os exageradamente e ficando sempre vigilante, por temer outro desastre.

Durante os meses que se seguiram, Florence esteve tensa, ansiosa e às vezes deprimida, mas achava difícil se enlutar. Embora algumas vezes chorasse um pouco, não era suficiente para aliviar seu sofrimento e ela desejava poder chorar mais. Ela se culpava pelas falhas em seu casamento e tinha muitos outros arrependimentos. Por fim, ela não aguentou mais a situação e pediu para ser indicada a um psiquiatra.

Qualquer mulher jovem que perca o marido em circunstâncias como essas provavelmente experiencia um sofrimento emocional intenso e a reação de Florence não causa surpresa. Mesmo assim há pistas, tanto em seu problema conjugal como em sua dificuldade em expressar luto, indicando que precisamos considerar as consequências do apego evitador. Podemos pensar que os apegos evitadores seriam mais fáceis de desfazer do que os apegos mais íntimos, mas isso não é necessariamente o caso e neste capítulo devemos compreender por quê.

À primeira vista, o comportamento de crianças que evitam suas figuras parentais na Situação Estranha pareceria contradizer o princípio fundamental da teoria do apego: que as chances de sobrevivência da criança aumentam ao manter a proximidade das figuras parentais – ficando perto delas, recompensando os cuidados com sorrisos, abraços e carinhos e, quando ameaçadas ou separadas, chorando e procurando. Entretanto, não há dúvida de que todas as tendências comportamentais instintivas são modificadas pela aprendizagem desde o início. Os resultados de Main sobre crianças que evitam a mãe terem mães, elas mesmas, intolerantes à proximidade sugerem que essa é a explicação mais plausível para o comportamento (Main, 1977). Crianças em face de figuras parentais que sistematicamente falham em responder a seus desejos de atenção, ou punem tal comportamento, logo aprendem a inibir esse comportamento quando na presença daquela figura parental e podem até generalizar a inibição para incluir outras pessoas. Isso não significa que o desejo de ficar próximo desapareça, mas simplesmente que a criança descobre ser mais seguro manter a distância. Main e Weston (1982) observam:

> Algumas crianças (no TSE) responderam à reunião com movimentos alternados de aproximação e evitação. Dessa forma, vimos crianças ir em direção à figura parental e, sem olhar no rosto dessa figura, desviar-se imediatamente e continuar a se afastar por uma curta distância. Esse comportamento parece estranho. A mudança da aproximação para a evitação não parece estar relacionada a quaisquer mudanças no ambiente, mas apenas ao fato de a criança ter alcançado certa proximidade da figura parental. É nossa impressão que essa distância é quase sempre de aproximadamente um metro, o que significaria, digamos, ficar longe do alcance da figura parental. (Main e Weston, 1982, p. 35)

Essas observações são consistentes com os resultados relatados no capítulo 3 (p. 67), no qual os participantes que responderam "Sim" à pergunta "Seu pai/mãe não era capaz de mostrar calor ou de abraçar ou acariciar você?" também tinham a probabilidade de responder "Sim" à pergunta "Você achava difícil aceitar carinhos ou outras demonstrações de afeto?"

Os filhos de mães que não podem tolerar a proximidade e punem comportamentos de apego parecem aprender que a expressão de afeto é perigosa. Eles podem não confiar nos outros e, enquanto crescem e têm contato com seus colegas, podem manter distância, mas aprendem a controlá-los por modos não associativos, tais como dominância, insistência e agressão. Conforme vimos no presente estudo (p. 68-9), houve uma associação altamente significativa entre intolerância parental à proximidade e autoavaliações de agressividade e desconfiança em relação a outras crianças. Esses resultados justificam o uso de uma medida de Apego Evitador feita com a soma das respostas às perguntas referentes a evitação parental de proximidade, evitação similar na criança e do escore de Agressividade/Desconfiança na Infância.

## CIRCUNSTÂNCIAS CONCOMITANTES PREVISTAS EM APEGOS EVITADORES

Novamente, três hipóteses serão testadas:

1. Se, como parece provável, esses apegos evitadores e as avaliações sobre o mundo que os acompanham persistirem na vida adulta, pode-se esperar que estejam associados a inabilidade de expressar afeto, dificuldades em construir e manter relacionamentos e relutância em procurar os outros em épocas de necessidade.
2. Por sua vez, isso vai predizer luto adiado ou inibido após a perda. Uma vez que também se postulou que algumas doenças psicossomáticas resultam da repressão de reações emocionais, uma predição suplementar foi a de que essas doenças também podem ser mais comuns como resultantes dos apegos evitadores e da inibição do luto.
3. Segue-se, portanto, que também é esperado dos apegos evitadores que predigam o luto adiado, o luto inibido e as doenças psicossomáticas após a perda.

## RESULTADOS DOS TESTES DESSAS PREVISÕES

O anexo 6 mostra cada uma dessas previsões juntamente com os acompanhamentos previstos. A hipótese 1 é confirmada, com os apegos evitadores relatados na infância altamente correlacionados na vida adulta à dificuldade em mostrar afeto e altos escores de Inibição Emocional/Desconfiança e de Agressão/Assertividade. À luz desses resultados, não surpreende que o escore de Apego Evitador também esteja significativamente associado a Desentendimentos Conjugais. Uma das queixas mais comuns dos casais nos casamentos discordantes é que o outro não expressa ou mostra sentimentos.

Em um nível menor de significância, o apego evitador na infância também está associado, na vida adulta, aos desentendimentos com a pessoa agora falecida e com a afirmação que a pessoa enlutada "nunca" chora. Parece que a inibição do comportamento de apego e a não-confiança nos outros, encontradas na infância, persistem na vida adulta. À luz desse resultado, também é interessante constatar que, longe de ter orgulho de sua independência e controle, as pessoas evitadoras, particularmente aquelas que nunca choram, também têm maior probabilidade de responder "Sim" à pergunta "Você gostaria de chorar mais do que chora?" (IV/20, ver p. 372-3).

Pessoas enlutadas que são emocionalmente inibidas e acham difícil expressar afeto pelas pessoas próximas também têm probabilidade de dizer que nunca choram e acham difícil expressar pesar; isso confirma a hipótese 2. Cinco entre dez adultos que dizem nunca chorar foram diagnosticados com doenças psicossomáticas (comparados com um quarto das outras pessoas), mas não foi confirmada minha previsão de que aqueles que reportaram outros indicadores de Inibição Emocional e/ou altos níveis de Agressão/Assertividade seriam diagnosticados com luto adiado e doenças psicossomáticas. As possíveis explicações serão consideradas abaixo.

Aqueles que tiveram altos escores em Agressividade/Assertividade também apresentaram muitos Desentendimentos Conjugais, mas não tiveram maior probabilidade que outros de dizer que sentiam dificuldades em expressar pesar. Parece que a influência dos apegos evitadores sobre a expressão do pesar na vida adulta é mediada mais por sua influência sobre a inibição emocional do que por outros fatores.

A hipótese 3 foi corroborada por uma associação entre Apego Evitador e dificuldade em expressar pesar. Isso é visto claramente na figura 6.1, que mostra a média dos escores de Apego Evitador nas pessoas que responderam "Sim" e "Não" à pergunta "Você acha difícil expressar sentimentos de tristeza ou pesar?"

Devido ao fato de o escore total de Inibição Emocional incluir respostas à pergunta IV/23 "Você acha difícil expressar sentimentos de tristeza ou pesar?", essa pergunta não foi incluída na medida de Inibição Emocional usada neste capítulo.

Houve uma tendência de as pessoas com diagnóstico clínico de Luto Adiado apresentarem escores mais altos de Apego Evitador, mas isso não alcançou significância estatística, nem houve qualquer associação entre os escores de Apego Evitador e um diagnóstico de doença psicossomática. Certamente teremos de procurar em outro lugar uma explicação para esses problemas.

Examinando primeiro aquelas pessoas com luto adiado, a leitura atenta dos resumos dos casos revelou algumas outras causas para esse adiamento nas 22 pessoas que foram assim diagnosticadas. O mais comum era a necessidade de permanecer no controle. Algumas vezes isso resultava de uma necessidade consciente de manter seu próprio pesar sob controle, a fim de cuidar de uma criança ou de uma figura parental (quatro casos); outras vezes era o reflexo de uma tendência obsessiva ao longo da vida (três casos). Em três casos, a pessoa tinha sido invadida por uma depressão sem lágrimas e duas pessoas, embora não estivessem deprimidas, tinham medo de que chorar pudesse trazer a recorrência de uma depressão sofrida no passado. Duas pessoas haviam sofrido perdas pesadas que as devastaram e uma delas tinha, nitidamente, transtorno de estresse pós-traumático (ver p. 46). Outras duas pessoas parecem ter abusado tanto de bebidas alcoólicas que não conseguiam se enlutar. Outros possíveis fatores possíveis para a demora foram transtornos de personalidade duradouros (dois casos) e isolamento social (dois casos). Houve somente três casos nos quais o padrão do apego evitador pareceu ser a causa primária do luto adiado. Nessas circunstâncias, não surpreende que a relação entre apego evitador e luto adiado não alcance significância estatística.

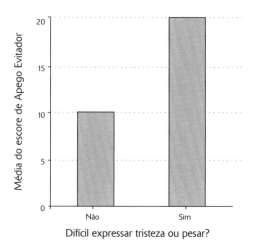

**Figura 6.1** "Você acha difícil expressar sentimentos de tristeza ou pesar?" × Média do escore de Apego Evitador.

As pessoas com doenças psicossomáticas tiveram escores mais altos de Incapacidades do que aquelas sem, mas na maior parte das outras variáveis elas não diferiram do resto das pessoas enlutadas. A meu ver, pelo estudo dos casos, os seus sintomas tinham causas diversas. Assim, em alguns os sintomas psicossomáticos eram um reflexo dos sintomas físicos causados por ansiedade e tensão; em outros, a ansiedade sobre um distúrbio físico pequeno parecia ter evoluído para um sintoma hipocondríaco. De modo geral, esses efeitos oscilam em um estudo estatístico e não se pode atribuí-los a qualquer padrão predominante de apego.

Apesar da falta de correlação entre Apego Evitador e doença psicossomática, foi encontrada uma correlação significativa entre Apego Evitador e o escore de Incapacidades. Compreende uma escala de doenças fatais e/ou incapacitantes que usualmente antecedem o enlutamento sobre o qual falamos aqui. Os detalhes estatísticos e explicações possíveis para essa correlação serão considerados no capítulo 15 (p. 414).

## OUTRAS CONSIDERAÇÕES

A influência dos Apegos Evitadores sobre o escore de Pesar/Solidão foi difícil de ser prevista. Uma vez que o Apego Evitador estava associado à dificuldade em expressar o pesar na infância e na vida adulta, parecia provável que o escore de Pesar/Solidão fosse baixo. Por outro lado, se o pesar que é reprimido persiste por mais tempo do que o curso normal do luto e então aparece na forma adiada, o escore de Pesar/Solidão, medido muito depois da perda, deve estar aumentado.

Provou-se que a segunda hipótese estava certa. Tanto os escores de Apego Evitador na infância como os de Inibição Emocional/Desconfiança na vida adulta estavam correlacionados em um nível baixo, mas significativo, com o escore de Pesar/Solidão, indicando que, na época em que procuraram tratamento, algumas das pessoas que relataram apegos evitadores na infância e inibição de sentimentos na vida adulta também reportaram pesar e solidão mais intensos e duradouros do que aquelas que admitiram menos dificuldade em expressar seus sentimentos.

Dadas as dificuldades dessas pessoas em expressar sentimentos, parecia provável que elas também teriam problemas em seus relacionamentos com os parceiros. Isso é confirmado pelos resultados que mostram que os Apegos Evitadores estão associados aos Desentendimentos com o cônjuge e com a pessoa que morreu.

Uma previsão posterior, não inclusa na lista original, era de que as pessoas com altos escores em Apego Evitador teriam mais probabilidade de escolher parceiros que elas considerassem dependentes do que ser dependentes dos parceiros. O anexo 6, tabela A.6.8, mostra que em 19% dos casos os parceiros das pessoas com escores altos em Apego Evitador na infância viam seus parceiros como dependentes e viam a si como independentes (a proporção no grupo com baixo Apego Evitador era de 8%), mas a tabela também mostra que uma proporção maior do grupo com alto Apego Evitador era constituída por indivíduos que se viam como o parceiro mais dependente (34% comparado a 23%). Esse resultado surpreendente parece sugerir que uma necessidade de distância não é a mesma coisa que independência. Pode muito bem ser que as pessoas com esse tipo de apego inseguro dependam de seus parceiros sem ficar próximas deles.

Eu esperava que, no total, as pessoas classificassem a dependência de seus parceiros como diferente da sua, mas naquelas com baixos escores de Apego Evitador houve um alto nível de concordância mútua entre dependência em si e no parceiro. Ou ambos os parceiros eram vistos como mutuamente dependentes ou nenhum era. Por contraste, o relacionamento entre aqueles com altos escores em Apego Evitador tinha maior probabilidade de ser discordante, com dependência mútua.

Apesar de ser fácil ver como as pessoas com intolerância à proximidade podem escolher parceiros que sentem poder controlar, isto é, que são dependentes delas, não é tão fácil explicar a situação quando é o evitador o mais dependente. É minha impressão que em tais casos houve uma explícita distribuição de papéis dentro do casamento. Assim, um marido evitador pode depender da esposa para criar os filhos e cuidar da casa. Se ela morrer, ele pode ser forçado a reconhecer sua confiança nela e ver-se como o parceiro dependente.

A figura 6.2 resume os resultados significativos associados aos Apegos Evitadores. Os resultados confirmam a suposição geral de que os filhos de pais que desencorajam a expressão de apego vão achar difícil reconhecer e expressar tanto afeto como pesar. Isso provavelmente vai persistir na vida adulta, aumentando o risco de conflitos interpessoais e inibindo a expressão de pesar. Essas influências são evidentes no caso de Florence Harmony, cuja reação à morte do marido é descrita abaixo:

> Ela era a filha única de um executivo que estava quase sempre longe de casa. Descreve o pai como um homem ansioso que nunca era capaz de mostrar afeto e a importunaria se ela não alcançasse os altos padrões impostos por ele. Sua mãe era igualmente temerosa e inibida. Florence tem sentimentos ambivalentes em relação a ambos.
>
> Cresceu insegura e com falta de confiança nos outros e nunca chorava ou pedia ajuda. Ela relata que, como seus pais, era incapaz de abraçar ou de fazer carinho. Embora com inteligência acima da média, Florence não tinha bom desempenho na escola. Os pais a desencorajavam de brincar com outras crianças, e ela desenvolveu um modo de ser duro, irritável, "mandão". Isso fazia que as pessoas pensassem que ela era mais forte do que era. O QRA mostrou que ela teve um alto escore em Apego Evitador (12), escore médio em Apego Desorganizado (4) e abaixo da média em Apego Ansioso/Ambivalente (6).

Claramente, Florence preenche os critérios para apego evitador. Como isso afetou seus relacionamentos na vida adulta também se torna claro:

> Nos anos seguintes, ela desenvolveu um talento para a música e fez carreira como organista e diretora de coral. Casou-se com Dick, um acadêmico inteligente, com quem teve dois filhos.
>
> O casamento deles era conflituoso. Florence achava difícil aproximar-se de Dick e expressar afeto. O sexo era insatisfatório e ela admitia que sua maneira agressiva e assertiva criava um abismo entre eles. Descreve Dick como não confiável e inclinado ao uso de álcool como escape. Acusava-o de gastar muito dinheiro com bebida. Foram esses problemas que, na época da morte dele, haviam feito que eles requisitassem terapia conjugal.

Parece que tanto a necessidade de Florence de controlar Dick como sua dificuldade em aproximar-se mais dele contribuíram para seus problemas conjugais e a deixaram com uma carga de culpa e assuntos não resolvidos após a morte dele.

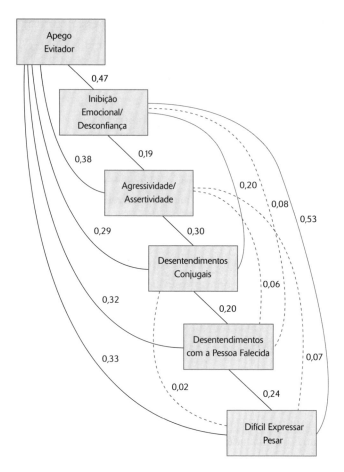

——— Linhas contínuas indicam correlações significativas
----- Linhas tracejadas indicam tendências não significativas

**Figura 6.2** Apego Evitador: relações com outras variáveis. Os números correspondem a correlações entre variáveis em 181 pacientes psiquiátricos enlutados.

## CORRELAÇÕES DO APEGO EVITADOR NA AMOSTRA NÃO PSIQUIÁTRICA

Mais uma vez, podemos examinar o quanto nossos resultados podem ser aplicados a uma população não psiquiátrica, ao repetirmos a análise acima no grupo controle de jovens mulheres de Ward. A dificuldade em expressar pesar foi constatada pelas respostas à pergunta IV/23 ("Você acha difícil expressar sentimentos de tristeza ou pesar?"), que foi respondida tanto por mulheres não enlutadas como por enlutadas. Por essa razão, eu pude incluir a amostra toda das 77 mulheres nessa análise. As correlações relevantes são mostradas na figura 6.3. Novamente, foi necessário omitir o escore de Desentendimentos com o Falecido porque somente três das respondentes de Ward relataram tais desentendimentos e isso é muito pouco para a análise estatística.

Comparando esses resultados com aqueles mostrados na figura 6.2, podemos ver que os níveis de correlação são muito similares. Tanto nas amostras psiquiátricas como nas não psiquiátricas, o escore de Apego Evitador está correlacionado à dificuldade em expressar pesar, com Inibição Emocional/Desconfiança e com Desentendimentos Conjugais. Parece que as consequências dos apegos evitadores não são restritas às populações psiquiátricas.

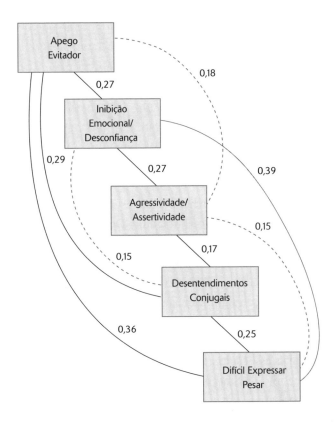

——— Linhas contínuas indicam correlações significativas
----- Linhas tracejadas indicam tendências não significativas

**Figura 6.3** Amostra enlutada não psiquiátrica (n = 35). Apegos Evitadores: relações com outras variáveis.

Vimos no anexo 4 que as mulheres na amostra não psiquiátrica de Ward tiveram escores de Apego Evitador quase tão altos quanto aqueles encontrados na minha amostra psiquiátrica. Seria possível que algumas pessoas que experienciaram apegos evitadores na infância tenham aprendido estratégias que reduzem o risco de complicações psiquiátricas após o enlutamento na vida adulta?

Embora não incluída no escore de Apego Evitador, uma resposta positiva à pergunta "Você aprendeu a ser independente, a se bastar, quando era criança?" (II/22) também estava correlacionada ao escore de Apego Evitador em um grau menor, mas significativo. Essas pessoas podem ter vantagens especiais em um mundo no qual a independência tem muito valor.

Vimos como esse grupo tende a evitar a proximidade e a controlar os outros por meio da agressão e da assertividade (ver p. 68). Esses traços podem ser muito compatíveis com ocupações nas quais o controle é mais importante do que o afeto. Também é bem possível que algumas dessas pessoas que experienciaram apegos evitadores evitem compromisso e quando enlutadas tenham menos motivo para o pesar do que seus colegas mais comprometidos. Elas podem ter aprendido que é mais seguro não amar de forma tão profunda. Infelizmente, essas questões não puderam ser medidas pelo QRA, de modo que não podemos confirmá-las no grupo controle de Ward.

## ESTRATÉGIAS DE ENFRENTAMENTO

Vimos que os apegos evitadores na infância estão associados a escores mais altos de enfrentamento tanto por Inibição Emocional/Desconfiança como por Agressão/Assertividade. É razoável perguntar se são enfrentamentos alternativos ou se ocorrem em conjunto. As pessoas podem tanto inibir suas emoções como ser agressivas? De fato, houve apenas uma pequena correlação entre as duas estratégias de enfrentamento e essa correlação mal alcançou significância estatística. Parece que as pessoas raramente adotam ambas as estratégias.

Então, quais são as consequências de cada estratégia? De fato, *Inibição Emocional/ Desconfiança* estava mais associado a Sofrimento Emocional Geral e a escores aumentados em todas as categorias de Sintomas/Emoções do que o enfrentamento Agressivo/ Assertivo (exceto Problemas com o Álcool, que não estavam correlacionados com nenhuma estratégia).

*Enfrentamento Agressivo/Assertivo*, por outro lado, estava associado a maiores Desentendimentos Conjugais e, para minha surpresa, a um escore aumentado de Dependência Afetiva. Este último resultado pode estar ligado aos elevados escores de dependência em parceiros relatados anteriormente (p. 110-1) e corrobora a teoria de que isso algumas vezes reflete um tipo controlador de relacionamento.

## IMPLICAÇÕES TERAPÊUTICAS

Essas considerações têm implicações para a terapia. Os terapeutas podem achar difícil ter empatia por pessoas que ficam fisicamente afastadas, ainda que o fato de elas chegarem aos nossos consultórios signifique que estão tentando ficar mais próximas de nós. É preciso muita coragem para afastar as estratégias que, do ponto de vista da criança, permitiram que essas pessoas sobrevivessem, mas isso é o que elas devem fazer para superar suas dificuldades no mundo dos adultos. Do mesmo modo que os clientes ansiosos/ambivalentes que procuram ajuda, os evitadores merecem nossa admiração e respeito e nós podemos ser a única pessoa no mundo que reconhece a magnitude dessa luta que eles travam:

> Ao atendê-la em minha clínica, Florence me impressionou como uma mulher inteligente que era capaz de se defender. Ela obteve muitos *insights* e benefícios ao rever sua vida e rapidamente diminuir seus temores de perder o controle. Eu não fiz nenhuma tentativa de forçá-la a expressar sentimentos, mas o aumento de sua confiança foi acompanhado por um relaxamento geral de tensão e ela parecia ficar mais "à vontade" consigo. Depois de apenas quatro sessões, ela decidiu que não precisava mais de mim, mas reconheceu ainda ter muitos assuntos pendentes e aceitou minha sugestão de que procurasse ajuda de um psicoterapeuta.

Embora o modo como seu marido morreu tivesse contribuído para a severidade da reação de Florence, o quadro essencial é mais típico dos apegos evitadores do que das reações pós-traumáticas (ver capítulo 9 para discussão dos problemas de trauma). Ela ilustra bem como crianças que aprenderam a manter distância dos pais repetem o padrão com professores e colegas. A falta de confiança em sua habilidade de atrair ou lidar com afeto faz que tentem dominar e controlar os outros.

Não podemos presumir que os "evitadores" evitem todas as situações problemáticas ou esperem ganhos em curto prazo; sua necessidade de permanecer independentes e de controlar os impede disso. Por exemplo, eles não têm maior probabilidade de procurar o álcool e as drogas como solução de seus problemas do que os outros. A evitação de Florence limitava-se a manter uma distância segura das pessoas e ela parecia compensar tornando-se muito boa em lidar com as coisas. Ela aprendeu a "se manter em pé" sozinha e tentava tornar-se independente dos outros. Quando tinha de se relacionar com pessoas, isso era feito de modo controlador e com maestria; para isso, ela adotou uma atitude desafiadora e agressiva. Outras pessoas tendem a presumir que pessoas como Florence são tão fortes e seguras como parecem ser, mas aqueles que evitam apegos são menos seguros que os outros e sua fachada de controle oculta muita turbulência.

Na maior parte do tempo, os evitadores aprendem a lidar efetivamente com o mundo que encontram. Seu estilo controlador pode ser visto como muito apropriado em uma sociedade que valoriza mais independência e controle do que afeto e sentimento. Os problemas aparecem quando os evitadores alcançam o limite de sua habilidade de enfrentamento (p. ex., como resultado de doença física) ou quando aqueles laços que construíram são desfeitos (por isso a vulnerabilidade de Florence ao enlutamento). Ao mesmo tempo, sua independência compulsiva pode tornar difícil para eles pedir ajuda quando necessitam.

Embora, em face disso, as pessoas com apegos evitadores pareçam o oposto daquelas com apegos ansiosos/ambivalentes, na realidade elas não são muito diferentes. Enquanto os ansiosos/ambivalentes tentam arduamente não ser dependentes, do mesmo modo os evitadores podem lutar para encontrar meios de se aproximar das pessoas apesar dos seus medos. Ambos estão pouco conscientes dos efeitos que causam nos outros com sua percepção distorcida do mundo e de seus modos de enfrentá-lo.

## OS EVITADORES SE IMPORTAM?

Os evitadores são frequentemente percebidos como pessoas sem sentimentos, mas a teoria do apego sugere que, de fato, eles se importam com os outros, mas têm medo de demonstrar. São acusados de falhar em se comunicar e são ridicularizados pelas atitudes falsamente fortes com as quais se empenham em encobrir sua insegurança. É claro que as críticas não vêm apenas dos outros. Florence arrependia-se amargamente do modo como havia tratado o marido e seu sentimento de culpa contribuiu para os problemas que seguiram o enlutamento. É difícil fazer restituições a alguém que já morreu.

A experiência clínica sugere que os arrependimentos são habituais após esse tipo de perda e, embora não estivessem incluídos no conjunto original de previsões sobre os Apegos Evitadores, uma análise auxiliar da amostra psiquiátrica confirma que sentimentos de culpa são um problema comum. A figura 6.4 mostra a significância estatística das relações entre Apego Evitador e outras variáveis relevantes nos 181 pacientes psiquiátricos enlutados (mais detalhes são dados no anexo 6).

A pergunta que revelou mais claramente sentimentos de culpa foi a IV/24 "Você tem remorsos por algo que disse ou fez, mas agora não pode mais consertar?" Mais da metade das pessoas enlutadas respondeu afirmativamente. Elas tinham significativamente maior probabilidade de ter altos escores em Inibição Emocional/Desconfiança, Agressividade/Assertividade e Desentendimentos Conjugais do que as pessoas de outros

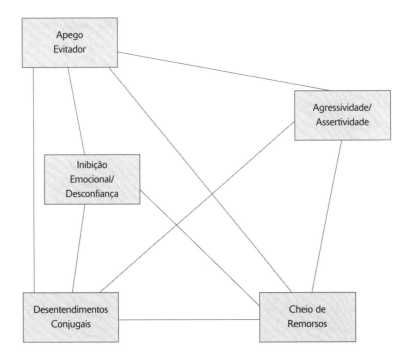

——— Linhas contínuas indicam correlações significativas

**Figura 6.4** "Cheio de remorsos por algo que eu disse ou fiz, mas não posso mais consertar" (IV/24): relações entre o Apego Evitador e outras variáveis. As formas são correlações entre variáveis em 181 pacientes psiquiátricos enlutados (ver anexo A.6, p. 372-3).

grupos. Surpreendentemente, não houve associação significativa com desentendimentos com a pessoa que morreu, sugerindo que os arrependimentos se relacionam mais a outros sobreviventes (que estão em posição de dar apoio agora) do que à pessoa que morreu.

Devido ao fato de a pergunta IV/24 ser um componente do escore de Pesar/Solidão, não é apropriado examinar a influência dos "remorsos" nesse escore. Entretanto, entre as 118 pessoas que responderam "Sim" à pergunta IV/14 "Você passa muito tempo se lamentando ou ansiando por algo ou alguém que perdeu?", não menos do que dois terços (67%) também disseram que tinham "remorsos". Corroboração para esse resultado vem da pesquisa de Bauer e Bonanno (2001), que descobriram que o enfrentamento evitador está com frequência associado a sentimentos de autoacusação. Eles acreditam ser essa culpa que afeta adversamente o ajustamento a longo prazo.

Quanto maior o escore de Apegos Evitadores, mais conflitos conjugais e remorsos relatados (ver anexo 6). Assim, entre 39 pessoas com altos escores em Evitação havia apenas duas (5%) que não estavam "cheias de remorsos" e tinham poucos desentendimentos com o parceiro, enquanto dezenove (49%) relatavam tanto remorsos como grandes desentendimentos. Assim, a razão principal para que os apegos evitadores estejam associados aos remorsos deve-se a seu efeito nos relacionamentos com os parceiros.

Parece que as pessoas evitadoras culpam a si mesmas pela inabilidade em expressar amor e outros sentimentos, bem como pelo mal feito aos outros devido a seu comportamento. Após a perda, quando elas sentem mais necessidade de afeto e apoio dos outros, também têm maior probabilidade de se lamentar por sua inabilidade em procurar e aceitar afeto e apoio.

## AUTOACUSAÇÃO E APEGO EVITADOR – ESTUDO DE CASO

Outra pessoa para quem sentimentos de culpa eram um grande problema era Jane Constable, de 38 anos. Ela estava dirigindo um carro com sua mãe quando foram atingidas por um caminhão no lado do passageiro. Sua mãe morreu na hora e Jane ficou gravemente ferida.

Embora Jane tivesse se recuperado dos ferimentos, permaneceu em sofrimento e tomada por sentimentos de culpa. Tinha medo de sair de casa e temia que as pessoas na rua fossem acusá-la de matar sua mãe. Ela evitava a irmã, tinha certeza de que ela nunca a perdoaria e passava a maior parte do tempo na cama. Persistia em se culpar a despeito do fato de, após a investigação da polícia, ter sido concluído que não havia culpados.

Para entender completamente sua reação é necessário olhar sua história de vinculações. Jane era a mais velha das duas filhas do dono de um bar e de sua esposa. Ela descreve o pai como um homem distante, incapaz de mostrar afeto e inconstante, algumas vezes ignorando suas necessidades de atenção ou afeto. Quando perguntada "Sua figura parental estava frequentemente ausente ou não disponível?", ela escreveu no formulário do QRA: "Estar presente não significa o mesmo que estar disponível". Isso se aplicava a ambos os pais.

Durante a infância de Jane, sua mãe sofreu uma depressão clínica. Como resultado, havia tentado o suicídio e tinha sido admitida para tratamento psiquiátrico em diversas ocasiões. Desde cedo, Jane sentia que era seu dever cuidar da mãe, mas apesar disso esta deixou claro que preferia a irmã mais nova de Jane.

Jane era mais velha e mais forte e, por comparação, sua irmã mais nova era "frágil". Uma vez que ficara claro que nenhuma das duas podia contar com a mãe para cuidar delas, Jane sentia que devia estar no controle o tempo todo. Ela cresceu uma garota "independente" que sempre cuidava dos outros e nunca pedia ajuda para si. Como

Florence, ela achava difícil aceitar carinhos ou outras demonstrações de afeto e tendia a dominar seus amigos. As pessoas tendiam a pensar nela como mais forte do que ela própria sentia ser, e ela descrevia-se como desastrada, rebelde e agressiva.

Em outras palavras, ela possuía todas as características do padrão de Apego Evitador e o escore de seu QRA (9) confirmava isso. Seu escore em Ansiedade/Ambivalência (4) era baixo e em Apego Desorganizado (6), ligeiramente acima da média. Ao terminar o colegial, ingressou na faculdade de Pedagogia, onde encontrou Ian e, contra a vontade do pai, morou com ele. Apesar disso, nunca foram muito íntimos. Ian se ressentia pela proximidade contínua de Jane com seus pais e passava cada vez mais tempo longe de casa.

Seis anos antes de ela ser encaminhada a mim, o pai de Jane morreu inesperadamente de infarto do miocárdio. Após esse evento, sua mãe ficou clinicamente deprimida de novo e Jane sentiu que tinha de conter seu próprio pesar para cuidar dela. Durante o ano seguinte, Jane deu à luz um filho e ele também ajudou a afastar de sua mente quaisquer outras necessidades de atenção. Ian sentia-se excluído e começou a beber. Após uma série de brigas, ele saiu de casa e Jane ficou sozinha para cuidar do filho e da mãe, que morava perto. Outros cinco anos se passaram antes que o acidente no qual sua mãe morreu acontecesse.

À luz dessa história, é razoável supor que havia um elemento de ambivalência no relacionamento de Jane com a mãe. Freud, em seu artigo clássico "Luto e melancolia" (1917), escreveu:

> A perda de um objeto amado constitui excelente oportunidade para que a ambivalência nas relações amorosas se faça efetiva e manifesta. Como consequência, quando existe uma disposição para a neurose obsessiva, o conflito devido à ambivalência empresta um cunho patológico ao luto, forçando-o a se expressar sob forma de autorrecriminação, no sentido de que a própria pessoa enlutada é culpada pela perda do objeto amado, isto é, a desejou.

Quando desejamos a morte de uma pessoa e então ela morre, é muito fácil para nós nos culparmos.

A total reclusão de Jane já tinha chegado ao fim antes de nos encontrarmos. Ela descrevia como havia sido encaminhada a um psicoterapeuta que a tinha enraivecido ao dizer que ela "ainda não estava pronta para melhorar". Ela imediatamente encerrou a terapia e retornou ao trabalho. Mesmo assim, permanecia atormentada com dolorosos sentimentos de culpa, ansiedade, depressão e inutilidade e, por fim, aceitou ser encaminhada a mim.

Atendida no hospital, ela me impressionou por sua inteligência, coragem e sensibilidade. Ela também tinha muitos *insights*, mas não achava solução para eles. Eu não a culpava ou desculpava; em vez disso, joguei-lhe o desafio: "Se o que você sente é culpa, o que vai *fazer* a esse respeito?" Parecia importante indicar que há coisas que alguém pode fazer sobre tais sentimentos. Após pensar com cuidado, ela decidiu fazer algo que traria experiências boas daquela coisa ruim que acontecera, e começou um trabalho voluntário com pessoas carentes.

Seu próximo passo foi enfrentar a irmã. Isso requeria coragem, uma vez que Jane estava quase convencida de que a irmã a culparia por ter matado a mãe. Na ocasião, sua irmã não fez tal coisa e o encontro foi muito emocionante para ambas. Ela então organizou um ritual formal de bênçãos no túmulo de seus pais. Sua irmã ficou relutante a princípio, mas mais tarde descreveu o momento como "muito saudável".

Todas essas atividades aconteceram ao longo de treze sessões de psicoterapia, o que permitiu que Jane fizesse um balanço de sua vida. Ela entendeu como seu comportamento "rebelde" tinha sido a reação natural de uma jovem às mágoas profundas que tivera. Compreendeu que alguma culpa de agora refletia a culpa que já havia sentido por causa do ressentimento em relação aos pais, como se ao desejar que sua mãe morresse ela tivesse se transformado em uma assassina. No fim, foi capaz de caminhar em direção a perdoar a si e a seus pais, reconhecendo que eles também tinham sentimentos pelos quais não podiam ser culpados.

Ela foi acompanhada por seis meses depois do fim da terapia, quando então completou o QRA novamente. Agora, não mais se via como muito ansiosa e deprimida, embora ainda se sentisse tensa, insegura e achasse difícil confiar nas pessoas. Ainda estava "cheia de remorsos", achava difícil expressar pesar e desejava poder chorar mais. A melhora em sua depressão não a tornou menos crítica a respeito de seus pais; de fato, agora ela revelou que sua mãe batera nela "mais do que a maioria dos pais" e admitiu sentimentos de ambivalência em relação a ambos.

Os problemas de Jane melhoraram, mas não foram "resolvidos" e tenho dúvidas se as atitudes e estratégias que nos permitem sobreviver aos anos vulneráveis da infância podem ser completamente abandonadas.

## POR QUE OS PADRÕES DO APEGO EVITADOR ESTABELECIDOS NA INFÂNCIA CONTINUAM NA VIDA ADULTA?

Nas épocas de perdas e estresse é natural voltar aos hábitos de pensamento que impregnaram a infância porque eles permitem que nós sobrevivamos. Eu uso a palavra "sobreviver" de propósito, pois estamos falando de coisas de vida e morte. Os adultos podem imaginar que a vida das crianças raramente corre riscos sérios, mas, para a criança, parece literalmente vital encontrar um modo de viver com essa mãe e esse pai. Se isso significa suprimir as tendências naturais de carinho, dependência e choro, então que seja assim. Não devemos esperar que as crianças achem fácil desaprender tais estratégias ou acreditar que não merecem punição se arriscarem chegar mais perto do objeto de seu amor ou reclamarem quando a pessoa amada sai.

Os apegos evitadores somente parecem tornar as crianças independentes de seus pais. Do ponto de vista das crianças, elas sobrevivem não porque aprenderam a se manter distantes, mas porque encontraram a proximidade mais segura possível em relação aos pais, o que permite que eles as alimentem e protejam. Tendo sido recompensadas desde cedo pelo comportamento visto como evidência de "independência", tais pessoas podem crescer com uma "fachada" muito boa. Elas podem até acreditar em sua aparente força e sabedoria e podem escolher para parceiro alguém que fique feliz em perpetuar esse mito. No entanto, nesse mundo ninguém pode ser realmente independente dos outros e qualquer situação que traga isso à baila vai criar uma ansiedade considerável. Nessas ocasiões, a concordância do parceiro em dar apoio, sem desafiar o mito, só serve para perpetuar o mito. A ovelha de Gant, tendo aprendido a evitar um choque elétrico andando em três patas, continuou a andar assim mesmo quando o aparato elétrico tinha sido desligado. Assim, os efeitos do apego evitador tendem a persistir devido ao fato de a pessoa evitadora não ter meios de saber se evitar a aproximação é uma atitude ainda necessária ou não.

Não escapará à atenção do leitor que as características do apego evitador são parte do estereótipo masculino na sociedade ocidental contemporânea. Espera-se que os homens, mais do que as mulheres, mantenham seus sentimentos sob controle, para permanecer no controle o tempo todo e adotar atitudes mais agressivas em relação aos outros. Como isso interage com a influência do apego evitador será examinado no capítulo 10.

Mais evidências, derivadas de análises multivariadas sobre a sequência de circunstâncias que conectam o Apego Evitador na infância ao escore de Pesar/Solidão após a perda na vida adulta, são apresentadas nas páginas 408-10; outras variáveis, a ser discutidas em outros lugares, serão então levadas em conta.

## CONCLUSÃO

Esta pesquisa identificou o apego evitador como uma estratégia desenvolvida na infância a fim de permitir à criança lidar com pais que não toleram a expressão de necessidades de apego. Na hora certa, essas estratégias são associadas e pode-se presumir que dão lugar a estratégias similares quando a criança entra na vida adulta. Elas refletem crenças e atitudes que podem complicar os relacionamentos amorosos e causar profundos remorsos.

Enquanto esse padrão pode algumas vezes fazer que as pessoas procurem ajuda psiquiátrica, ele é similarmente frequente naquelas que não procuraram ajuda e permite a algumas pessoas desenvolver um tipo de independência e assertividade valorizado em um mundo que aprecia e premia essas estratégias. Grandes lutos levam a maioria de nós a necessitar de amor e apoio dos outros, mas aqueles cujos padrões de apego são evitadores acham difícil aceitar o amor e procurar apoio. Olharemos mais de perto esse assunto no capítulo 14 (p. 214). Talvez a tarefa mais importante para a pessoa evitadora seja descobrir que a base de sua evitação não é mais válida. É geralmente mais seguro e mais recompensador se aproximar das pessoas que você ama do que manter uma distância "segura" desnecessária.

# 7 APEGOS DESORGANIZADOS

> Eu sempre estive muito distante toda a minha vida
> E não estava acenando, mas me afogando.
>
> Stevie Smith, *Not waving but drowning* (1957)

Mollie McKay tinha 19 anos quando sua mãe morreu e, cinco meses mais tarde, também seu pai. Esses eventos minaram seu senso de segurança, que nunca tinha sido muito forte. Ela estava aturdida por ver que estava se consumindo pelos pais que tinha perdido e sentia que estava vivendo o desastre que temera durante quase toda sua infância, que seus pais morressem e a deixassem desprotegida ante os perigos do mundo. Ela se tornou extremamente apreensiva e inclinada ao pânico. Tentou aliviar a tensão e a ansiedade com o álcool, mas, embora ele desse algum alívio imediato, sentia que se tornava cada vez mais dependente da droga.

Quando a vi pela primeira vez, ela tinha muitos arrependimentos, vendo-se como imatura e fracassada. Bebia muito e não tinha ninguém em quem confiava, talvez porque achasse difícil confiar em alguém. Embora estivesse desesperada por ajuda e desejasse alguém que cuidasse dela, também achava difícil aceitar a ajuda disponível e, de modo preocupante do meu ponto de vista, não conseguira marcar uma consulta com um psicólogo. Perguntada no QRA sobre o que faria se chegasse ao seu limite, respondeu que não procuraria ajuda nem da família nem dos amigos, mas de um médico. Ela também disse que manteria suas frustrações para si, sentindo-se culpada e se autorreprovando, afastando-se das pessoas, afogando suas mágoas no álcool e talvez tomando uma overdose ou infligindo-se algum outro dano. Ao ser perguntada "Recentemente você chegou ao seu limite?", ela respondeu "Sim". Seu médico tinha prescrito um antidepressivo, mas ela tomara o frasco todo, em overdose. Ele se recusara a dar-lhe outra receita.

Para alguns adultos, a morte dos pais está associada ao aumento de maturidade, conforme deparam com o fato de não precisarem mais manter a dependência da infância. No caso de Mollie, a morte dos pais parece ter tido o efeito oposto. Por quê?

Como vimos no capítulo 1 (p. 23-4), a modificação feita por Main nos padrões de apego de Ainsworth incluíram uma terceira categoria de apegos inseguros que aqui é chamada de "apego desorganizado". As crianças nessa categoria se comportavam na Situação Estranha de modo imprevisível e inconsistente, tanto na separação quanto na aproximação com as mães. Algumas vezes elas oscilavam entre se aproximar e evitar as mães; outras, congelavam subitamente no meio de um movimento ou balançavam-se para a frente e para trás. Pareciam indecisas, como se não tivessem um modo efetivo de enfrentamento da situação.

Vimos como esse padrão frequentemente ocorre quando os pais sofrem estresses traumáticos severos antes ou logo depois do nascimento desse filho e reagem com sentimentos de impotência e desespero. Às vezes isso é associado a abuso e/ou negligência da criança. Tais pais são incapazes de fornecer cuidados parentais consistentes a seus filhos. Algumas vezes eles estão tão preocupados com suas próprias necessidades emocionais que não conseguem ser responsivos com seus filhos, em outros momentos estão superpreocupados com eles. Em ambos os casos, a criança tem muito pouca influência sobre o comportamento dos pais.

Os pais de crianças com apegos desorganizados são imprevisíveis e não são controlados pela criança, e ela tanto procura quanto tem medo de seu(s) cuidador(es) primário(s), as pessoas a quem ela naturalmente procuraria quando tivesse um problema. Parece provável que a reação a essa situação seja de impotência e desesperança.

Seligman (1975) mostrou que as hipóteses de impotência e desesperança repousam na raiz de muita depressão, tanto na infância quanto na idade adulta. Seus estudos seminais envolveram seres humanos e outras espécies em uma variedade de situações da vida que evocavam essas hipóteses. Elas explicam a origem das "cognições negativas" que repousam na raiz da teoria cognitiva da depressão de Beck (1967). Ela forma a base da Terapia Comportamental Cognitiva, que revolucionou o tratamento psicológico da depressão clínica (ver p. 286 para maiores discussões sobre essa terapia).

Se a hipótese da impotência repousa na raiz do padrão desorganizado de apego e se isso persistir na vida adulta, pode explicar alguns dos estados ansiosos, como síndrome do pânico e depressão, que podem levar as pessoas ao cuidado psiquiátrico após a perda. Dito isso, as crianças com apegos desorganizados podem não ser totalmente impotentes. Elas podem não ser capazes de resolver as situações desagradáveis, mas conseguem lidar com elas até certo ponto adotando uma atitude calma, "congelando" ou permanecendo discretas. Com o passar do tempo, podem até aprender a exercer controle sobre seus pais e outros, ao inverter o papel de cuidador de modo que são elas que cuidam dos pais. Algumas podem até desenvolver confiança suficiente (autoconfiança) para controlar os pais e outros por meio da coerção, embora eu tenha argumentado (p. 68) que esse grupo pertence mais apropriadamente ao padrão evitador.

No presente estudo (como vimos no capítulo 3, p. 68 e anexos 3-6), as pessoas que obtiveram altos escores em Depressão/Problemas Psiquiátricos Parentais e em Rejeição/Violência Parental em relação a seus pais também obtiveram altos escores em Infelicidade na Infância e em Cuidado Compulsivo. As pessoas que reportaram situações de perigo ou perseguição a que sua família tinha sido exposta também obtiveram altos escores em Infelicidade na Infância. É a soma desses cinco itens que constitui nossa medida de Apego Desorganizado.

Mollie era a mais nova de cinco filhos nascidos na Escócia. Um pouco antes de seu nascimento, sua avó materna morreu, fato que precipitou uma grave doença depressiva em sua mãe, que em seguida foi internada em um hospital psiquiátrico e tratada com terapia eletroconvulsiva. Desde então, sua mãe tornou-se propensa a episódios de depressão, no curso dos quais às vezes ameaçava suicidar-se. Nessas épocas, era muitas vezes violenta em relação ao marido.

Nenhum dos pais era capaz de demonstrar afeto, e Mollie os descreve como displicentes e inconsistentes em seu cuidado para com ela. Ela admite ter sentimentos ambivalentes em relação a ambos. A mãe não confiava em outras crianças e desencorajava Mollie de brincar com elas. Consequentemente, ela cresceu solitária e desconfiada em relação a seus colegas.

Ela era uma criança insegura e infeliz, a quem faltava confiança em si e que muitas vezes desejara a morte. Sofria de uma gagueira que sempre piorava quando estava em casa. Na escola, rendia menos do que podia e agora pensa que sofria de dislexia. Seus professores e colegas, entretanto, viam-na como "estúpida". O fato de ser também canhota acrescentou o sentimento de que não era tão boa quanto as outras crianças.

Às vezes, mostrava sinais de ambos os outros tipos de apego inseguro: assim, ela temia a separação dos pais e tinha medo de que eles pudessem morrer se ela se distanciasse deles (sugerindo um apego ansioso/ambivalente), era incapaz de aceitar ou de expressar afeto, não pedia ajuda e não confiava nos outros (todas as evidências do apego evitador). Seu QRA confirmou altos escores de Apegos Desorganizado (11), Ansioso/Ambivalente (15) e Evitador (8).

Do mesmo modo que a criança desorganizada na Situação Estranha mostra elementos tanto do comportamento ansioso/ambivalente quanto do evitador, as pessoas nesse estudo que tiveram altos escores de Apego Desorganizado também obtiveram altos escores em outros padrões inseguros de apego. Voltaremos a examinar essa sobreposição e seu significado a seguir.

É essa mistura de estratégias insatisfatórias de apego que distingue o padrão desorganizado. Tendo falta de confiança tanto em si como nos outros, Mollie isolou-se socialmente e viu-se presa em um mundo inseguro do qual não havia saída.

## CONCOMITANTES PREVISTOS DE APEGOS DESORGANIZADOS

Com base nas considerações precedentes foi previsto que:

1. Aqueles que reportaram Apegos Desorganizados na infância vão mostrar evidências de impotência refletidas na tendência de se voltar para si em épocas de estresse.
2. Após o enlutamento, as pessoas que se voltam para si vão reagir com altos níveis de depressão, ansiedade e tendem ao pânico.
3. Essa sequência vai explicar a correlação entre Apego Desorganizado e depressão, ansiedade e tendência ao pânico.

## RESULTADOS DOS TESTES DESSAS PREVISÕES

O anexo 7 relata os resultados dos testes de todas essas previsões. Existem correlações altamente significativas entre os escores de Apego Desorganizado e os escores atuais de Ansiedade/Pânico e Problemas com o Álcool, com propensão a uma associação com Depressão/Medicação e uma tendência a responder à pergunta IV/17 (Se você chegar ao seu limite...) com a opção "g" (Tomar uma overdose ou infligir-se algum dano?). Assim, a previsão 3 está substancialmente confirmada.

A previsão de que o Apego Desorganizado vai se correlacionar com o enfrentamento passivo também está confirmada. O Apego Desorganizado estava correlacionado, em um nível altamente significativo, com o escore de Voltar-se para Dentro, sugerindo que as pessoas com esses apegos têm maior probabilidade que outras de se voltar para si quando chegam ao seu limite. Além disso, o escore de Voltar-se para Dentro foi altamente vaticinador dos escores atuais de Depressão/Medicação, Ansiedade/Pânico e da concordância com a afirmação de que, ao chegar ao seu limite, a pessoa "tomaria uma overdose ou se infligiria algum outro dano".

Confirmações posteriores dessa sequência vieram de dois caminhos de análise. São testes estatísticos sofisticados que incluíam uma correção para a medida de erro. Eles confirmaram que a correlação entre o escore de Apego Desorganizado e de Ansiedade/Pânico é mais bem explicada por sua influência sobre o escore de Voltar-se para Dentro.

Para minha surpresa, o escore de Apego Desorganizado não estava associado a um baixo escore de Chegar ao Seu Limite – Procurar Ajuda. As explicações possíveis para isso são:

1. pessoas que relatam apegos desorganizados podem mentir sobre como preferem procurar ajuda, talvez porque reconheçam a expectativa social de que deveriam fazê-lo;
2. elas realmente procuram ajuda, mas não dos amigos ou da família.

O segundo palpite foi examinado pela associação entre os escores de Apego Desorganizado e as respostas às perguntas individuais sobre Chegar ao Seu Limite. Muitas pessoas com apegos desorganizados disseram que, sob estresse, não procurariam a ajuda de amigos ou da família, embora procurassem a ajuda de médicos ou de outras fontes. De fato, as pessoas nessa amostra tinham feito exatamente isso e todas tinham procurado a ajuda de seus clínicos gerais e de um psiquiatra (eu). O resultado é estatisticamente significativo, embora não em um alto nível de associação entre o escore de Apego Desorganizado e o de Voltar-se para Dentro (ver anexo 7, p. 377-8).

Uma vez que a função da família e dos amigos é fornecer apoio mútuo e segurança em épocas problemáticas, isso representa um distúrbio sério no apego. Nessa amostra de enlutados, em que todos procuraram ajuda psiquiátrica, parece que aqueles cujos apegos eram desorganizados puderam procurar ajuda de pessoas de fora, tais como médicos e conselheiros, em vez de sua própria família e amigos, quando tinham problemas. Voltamos a considerar agora, no caso de Mollie, como os padrões desorganizados continuaram a influenciar seus relacionamentos e sua habilidade de enfrentamento em sua vida posterior:

> A confiança de Mollie tinha sido abalada quando, aos 6 anos, foi abusada sexualmente, primeiro por um amigo de seu irmão mais velho e, depois, pelo próprio irmão. A insegurança e as tensões de seus anos de adolescência agravaram seus problemas e aos 15 anos seu sofrimento emocional tornou-se tão grande que ela tomou uma overdose.
>
> Ela não tem certeza agora por que fez isso. Não era feliz em casa e, como muitos jovens de sua idade, queria sair de casa, embora não tivesse certeza de que poderia sobreviver à consequente reviravolta. Por fim, saiu de casa e foi viver com os irmãos; ao longo dos quatro anos seguintes, começou a adquirir algum tipo de independência. A vida ainda não era fácil. Os irmãos haviam crescido no mesmo ambiente e sob as mesmas influências de Mollie e todos tinham seus problemas. Foi nessa situação que a morte dos pais aconteceu. Sua reação de ansiedade severa, depressão e abuso de álcool foi descrita anteriormente.

Na época que me foi indicada, Mollie já tinha procurado uma fonte alternativa de ajuda, com melhora temporária:

> Seis meses após a morte do pai, um amigo levou-a a uma igreja pentecostal e não demorou muito para que ela passasse por uma experiência de conversão. Apesar de sua gagueira, ela encontrou em si a habilidade de "falar línguas", uma linha direta de comunicação com Deus que ela esperava que a protegeria e a conservaria a salvo. Essa experiência estava associada a outra explosão de confiança. Ela parara de beber e até acreditava que sua habilidade de leitura havia melhorado.

Examinaremos melhor a parte na qual o apego a um ser divino tem um papel importante no estímulo à confiança (p. 211-2). Infelizmente, a confiança de Mollie em Deus, como todos os seus outros relacionamentos, não resistiu ao teste do tempo:

> As tensões entre ela e o irmão estavam aumentando e, após uma grande briga na qual ele a agrediu, ela saiu de casa e foi morar sozinha. Já estava sozinha havia três anos quando me foi indicada. Durante aquela época, seus sentimentos de insegurança, ansiedade e tensão tinham novamente aumentado.
>
> Ao vê-la na clínica, ficou claro para mim que ela era inteligente. Contou sua história de modo articulado e havia pouca evidência de sua gagueira. Ela mostrava um pouco do medo que sem dúvida sentia e tinha a tendência a subestimar a seriedade de seus problemas. Apesar disso, eu me encontrava em uma encruzilhada. Se eu a assegurasse de sua força e valor, ela veria confirmada sua premissa de que devia ser forte e de que eu não queria ajudá-la. Se, por outro lado, eu admitisse a seriedade de sua posição e sua necessidade de apoio, ela teria nessa atitude a confirmação de seus piores temores, de que era fraca e impotente.
>
> Na segunda entrevista, a empatia que começara a aparecer entre nós tornou-se uma ameaça. Ela agora sabia que eu não tinha uma solução mágica para seus problemas e, ao compartilhar sua história de vida, começou a compreender a magnitude dos problemas que enfrentara. Ao mesmo tempo, tinha poucas razões para acreditar que eu seria capaz de lidar com sua necessidade de depender de mim e sua experiência passada levou-a a esperar que, ao longo do tempo, eu a desapontasse.
>
> Nessas circunstâncias, fiquei desapontado, embora não surpreso, quando ela não compareceu à nossa terceira entrevista nem respondeu à minha oferta de novas consultas.

O caso de Mollie ilustra bem os problemas que podem resultar do apego desorganizado, falta de confiança em si e nos outros em seu sentido mais profundo e pessoal.

A ambivalência pode estar presente em todos os três padrões de apego inseguro, porém ela é mais destrutiva nesse padrão. Crianças ansiosas/ambivalentes podem se ressentir da necessidade de depender e podem fazê-lo de modo agressivo e punitivo, mas elas ainda têm confiança suficiente na força e na boa vontade dos outros para cuidarem delas. Crianças evitadoras aprenderam a manter distância dos outros e a confiar em sua própria força e independência. Sua ambivalência pode ser canalizada para dominância sobre os outros, que pode permitir que elas se sintam muito bem. Por contraste, as crianças desorganizadas precisam inibir sua ambivalência se forem adotar estratégias passivas, complacentes ou cuidadoras, que vão permitir que elas "se encaixem".

Se elas não conseguirem fazer isso, sua falta de confiança em si e nos outros as deixará ansiosas e impotentes ante a adversidade e elas poderão desistir muito facilmente quando obstáculos e perigos surgirem em seus caminhos. Na vida adulta, diante de tais circunstâncias, entram em pânico, mergulham na depressão ou adotam caminhos fáceis como beber ou fugir de algum outro modo. Infelizmente, sua desconfiança dificulta que peçam ajuda aos outros e, se elas pedem, é difícil persistirem com a terapia quando o processo se torna espinhoso.

## A INCLINAÇÃO AO SUICÍDIO OU A DANOS AUTOINFLIGIDOS

A overdose e outras formas de danos autoinfligidos são muitas vezes interpretadas como "comportamento para chamar a atenção". Apesar disso, no presente estudo, mesmo aqueles que disseram que ao chegar ao seu limite procurariam a ajuda de médicos e de outras pessoas estavam significativamente menos inclinados a infligir danos a si mesmos do que aqueles que disseram que não procurariam ajuda (ver anexo 7, p. 377-8). Parece que outras explicações são necessárias para essa tendência.

Uma alternativa é ver o impulso de se ferir como uma forma de autopunição e, de fato, três quartos daqueles que estavam dispostos a isso estavam "cheios de remorsos por algo que disseram ou fizeram, mas agora não podiam mais consertar" (IV/24). A combinação entre depressão e abuso de álcool, junto com sentimentos infindáveis de ansiedade, são bem reconhecidos pelos psiquiatras como indicadores do risco de suicídio. Enquanto o suicídio não pode ser visto como um modo "fácil" de escape, a urgência da autopunição pode forçar as pessoas a adotar essa estratégia ou "solução" desesperada de seus problemas. Se a tentativa de suicídio falhar, pode fornecer evidências dramáticas da necessidade desesperada de ajuda de quem sofre e persuadir os outros a reconhecê-la.

## RESUMO DOS RESULTADOS ESTATÍSTICOS SIGNIFICATIVOS DOS PACIENTES PSIQUIÁTRICOS

Esses resultados estão resumidos na figura 7.1. Eles sugerem que a influência dos apegos desorganizados sobre os problemas psicológicos não é limitada à época da infância. Embora nenhuma das correlações seja alta, os Apegos Desorganizados estão associados em um nível significativo com Ansiedade/Pânico e Problemas com o Álcool, e com uma tendência a responder ao estresse voltando-se para si, e tomando uma overdose ou infligindo-se algum outro dano. Se existe a procura de ajuda, ela será de fora da família ou do círculo de amigos.

## O APEGO DESORGANIZADO ESTÁ ASSOCIADO A PROBLEMAS SIMILARES EM CONTEXTOS NÃO PSIQUIÁTRICOS?

Novamente podemos examinar as mesmas correlações na amostra de Ward de mulheres jovens que não procuraram ajuda psiquiátrica. Embora não haja espaço para detalhes, os resultados estão resumidos na figura 7.2. Ela mostra que a maioria das relações encontradas nos pacientes psiquiátricos também foi encontrada na amostra não psiquiátrica. Parece que a influência do apego desorganizado está presente em ambas as populações, embora a média do nível de ansiedade seja menor no grupo não psiquiátrico.

Além disso, o escore de Apego Desorganizado está significativamente correlacionado ao escore de Depressão/Medicação no grupo não psiquiátrico. (Ele só perdeu valor estatístico no grupo psiquiátrico.) Isso sugere que outros fatores podem estar tendo um papel importante na causa da depressão no grupo psiquiátrico (para detalhes, ver anexo 7, p. 379-81).

## APEGOS DESORGANIZADOS NA AMOSTRA NÃO PSIQUIÁTRICA

Mais uma vez devemos perguntar se, ao lado dos problemas que são aparentes tanto no grupo psiquiátrico quanto no grupo não psiquiátrico de Ward, também pode haver benefícios que resultem da experiência do apego desorganizado na infância. Se a resposta for sim, isso pode contar para os resultados que dizem que os apegos desorganizados são tão comuns nos grupos não psiquiátricos quanto nos psiquiátricos (ver p. 364).

Foi sugerido que os apegos desorganizados podem tender à passividade. Com a falta de confiança em si e nos outros, alguns podem conservar uma atitude calma e até desenvolver habilidades de permanecer despercebidos e se misturar à paisagem;

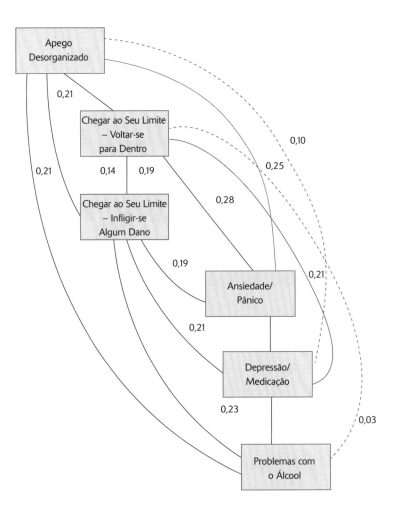

――― Linhas contínuas indicam correlações significativas
----- Linhas tracejadas indicam tendências não significativas

**Figura 7.1** Apego Desorganizado: relações com outras variáveis, n = 181 pacientes psiquiátricos enlutados.

outros podem obter créditos por seu cuidado altruísta com os outros. Se a vida moderna recompensa aqueles que tomam iniciativas e têm liderança, indivíduos a quem faltam essas qualidades também podem encontrar seu nicho como amigos, seguidores e apoiadores que vão se encaixar discretamente, olhando pelos outros e não desafiando ninguém. Pode ser que o grupo controle tenha aprendido a iniciar e a manter relacionamentos com seus pares apesar de suas experiências com os pais, enquanto o grupo psiquiátrico não.

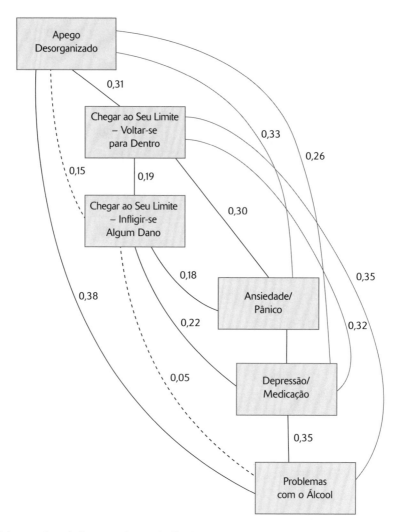

––––––– Linhas contínuas indicam correlações significativas
- - - - - Linhas tracejadas indicam tendências não significativas

**Figura 7.2** Grupo controle não psiquiátrico – Apego Desorganizado: relações com outras variáveis, n = 35 controles enlutados não psiquiátricos.

Para testar essa teoria, podemos olhar mais atentamente (ver anexo 7, p. 379-81) os 27 membros do grupo controle de Ward que reportaram altos níveis de Apego Desorganizado (4+) na infância e compará-los com os 28 membros do grupo psiquiátrico que também tiveram altos escores. Dos controles, 88% tinham alguém "a quem confiar seus pensamentos e sentimentos mais íntimos". Por contraste, quase a metade do grupo psiquiátrico disse não ter ninguém em quem confiar. Apesar da influência do apego desorganizado, o grupo controle também tinha menor probabilidade do que os pacientes psiquiátricos de dizer que se voltaria para si quando chegasse ao seu limite. Isso parece indicar que os controles não desistiram dos relacionamentos como fonte de segurança. Por outro lado, seus casamentos não eram menos conflituosos nem eles se viam menos agressivos/assertivos do que o grupo psiquiátrico. Eles não parecem ter achado mais fácil iniciar e manter relacionamentos adultos, em oposição à facilidade que tinham com as amizades.

Isso sugere que, embora os membros "desorganizados" do grupo controle sejam capazes de confiar nos amigos, seus "relacionamentos românticos" mais íntimos não estão livres de conflitos nem são tão submissos como poderíamos esperar. De fato, pode ser que seu sucesso em manter um equilíbrio entre ser afirmativos, confiar nos outros e evitar um envolvimento emocional muito íntimo tenha influência tanto em sua falta de dificuldades psiquiátricas quanto em seus conflitos. Somente os membros do grupo que não conseguem alcançar esse equilíbrio têm a tendência ao sofrimento emocional e a procurar ajuda psiquiátrica.

Por que os padrões de apego desorganizado estabelecidos na infância algumas vezes continuam na vida adulta? Apegos desorganizados fornecem poucos benefícios às crianças ou a seus pais. Na melhor das hipóteses, essas crianças descobrem que podem sobreviver estabelecendo relacionamentos de confiança com seus amigos; na pior, a vida pode se tornar uma longa sucessão de crises enquanto as crianças e os pais lutam para persuadir um ao outro a dar o que não podem dar: segurança.

Diversas teorias foram propostas para explicar o funcionamento biológico da depressão. Uma teoria diz que é o equivalente humano do comportamento de "congelamento" adotado por muitos animais em situações das quais não veem saída. Isso parece corroborar a observação acima. Outra explicação é que a depressão representa, nos seres humanos, o comportamento de passividade exibido por aqueles que se veem como fracos em face dos desafios de um adversário mais forte (Price, 1967). Todo animal social vive sob uma hierarquia de *status* que determina seu lugar na sociedade. Tais hierarquias são relativamente fixas e poucas vezes desafiadas. Quando são desafiadas, uma luta pode decidir quem vai continuar até que um ou outro dos combatentes desista. Nesse ponto, o comportamento de confronto é substituído pela passividade. Isso "desliga" a agressão no oponente e encerra o conflito imediatamente (para uma clara exposição das raízes biológicas da agressão e da passividade, ver o clássico de Lorenz *Sobre a agressão*, 1963).

Filhotes, humanos e não humanos, frequentemente brincam de confrontar e podem parecer estar desafiando seus pais. Alguns pais são muito tolerantes e sabem que é "só um jogo", mas todos têm seus limites e os filhos precisam "saber o seu lugar".

Alguns pais inseguros são menos tolerantes e revidam pesadamente a qualquer filho que considerem ter atitude desafiadora. Esse pode muito bem ser o caso das figuras parentais com seus filhos, nos apegos desorganizados. Mas, nos animais sociais, o comportamento de passividade raramente persiste por muito tempo quando o conflito termina. Enquanto os conflitos com os pais podem desencadear reações de passividade, nem essa reação nem o comportamento de congelamento ao qual nos referimos acima vão persistir uma vez que o perigo passe. Somente se o perigo for visto como sempre presente, é provável que esse comportamento persista.

Retornando agora ao assunto da razão por que as pessoas que sofrem apegos desorganizados na infância permanecem com o risco de problemas psicológicos mais tarde, dois tipos de problemas precisam ser considerados. Por um lado, existem algumas pessoas que, como Mollie, permanecem presas na armadilha das suposições autoanuladoras sobre si e sobre os outros. Por outro lado, existem pessoas que, apesar das influências negativas na infância, têm um ajustamento bom na vida adulta, mas sua confiança recém-encontrada pode não se sustentar no teste do tempo e elas podem recair em modos de enfrentamento anteriores e menos apropriados quando depararem com um estresse além do habitual.

As concepções autoanuladoras que enredam as pessoas incluem ideias que as impedem de fazer exatamente as coisas que lhes permitiriam escapar da armadilha. Elas incluem as ideias que Bateson chamou de "duplo vínculo" (Bateson *et al.*, 1956). Embora originalmente introduzidas para explicar aspectos da esquizofrenia, elas têm uma relevância muito mais ampla. Por exemplo, crianças pequenas podem ser censuradas pelos pais por serem caladas, mas ser ridicularizadas toda vez que tentam falar. O jeito como essa criança é tratada pode muito bem explicar a gagueira de Mollie. De modo similar, crianças podem ser acusadas de não ser carinhosas se não mostram afeição, mas ser sexualmente abusadas e/ou acusadas de ser vulgares se o fazem. Novamente, a experiência do abuso sexual de Mollie pode muito bem refletir esse tipo de problema. Vínculos como esses só podem levar à confusão, atrasar o aprendizado e a ação.

A perda da confiança e o estigma social que se segue dificultam às crianças fazer muitas coisas que lhes permitiriam aprender novos modos de enfrentamento. Conforme crescem, sua falta de confiança pode fazer que elas se subestimem de muitas maneiras, tendo subempregos e escolhendo como parceiros pessoas que também são inseguras demais para compreender as necessidades do outro de apoio e encorajamento. Quando as pessoas que experienciaram os apegos desorganizados têm filhos, sua insegurança pode ser perpetuada e um ciclo de privações pode ser passado de geração a geração.

Embora essas observações sejam pessimistas, é reconfortante verificar no grupo de Ward que pessoas com apegos desorganizados na infância podem se sair bem. Muitas dessas pessoas que reportam ter sido criadas em um mundo imprevisível e às vezes hostil desenvolveram habilidades que lhes permitiram manter a confiança nas amizades, o que lhes garantiu boas condições. Elas podem não repetir o estereótipo de independência, assertividade e controle que parecem ser os objetivos desejados de nosso sistema educacional, ou tornar-se amantes românticos habilidosos, mas aquelas que aprendem a lidar com a perda sem se afastar dos amigos são capazes de conseguir uma parcela de tranquilidade. Elas podem avaliar bem suas amizades devido à recordação das horas difíceis, e seus relacionamentos de apego podem desabrochar pela mesma razão.

Do ponto de vista do terapeuta, é importante que nós descubramos como podemos ajudar aqueles indivíduos com problemas advindos dos apegos desorganizados, para que eles consigam uma tranquilidade similar. A existência da segunda categoria de problemas que foram descritos acima, as pessoas que encontram um nicho satisfatório mas recaem quando confrontam dificuldades, sugere que as pessoas que se ajustaram satisfatoriamente à vida podem continuar correndo riscos. Assim, uma mulher que sofreu abuso quando criança pode parecer ter feito um bom ajustamento; pode ter um bom casamento e ser uma mãe solícita e cuidadosa para seus filhos. Mas então as coisas vão mal, seu marido viaja a negócios, sua filha mais velha contrai sarampo e a mais nova a acorda no meio da noite. De repente, ela se encontra gritando e sacudindo a filha. Ela fica horrorizada ao perceber que está tratando a filha do mesmo modo como era tratada quando criança.

Os assistentes sociais reconhecem os riscos desse tipo de maus-tratos infantis impulsivos e tentam fornecer sistemas de apoio que tanto evitam que a mãe chegue ao seu limite como lhe ensinam modos alternativos de enfrentamento se ela chegar a esse ponto. A situação está longe da falta de esperança e vale o gasto de tempo e esforço que é necessário para ser bem-sucedida.

## ESTUDO DE CASO: APEGO DESORGANIZADO, MELHORA, REINCIDÊNCIA E REORGANIZAÇÃO

Entre os pacientes que me foram indicados com problemas após o enlutamento, havia diversos que se encaixavam nessa segunda categoria de reincidência dos apegos desorganizados.

> Esther Kleinman, na época com 74 anos, era a filha mais velha de uma família judaica de nove filhos. Ela descreve seu pai como um homem rígido e cruel, que abusava

fisicamente da esposa e dos filhos. Ela via ambos os pais como pessoas ansiosas que eram mutuamente dependentes. Nenhum deles expressava afeto e ambos deixavam claro que ela era uma filha indesejada. Ao longo de sua infância, foi controlada por seus pais com bofetadas e ameaças de que eles iriam embora se ela não se comportasse. Eles eram inconsistentes em seu cuidado, algumas vezes superprotegendo-a e se preocupando com sua saúde e outras vezes fazendo-a sentir que ela precisava tomar conta deles e de seus irmãos mais novos.

Nessas circunstâncias, não surpreende que Esther tenha crescido uma criança triste que chorava bastante e, muitas vezes, desejava morrer. Faltava confiança em si e ela sentia-se dependente dos outros, mas ao mesmo tempo não podia pedir ajuda e era vista como forte, "mandona" e inclinada a dominar e intimidar seus amigos. Seu QRA mostrou que ela possuía altos escores em todos os três padrões de apego, Desorganizado (13), Evitador (14) e Ansioso/Ambivalente (18).

Na adolescência, ela resolveu seus problemas de insegurança ao se casar com um alfaiate treze anos mais velho. Podemos especular que ele lembrava o bom pai que ela nunca tivera e seu relacionamento parece ter sido baseado mais em confiança mútua do que em atração sexual. Assim, não surpreende que não tenham tido filhos; em vez disso, devotaram a vida um ao outro. Esther os vê como mutuamente dependentes, mas de fato sua confiança e lealdade cresceram gradualmente ao longo dos anos e eles foram muito felizes.

Ele morreu com 88 anos de pneumonia como complicação de um câncer de próstata. Embora diga que sua morte fora inesperada, ela já sabia que ele seria o primeiro a ir. Sua reação imediata foi de pânico. Ela não acreditava que conseguiria sobreviver sem o marido e persuadiu seu clínico geral a indicá-la a mim após três meses da morte do marido. Naquela época parecia ter tido uma recaída em suas concepções sobre o mundo que construíra na infância. Quando ela preencheu o QRA, descreveu-se como muito ansiosa e deprimida, com falta de confiança, consumindo-se pelo marido e muito solitária. Seu clínico geral tinha prescrito um tranquilizante e ela admitiu tomar mais comprimidos do que deveria.

Quando eu a vi em minha clínica uma semana mais tarde, as coisas já estavam melhorando. Ela ainda estava dormindo mal e tinha perdido peso, mas seu luto parecia normal e ela certamente não me deu a impressão de ser a pessoa insegura que fora na infância. De fato, ela tinha progredido muito e sua cordialidade e autocontrole eram bem evidentes.

Contou-me como na semana após a morte do marido ela sentiu que tinha perdido tudo de bom que viera com ele. Ela temia que pudesse voltar a ser o galhinho quebrado que havia sido antes de encontrá-lo. Mas esse sentimento não durou e, ao fim do primeiro mês, ela percebeu que as lições que havia aprendido no curso de seu casamento ainda eram verdadeiras. Ela podia agora prezar a memória do marido e continuar sem ele, porque o trazia dentro dela.

Eu concordei que ela não precisava de tratamento psiquiátrico, mas sugeri que voltasse se aparecesse algum problema. Ela ficou feliz com esse conselho e não entrou em contato comigo novamente.

Esther demonstra o fato de que crianças com apegos desorganizados podem ter relacionamentos estáveis. Elas podem aprender a confiar e seus relacionamentos são muito apreciados porque não foram esperados. Suposições negativas podem gradualmente mudar e, mesmo que a pessoa volte a seu mundo presumido anterior logo após um desastre, isso não vai necessariamente durar.

Outros modos pelos quais pessoas com apegos desorganizados podem ser ajudadas por meio de aconselhamento apropriado ou psicoterapia serão discutidos no capítulo 18.

## QUADROS MISTOS

Conforme vimos, pessoas com altos escores em Apego Desorganizado têm probabilidade de ter escores elevados tanto em Apego Ansioso/Ambivalente como em Apego Evitador. Esse era certamente o caso em ambos os exemplos dos casos descritos anteriormente. De fato, havia muitas sobreposições dos diferentes padrões de apego inseguro. Cada um deles pode coexistir com um ou com ambos os outros dois. A quantidade de sobreposição pode ser vista no anexo 7 (p. 381), que mostra as intercorrelações entre os três padrões inseguros de apego. As mais altas são as correlações entre os escores de Apego Evitador e de Desorganizado e entre os escores de Apego Desorganizado e de Ansioso/Ambivalente. Isso sugere que muitas pessoas que reportaram apegos desorganizados também tinham pais de quem elas dependiam ou de quem mantinham distância. Um exame mais profundo indica que, entre 27 pessoas que tiveram altos escores de Apego Desorganizado (i.e., escores de sete ou mais), somente duas não relataram altos escores também em um ou ambos os outros Padrões de Apego.

Mais surpreendente é a descoberta de que também havia uma correlação entre os escores dos Apegos Ansioso/Ambivalente e Evitador. Embora mais baixa que as outras correlações, ainda assim era altamente significativa e implica que é possível tanto procurar como evitar. Esse resultado confirma uma observação similar de Feeney (1991). À primeira vista, parece contraditório: como uma pessoa pode tanto depender de uma figura parental quanto evitá-la? Diversas explicações são possíveis. Assim, existem 12 (7%)

respondentes que disseram ter mudado de passivamente obedientes (II/16) para rebeldes contra autoridades (II/30). Isso ocorria com frequência durante a adolescência, quando as pressões do grupo sexual e do grupo de amigos entram em conflito com os apegos parentais. Alternativamente, as crianças podem oscilar entre depender e evitar ou podem depender de uma figura parental e evitar a outra. Havia 28 respondentes (15%) que disseram ser "extremamente próximos" da mãe (I/24), mas ambivalentes em relação ao pai (I/30), e 20 (11%) que eram extremamente próximos do pai e ambivalentes em relação à mãe.

Se, como foi sugerido, o padrão desorganizado reflete um estado conflituoso no qual a criança sente-se atraída em direção a pais que são imprevisivelmente rejeitadores ou superpreocupados, então não é de surpreender que encontremos um comportamento tanto dependente como evitador na mesma pessoa. Esse ponto de vista é corroborado por Belsky (1996) que enfatizou que, embora a teoria tradicional do apego sugira que na maioria das crianças predomina um modelo operativo interno de seus pais que dá margem ao surgimento de padrões de apego estáveis ao longo do tempo, é bem possível para uma criança ter mais de um modelo operativo e revezar entre eles conforme a ocasião exija. Ele sugere que uma hierarquia pode existir, com o modelo primário servindo de opção de partida, e o segundo modelo sendo "ligado" somente quando o primário falha.

É defensável que o apego desorganizado descrito por Main e Ainsworth seja parte de uma categoria mais ampla, que inclui todos aqueles que nesse estudo obtiveram altos escores tanto em Apego Ansioso/Ambivalente quanto em Apego Evitador. A justificativa para essa afirmação vem do reconhecimento de que, quando esses dois padrões de apego coexistem, as pessoas têm a probabilidade de não confiar em si e nos outros. Esse é o risco duplo que, como sugeri, explica a vulnerabilidade particular das pessoas com apegos desorganizados, e isso se encaixa nos dados obtidos tanto dos respondentes enlutados como dos não enlutados (vamos considerar esse fato na p. 275).

## CONCLUSÃO

Os apegos desorganizados contêm elementos dos apegos ansiosos/ambivalentes e evitadores e podem ser vistos como reflexo da falta de confiança em si e nos outros. Sem modos efetivos de enfrentamento, as pessoas sentem-se impotentes e tendem a se voltar para si diante do estresse. Se por um lado esses problemas não são necessariamente intratáveis, eles com frequência persistem na vida adulta ou melhoram, mas então reincidem quando o desastre acontece.

Os relacionamentos amorosos, embora difíceis, fornecem a pouca segurança que essas pessoas podem conquistar. Quando esses relacionamentos são desfeitos pelo enlutamento, essas pessoas, mais do que outras, têm a probabilidade de se tornar muito ansiosas e inclinadas ao pânico. Elas podem também se tornar deprimidas e/ou utilizar o álcool para acalmar os nervos. A combinação de sentimentos de impotência, medo, vergonha, depressão e os efeitos desinibidores do álcool aumentam o risco de esses indivíduos tanto punirem a si mesmos quanto resolverem seus problemas por meio do suicídio.

Ainda assim, esses sentimentos estão arraigados em uma situação de vida que não se consegue mais. É claramente importante para a pessoa desorganizada e para aqueles que cuidam dela descobrir que as dúvidas a respeito de si e a falta de confiança nos outros que fundamentam esses problemas não são justificadas. Elas refletem uma visão de mundo que agora é obsoleta.

# CONCLUSÕES
# DA PARTE II

Nos capítulos anteriores, foram apresentadas evidências de como os padrões de apego desenvolvidos na infância podem influenciar no futuro, para o bem ou para o mal, a segurança, a autoconfiança e a visão de mundo do adulto. Isso, por sua vez, influencia nossos relacionamentos com os outros, sejam amigos, sejam familiares ou parceiros, e o modo como reagimos quando eles são impactados pelo luto.

No capítulo 4, examinamos a influência da recordação dos apegos seguros na infância sobre a segurança dos apegos na vida adulta e subsequentes reações ao luto. Concluímos que indivíduos que se recordam de ter sido seguramente apegados tiveram relacionamentos mais seguros na vida adulta e ficaram menos estressados pelo luto do que aqueles inseguramente apegados. Alguns dos problemas psiquiátricos que acontecem após o enlutamento podem ser expressões de problemas atuais no apego. Por outro lado, as evidências do grupo de comparação sugerem que as estratégias que as pessoas adotam a fim de lidar com os apegos inseguros não são uniformemente maléficas e podem, de fato, preparar algumas pessoas para a insegurança, o estresse e a perda posteriores.

O capítulo 5 demonstrou como aqueles que se recordam de apegos ansiosos/ambivalentes na infância estão predispostos à dependência e à reação com um luto severo e duradouro em relação às perdas na vida adulta. Isso é parcialmente explicado pela influência desses apegos da infância sobre os apegos posteriores, que tendem a ser mais conflituosos do que dependentes. A dependência e o luto duradouro também são explicados pela falta de confiança do indivíduo ansioso/ambivalente em sua habilidade de enfrentamento pessoal.

No capítulo 6, vimos como aqueles que reportam apegos evitadores na infância parecem ter aprendido que os apegos muito íntimos podem ser perigosos. Essa premissa complica os relacionamentos posteriores e propicia a desconfiança nos outros e a autoconfiança compulsiva. Também dá margem à inibição da expressão tanto do amor como do pesar.

Enquanto aqueles que experienciaram os apegos ansiosos/ambivalentes crescem com falta de confiança em si, e aos que tiveram apegos evitadores falta confiança nos outros, vimos no capítulo 7 como as pessoas que reportam apegos desorganizados na infância têm falta de confiança tanto em si como nos outros. Em face do enlutamento e de outros desastres na vida adulta, eles se voltam para si, tornam-se altamente ansiosos e podem usar o álcool ou outras drogas como escape. Compõem o grupo em maior perigo de se autoinfligir algum mal.

Ainda que as evidências das fontes psiquiátricas tendam a enfatizar as consequências negativas dos apegos inseguros, também têm sido consideradas as possíveis consequências positivas, e as evidências do grupo de comparação sugerem que um fator crucial que determina se alguém com uma história de apego inseguro na infância procura ou não ajuda psiquiátrica após o enlutamento é sua habilidade em confiar nos outros e não se voltar para si em face de uma perda.

Embora as evidências não sejam conclusivas, parece provável que muitos daqueles com histórias de apegos ansiosos/ambivalentes tiveram sucesso em estabelecer relacionamentos com amigos e membros da família. Isso é vantajoso, apesar ou por causa da contínua influência de uma tendência à dependência. As pessoas com uma história de apego evitador podem estar bem preparadas para um mundo no qual se prezam a independência e a autoconfiança. Em ambos os casos, as estratégias aprendidas na infância podem continuar a ir ao encontro das necessidades do adulto. Finalmente, descobrimos que a experiência do apego desorganizado, com seu consequente cuidado em relação aos outros e consciência a respeito das fraquezas do próprio indivíduo, deixa algumas pessoas mais sensíveis do que outras aos assuntos emocionais e mais capazes de fazer confidências aos amigos.

Uma vez que é preciso duas pessoas para um relacionamento, não é errado supor que aquelas pessoas que encontram parceiros cujas estratégias de apego se encaixam em suas próprias estratégias ficarão felizes com o sentimento de familiaridade e em habilidade que isso traz. Outros podem descobrir que são atraídos por pessoas cujas estratégias de apego fornecem o que falta a eles. O encaixe pode ser menos cômodo, mas com o tempo o relacionamento pode fornecer uma segurança mais profunda.

Os padrões de apego emergem como influências importantes nas reações ao luto durante a vida, mas eles não são os únicos fatores. Na parte III examinaremos algumas outras influências para ver como elas interagem com os apegos.

# PARTE III  OUTRAS INFLUÊNCIAS SOBRE APEGO E PERDA

# 8 FILHOS SEPARADOS DOS PAIS

> Quando minha mãe morreu, eu era muito novo
> E meu pai me vendeu, enquanto eu
> Quase não podia gritar, "chora, chora, chora!"
>
> William Blake, *Songs of innocence*,
> "The Chimney Sweeper" (1789)

> Em cada despedida há uma imagem da morte.
>
> George Eliot, *Scenes of clerical life*
> (1858)

Marie Waida, 31 anos, foi encaminhada a mim após ter perdido o pai e, dois anos depois, a mãe. Sentia muita falta dos pais e desejava poder encontrar alguém que tomasse conta dela. Comia à vontade e estava com sobrepeso. Além de um luto severo, ela ainda se sentia deprimida e tinha medo que isso pudesse significar que estivesse seguindo os passos depressivos do pai.

Precisamos, aqui, tentar compreender como uma história de separações da criança de seus pais durante a infância contribui para a intensidade e persistência do pesar e da depressão que Marie e outras pessoas enlutadas de maneira semelhante algumas vezes sofrem. Como vimos no capítulo 1, o interesse atual no apego deriva do trabalho produtivo de John Bowlby que demonstrou, sem sombra de dúvida, os efeitos potencialmente danosos de separar crianças de seus pais. Seu interesse nesse tópico originou-se de seu estudo sobre 44 ladrões adolescentes que tinham sido encaminhados à London Child Guidance Clinic e foram comparados a um grupo de não delinquentes. Esse estudo mostrou que a separação das crianças de suas mães teve um papel importante nos problemas desses delinquentes e lhe permitiu descrever um subgrupo que era incapaz de ter relacionamentos permanentes satisfatórios com outras pessoas (Bowlby, 1944).

Em seguida, ele se fundamentou no número crescente de estudos de outras pessoas atraídas por esse importante campo de pesquisa. Uma revisão mais recente (Mireault *et al.*, 2002) relata sete estudos nos quais a separação de pais e filhos estava associada a desajustamentos posteriores. Estes incluíam distúrbios como depressão, ansiedade, agressão e separação. (Mostraremos os distúrbios da separação com mais atenção no capítulo 17.)

A maior parte do trabalho de Bowlby focalizava os efeitos da "privação materna" e foi somente mais tarde que ele começou a enfatizar a importância da figura paterna e os tipos de influências parentais, além da separação. Os efeitos danosos de separar crianças dos pais têm sido confirmados por outros autores, incluindo Harris e Bifulco (1991).

Inicialmente, Bowlby (1960) tinha atribuído os efeitos danosos da privação materna ao trauma da separação. A importância desse fato foi questionada por Rutter (1972), que argumentou que as separações não ocorrem no vácuo. Muitas vezes elas são consequência de relacionamentos conflituosos que podem causar os problemas que Bowlby atribuía à experiência da separação. A perda de uma figura parental também pode comprometer seriamente a qualidade dos cuidados que a criança continua a ter a partir desse fato. Muitos dos problemas associados com a separação não aparecem até que se passem alguns anos.

Ao responder a essas críticas, Bowlby aceitou os argumentos de Rutter e concluiu que todos os três tipos de influência, a qualidade dos cuidados parentais antes e depois da separação e os efeitos traumáticos da separação, precisam ser levados em conta (Bowlby, 1980, p. 298).

As experiências de separação contribuem para os efeitos dos apegos inseguros? Mireault *et al.* (2002) examinaram a relação entre a perda da mãe na infância e os padrões de apego na vida adulta. Eles usaram a escala "Experiência nos Relacionamentos Íntimos", de Brennan *et al.*, para medir os padrões de apego na vida adulta de jovens mães cujas próprias mães tinham morrido. Tanto níveis mais altos de "evitação" como de "ansiedade do apego" foram encontrados nesse grupo de enlutados, em relação a um grupo de mães cujas mães ainda estavam vivas. Em um estudo similar, Feeney e Noller (1990) mostraram que universitários considerados "evitadores" reportaram mais experiências de separações prolongadas de suas mães do que outras pessoas.

As evidências de que perder uma figura parental pode influenciar a reação de luto na vida adulta vêm de um estudo de Silverman *et al.* (2001). Eles entrevistaram 85 mulheres quatro meses após a morte de seus maridos. A morte de uma figura parental ou de um irmão, assim como uma história de abuso na infância, foi mais frequente entre aqueles indivíduos que sofreram luto complicado do que entre aqueles cujo luto foi fácil. Tanto as separações quanto o abuso têm probabilidade de contribuir para os apegos inseguros e estão incluídos no QRA.

## SEPARAÇÕES NO PRESENTE ESTUDO

Este estudo nos permite olhar mais de perto a relação entre separações e vínculos. O QRA inclui cinco perguntas sobre separações de cada figura parental (ver p. 345-6). Quando somadas, compõem nossa escala geral de separação parental (o escore de Separação). Isso significa que se dá mais peso a separações numerosas ou longas, em comparação a poucos ou breves episódios.

De acordo com os estudos citados acima, parecia provável que as pessoas que experienciaram separações mais frequentes e/ou prolongadas de seus pais teriam escores mais altos nos apegos inseguros, mais relacionamentos problemáticos ao longo da vida, habilidades de enfrentamento mais pobres e mais sofrimento emocional após uma perda do que outras pessoas. Esperava-se também que, em vista do fato de que as mães desses respondentes tiveram um papel maior nos cuidados do que os pais, a influência da separação das mães seria maior do que os efeitos de separação dos pais.

Essas previsões não foram incluídas na minha lista original de previsões, pois não diziam respeito a minhas hipóteses sobre os estilos específicos de cuidados parentais e sua influência nos padrões de apegos inseguros. Eu não fiz nenhuma tentativa de predizer o efeito de separações em estilos específicos de cuidados parentais, relacionamentos posteriores na infância ou idade adulta, estratégias de enfrentamento ou respostas particulares ao luto. Entretanto, pareceu realmente provável que os escores de separação tanto influenciariam como seriam influenciados pelos cuidados parentais problemáticos, o que então se refletiria nas respostas subsequentes.

Os pacientes psiquiátricos enlutados neste estudo frequentemente reportavam separações. Perto de dois terços tinham sido separados do pai por mais de um mês em algum momento durante a infância e quase metade tinha experienciado separações similares da mãe.

## SEPARAÇÕES E PADRÕES INSEGUROS DE APEGO

O anexo 8 mostra que as separações de pais e filhos estavam significativamente associadas a todos os nossos três padrões de apego inseguro. As correlações mais altas foram com os padrões Desorganizado e Evitador. A correlação com Ansiedade/Ambivalência foi relativamente baixa. Não é possível, por meio desses dados, saber se foram os problemas parentais que causaram tanto o apego inseguro como as separações ou se foram estas que minaram a segurança e contribuíram para o apego inseguro. O senso comum sugere que ambas as explicações são possíveis. Desse modo, como vimos, os apegos desorganizados estavam associados com rejeição e violência entre os pais, e os apegos evitadores com intolerância à proximidade. Ambos os padrões tinham a probabilidade de ter um risco aumentado de separação das figuras parentais; do mesmo modo, a dependência afetiva é associada aos apegos ansiosos/ambivalentes. Por outro lado, as separações constituem um verdadeiro trauma, ao qual Main atribuiu os apegos desorganizados (ver p. 25), e a insegurança causada pela separação pode originar ou agravar a dependência afetiva e/ou evitação.

Quando as separações do pai e da mãe são analisadas separadamente, evidencia-se que as separações da mãe estão mais altamente correlacionadas com os três padrões de apego inseguro do que as separações do pai. Mais uma vez, a correlação mais alta é com Apego Desorganizado. As separações do pai estavam correlacionadas em um nível baixo, mas significativo, aos padrões Desorganizado e Evitador, embora não com Ansioso/Ambivalente.

## SEPARAÇÕES E VULNERABILIDADE NA INFÂNCIA

O anexo 8 mostra que o escore de Separação está significativamente correlacionado ao escore geral de Vulnerabilidade na Infância. Isso se aplica a separações tanto da figura paterna como da materna, mas as correlações são mais intensas após separações da figura materna. Embora se tente supor que são as separações que causam a vulnerabilidade na infância, também pode ser que ambos resultem de relacionamentos problemáticos entre os pais. Se for a separação que causa o dano, poderíamos esperar que as separações que ocorrem no começo da infância estivessem associadas a uma maior vulnerabilidade do que as ocorridas mais tarde. De fato, os resultados do QRA mostram que isso se aplica àqueles que perdem a mãe no começo da infância. A perda do pai está, se tanto, mais intimamente relacionada à vulnerabilidade na infância quando ela ocorre no final da infância do que em períodos anteriores. Parece que a presença da mãe é mais importante do que a do pai durante o começo da infância, enquanto o pai se torna proeminente no fim da infância.

> Marie Waida nasceu na Inglaterra e era a mais velha de seis filhos de uma lojista polonesa que sofria episódios de depressão. Os tempos eram difíceis e por diversas ocasiões a família foi despejada pela falta de pagamento do aluguel.
>
> O pai de Marie tinha deixado a esposa para viver com a mãe de Marie, depois que esta ficou grávida dela; eles nunca se casaram. Embora ele se preocupasse excessivamente com ela, Marie também o via como insensível às suas necessidades.
>
> Sua mãe sempre mantivera um relacionamento íntimo com a amada irmã, Julia, que morreu no dia em que Marie nasceu. Marie era vista como sua substituta. Ela respondia tentando imitar a tia, que nunca havia conhecido ("Eu queria ser Julia, não Marie").

Não surpreende o fato de ela não ser capaz de viver de acordo com as expectativas da mãe. Esta raramente mostrava entusiasmo por ela e Marie admite que se sentia mais próxima do pai. Mostrou-me uma foto da mãe com o braço em volta de Bill, o marido de Marie, mas acrescentou amargamente: "Eu não me lembro dela abraçando *a mim*".

Seu QRA mostrou um escore moderado de Apego Ansioso/Ambivalente (8) e escore médio nos apegos Evitador (4) e Desorganizado (4).

As experiências de separação alimentaram e agravaram o apego inseguro de Marie em relação a seus pais e a descrença nas outras crianças. Sua mãe teve um bebê a cada ano, nos cinco primeiros anos da vida de Marie. Conforme o nascimento se aproximava, Marie era mandada a um internato até que tudo estivesse acabado, uma experiência que temia. Durante essa época, sofria com pesadelos e era sonâmbula. Outra separação aconteceu quando tinha 9 anos e sua mãe ficou doente. Tinha 14 anos quando sua mãe teve outro "caso de amor" e, logo depois, desenvolveu uma trombose e foi hospitalizada. Marie ficou aterrorizada com a ideia de que sua mãe poderia morrer e deixá-la, a filha mais velha, criando seus irmãos.

Ela cresceu e se tornou uma jovem ansiosa, desprovida de autoconfiança e com medo de ser deixada sozinha. Era "mandona" em relação às outras crianças, achava difícil pedir ajuda a elas e era vista como independente e mais agressiva do que se sentia. Teve problemas por arrancar o cabelo e esconder; esse comportamento era justificado como "procurar chamar a atenção".

Nesse caso, o apego ansioso/ambivalente de Marie parece ter antecedido as separações de seus pais, mas foi agravado por elas. Esconder um comportamento parece paradoxal nesse contexto, mas porque esconder evoca procura pode de fato ter sido uma forma de "procurar atenção". Seu medo de que a mãe morresse, de ser deixada sozinha e sua "procura de atenção" são evidências da ansiedade de separação, a característica dos apegos ansiosos/ambivalentes com maior probabilidade de ser agravada pelas separações.

## SEPARAÇÕES E RELACIONAMENTOS NA VIDA ADULTA

O anexo 8 mostra a associação entre os escores de separação e os problemas de relacionamento na vida adulta com o parceiro ou cônjuge e com a pessoa agora falecida. Embora a correlação entre os escores de Separação e Desentendimento Conjugal realmente tenha significância estatística, o nível não é alto.

Havia também uma tendência de a Separação estar associada com a história de discórdias com a pessoa agora falecida, mas nenhuma das correlações entre o escore de Separação parental e o relacionamento com a pessoa que morreu alcançou significância. Parece que a influência da separação dos pais sobre os relacionamentos na vida adulta é evidente, mas não é forte.

A despeito das dificuldades na infância, Marie foi muito boa aluna e saiu de casa aos 18 anos para uma série de trabalhos em escritórios. Aos 20 anos, ela conheceu Bill e foi morar com ele. Era um apego inseguro, e ela o via como próximo de maneira incomum e dependente dela. Nenhum deles era capaz de atender às necessidades de apoio do outro e tinham inúmeras brigas. Marie sabe que evitava se aproximar de Bill ou das duas crianças que ela dera à luz. "Tenho medo de deixá-los me amarem demais", dizia.

A primeira experiência de Marie com o nascimento de uma criança fora traumática. O trabalho de parto durou 23 horas e "eu senti que ia morrer". Ela recebeu muita ajuda de sua mãe nessa época. Depois, foi capaz de retribuir o apoio quando sua mãe ficou doente.

## SEPARAÇÃO E ENFRENTAMENTO

Não tendo feito nenhuma previsão em particular sobre essa categoria, foi interessante encontrar uma correlação altamente significativa entre o escore de Separação e o escore de Chegar ao Seu Limite – Voltar-se para Dentro; este último parece, com base na análise precedente, ser uma medida de impotência (anexo 8). A confirmação dessa hipótese vem da descoberta sinistra de que havia também uma pequena mas significativa tendência entre as pessoas que pensavam que, quando seus recursos estivessem esgotados, poderiam tomar uma overdose ou se infligir algum outro dano de reportar mais separações do que aquelas que não tinham tendências suicidas. Havia também tendências que uniam o escore de Separação com os escores de Enfrentamento por Agressividade/Assertividade e Inibição Emocional/Desconfiança. Essas não alcançaram significância estatística.

Tendo em mente a correlação dos escores de Separação com Desentendimentos Conjugais, reportada acima, parece razoável concluir que pessoas que experienciaram muitas separações de seus pais na infância têm probabilidade de ter maior dificuldade em confiar nos outros do que aquelas que não experienciaram essa situação. A afirmação essencial aqui parece ser que não se pode confiar que as pessoas não vão embora.

Quando os escores de separação da mãe e do pai são examinados separadamente, o padrão global é confirmado, juntamente com uma leve tendência para a separação do pai estar associada à agressão/assertividade, enquanto a separação da mãe está mais intimamente associada à tendência para a inibição e o retraimento. Possíveis explicações para isso serão considerados abaixo.

## SEPARAÇÃO E SOFRIMENTO EMOCIONAL ATUAL

Embora nenhuma das correlações fosse alta, o escore de Separação Parental previa de forma significativa o escore de Sofrimento Emocional Geral no momento da orientação. Quando os escores individuais que formam o escore de Sofrimento Emocional Geral foram examinados separadamente, os únicos dois a mostrar uma correlação significativa com a Separação foram o de Dependência Afetiva e o de Ansiedade/Pânico. As pessoas que reportaram mais separação das figuras parentais tinham maior probabilidade de se tornar ansiosas e dependentes dos outros após o enlutamento do que aquelas que reportavam menos separações. Como na maioria das análises precedentes, as separações da mãe estavam perifericamente mais correlacionadas aos escores atuais de Emoção/Sofrimento Emocional do que as separações do pai.

> Pouco tempo depois da morte do pai, a mãe de Marie foi diagnosticada com câncer pancreático. A despeito de seu pesar, Marie foi capaz de retribuir o apoio da mãe durante sua gravidez, tomando conta dela, mas ficou apreensiva quando, quatro anos após sua primeira gravidez, ficou grávida de novo. Sua ansiedade aumentou muito quando, durante a gravidez, a mãe morreu. Do mesmo modo que a morte da tia de Marie, durante a gravidez da mãe, tinha propiciado a esta identificar Marie com a tia, durante o curso dessa gravidez Marie convenceu-se de que teria uma menina. Ela pretendia dar o nome de sua mãe à criança.
>
> O parto não foi complicado, mas ela se sentiu entorpecida, "como se parte de mim tivesse morrido". Contrariamente às expectativas, teve um menino. Isso, porém, não impediu que ela o identificasse com a mãe. A ambivalência está refletida no modo como descreveu o filho de 16 meses de idade, como "mais forte do que eu... um tirano, ganha o tempo todo". Ela alternava entre brigas furiosas com o menino e a falta de habilidade de colocar limites às exigências dele.

A repetição, com o filho, do modo de lidar com o pesar que ela tinha aprendido na infância é de particular importância e interesse. A experiência de Marie quando criança parece tê-la feito esforçar-se por se tornar igual à tia, a quem se esperava que substituísse. Anos depois, ela tentou manter um vínculo com sua falecida mãe ao identificá-la com o novo bebê. As consequências, para a criança, desse tipo de identificação errônea podem ser profundas.

## RESUMO DOS RESULTADOS DA ANÁLISE ESTATÍSTICA

Na figura 8.1, para simplificar, são mostradas somente as conexões com o escore de Separações Parentais (que inclui as separações da criança de uma ou de ambas as figuras parentais). A maioria das conexões intermediárias foi descrita acima.

Todas as nossas expectativas sobre as variáveis que se correlacionam com a separação das figuras parentais provaram estar corretas. O escore de Separação está significativamente associado com falta de confiança e agressão aos outros na vida adulta, com conflito conjugal e com ansiedade e dependência afetiva após o enlutamento. Mesmo assim, os níveis modestos de correlação não nos levam a concluir que a separação de pais e filhos na infância é um determinante muito poderoso na reação ao luto. As evidências corroboram a afirmação de que a separação da figura materna é geralmente mais prejudicial do que a separação da figura paterna, embora ambas tenham efeitos similares.

As separações têm maior probabilidade de aparecer em famílias que são inseguramente apegadas. Na vida adulta, elas são associadas ao risco crescente de desentendimentos conjugais e a uma tendência de retraimento, ou mesmo de overdose ou de se infligir algum outro dano quando sob estresse. É razoável concluir que elas agravam a influência posterior dos padrões de apego inseguro e dos relacionamentos no enfrentamento, na ansiedade e na dependência que podem vir após o enlutamento.

## SEPARAÇÕES NA AMOSTRA NÃO PSIQUIÁTRICA

Embora os respondentes de Ward tenham reportado menos separações de suas figuras parentais do que os pacientes psiquiátricos, essa diferença não alcançou significância estatística nas amostras comparadas. Como nos pacientes psiquiátricos, as separações das figuras parentais estavam associadas aos Apegos Inseguros, particularmente os escores de Apego Desorganizado (ver anexo 8).

Na vida adulta, correlações altamente significativas foram encontradas entre o escore de Separação e o escore de Chegar ao Seu Limite – Voltar-se para Dentro (rho de Spearman: 0,36) e entre Separação e Desentendimentos Conjugais (rho de Spearman: 0,33). Essas são mais altas do que na amostra psiquiátrica e confirmam os resultados de que as separações na infância aumentam a tendência dos adultos em se retrair quando sob estresse e reportar altos níveis de desentendimentos conjugais.

Embora diversas correlações entre o escore de Separação e os escores de Sintomas/Sofrimento Emocional fossem similares àquelas encontradas na amostra psiquiátrica, o tamanho menor da amostra indica que elas não alcançaram significância estatística. Por essa razão, não se pode tirar nenhuma conclusão efetiva sobre a influência das separações no estado psicológico atual.

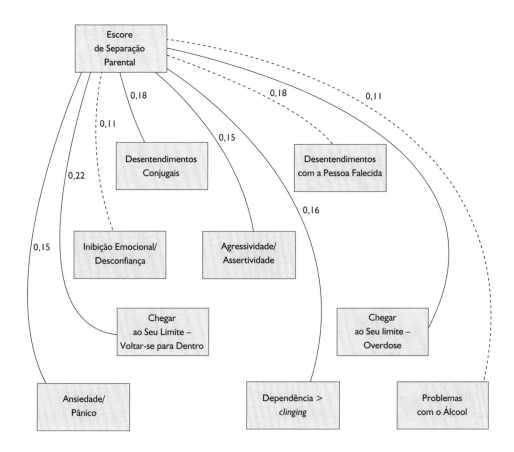

—————  Linhas contínuas indicam correlações significativas
- - - - -  Linhas tracejadas indicam tendências não significativas

**Figura 8.1**   Separação das figuras parentais: relações com outras variáveis, n = 181 pacientes psiquiátricos enlutados.

Quando os escores de Separação nas amostras psiquiátricas e não psiquiátricas foram comparados, não se constatou diferença significativa entre eles. Isso levanta a possibilidade de que, mais do que ser uniformemente danosa, a experiência de separação da criança de suas figuras parentais na infância pode, algumas vezes, conceder benefícios. Talvez algumas crianças que viveram separações das figuras parentais aprendam, com essa experiência, a lidar melhor com a perda, a se tornar mais independentes e/ou a desenvolver habilidades de persuadir os outros a se relacionar com elas em bases mutuamente protetoras.

Para examinar essas possibilidades, podemos observar as 32 mulheres no grupo controle de Ward que tiveram altos escores (2+) de Separação das figuras parentais. Dessas 32 mulheres, 16 tinham baixos escores (0-3) de Sofrimento Emocional Geral e elas podem ser comparadas às pessoas em minha amostra psiquiátrica, cuja maioria tinha altos escores de Sofrimento Emocional Geral. Alguns desses números são muito pequenos para justificar a análise estatística, mas os resultados são, sem dúvida, interessantes.

Ao observarmos primeiro a possibilidade de que o grupo separado que se sai bem vai se tornar mais independente do que os outros (anexo 8, p. 383-4), essa hipótese é corroborada pelos resultados de que somente um terço dos grupos controle com baixos níveis de sofrimento emocional (apesar de muita separação das figuras parentais) descreveu-se como dependentes dos parceiros, comparados aos dois terços dos grupos controle com níveis mais elevados de sofrimento emocional e do grupo psiquiátrico. Embora isso sugira que os respondentes mais independentes estavam se saindo melhor, isso não implica que eles tenham ficado sem apoio e que o grupo de baixo sofrimento emocional tinha menor probabilidade do que o grupo de maior sofrimento emocional de voltar-se para si quando sob estresse.

Esses números sugerem que pessoas que experienciaram separações das figuras parentais podem aprender a se tornar independentes e não impotentes ante o estresse. Por contraste, indivíduos cuja experiência de separação leva-os a se tornar dependentes de seus parceiros ficarão impotentes diante do estresse e terão maior sofrimento emocional após o enlutamento.

Isso nos leva à pergunta final: por que algumas pessoas se tornam dependentes e impotentes enquanto outras não? A resposta é encontrada nos escores mais baixos de Apego Inseguro, que foram encontrados nos grupos controle que tinham menor sofrimento emocional após o enlutamento, apesar dos altos escores de separação. A explicação mais provável para esses resultados, então, é de que a combinação do apego inseguro com a separação é que leva ao sofrimento emocional após o enlutamento. De modo oposto, aqueles que são seguramente apegados podem não somente tolerar suas separações das figuras parentais como também aprender com elas para se tornar independentes dos outros, sem a necessidade de se voltarem para si em épocas de estresse. Isso lhes permite lidar bem com perdas posteriores. De fato, tais separações podem preparar as pessoas seguras para as perdas que virão. Novamente, isso corrobora a ideia de que a experiência de estresse na infância pode promover tenacidade psicológica, uma vez que não exceda limites toleráveis. Isso também pode sugerir que os esforços terapêuticos para restaurar a segurança podem melhorar a tolerância à perda. Essa é a meta da terapia no caso de Marie Waida.

Após três sessões de psicoterapia focalizadas em seus problemas de apego, Marie começou a se sentir melhor. Disse que agora era capaz de aceitar a morte da mãe, em vez de transferi-la para dentro de seu filho. Tornou-se bem menos agressiva com ele e descobriu que podia sorrir para ele. Ela me disse: "Eu sou uma mãe maravilhosa". A última vez em que foi vista, estava arrecadando fundos para um hospital da região onde morava.

Ela faltou a uma sessão durante as festas de fim de ano e, por fim, decidiu que não precisava voltar mais. Entretanto, quando entramos em contato alguns meses depois, ela relatou ter chegado ao fundo do poço e estar novamente deprimida e ansiosa. Apesar disso, decidiu que não precisava de outra consulta.

Um fator-chave na terapia foi o foco em sua ambivalência em relação ao filho. Isso pode ter sido um reflexo de sua ambivalência em relação à mãe. Foi somente quando, na terapia, ela foi capaz de fazer essa associação que pôde ver seu filho como ele era. A mudança no relacionamento deles resultante disso foi impressionante e só podemos desejar que ela tenha durado.

## CONCLUSÃO

Esse exemplo de caso ilustra os resultados do estudo estatístico e mostra como os efeitos da separação das crianças de suas figuras parentais e os vínculos inseguros são entrelaçados. A separação e a perda das figuras parentais é uma causa de pesar que, em pessoas que já são inseguras em seu apego à figura parental, pode facilmente permitir que surja o medo de ter outros apegos e um "duplo vínculo". Uma situação similar a essa é a da criança evitadora, que necessita desesperadamente de conforto e, ao mesmo tempo, teme a proximidade e o compromisso que tornaria isso possível. Repetindo a declaração de Marie: "Eu tenho medo de deixá-los me amar demais".

Essa conclusão é corroborada por Mireault *et al.* (2002), que descobriram que jovens adultos que perdem uma figura parental na infância agora se consideram mais vulneráveis à perda do que os não enlutados: "Os enlutados jovens podem preparar-se suavemente para o que percebem ser outra perda inevitável (i.e., de seus cônjuges) distanciando-se e confiando menos em seus parceiros (evitação)", mas eles também são "mais preocupados com o relacionamento e a possibilidade de um fim prematuro".

O fato de as experiências de separação não estarem necessariamente associadas a problemas psiquiátricos indica que existem pessoas que podem aprender a enfrentar situações difíceis apesar e talvez por causa da separação. De fato, não faz muito tempo desde que se pensava ser benéfico separar crianças mais velhas de suas figuras parentais, mandando-as a colégios internos. Lá, elas não só se tornariam mais independentes, como também aprenderiam a se relacionar com seus pares. Como uma dessas crianças que passaram por esse tipo de separação com 9 anos, eu olho essa experiência como uma das mais sofridas da minha vida. Meus pais, entretanto, nunca duvidaram que isso "fez de mim um homem". Seria simplista desconsiderar essa ideia só porque isso não é mais "politicamente correto".

Esta pesquisa corrobora a alegação de que o enlutamento na vida adulta reflete e, em alguma medida, repete a experiência de perdas anteriores e dá lugar ao pesar tanto pela pessoa perdida como por perdas anteriores. Experiências anteriores de perdas podem ensinar a criança a lidar com elas e, assim, prepará-la para tais perdas mais tarde na vida. Por outro lado, indivíduos que são inseguros em seus apegos podem se tornar sensíveis aos efeitos de perdas posteriores e ter um risco maior para lutos problemáticos. Nesse caso, a importante tarefa para os terapeutas pode ser imbuir o cliente de segurança suficiente para que ele possa se responsabilizar por uma experiência positiva de aprendizado muito adiada. Ao analisar, vivenciar o pesar e examinar as implicações tanto de perdas mais recentes como daquelas mais remotas, pode ser possível para a pessoa enlutada conquistar uma nova perspectiva que a levará ao crescimento pessoal.

# 9 TRAUMA E LUTO

... e a guerra
Continua, e a lua no peito do homem é fria.

John Berryman (1914–1972),
*The moon and the night and the men*

Minha alma, como um navio em uma tempestade negra,
É conduzida, eu não sei para onde.

John Webster, *The white Devil*
(1612), ato 5, cena 6, 1.248

Após o fim de seu segundo casamento, Brenda Casebrook foi deixada com os dois filhos, Len e Adam, agora com 22 e 18 anos. Adam era o mais próximo e ela o via como dependente dela. Três anos antes de eu encontrá-la, Adam tinha saído com amigos para beber em um *pub*. Ele estava demorando para voltar e Brenda esperava apreensiva quando, depois da meia-noite, ouviu uma batida na porta. Um policial e uma mulher perguntaram se poderiam entrar. Eles contaram que Adam tinha sido esfaqueado até a morte em uma briga.

Muito tempo depois de ter se recuperado do choque da notícia, Brenda permanecia tensa, ansiosa, deprimida e era perseguida por imagens da morte do filho. Sentia saudades dele intensamente e usava o álcool como um anestésico. Seu consumo de álcool aumentava e ela começou a se embriagar ao fim de cada dia. Esse comportamento arruinou seu relacionamento com o filho remanescente, Len, que ameaçava deixá-la se ela não procurasse ajuda.

Todos os lutos são traumáticos, mas alguns são mais traumáticos do que outros. Neste capítulo, examinaremos os modos como as pessoas morrem e como as mortes mais traumáticas influenciam a resposta ao luto. Vamos então considerar como essas influências podem ser explicadas e como os padrões de apego, que foram considerados nos capítulos anteriores, influem na resposta.

## MORTE NO SÉCULO XX

A despeito das guerras que ocorreram e do advento dos veículos motorizados, a proporção de mortes por causas não naturais teve queda constante no mundo ocidental e podemos dizer que, para a maioria de nós, na maior parte do tempo, o mundo é mais seguro hoje do que nunca. Nos Estados Unidos, os homens agora têm uma expectativa de vida de 76 anos e as mulheres, de 82. O resto do mundo "ocidental" não fica muito atrás (World Guide, 1999-2000). Já não vemos a necessidade de pedir a cada noite: "Se eu morrer antes de acordar, eu rezo para que o Senhor leve a minha alma".

Cada ano a que sobrevivemos aumenta as nossas chances, e aqueles que sobreviveram até os 75 podem agora esperar mais oito anos de vida. Então teremos de morrer, a maioria de nós, de doenças coronarianas, derrame, pneumonia ou câncer. Nos idosos, mesmo as mortes súbitas são raramente inesperadas e as melhoras nos cuidados paliativos têm reduzido o sofrimento dos moribundos. Mortes inesperadas e fora de hora ainda ocorrem e um número substancial de mortes tem como causas acidentes e agentes humanos. Quando elas realmente acontecem, estamos menos preparados do que estaríamos naquelas épocas em que a maioria das crianças perdia irmãos, as mortes aconteciam em casa e a religião e a cultura colocavam as ideias sobre morte em destaque.

Vimos no capítulo 2 como perdas inesperadas podem abalar nosso mundo presumido e minar os vínculos mais seguros, do mesmo modo que as perdas múltiplas. As pessoas raramente estão preparadas, o que significa que tais perdas muitas vezes, mas não sempre, dão lugar a lutos problemáticos. Nas áreas de desastres, mortes múltiplas têm a probabilidade de ser rápidas, inesperadas, horríveis e associadas a desorganização social e outras epidemias. Elas são particularmente traumáticas e complexas (ver Hodgkinson e Stewart, 1991, para uma revisão). Outras perdas múltiplas podem ser vistas como desastres em pequena escala. Uma batida de carro que mata o cônjuge e os dois filhos de uma pessoa pode não ser um desastre público, mas do ponto de vista do sobrevivente a experiência é quase igual. Epidemias como a de Aids (ver Martin e Dean, 1993) e conflitos armados podem fazer as pessoas perderem diversos amigos ou membros da família em um período relativamente curto. Por outro lado, algumas perdas múltiplas são distribuídas no tempo. Uma mulher pode sofrer uma sucessão de mortes intrauterinas e neonatais ou uma família pode ser afligida por uma doença congênita que mata uma pessoa após outra.

Pessoas que experienciam perdas múltiplas não só sofrem os efeitos cumulativos do luto, mas sua suposição de que o mundo é um lugar seguro onde desastres não acontecem é corroída e substituída por uma expectativa de futuros desastres. Entretanto, algumas pessoas aprendem a lidar com perdas repetidas. Znoj e Keller (2002) descobriram que pais que tinham sofrido uma perda anterior se ajustam melhor à perda de um filho do que pais sem esse tipo de experiência.

O tipo mais comum de perda múltipla é encontrado na velhice. Conforme envelhecemos, o número de funerais aos quais comparecemos começa a superar o número de casamentos a ponto de, entre aqueles que sobrevivem, a maioria das pessoas da mesma geração estar morta. Além disso, os idosos sofrem muitas outras perdas físicas e psicológicas. Tais perdas múltiplas podem ter menos impacto porque eles as anteciparam e se prepararam para elas (ver Moss *et al.*, 2001).

Os vínculos, como vimos, servem à função de nos manter a salvo no mundo. Então, parece provável que influenciem o modo de enfrentamento quando nossa proteção é ameaçada por perdas traumáticas que abalam nossa segurança e a segurança daqueles que amamos. Com isso em mente, podemos voltar a atenção para as perdas traumáticas no presente estudo e, em particular, a influência dos vínculos da infância em preparar as pessoas para ou em torná-las sensíveis a lutos traumáticos posteriores. Como vimos, muitas delas tiveram experiências negativas durante a infância. Isso as tornou mais bem preparadas para traumas ou para enfrentar coisas piores mais tarde na vida?

## TRAUMA NO PRESENTE ESTUDO

Se as experiências traumáticas contribuem para causar problemas psiquiátricos, podemos esperar mais sofrimento emocional em pessoas enlutadas que experienciaram luto traumático do que naquelas cujo luto foi menos traumático (ver anexo 9 para detalhes). Também esperamos uma maior incidência de perdas traumáticas em pessoas que procuram ajuda psiquiátrica após o enlutamento do que nas que não procuram. Ambas as expectativas são confirmadas pelos dados desse estudo. Pessoas com altos escores de Trauma estavam sofrendo significativamente mais (no escore de Sofrimento Emocional Geral) do que as com baixos escores, e as perdas traumáticas foram muito mais frequentes nos pacientes psiquiátricos do que nos não pacientes enlutados de Ward.

A figura 9.1 mostra a causa da morte conforme relatado nas comparações por idade entre mulheres de amostras de enlutadas psiquiátricas e não psiquiátricas. Mortes súbitas e múltiplas são particularmente comuns na amostra psiquiátrica (figura 9.1a) e mortes por assassinato, homicídio e suicídio sobressaem. Entre as mulheres jovens enlutadas não psiquiátricas no grupo de comparação de Ward (figura 9.1b), somente uma tinha sofrido luto por suicídio e duas por homicídio ou assassinato. Sendo um grupo jovem, a proporção de mortes inesperadas no grupo enlutado era alta, mas ainda muito menor do que a proporção existente na comparação por idade entre os pacientes psiquiátricos enlutados. Somente quatro (11%) no grupo de Ward tinham sofrido lutos múltiplos (mais de dois) comparado com um terço do grupo psiquiátrico. Essas quatro pessoas são muito poucas para justificar a inclusão de perdas múltiplas na comparação estatística de grupos psiquiátricos e não psiquiátricos.

Na amostra total de 181 pessoas enlutadas que procuraram ajuda psiquiátrica, perto de três quartos (73%) tinham sofrido um ou mais desses tipos traumáticos de perda. Esses números confirmam outros estudos que indicam que os tipos traumáticos de luto têm maior probabilidade de originar encaminhamento psiquiátrico do que lutos menos traumáticos.

(a) Enlutados psiquiátricos

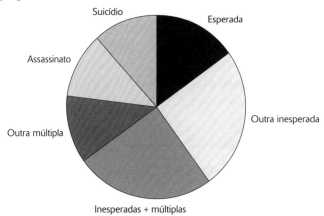

(b) Amostra pareada de enlutados não psiquiátricos

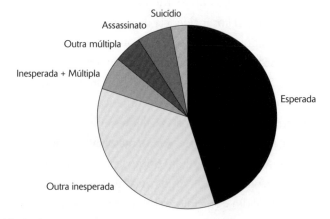

**Figura 9.1** Modo de morte.

## DIAGNÓSTICO E SINTOMAS ASSOCIADOS AO LUTO TRAUMÁTICO

Conforme vimos (p. 45-7), pesquisas anteriores sugerem que as reações ao trauma incluem altos níveis de ansiedade acompanhados de evitação de lembranças do evento traumático e, ocasionalmente, transtorno de estresse pós-traumático (TEPT).

Quando, no presente estudo, os diagnósticos clínicos dos lutos traumáticos foram comparados àqueles que compreendiam perdas menos traumáticas, o estado de ansiedade clínica era o mais comum. Esse diagnóstico foi feito em 80% do grupo traumatizado e 71% dos menos traumatizados, mas devido ao pequeno número da amostra de pessoas menos traumatizadas essa diferença somente alcançou um nível limítrofe de significância estatística.

Contrariamente às expectativas, o escore de Trauma não estava correlacionado a qualquer aumento no escore de Ansiedade/Pânico, talvez porque algumas pessoas respondam ao trauma tornando-se paralisadas ou exerçam um controle rígido sobre tais sentimentos. Por outro lado, o escore de Pesar/Solidão estava significativamente relacionado ao Trauma e o diagnóstico clínico do luto crônico estava confinado ao grupo traumatizado, no qual foi diagnosticado em 16% dos casos. Parece que, embora outros estudos tenham mostrado que, em curto prazo, o pesar pode ser inibido após o trauma (Parkes e Weiss, 1983), no presente estudo o efeito em longo prazo do luto traumático foi o de aumentar a intensidade e a duração do pesar.

O transtorno de estresse pós-traumático só foi encontrado naquelas pessoas que experienciaram uma ou mais circunstâncias traumáticas presentes na morte. Isso não surpreende, uma vez que a experiência do trauma é um critério especial para o TEPT. Entretanto, o diagnóstico só foi feito em 15 dos 97 casos (16%). Ele foi mais frequente no grupo de 10 pessoas enlutadas por assassinato ou chacina; dessas, três preencheram os critérios do TEPT.

> Brenda Casebrook, conforme vimos anteriormente, ilustra todos esses problemas. Depois que seu filho foi morto, ela sofreu de ansiedade clínica severa, luto crônico, transtorno de estresse pós-traumático e problemas com o álcool.

Embora o Trauma estivesse associado a uma tendência de aparecer quando a pessoa havia chegado ao seu limite, a evitação que acompanha o TEPT não foi de magnitude suficiente para influenciar os escores gerais de Inibição Emocional/Desconfiança ou a incidência de Luto Adiado. De fato, descobriu-se que o trauma aumenta a intensidade e a duração do luto e contribui com um diagnóstico clínico de luto crônico. Uma vez que esses são vistos como problemas no vínculo, é razoável procurar uma explicação na interação entre trauma e apego.

## APEGO INSEGURO E LUTO TRAUMÁTICO

Na amostra psiquiátrica enlutada, na qual, é razoável presumir, todos tinham lutos problemáticos, duas possibilidades precisam ser consideradas. Se, por um lado, experiências traumáticas são suficientes para causar problemas psiquiátricos independentemente de vulnerabilidades anteriores, devemos encontrar menos evidências de problemas no vínculo (i.e., um escore menor de Apego Inseguro) naqueles que procuram ajuda psiquiátrica após lutos traumáticos do que naqueles cujos lutos foram menos traumáticos (cuja necessidade de ajuda pode ter resultado da insegurança no apego). Em outras palavras, algumas pessoas podem ter procurado ajuda devido ao trauma e outras, devido à vulnerabilidade.

Alternativamente, se o trauma interage com os apegos inseguros para causar problemas psiquiátricos, esperaríamos descobrir que o escore de Trauma e o escore de Apego Inseguro estão positivamente correlacionados. De fato, não houve correlação significativa, seja positiva, seja negativa, entre o escore da Insegurança de Apego (ou qualquer de seus escores constituintes) e o escore de Trauma. Parece que ambos os fatores acima podem estar agindo para cancelar qualquer efeito geral.

Uma vez que o trauma e os apegos inseguros contribuem para o sofrimento geral, não é surpresa descobrir que os escores mais altos de Sofrimento Emocional Geral são encontrados naquelas pessoas que têm altos escores tanto de Trauma quanto de Apego Inseguro. Descobriu-se que o Trauma adere ao efeito do padrão de Apego Inseguro nos escores atuais de Problemas com o Álcool e que os Apegos Desorganizados interagiram com o Trauma para produzir os níveis mais altos de Sofrimento Emocional Geral. À luz dessa ideia, cabe perguntar se é principalmente por meio de sua interação com o trauma que os apegos inseguros causam problemas duradouros após o luto. Aqui, podemos novamente fazer uso de uma análise hierárquica a fim de determinar o elo da causa (ver anexo 9, p. 392-3 para detalhes).

O escore de Insegurança de Apego estava altamente correlacionado a Sofrimento Emocional Geral desde o início. Embora ambos os escores de Trauma e Enfrentamento Problemático estivessem significativamente correlacionados a Sofrimento Emocional Geral, o efeito total da Insegurança de Apego no Sofrimento Emocional Geral é, em grande parte, independente do trauma. Parece que os apegos inseguros não agem sozinhos para aumentar a vulnerabilidade ao trauma, nem a correlação do trauma com o sofrimento emocional é explicada por sua influência sobre o enfrentamento.

Apesar dessas descobertas gerais, alguns efeitos de interação foram encontrados quando os padrões individuais de apego inseguro foram examinados. Assim, os escores de Apego Inseguro interagiram com o de Trauma para influenciar o escore de Problemas com o Álcool. Aqueles com baixos escores de Apego Evitador não reportaram mais problemas com o álcool após o trauma do que após outros tipos de luto. Porém, escores mais altos de Apego Evitador estavam associados a um aumento desproporcional no escore de Problemas com o Álcool após lutos traumáticos. Parece que as estratégias de enfrentamento adotadas na vida adulta pelas pessoas que experienciaram apegos evitadores na infância as deixam particularmente inclinadas ao uso do álcool como um escape após perdas traumáticas.

A maior interação existente entre apego e trauma foi entre o escore de Apego Desorganizado, o escore de Trauma e o de Sofrimento Emocional Geral atual. Pessoas com baixos escores de Apego Desorganizado não reportaram mais estresse após lutos traumáticos; por outro lado, aquelas com escores de moderado a alto em Apego Desorganizado tiveram altos escores de Sofrimento Emocional Geral, mas somente se também tivessem escores de moderado a alto em Trauma. Isso sugere que a experiência do apego desorganizado na infância deixa as pessoas menos capazes de lidar com o luto traumático na idade adulta do que pessoas mais seguramente apegadas.

> Brenda Casebrook tinha experienciado tal apego desorganizado. Ela fora uma criança indesejada. Descreve a mãe como uma mulher insegura e preocupada, incapaz de expressar afeto e com tendência a beber demais. Quando Brenda tinha 7 anos, seu pai foi morto na guerra e ela passou a ser criada por sua mãe e pelos avós maternos. Com frequência, a mãe ficava deprimida e apegava-se a Brenda, que sentia ter de ser uma figura parental para a própria mãe. Nessas épocas, sua mãe ameaçava cometer suicídio ou dar Brenda a alguém. O maior medo de Brenda era que a mãe morresse e ela se tornou temerosa de qualquer separação.
>
> Cresceu uma criança ansiosa, infeliz e insegura, com um desempenho ruim na escola e sempre chorosa. Embora se descreva como alguém a quem faltava confiança e incapaz de enfrentar as situações, não pedia ajuda aos outros. De fato, ela era vista como uma pessoa forte, desajeitada, agressiva e com gênio difícil.
>
> Seu QRA mostrou um alto nível de Apegos Inseguros, com altos escores de Apego Desorganizado e Evitador (9 e 6) e escores bem altos em Apego Ansioso/Ambivalente (9).
>
> O relacionamento inseguro, íntimo mas ambivalente com a mãe persistiu ao longo da vida adulta e interferiu em seus outros relacionamentos. Dois casamentos acabaram em divórcio e o relacionamento com seus dois filhos (então com 22 e 18 anos) era tempestuoso.
>
> Ela descrevia o filho mais velho, Adam, como próximo mas dependente dela. De muitos modos, parecia ter repetido com Adam o relacionamento com a mãe e ele sempre tinha ciúmes da relação próxima de sua avó com a mãe. Também era muito crítico a

respeito da tendência de Brenda a beber demais. Ela achava isso sufocante e, de tempos em tempos, precisava afastar-se dele.

Nos últimos anos, ela desenvolveu um relacionamento igualmente inseguro com Len, com quem ainda estava vivendo quando foi indicada a mim.

Parece que a insegurança no apego de Brenda deixou-a com pouca confiança em si ou nos outros, e sua tendência a lidar com o estresse usando o álcool trouxe-lhe problemas. É claro que a morte violenta de seu filho Adam desenvolveu uma resposta que a levou a procurar ajuda psiquiátrica e incluiu todos os sintomas que são associados às perdas traumáticas.

## TRAUMA E O MUNDO PRESUMIDO

A teoria de Jannof-Bulman sobre o abalo do mundo presumido (p. 46-7) poderia implicar que as premissas negativas associadas aos vínculos desorganizados serão mais confirmadas do que abaladas pela experiência do estresse. Aqueles que esperam que as coisas deem errado ficarão menos decepcionados quando elas realmente forem mal do que aquelas pessoas com expectativas positivas, que ficarão abaladas. Se isso é verdadeiro, podemos esperar que pessoas com uma história de apegos inseguros lidem melhor do que os outros "seguros" após perdas traumáticas.

Nossos dados sugerem uma situação mais complexa. No nível do estresse associado a lutos "não traumáticos", as premissas negativas associadas aos vínculos desorganizados podem, de fato, minimizar o impacto emocional da perda. Em níveis mais altos de trauma, entretanto, parece que as estratégias de enfrentamento sucumbem e levam a distúrbios catastróficos de ajuste emocional. Os dados descritos no anexo 9 (p. 391-3) também indicam que é a tendência de voltar-se para dentro em épocas de estresse, daqueles que relatam o apego desorganizado como estratégia, o que explica sua vulnerabilidade especial para a perda traumática.

As respostas de Brenda ao QRA confirmam a impressão clínica de uma senhora profundamente perturbada, com poucos recursos que lhe poderiam permitir lidar com o estresse. Em resposta à questão sobre como se comportaria quando chegasse ao seu limite, ela assinalou todas as possibilidades, menos aquelas que dizem respeito a procurar a ajuda de amigos ou da família. Ela até disse que tomaria uma overdose ou se infligiria algum outro dano, embora não achasse que conseguiria se matar. Ela concordava que, recentemente, já havia chegado ao seu limite.

A ameaça de Len de deixá-la parece ter persuadido Brenda a marcar uma consulta comigo e ela pôde me contar sua história e concordou em aceitar minha oferta de uma terapia posterior. Mas não fiquei de forma alguma surpreso quando ela não voltou para as consultas posteriores. As relações terapêuticas baseadas na coerção não costumam perdurar, particularmente quando falta ao paciente confiança em si e nos outros.

No presente estudo, os lutos por assassinato ou homicídio estão mais associados ao sofrimento emocional geral do que qualquer outro tipo de luto traumático. Em um estudo separado de dezessete desses casos, eu concluí:

> A combinação de uma morte súbita, inesperada, assustadora e fora de hora, com toda a raiva e culpa que a seguem, e tendo com frequência a família como um sistema de apoio ao enlutado, interfere no luto normal. E faz isso de diversos modos: (a) ao induzir o estresse pós-traumático... (b) ao evocar intensa raiva contra o ofensor e todos associados a ele em uma época em que há pouca oportunidade de extravasar a raiva de modo efetivo; (c) ao minar a confiança nos outros, incluindo a família, a polícia, o sistema legal e Deus; e (d) ao evocar culpa por ter sobrevivido e por falhar em proteger o falecido. (Parkes, 1993, p. 51)

Brenda ilustra bem os modos pelos quais uma história pobre em vínculos pode influenciar os relacionamentos na idade adulta e acrescentar-se à devastadora influência de um crime violento e cruel. Ela também pode influenciar na forma como a falta de confiança em si e nos outros pode minar a motivação da pessoa para procurar ajuda e para formar um relacionamento terapêutico. Após a morte de Adam, foi seu relacionamento com ele que preencheu a mente dela, de tal modo que seu filho mais novo, Len, sentiu-se excluído. De fato, ela parece ter sido capturada em uma rede de relacionamentos intensos, rivalizadores, ambivalentes e inseguros, que ficaram evidentes ao longo da vida, e não é surpresa que seus dois casamentos tenham acabado em divórcio.

Para resumir, parece que as expectativas negativas, que foram aprendidas por quem experienciou as dificuldades dos vínculos desorganizados durante a infância, reduzem o impacto emocional das perdas posteriores para as quais essas pessoas se anteciparam e se prepararam. Esses resultados explicam um dos mais surpreendentes resultados nesse estudo, a falta de qualquer diferença entre os escores médios de Apego Desorganizado nos pacientes psiquiátricos e o grupo de comparação dos enlutados de Ward. Como vimos, as pessoas desse último grupo tinham experienciado poucos lutos traumáticos e raramente se voltavam para dentro, além de não procurar ajuda psiquiátrica.

Quando, entretanto, a perda é inesperada ou de alguma outra maneira traumática, a tendência daqueles que experienciaram, na infância, apegos desorganizados de se voltar para dentro em épocas de estresse prova um modo inadequado de enfrentamento. Nessa situação, podem presumir que são fracos e impotentes e não podem confiar em outras pessoas para ajudá-los quanto tiverem problemas. Quanto mais traumático seu enlutamento, maior o risco de que sentimentos de impotência e de falta de esperança os invadam e possam levá-los a reações extremas de ansiedade, pânico, depressão e luto crônico.

As pessoas que reportam apegos evitadores na infância podem também pensar que seus modos de enfrentamento do estresse pelo distanciamento ou pela evitação de problemas são colocados à prova pelos enlutamentos traumáticos. O uso do álcool como tranquilizante, que os ajuda a minimizar o estresse, pode tornar-se um problema por si só e contribuir para a necessidade de ajuda psiquiátrica.

## PERDAS MÚLTIPLAS

No presente estudo, 46 pessoas sofreram perdas múltiplas. A média de idade era de 40 anos, praticamente a mesma do restante da amostra (42). Tendo em mente o fato de que a frequência dos enlutamentos aumenta com a idade, isso sugere que essa amostra é atípica da população como um todo e que os lutos múltiplos têm maior probabilidade de fazer que pessoas mais jovens procurem ajuda psiquiátrica do que pessoas mais velhas. Em outras palavras, são as mortes múltiplas e/ou aquelas fora de hora que são as mais traumáticas.

Em muitos aspectos, indivíduos que sofreram perdas múltiplas não diferem daqueles simplesmente enlutados; os diagnósticos clínicos atribuídos a eles (incluindo o TEPT) não eram diferentes nem seus escores de Emoções e Sintomas. O fato de as perdas múltiplas não terem gerado uma média pior de estresse do que a reportada por pessoas com perdas simples, ao menos em termos das escalas que foram empregadas aqui, sugere que outros fatores contribuem para o resultado nos casos de luto simples. Conforme já observado, alguns lutos repetidos podem ajudar a preparar as pessoas para os que virão. Ao lado de pessoas sobrecarregadas por perdas múltiplas devem existir outras que aprendem com sua experiência de pesar como lidar melhor com os próximos lutos. Mesmo assim, os lutos que evocam medo extremo, impotência ou horror, o requisito definidor do TEPT, não têm maior probabilidade de surgir após perdas múltiplas do que após perdas simples.

# CONCLUSÃO

Uma vez que a função dos vínculos é fornecer a segurança que permite que lidemos com o estresse da vida, não surpreende que eles influenciem o modo como as pessoas reagem ao estresse psicológico de grade monta. Neste capítulo, foi possível mostrar como diferentes padrões de apego propiciam concepções básicas diferentes sobre o mundo, que então influenciam o modo como as pessoas agem quando são afetadas por lutos traumáticos.

Estamos agora em posição para olhar alguns exemplos sobre os tipos de concepções básicas que são feitas pelas pessoas cujos apegos seguros e experiências positivas de vida as deixaram com uma visão positiva de si, dos outros e do mundo e compará-las com aquelas pessoas cuja experiência tenha sido predominantemente negativa.

## Concepções básicas daqueles cujas experiências de vida foram positivas

A maioria dos teóricos do apego presume que os vínculos inseguros na infância levam as pessoas a uma maior predisposição a problemas psiquiátricos e maior dificuldade em enfrentar os eventos traumáticos da vida do que os vínculos seguros. Rando (2002), porém, em um artigo que ela intitulou "The 'curse' of too good a childhood" [A "maldição" de uma infância boa demais], afirma: "Em mais de 25 anos de prática, eu tratei de inúmeros indivíduos que tinham tido dificuldades específicas em lidar com eventos negativos devido a questões que se originavam diretamente de uma vida anterior relativamente idílica, que fora muito agradável, à qual, por falta de um termo melhor, faltava uma dose saudável de azar". Ela atribui isso a dois problemas:

- indivíduos com expectativas positivas de si e dos outros têm maior probabilidade de se sentir oprimidos quando elas são frustradas;
- falta a eles experiência na defesa e revisão de seus mundos presumidos.

Rando não é tão ingênua a ponto de negar que os problemas também possam resultar das experiências negativas da infância, mas suas observações lançam dúvidas sobre a suposição que eu e outros fizemos a respeito de os vínculos seguros na infância inevitavelmente protegerem as pessoas dos efeitos danosos dos eventos traumáticos subsequentes da vida, como os lutos. Nós sabemos, racionalmente, que desastres acontecem, mas se nossa experiência nos ensina que eles acontecem às outras pessoas, e não acontecem comigo, então vamos adotar essa suposição básica e nos sentir seguros. Quando um desastre nos atinge, qualquer que seja a causa, nossa concepção básica de que o mundo é um lugar seguro é abalada e, muito rapidamente, ele se torna inseguro.

Sabemos que assassinato, roubo e violência acontecem, mas, se nossa experiência nos ensina que nossos pais, Deus, a polícia e a lei vão nos proteger, estamos despreparados para tal violência em nossa vida. Se nosso filho é assassinado, perdemos não somente o filho mas também nossa confiança nas autoridades e a concepção básica de que o mundo é um lugar justo, onde coisas más não acontecem a pessoas boas.

Sabemos que a doença e os acidentes acontecem, mas esse conhecimento pode não nos impedir de comer demais ou de praticar qualquer outra indulgência, pois a experiência nos ensinou que nosso corpo é forte o suficiente para cuidar de si mesmo. Se formos subitamente acometidos por uma doença incapacitante ou sofrermos um acidente mutilador, perdemos não só o uso de uma parte do corpo, mas também nossa concepção de que somos intactos, fortes e invulneráveis.

Sabemos que as pessoas morrem, mas a menos que tenhamos sofrido uma perda importante nada vai evitar que pensemos e ajamos como se nós e as pessoas que amamos fôssemos viver para sempre. Quando ocorre uma perda, perdemos não somente a pessoa a quem éramos apegados, mas também a nossa suposição de imortalidade. Esperamos pela próxima morte. Pode até mesmo ser a nossa.

Pessoas cujos pais as protegeram de todos os perigos, e lhes deram uma ideia exagerada de seus próprios poderes, podem ser facilmente desarmadas quando confrontadas com traições ou situações que trazem à baila suas limitações. Podemos presumir, por esses exemplos, que aqueles de nós que foram criados em um ambiente seguro e bem-sucedido o suficiente para nunca terem sido expostos a separações, doenças e outros traumas estarão menos preparados para perdas traumáticas do que aqueles que cresceram nas "escolas dos golpes duros". De fato, crianças e adultos criados em alguns lugares do Terceiro Mundo, nos quais as pessoas têm famílias grandes porque sabem que a maioria das crianças vai morrer, enlutam-se menos e ficam menos traumatizados pela morte de um filho do que aqueles cujas expectativas são muito diferentes (Scheper-Hughes, 1992).

## Concepções básicas daqueles cujas experiências de vida foram negativas

Mas isso não significa que a criança traumatizada seja menos ansiosa que as outras crianças. A ansiedade pode, na verdade, estar a serviço da sobrevivência. De fato, os estudos de Brown e Harris (1978) a respeito da influência das perdas na infância sobre a resposta a eventos estressantes na vida adulta indicam que, longe de ter sido vacinadas contra os efeitos do trauma posterior, muitas crianças traumatizadas na infância ficam sensíveis a eventos estressantes posteriores.

Vimos acima como a experiência dos vínculos inseguros na infância pode atrapalhar o desenvolvimento da habilidade da criança em relacionar-se com os outros e em explorar seu mundo. Isso pode deixá-las relativamente menos capazes de lidar com o estresse e menos desejosas de procurar ajuda do que as outras. Seu mundo presumido pode deixá-las menos e não mais bem preparadas para muitos dos problemas que devem encarar. Assim, crianças cujos pais não conseguiram protegê-las de experiências dolorosas podem crescer com a concepção de que nunca podem confiar nas autoridades. Enquanto isso pode encorajá-las a se tornar independentes, também as deixa mal preparadas para qualquer situação na qual precisem procurar e confiar em tais autoridades.

Crianças que sofreram abusos e foram informadas que o abuso é uma punição podem crescer com a concepção básica de que são más e devem ser punidas por qualquer infortúnio que lhes aconteça. Quando as coisas dão errado, elas podem se culpar e procurar punição. Podem até se mutilar ou se ferir de outros modos.

Aqueles que, no começo da vida, sofreram a perda de pessoas a quem tinham se vinculado podem presumir que é mais seguro não amar. Mesmo que a experiência posterior os ensine que há exceções a essa regra, sua fé será facilmente abalada por perdas posteriores.

Esses exemplos vão de alguma forma explicar as grandes variações encontradas entre os modos como os indivíduos respondem às experiências estressantes da vida. Para entender isso, é necessário que se vá além de teorias simplistas de que o estresse faz mal e de que o passaporte para a saúde mental é um vínculo seguro na infância. O próprio fato de ter sobrevivido à infância leva a maioria das pessoas que chegou à vida adulta a presumir que elas agora têm a capacidade de sobreviver e de sair da casa dos pais. As concepções negativas que acompanham os vínculos inseguros na infância são gradualmente substituídas por concepções mais realistas de segurança relativa. Dito isso, o antigo mundo presumido não desaparece; ele pode permanecer como um mundo temível ao qual se pode retornar a qualquer momento.

A suposição de que os outros não são confiáveis e não vão responder aos apelos de ajuda deixa a pessoa evitadora isolada em face do perigo. Naqueles que experienciaram vínculos desorganizados na infância, suas baixas expectativas e experiência prévia de estresse algumas vezes lhes permitem lidar com as perdas para as quais estão preparados. Mas suas premissas básicas de segurança, autorrespeito e confiança nos outros já são mínimas e podem ser mais facilmente abaladas por perdas traumáticas ou inesperadas, que tanto ameaçam a sobrevivência como invalidam grandes áreas de seu mundo presumido.

Por outro lado, o próprio fato de ter sobrevivido à perda é eventualmente tranquilizador e, se os lutos são múltiplos ou traumáticos, eles oferecem às pessoas a oportunidade de descobrir que são mais fortes do que supunham e que outras pessoas realmente se importam com elas. A despeito de nossas dúvidas, o amor, o protetor fundamental contra o desastre, continua. Até as perdas mais traumáticas não o abolem do mundo. São essas descobertas que contam para o aumento gradual da confiança que é reportada pelas pessoas mais traumatizadas e é isso que torna recompensador ajudá-las ao longo do doloroso processo de transição.

É claro que uma compreensão do mundo presumido das pessoas traumatizadas nos ajuda a entender o que precisa ser retido e o que precisa ser liberado. A tarefa da terapia pode ser tanto ajudar a restaurar aquelas premissas negativas apropriadas como corrigir as premissas negativas irracionais herdadas da infância. De qualquer modo, o resultado final deve ser um conjunto de premissas mais realistas e maduras sobre o mundo.

# 10 A INFLUÊNCIA DO GÊNERO SOBRE OS APEGOS E SOBRE O LUTO

> Todas as mulheres ficam como a mãe. Essa é a tragédia delas.
> Nenhum homem consegue isso. Essa é a tragédia deles.
>
> Oscar Wilde, *The importance of being Ernest* (1895) ato 1

Roger Harper tinha 38 anos quando foi encaminhado a mim após a morte de sua esposa. Embora muito abalado por esse evento, Roger achava difícil chorar. Ele se tornou muito tenso, ansioso e deprimido, sentindo-se "morto por dentro". Sua angústia era tal que ele se mostrava incapaz de voltar a trabalhar e foi isso que finalmente o convenceu de que precisava de ajuda.

Neste capítulo, vamos considerar como os homens diferem das mulheres em seus vínculos e sua reação ao luto e continuar a tentar conseguir uma explicação para essas diferenças e para os problemas psicológicos que elas às vezes ocasionam.

## A influência do gênero na reação ao luto

Dado o fato de que as diferenças de gênero têm sido estudadas em praticamente todo projeto de pesquisa envolvendo seres humanos, existe uma falta de consenso no que diz respeito à sua influência sobre a reação ao luto. As razões para essa variação incluem diferenças culturais, variação no modo como homens e mulheres respondem aos questionários e diferenças no comportamento de procurar ajuda.

Estudos antropológicos em 78 culturas diferentes foram revistos por Rosenblatt *et al.* (1976). Eles mostram que, embora haja muitas sociedades nas quais tanto homens como mulheres choram quando enlutados nos funerais, sempre que existem diferenças de gênero são as mulheres que choram mais do que os homens.

Revisões recentes da extensa literatura sobre diferenças de gênero no mundo ocidental foram realizadas por Archer (1999) e por Stroebe et al. (2001). Eles concluíram que, em todas as épocas, as mulheres tendem a ter escores mais altos do que os homens em quase todas as escalas de distúrbios emocionais, sintomas psicológicos e comportamento de procurar ajuda. Após o luto, tais escores aumentam em ambos os sexos. Entretanto, quando comparados a pessoas não enlutadas de mesma idade e sexo, os viúvos mostram menos melhoras do que as viúvas e levam mais tempo para voltar aos níveis que possuíam quando casados, após o luto. Assim, na Pesquisa de Harvard (Parkes e Brown, 1972) mulheres jovens relataram mais sintomas do que os homens tanto nos grupos de viúvos como nos grupos controle. De fato, mulheres casadas não enlutadas reportavam níveis de depressão equivalentes a homens viúvos, catorze meses após o enlutamento. Apesar disso, foram mais os homens do que as mulheres que ainda mostravam uma depressão significativamente maior de dois a quatro anos após o enlutamento quando comparados a pessoas casadas do mesmo sexo. Além disso, os homens têm maior probabilidade de morrer de problemas cardíacos (o proverbial "coração partido") durante o ano seguinte à morte de suas esposas (Parkes et al., 1969; Stroebe e Stroebe, 1983).

Uma explicação para esses resultados é que os homens tendem a evitar ou inibir a expressão natural do sofrimento da separação e outras emoções. Presume-se que isso atrapalha o processo de luto, atrasa a recuperação e pode agravar os efeitos de uma doença cardíaca preexistente. Uma visão alternativa é que a relutância deles em procurar ajuda é que torna mais difícil para os homens do que para as mulheres obter apoio emocional de suas famílias e grupo de iguais após o enlutamento e explica a demora em retornar ao funcionamento normal descrita acima. É claro, ambas as explicações podem contribuir para a situação.

Diversos estudos sugerem que os homens têm maior propensão do que as mulheres a lidar com o estresse adotando uma aproximação instrumental ou de resolução do problema. Por outro lado, as mulheres usam mais frequentemente as estratégias de enfrentamento focalizadas na emoção (Billings e Moos, 1981). Em termos do Modelo do Processo Dual de Stroebe (ver p. 48), os homens tendem a adotar uma "Orientação de Restauração" e as mulheres, uma "Orientação de Perda". As mulheres tendem a lidar com o estresse compartilhando os sentimentos com seus pares e, quando enlutadas, expressam seu pesar. Os homens podem não mostrar sentimentos, mas lidam bem com os assuntos práticos que enfrentam após o enlutamento, replanejando a vida e dedicando-se ativamente aos problemas da revisão de seu mundo presumido. De fato, estudos mostram que jovens viúvos têm maior probabilidade que jovens viúvas de se envolver em encontros e caminhar rapidamente para um novo casamento (Parkes e Weiss, 1983).

Cada uma dessas estratégias de enfrentamento tem suas vantagens e desvantagens. A solução de problemas tem obviamente menos probabilidade de ajudar se um problema é insolúvel. Ela não vai permitir que uma pessoa enlutada traga de volta aquela que morreu. A focalização da emoção pode facilitar a expressão e trabalhar o pesar, mas não vai ajudar as pessoas enlutadas a replanejar a vida.

Essas considerações são consistentes com os resultados de um estudo comparativo de dois métodos de intervenção em luto problemático. Schut *et al.* (1997b) recrutaram ao acaso pessoas que procuraram ajuda em um serviço experimental de luto para ser submetidas a um dos dois métodos de intervenção e um grupo controle em uma lista de espera. As intervenções compreendiam um grupo focalizado no problema, cuja meta era ajudar as pessoas a repensar e replanejar a vida, e outro focalizado na emoção, no qual as pessoas eram encorajadas a compartilhar sentimentos. No *follow-up*, as pessoas em ambos os grupos de intervenção tiveram um resultado melhor do que aquelas no grupo controle. Quando as amostras foram analisadas segundo o gênero dos participantes, descobriu-se que os homens enlutados responderam melhor à terapia focalizada na emoção, enquanto as mulheres responderam melhor à terapia focalizada no problema. Se pudessem escolher, provavelmente os homens escolheriam a intervenção focalizada no problema e as mulheres, na emoção. No caso, ambos os sexos se beneficiaram ao aprender a fazer uso da estratégia de enfrentamento na qual eram piores.

Um estudo similar de Sikkema *et al.* (2004) foi restrito a homens e mulheres soropositivos escolhidos ao acaso ou para uma terapia cognitivo-comportamental (TCC), semelhante à terapia orientada para o problema, de Schut, ou para um tratamento psiquiátrico convencional. Ao fim da terapia, as mulheres que receberam TCC tinham melhorado, enquanto aquelas que receberam apoio tradicional, não. Os homens, entretanto, se beneficiaram de ambos os tipos de intervenção. Novamente, parece que é a mulher quem mais se beneficia de uma aproximação orientada para o problema.

Na ampla literatura sobre as diferenças entre homens e mulheres, presume-se que, apesar das diferenças anatômicas importantes, a maioria das diferenças psicológicas é mais adquirida do que inata. Existe certo reconhecimento de que os hormônios influem no comportamento sexual, mas a maioria das outras características psicológicas é considerada derivada da cultura. Isso é mais visível na área de estresse e luto, em que as diferenças são usualmente tidas mais como consequências das estratégias de enfrentamento aprendidas do que como tendências inatas.

## DIFERENÇAS DE GÊNERO EM ESPÉCIES NÃO HUMANAS

Dúvidas surgem sobre essa premissa devido a estudos de animais não humanos, nos quais padrões inatos de comportamento são mais fáceis de identificar. Esses estudos nos fornecem muita informação sobre as diferenças de gênero e não é possível aqui dar exemplos de todas as generalizações possíveis. Uma boa revisão é feita por Archer (1999). Em todos os animais sociais, as diferenças entre os sexos incluem uma rica variedade de comportamentos sociais. Com uma quantidade justa de variação de uma espécie para outra, os machos adultos tendem a ser mais competitivos, dominantes e agressivos do que as fêmeas. Eles frequentemente percorrem maiores extensões em territórios mais amplos e passam menos tempo em seus ninhos/casas do que as fêmeas. Fêmeas adultas, particularmente entre os mamíferos, passam mais tempo cuidando da prole. Elas tendem a ser mais unidas, submissas e gentis que os machos, ficam mais perto de casa e ocupam um território menor. Essas diferenças de gênero não estão presentes desde o nascimento e se desenvolvem ao longo da maturação. Como todos os padrões inatos de comportamento, são influenciadas pelo aprendizado desde o início. Assim, elas influenciam o comportamento, mas não o ditam.

Os vínculos também são influenciados pelo gênero. Em geral, as fêmeas são mais fortemente apegadas à sua prole do que os machos e, em muitas espécies, estes não sabem quem são seus filhos. Por outro lado, o apego dos filhotes às mães é similar, a despeito do sexo. A ligação afetiva do par por toda a vida é um padrão relativamente não frequente e, na maioria dos mamíferos, os machos dominantes se ligam e se vinculam a muitas fêmeas e suas crias. As fêmeas, por outro lado, tendem a permanecer vinculadas a um macho por um período de tempo relativamente longo.

Estudos sobre separação e perda em espécies não humanas têm se restringido em grande parte às mães e aos seus filhotes. Em geral, parece que as mães choram e procuram por seu filhote perdido e os filhotes de ambos os sexos choram e procuram por suas mães; algumas vezes, eles parecem ficar deprimidos. Dois relatos foram publicados sobre o filhote macho do guenon-etíope (também conhecido como macaco-vervet (Kaufman e Rosenblum, 1969), e dois sobre chimpanzés adolescentes machos que definharam e morreram depois da morte das mães, com quem tinham vínculos extraordinariamente dependentes (Goodall, 1971; Scarf, 1973). Em diversas espécies, tem sido descrito que os machos adultos choram e procuram por parceiras perdidas e, nas espécies nas quais o pai tem um papel significativo no cuidado com a cria, pelos filhotes perdidos.

Naquelas espécies que estão constantemente em movimento, como os macacos-vervet (que pulam de galho em galho), uma variedade de chamados é usada para manter contato e reunir os indivíduos de ambos os sexos que se separaram do grupo (Struhsaker, 1967).

## GÊNERO NOS SERES HUMANOS

Do mesmo modo que nas espécies não humanas, a maior parte das mulheres tem um papel muito maior na criação dos filhos do que os homens, e a intensidade de seu apego aos filhos parece refletir isso e estar associada a um luto maior pela morte de um filho do que se encontra no pai (Littlefield e Rushton, 1986). Esse é particularmente o caso quando a morte ocorre no início da infância e Fish (1986) mostrou que, enquanto as mães ficam enlutadas pela perda de um filho de qualquer idade, os pais se enlutam mais pela perda de um filho adulto do que por aqueles mais novos.

As diferenças de gênero também têm sido reportadas nos filhos após a morte de uma figura parental. Na época em que estão em idade escolar, os meninos reagem à morte de uma figura parental com mais agressividade e inquietação do que as meninas (Brown, 1958). Mais adiante na vida, tem-se observado que as filhas expressam mais pesar do que os filhos após a morte de uma figura parental idosa (Moss *et al.*, 1997).

Embora nenhuma diferença tenha sido demonstrada entre meninos e meninas nos padrões de apego que são identificados no Teste da Situação Estranha (Ainsworth, 1991), aparecem diferenças nos anos posteriores e os padrões de apego "romântico" identificados na vida adulta por meio do RSQ (ver p. 36-8) estão relacionados ao gênero (Bartholomew e Horowitz, 1991; Brennan *et al.*, 1991). Mais homens do que mulheres apresentam o padrão que Bartholomew chama de "rejeitador de relacionamentos", que é semelhante ao padrão evitador da infância, enquanto as mulheres têm maior probabilidade de ser classificadas como do padrão "temeroso de intimidade", que é semelhante ao padrão desorganizado.

## GÊNERO NO PRESENTE ESTUDO

Passamos agora a uma consideração das diferenças de gênero que foram encontradas no presente estudo. Isso possibilita que vejamos como homens e mulheres se comparam quando procuram ajuda psiquiátrica após o luto. A tabela 10.1 mostra o número de pessoas que vieram à minha clínica após cada tipo de luto. As mulheres excedem os homens em uma proporção de 7 para 1 e isso se aplica à maioria das categorias do luto. Isso confirma os resultados de outros estudos, que indicam que as mulheres têm maior probabilidade de procurar ajuda psiquiátrica após o luto do que os homens. Como veremos no capítulo 16 (p. 246 e 415-6), a preponderância das mulheres não foi encontrada em uma amostra comparável de 96 pacientes psiquiátricos que não tinham sofrido luto.

Vimos no capítulo 3 (p. 76-7) que, embora o gênero não influa nos escores de Padrões de Apego ou nos escores da Vulnerabilidade na Infância, ele tem alguma influência sobre o tipo de cuidado parental relatado. Os homens viam mais suas mães como figuras superprotetoras do que as mulheres. Os detalhes da análise a seguir são dados no anexo 10 (p. 354-5).

Quando observamos o modo como homens e mulheres enlutados lidam com o luto na vida adulta, surge uma diferença importante. Os homens têm escores significativamente mais altos do que as mulheres em Inibição Emocional/Desconfiança. Seus escores em Agressividade/Assertividade, entretanto, foram apenas ligeiramente mais altos do que os das mulheres e a diferença não alcançou significância estatística.

Explorando as questões individuais que sustentam o escore de Inibição Emocional/Desconfiança, parece que não é o sentimento de desconfiança que distingue os homens das mulheres, mas a inibição dos sentimentos. Entre os homens enlutados, perto de dois terços respondeu "Sim" às perguntas "Você acha difícil mostrar afeição por pessoas próximas a você?" e "Você acha difícil expressar sentimentos de tristeza ou pesar?" Somente um terço das mulheres marcou essa mesma resposta. Parece que os homens, em nossa amostra, têm muito mais probabilidade do que as mulheres de dizer que acham difícil expressar afeto, pesar ou tristeza e nunca choram.

**Tabela 10.1** Gênero das pessoas enlutadas × relacionamento com a pessoa falecida

| Pessoa falecida | Homem | Mulher | Total |
| --- | --- | --- | --- |
| Cônjuge | 6 (18%) | 28 (82%) | 34 |
| Morte intrauterina | 0 (0%) | 4 (100%) | 4 |
| Filho de 0 a 17 anos | 3 (20%) | 12 (80%) | 15 |
| Filho maior de 18 | 1 (10%) | 9 (90%) | 10 |
| Mãe | 5 (23%) | 17 (78%) | 22 |
| Pai | 1 (11%) | 8 (89%) | 9 |
| Irmãos | 2 (17%) | 10 (83%) | 12 |
| Outros | 7 (58%) | 5 (42%) | 12 |
| Múltiplas | 4 (12%) | 29 (88%) | 33 |
| Total | 29 (19%) | 122 (81%) | 151 |

Entre os escores de sintomas e sofrimento emocional que contribuíram com a decisão do respondente de procurar tratamento psiquiátrico, somente um mostrou diferença entre os sexos. O escore de Pesar/Solidão foi ligeiramente maior nas mulheres do que nos homens, mas essa diferença só alcançou um nível limítrofe de significado.

Mais de três quartos (78%) das mulheres enlutadas e dois terços (66%) dos homens enlutados foram diagnosticados como ansiosos. A diferença, embora estatisticamente significativa, não é dramática e parece indicar que as mulheres têm maior probabilidade que os homens de admitir problemas que envolvam ansiedade.

Mais altamente significativo foi o resultado de que 26% dos homens e somente 4% das mulheres foram diagnosticados com transtorno da personalidade. Os transtornos da personalidade são padrões duradouros de pensamento inflexível e comportamentos que prejudicam os relacionamentos da pessoa e sua habilidade de funcionar social, profissionalmente e de outros modos. Com raízes na genética e nas experiências da infância, eles são evidentes desde cedo e não podem, por isso, ser causados pelo luto na vida adulta. Por outro lado, são frequentemente agravados pelo luto e outros estresses e isso pode levar as pessoas com transtornos da personalidade ao tratamento psiquiátrico. Uma preponderância similar dos transtornos da personalidade nos homens também foi encontrada em pacientes psiquiátricos não enlutados (ver capítulo 16) e confirma que esse é mais um traço geral do que resultante do luto.

Usando a classificação diagnóstica adotada no DSM-IV (American Psychiatric Association, 1994), os tipos de transtorno da personalidade a seguir foram diagnosticados nos homens enlutados vistos neste estudo. Em ordem de frequência, foram Evitador (quatro de 43 casos), *Borderline* (três casos), Antissocial (dois casos) e Transtorno da Personalidade Histriônica (um caso).

Por transtorno de personalidade evitadora (ver também p. 267 e 274), entenda-se "um padrão difuso de inibição social, sentimentos de inadequação e hiperssensibilidade a avaliações negativas [...] presentes em uma variedade de contextos" (APA, 1994, p. 664). Essas características estavam presentes em muitas das pessoas vistas neste estudo e, pela quantidade de inibição emocional encontrada, parece provável que a condição tenha sido subdiagnosticada.

Nos transtornos da personalidade *borderline* (ver também p. 275), a ênfase é no medo de abandono ou perda, o que dá lugar a "um padrão difuso de instabilidades nos relacionamentos pessoais, autoimagem e afetos (emoções), e impulsividade marcante [...]". Esses também provavelmente resultam de tipos de apego inseguro que foram comumente relatados neste estudo e é fácil ver por que o luto pode agravar a condição.

Houve uma tendência a diagnosticar mais mulheres com luto crônico do que homens, mas os números eram pequenos em ambos os sexos e não permitem comparação estatística. Outros distúrbios não estavam notadamente associados a um dos sexos. Como o grupo de comparação de Ward estava restrito a mulheres, não temos dados sobre o modo como os homens que não procuraram ajuda psiquiátrica respondem ao QRA.

## DISCUSSÃO

Esses resultados confirmam a expectativa de que as mulheres procurarão ajuda psiquiátrica após o enlutamento com muito mais frequência do que os homens e que isso é uma consequência do luto. Na maioria dos outros ambientes psiquiátricos, os homens são tão numerosos quanto as mulheres.

Os resultados confirmaram aqueles de outros estudos, que mostram que os homens tendem a inibir os sentimentos. Eles também mostraram que isso provavelmente não é consequência de uma tendência maior para a evitação na infância. Como meninos, os homens neste estudo não tiveram maiores tendências a reportar mais vínculos evitadores na infância do que as meninas. Outras possíveis explicações para a tendência masculina de inibir sentimentos na vida adulta são:

- predisposição inata que se torna manifesta na adolescência;
- aculturação pelos amigos e/ou outras pessoas.

Nossos números não permitem que decidamos entre essas influências, todas ou ambas podem contribuir para a inibição dos sentimentos. Contrariamente às expectativas, a inibição dos sentimentos nos homens não levou a qualquer frequência maior do diagnóstico de luto adiado. Isso (conforme vimos nas p. 394-5) pode resultar de muitas causas que não têm relação particular com o gênero. Entretanto, houve uma tendência de as mulheres terem escores mais altos em Pesar/Solidão do que os homens e de serem com maior frequência diagnosticadas como sofrendo de um estado de ansiedade e, ocasionalmente, luto crônico.

A maior incidência do transtorno da personalidade nos homens está de acordo com a experiência psiquiátrica geral e ela mesma pode refletir a tendência dos homens de inibirem sentimentos e de atuarem [*act out*] seus problemas. Esse é o caso dos distúrbios da personalidade evitadora que, como vimos, são caracterizados pela inibição social.

Do ponto de vista da prática, os resultados combinam com os achados de Schut de que os homens se beneficiam mais do que as mulheres da ajuda focada em possibilitar que eles expressem sentimentos, enquanto as mulheres têm poucas dificuldades desse tipo. As mulheres, por outro lado, podem precisar de ajuda para parar de sofrer e repensar a vida.

## UM EXEMPLO DE APEGO INSEGURO E LUTO MASCULINO

Roger Harper, cujo luto pela morte da esposa foi descrito anteriormente, era o segundo de três filhos de um professor universitário, cujo trabalho exigia que viajasse muito, e de uma professora do ensino médio. Ambos os pais eram nervosos, inseguros e preocupados, e dependiam um do outro. Nenhum mostrava afeição por Roger e eles alternadamente o desafiavam e superprotegiam. Todos os seus escores de Apego no QRA eram altos (Ansioso/Ambivalente, 13; Evitador, 8; e Desorganizado, 9,5).

Talvez devido à insegurança de apego, Roger odiava todos os seus professores, a quem via como "insensíveis". Levou um bom tempo para que ele tivesse consciência de sua grande inteligência; largou a faculdade e, após muitos anos de andanças pelo mundo afora e de muitos trabalhos servis, finalmente se tornou professor de ciências. Ele possuía muitas características do distúrbio de personalidade limítrofe, incluindo uma tendência a idealizar alguns relacionamentos e desvalorizar outros.

Aos 21 anos, apaixonou-se por uma mulher mais velha por quem "arrastou um bonde" por muitos anos. Talvez devido ao fato de ele se achar incapaz de compartilhar seus sentimentos, ela nunca correspondeu ao seu amor e, finalmente, rompeu o relacionamento.

Aos 31 anos ele conheceu Jean e seis anos mais tarde casou-se com ela, uma mulher muito inteligente. Infelizmente, ela sofria de epilepsia e, cinco meses antes que Roger fosse indicado a mim, morreu de falência hepática causada pelos efeitos tóxicos da medicação.

Conforme vimos, Roger achava muito difícil expressar o pesar que sentia, mas sua depressão, tensão e sentimentos de irrealidade eram tais que ele era incapaz de trabalhar.

Na terapia, ele aos poucos começou a relaxar e a expressar sentimentos de pesar, não só por sua esposa, mas também por outras perdas que sofrera. Com grande sofrimento, ele se lembrou de um fato da infância, de ter sido trancado no banheiro por sua mãe. Sua condição melhorou e ele conseguiu voltar ao trabalho, mas seus problemas eram profundos e ele agora se sentia motivado a cuidar deles. Ele aceitou a indicação para um psicoterapeuta para tratamento posterior.

Roger exemplifica diversos problemas encontrados em homens que procuram ajuda psiquiátrica após o luto. Suas más experiências quando criança tinham agravado a tendência masculina de inibir a expressão de sentimentos e prejudicaram seus relacionamentos com professores e outras pessoas. Incapaz, por muitos anos, de se comprometer com qualquer relacionamento ou trabalho estável, ele afinal encontrou uma dose de segurança com Jean e comprometeu-se com a carreira de professor. A morte da esposa tirou-o do rumo, mas também ensejou um pedido de terapia, da qual ele precisava havia muito tempo. Nesse cenário, ele descobriu que era possível expressar sentimentos sem ser totalmente dominado e isso permitiu que começasse a "virar a página" de outros lutos não resolvidos.

## CONCLUSÃO

Apesar das diferenças entre os sexos, que se tornam mais óbvias na adolescência, parece existir pouca diferença significativa entre meninos e meninas e seus padrões de apego na infância. Isso justifica nossa combinação dos sexos para mais propósitos no atual estudo.

A pesquisa confirma e, até certo ponto, explica o fato de a inibição dos sentimentos ser mais comum nos homens do que nas mulheres em nossa sociedade. Talvez como consequência dessa inibição, os homens têm menor probabilidade de procurar ajuda psiquiátrica após o luto e, quando o fazem, têm menor probabilidade do que as mulheres de reclamar de ansiedade e de pesar intenso. Por outro lado, eles têm maior probabilidade de sofrer de distúrbios da personalidade, particularmente daqueles que refletem a inibição emocional.

Quando consideramos esses resultados e notamos sua semelhança com as diferenças de gênero nas espécies não humanas, podemos chegar à conclusão de que as diferenças fundamentais são inerentes às origens, embora sejam muito influenciadas pela experiência cultural. Os padrões de apego parental têm papel secundário nas diferenças de gênero, embora possam contribuir para os problemas e tratamentos necessários decorrentes delas.

# 11 PERDA DE UM DOS PAIS NA VIDA ADULTA

> O relacionamento entre uma mãe e seu filho é o mais extraordinário de todos; outras espécies têm o bom senso de banir seus filhotes precocemente.
>
> John Rae, *The Custard boys* (1960), cap. 13

Catorze meses antes de Sharon Herbert, 48 anos, ser indicada a mim, sua mãe tinha morrido subitamente devido a um "derrame". Disseram a Sharon que o derrame tinha sido causado pelo estresse e ela se culpou por contribuir para a morte por ter dependido da mãe. Na época em que eu a vi pela primeira vez, ela estava chorosa, deprimida, ansiosa, solitária e insegura. Ela sentia que estava no fim de suas forças e com propensão ao pânico. Reconheceu querer desesperadamente alguém que cuidasse dela e estar ficando dependente da irmã solteira. Ao mesmo tempo, sentia-se muito arrependida e com medo de se tornar um fardo para a filha.

## A PERDA DE UM DOS PAIS NA VIDA ADULTA É UMA CAUSA PROVÁVEL DE PROBLEMAS PSICOLÓGICOS?

A maior parte das pessoas que alcançam os 50 anos é órfã; terão perdido um ou ambos os pais. Elas têm risco aumentado de distúrbio psiquiátrico como resultado? Embora tenham sido feitos muitos estudos sobre os efeitos psicológicos da perda de um dos pais, a maioria deles está restrita a crianças na idade escolar ou pré-escolar, quando essa perda é relativamente incomum (para uma revisão crítica, ver Oltjenbruns, 1999). Em geral, parece que nessa faixa etária os problemas duradouros resultam mais provavelmente do cuidado parental subsequente inadequado do que da própria perda (Harris *et al.*, 1986). Tais perdas residem além do escopo deste livro.

A explicação mais plausível para a falta de pesquisas sobre pessoas mais velhas é a premissa geral de que a perda de figuras parentais na vida adulta acontece na hora certa e é "normal". Portanto, é improvável que tenha consequências psicológicas graves. De fato, essa premissa é corroborada por resultados de pesquisas. O estudo comunitário de Norris e Murrell (1990) não encontrou evidências de qualquer aumento de depressão, em relação aos níveis anteriores ao enlutamento, em uma amostra de 58 adultos cuja figura parental tinha morrido. Comparando outros 85 adultos que haviam perdido uma figura parental com 434 que tinham perdido o cônjuge e 39 que tinham perdido um filho, Owen *et al.* (1982) concluíram que "a morte de pais idosos é menos desorganizadora, menos emocionalmente debilitante e geralmente menos significativa para os filhos adultos [...] do que para os outros dois grupos". Em uma recente revisão de literatura, Moss *et al.* (2001) concluíram que "o luto complicado ou patológico tende a ser raro para os filhos adultos".

Por outro lado, alguns estudos mostraram porcentagens aumentadas de depressão (Birtchnell, 1975; Cleiren, 1991) e de suicídio (Bunch *et al.*, 1971) após a morte dos pais. Umberson e Chen (1994) fizeram o *follow-up* de uma grande amostra nacional que incluía 207 adultos que tinham perdido uma figura parental durante o período do estudo. Eles relataram mais sofrimento emocional, maior consumo de álcool e maior declínio na saúde física nessa amostra de enlutados pela perda de um dos pais do que na de pessoas não enlutadas. Seus casamentos estavam também mais frequentemente em conflito, fato que eles atribuíam à dificuldade de compartilhar sentimentos ou se comunicar com o parceiro sobre a perda.

Embora a organização nacional Cruse Bereavement Care do Reino Unido fosse originalmente concebida para cuidar de viúvas, nos últimos anos tem aberto suas portas para pessoas com outros tipos de luto. A morte de uma figura parental é agora a razão mais comum para as pessoas procurarem sua ajuda (Cruse, 2004). Como esses resultados conflitantes podem ser explicados? Mais uma vez temos de considerar a possibilidade de que alguns adultos vão sofrer um estresse duradouro como consequência da perda de uma figura parental, enquanto outros podem até achar que seu estado emocional melhorou.

## POR QUE ALGUNS ADULTOS TÊM DIFICULDADES APÓS A MORTE DE UM DOS PAIS?

O aumento nos suicídios após o luto, como relatado por Bunch *et al.* (1971), estava em grande parte restrito aos homens adultos que nunca tinham se casado e continuavam a viver com as mães. Isso levanta a possibilidade de que alguns dos problemas dos adultos que perderam um dos pais podem resultar de uma dependência emocional duradoura ou de outros tipos de vínculos inseguros.

O apoio para essa teoria vem da comparação de Horowitz *et al.* (1981) entre 35 adultos que procuraram tratamento psicológico após a morte de um dos pais e 37 adultos enlutados pelo mesmo tipo de perda que não tinham procurado ajuda. No grupo de tratamento, a grande proporção era de mulheres jovens (para quem a morte de um dos pais era fora de hora) e de homens e mulheres solteiros que tinham tido relacionamentos intensos de "parceria" com a figura parental morta.

Por outro lado, Umberson e Chen (1994) descobriram que aqueles adultos que relataram recordações negativas da infância a respeito dos pais tinham menos sofrimento emocional depois que essa figura parental morria do que aqueles que relatavam momentos felizes. Douglas (1990), em um estudo qualitativo com quarenta adultos que perderam um dos pais, afirma: "Aqueles que eram felizes quando crianças foram emocionalmente mais próximos dos pais quando adultos e tiveram reações mais fortes à morte deles do que os que eram distantes dos pais quando crianças" (p. 135). É claro que o sofrimento emocional que Douglas descreve talvez seja o luto normal e seria um erro presumir que a expressão do pesar é um problema. De fato, pode ser que os indivíduos que mostraram menos sofrimento estivessem em risco maior de apresentar problemas psicológicos posteriores do que aqueles cujo sofrimento era expresso mais intensamente na época do luto.

Pessoas idosas muitas vezes se tornam física e emocionalmente dependentes de seus filhos e a experiência clínica sugere que isso pode fazer ressurgir problemas prévios de vínculos e estragar os últimos anos com a figura parental. Um diagnóstico que dá margem a esses problemas em particular é a demência. Ela pode ser um grande fardo na família e uma causa para o pesar muito antes da morte da figura parental (Theut *et al.*, 1991). A morte, quando vem, pode ser um alívio, mas também dá margem a autocondenações e conflitos dentro da família.

Outros fatores que merecem atenção sistemática, mas têm recebido muito pouca, são as interações entre o sexo da figura parental e o do filho. Scharlach e Frederiksen (1993) mostraram a existência de poucas diferenças entre as reações à morte de 63 mães e 51 pais, mas em outro estudo Douglas (1990) relata que, embora as filhas tivessem mais propensão que os filhos a sofrer pela morte do pai, filhos e filhas expressaram níveis similares de sofrimento emocional após a perda da mãe.

Como as mulheres geralmente se casam com homens mais velhos, e os homens morrem antes das mulheres, a maioria das pessoas perde primeiro o pai. É possível que o maior sofrimento expresso após a morte da mãe reflita o fato de que as pessoas agora perderam ambas as figuras parentais; elas mesmas agora estão no "começo da fila". Não há nada como a morte de uma figura parental para fazer que pensemos na nossa própria mortalidade.

Ao lado das evidências das reações problemáticas ao luto parental também existem evidências de que a morte de um dos pais é muitas vezes seguida de amadurecimento pessoal. Para alguns, a morte de uma figura parental pode deixar o filho "livre" e convencê-lo de que, pela primeira vez, ele pode sobreviver sem a figura parental. Outros filhos enlutados guardam suas lembranças da figura parental perdida e continuam a fazer uso delas como uma fonte interna de segurança e força. Para uma revisão mais detalhada dessa literatura, ver Moss e Moss (1997).

## PERDA DE PAI OU MÃE NO PRESENTE ESTUDO

Este estudo fornece-nos uma oportunidade de explorar os modos pelos quais os vínculos da infância, conforme lembrados na idade adulta, influenciam vínculos posteriores com os pais e identificam os problemas psicológicos que algumas vezes surgem quando esses pais morrem. Não era esperado que este estudo nos contasse muito a respeito das pessoas para quem a morte de uma figura parental é uma experiência positiva ou de crescimento, pois seria improvável que procurassem a ajuda de um psiquiatra. Mesmo assim, como podemos ver, tais resultados foram certamente encontrados em alguns pacientes psiquiátricos.

O estudo também nos permite lançar luz nas visões conflitantes expressas acima. Se Umberson e Chen (1994) e Douglas (1990) estiverem certos, podemos descobrir que, diferentemente do restante de nossa amostra, as pessoas com mais evidência de cuidados parentais insatisfatórios (altos escores de Cuidados Parentais Problemáticos) vão reportar níveis mais baixos de Sofrimento Emocional Geral e Pesar/Solidão após a morte de uma figura parental do que aquelas que sofreram outros tipos de luto. Uma vez que todas essas pessoas procuraram ajuda psiquiátrica para seus problemas, podemos esperar que o problema dos adultos órfãos com baixos escores de Pesar/Solidão seja com mais frequência resultante de trauma do que de vulnerabilidade pessoal. Por outro lado, se Horowitz *et al.* (1981) e Bunch *et al.* (1971) estiverem corretos, o oposto vai ser o caso e as pessoas no presente estudo que sofreram o luto parental e cuidados parentais insatisfatórios terão sofrimento emocional mais duradouro e menos evidência de trauma do que aquelas com bons relacionamentos parentais.

Por tudo isso, parece provável que as pessoas que experienciaram tipos de relacionamento ansioso/ambivalente ou de dependência afetiva com seus pais vão continuar a fazê-lo na vida adulta e esse grupo pode mostrar maior estresse quando enlutado.

Vimos (p. 75) que após a perda do cônjuge a perda de um dos pais era o segundo tipo mais frequente de luto reportado pelos pacientes psiquiátricos e constituía 21% da amostra enlutada. Vinte e duas pessoas (dezessete filhas e cinco filhos) foram encaminhadas para ajuda psiquiátrica por problemas relacionados à morte da mãe e nove, à morte do pai (oito filhas e um filho). Dados estatísticos detalhados são relatados no anexo 11.

## Mortes previsíveis e mortes inesperadas

A idade média das pessoas que perderam uma figura parental era de 37 anos, sete anos mais novos do que a média para o restante da amostra enlutada. Essa diferença é esperada, dado que os filhos são mais jovens do que seus pais e de uma idade similar à de seus parceiros, irmãos e amigos que morrem. Mesmo assim, esses números implicam que os próprios pais eram relativamente jovens na época da morte. Embora não tenhamos as idades desses pais quando morreram, não é absurdo presumir que eles eram cerca de 25 anos mais velhos que a pessoa enlutada. Isso daria a eles uma média de idade de 62 anos, bem abaixo da expectativa de vida para sua geração. Esse fato sugere veementemente que muitas dessas mortes de figuras parentais foram inesperadas e que a morte previsível de pais idosos tem relativamente menos probabilidade de provocar nos filhos a busca de ajuda psiquiátrica.

## Perda de um dos pais comparada a outros tipos de perda

Como vimos no capítulo 9, mortes inesperadas são comumente relatadas pelos pacientes psiquiátricos enlutados. Nesse e na maioria de outros aspectos, aqueles que procuram ajuda após a perda de uma figura parental não diferem de pessoas que procuram ajuda após outros tipos de luto. Eles tiveram proporções gerais similares em cada um dos padrões de apego e seus relacionamentos conjugais, seus modos de enfrentamento e suas reações ao luto não diferem daqueles relatados pelas pessoas que sofreram outras perdas. Houve uma ligeira tendência de as pessoas que perderam uma figura parental dizerem que haviam se tornado mais dependentes após o luto, mas isso não alcançou relevância estatística.

Parece, pelas evidências, que, entre aqueles que procuraram ajuda psiquiátrica, a influência dos apegos inseguros com os pais não é maior ou menor quando a figura parental morre do que quando outra pessoa a quem se é apegado morre.

## Perda da mãe comparada à perda do pai

Aqueles que procuraram ajuda após a perda da mãe tinham significativamente maior probabilidade do que os outros de dizer que, quando crianças, tinham sido "excepcionalmente próximos" dela, mas essa tendência não foi suficiente para aumentar os escores de Ansioso/Ambivalente do grupo enlutado por perda parental em um grau expressivo. Os enlutados por figura parental não eram excepcionalmente próximos de seus pais.

Dentro dos grupos de comparação de idade, de 35 mulheres pacientes psiquiátricas enlutadas e 35 não psiquiátricas, somente duas (6%) das não psiquiátricas comparadas com dez (29%) pacientes psiquiátricas tinham perdido a mãe. Os números para a perda do pai foram de quatro (1%) pacientes não psiquiátricas e cinco (14%) psiquiátricas. Embora os números sejam muito pequenos para a análise estatística, esses resultados sugerem que a morte da mãe é causa mais frequente de um encaminhamento psiquiátrico do que a morte do pai.

> Sharon Herbert descreveu sua mãe como uma mulher superansiosa e superprotetora que a tratava como criança e a via como preciosa, mas delicada e frágil. Seu pai também era um homem superansioso que bebia demais. Sharon era extraordinariamente próxima a ambos os pais e preocupava-se muito com eles, temendo que pudessem morrer. Ela sentia que tinha de cuidar deles e de seus irmãos mais novos. Descrevia-se como uma criança infeliz que chorava muito e era teimosa, mal-humorada, mandona e rebelde. Nunca foi bem nos estudos. Seu QRA mostrava escores acima da média em Apego Ansioso/Ambivalente (9) e em Apego Desorganizado (6), com escore médio de Apego Evitador (3).
>
> Parece que a morte dos pais confirmou o medo que Sharon sentira a vida toda de que ela seria deixada sem apoio ou proteção. Sua reação foi muito parecida com aquela da criança que foi abandonada.

## Vínculos na vida adulta

Somente três (14%) das 22 pessoas que procuraram ajuda psiquiátrica após a morte da mãe eram casadas e outras três moravam com um parceiro. Por outro lado, dois terços (6/9) daqueles que tinham perdido o pai eram casados. É possível comparar esses números com os dados da população do Reino Unido, nos quais 83% das pessoas entre 35 e 44 anos de idade são casadas (Office of Statistical Censuses and Surveys, 1992). Parece que as pessoas que procuram ajuda psiquiátrica após a morte da mãe têm maior probabilidade do que o restante da população de ser solteiras. Metade das pessoas enlutadas por perda da mãe que não eram casadas ou não moravam com alguém estava separada ou divorciada, e a outra metade nunca fora casada.

Embora sete das nove pessoas (incluindo somente um homem) que procuraram ajuda após a morte do pai tivessem parceiros, o estresse conjugal estava sempre presente e era usual a história de um relacionamento ambivalente entre a pessoa enlutada e o pai. Quatro dos pais foram descritos como tendo problemas com álcool; dois eram deprimidos; e três, ansiosamente superprotetores com os respondentes. São vínculos como esses que são mais frequentemente associados à autocensura e ao luto conflituoso. Além disso, a morte do pai fora inesperada e acontecera junto com outros estresses que contribuíram para os problemas, fazendo as pessoas procurar ajuda.

Entre os que eram divorciados ou separados na época da morte da mãe, o rompimento de seus casamentos algumas vezes parece ter resultado de um apego contínuo de dependência emocional em relação à mãe. Em outros casos, fora o rompimento do casamento que tornara essas pessoas muito próximas das mães. De novo, ambos os fatores provavelmente fizeram parte dos problemas que se seguiram à morte da mãe.

> Sharon casara-se aos 22 anos com um ex-soldado, agora jardineiro, que nunca fora feliz na vida civil. Ela o descrevia como um homem dominante, rígido, que ficava violento com frequência com ela e com as duas filhas. Mesmo assim, por um tempo, ela era muito próxima dele e vê o casal como tendo sido mutuamente dependente. Ela também permaneceu próxima de sua mãe, em quem frequentemente confiava, mas tal proximidade foi um estorvo para o marido ao longo de todo o casamento. Sharon lidara bem com a morte de seu pai anos antes e era capaz de dar apoio à mãe, mas à custa de se distanciar cada vez mais do marido.
>
> Três anos antes, sua filha mais velha saíra de casa para casar-se e, logo depois, o marido de Sharon a deixou por outra mulher. Ela sentiu muito a falta dele, mas foi apoiada pela mãe e pela filha mais nova, que permaneceu em casa.

Sharon ilustra bem os problemas que podem surgir quando um filho adulto mantém um vínculo inseguro íntimo com a mãe. O relacionamento contínuo com a mãe foi um dos fatores que prejudicaram seu casamento. Seu marido tinha os próprios problemas, com os quais lidava de modo tipicamente masculino. Depois de deixar o mundo machista e seguro do exército, tentou manter o controle de si e dos outros ao adotar uma disciplina rígida e dominar a esposa e a família. Isso criou um mito familiar de sua independência, força e superioridade com o qual, a princípio, sua esposa foi conivente. Entretanto, o apego contínuo dela com a mãe criou um abismo entre eles. Isso aumentou depois que o pai de Sharon morreu e deve ter contribuído para a decisão do marido de procurar outro relacionamento.

Eu vi Sharon somente três vezes, mas ela fez bom uso de nossos encontros. Era óbvio para mim que ela era uma pessoa muito capaz, que não tinha necessidade de se sentir culpada ou inferior. Sua filha mais velha e seus dois netos precisavam da ajuda dela e isso a encorajou a sair de casa e encontrar papéis novos e satisfatórios como avó. Nessa situação, sua autoestima rapidamente melhorou conforme ela descobriu, talvez pela primeira vez na vida, que não precisava depender de mais ninguém.

Parece que Sharon precisava ficar livre do marido, do pai e da mãe antes que pudesse descobrir seu verdadeiro potencial. No fim, a deserção do marido e a morte da mãe forneceram a ela uma oportunidade real, mas assustadora, de escapar de uma armadilha na qual havia nascido.

## CONCLUSÃO

No geral, nossos resultados corroboram a visão de que os padrões de apego inseguro contribuem para os problemas que seguem a morte de uma figura parental, do mesmo modo que para aqueles que acontecem após outros tipos de luto. O resultado de que os enlutados pela perda da mãe têm maior probabilidade de relatar uma proximidade incomum com ela pode explicar os resultados de Umberson e Chen (1994) e Douglas (1990) de que o estresse após o luto por figura parental é maior quando o relacionamento foi muito próximo. Os dados também corroboram a expectativa de que os problemas psicológicos têm maior probabilidade de acontecer após a morte da mãe do que do pai.

Parece que todos guardamos, em algum nível, elementos do apego aos nossos pais que foi estabelecido durante a nossa infância. Para a maioria de nós, o processo de maturação, que permite que consigamos autonomia durante nossa adolescência, prepara-nos para as mudanças em nossa vida que acontecerão após a morte deles. Nós não deixamos de amar nossos pais, mas não precisamos mais dos seus cuidados para sobreviver.

A evidência descrita aqui sugere que para uma minoria essa autonomia pode não ser plenamente atingida enquanto os pais estiverem vivos. Os apegos extremamente íntimos podem persistir, reduzindo as chances de novos relacionamentos e estragando aqueles que são estabelecidos, haja vista a grande proporção de adultos órfãos neste estudo que eram solteiros ou estavam em conflito com seu parceiro. Quando, enfim, a figura parental morre, o evento pode constituir uma ameaça à saúde mental. Por outro lado, também pode fornecer aos órfãos a oportunidade de descobrir seu verdadeiro valor, força e potencial.

# 12 PERDA DE UM FILHO

> O pesar ocupa o espaço do meu filho ausente,
> Fica em sua cama, caminha a todo lado comigo,
> Coloca suas roupas bonitas, repete suas palavras,
> Lembra-me de todas as suas partes graciosas,
> Preenche esta roupa vazia com sua forma:
> Então eu tenho razão em estar afeiçoado ao pesar.
>
> William Shakespeare, *A vida e a morte do Rei João* (1591-8), ato 3, cena 4, 1.93

Era uma noite chuvosa, e Moira O'Rourke (55 anos) tentou persuadir seu filho a não sair de moto. Infelizmente, ele insistiu e mais tarde naquela noite ela soube que ele havia perdido a vida em um acidente de trânsito.

Moira teve uma reação de luto severa e duradoura. Quatro anos depois, ainda conservava as cinzas do filho em um quarto de hóspedes. Quando veio à minha clínica, estava preocupada com pensamentos sobre a morte do filho e sua fachada de independência tinha ruído. Ela agora estava ansiosa, deprimida e perto do pânico; sentia que não poderia mais enfrentar aquela situação e precisava de alguém para cuidar dela.

Considerando somente as questões práticas ou instrumentais, podemos pensar que a morte de um filho, particularmente aquele que não é mais dependente dos pais, seria menos estressante do que a morte do cônjuge. Afinal, essa morte não desestrutura tanto a vida dos pais quanto o faz a de um cônjuge. Pais em geral se separam dos filhos na adolescência, e os pais de crianças menores costumam ser suficientemente novos para substituir algum filho que morre. Ainda assim, tanto a intuição como as evidências clínicas e as pesquisas comparativas contam uma história diferente. Para a maioria das pessoas do mundo ocidental, a morte de um filho é a fonte de pesar mais atormentadora e dolorosa.

Revendo quatro estudos comparativos, Stroebe e Stroebe (2001) concluem: "A perda de um filho adulto resulta em um luto mais intenso, mais persistente e em maior depressão do que a perda do cônjuge, pais ou irmãos". Por quê? Uma das explicações vem de Archer (1999), que adota uma perspectiva psicobiológica. Ele sugere que a força de um vínculo e a intensidade e duração do luto resultante quando tal vínculo é interrompido é proporcional ao valor genético da pessoa perdida. Uma vez que um filho é o meio principal de perpetuar nossos genes, poderíamos esperar que sua morte levasse a um luto severo e duradouro. Estamos perdendo nossa imortalidade genética.

Essa teoria é corroborada por diversos estudos revistos por Archer, que mostram que a intensidade e a persistência do luto são inversamente proporcionais à idade da criança que morre (pais mais jovens têm maior probabilidade de ter mais filhos) e que a morte de filhos únicos é mais traumática do que a de um filho entre muitos.

Nenhum dos estudos revistos por Stroebe e Stroebe foi realizado em países do Terceiro Mundo, onde as mulheres continuam a ter famílias grandes porque sabem que muitos de seus filhos vão morrer. Relatos desses países, tais como o livro de Nancy Scheper-Hughes, *Death without weeping* [Morte sem choro] (1992), sugerem que nesses ambientes a morte de um filho, particularmente na infância, é menos devastadora em seus aspectos psicológicos do que em outros países.

Um fator que pode contribuir para o luto parental no mundo com privilégios médicos é que aqui a morte das crianças é prematura e desafia as expectativas normais. Essas mortes são frequentemente causadas por trauma e podem ser súbitas, inesperadas e, em casos de síndrome da morte súbita de bebês (SMSB), inexplicáveis. Por outro lado, para nós, todas as mortes de crianças são traumáticas, e Miles (1985) mostrou que não existe diferença entre o luto de pais cujos filhos morreram de doenças crônicas e o daqueles cujos filhos morreram em um acidente. No entanto, um estudo semelhante realizado na Turquia, em que as reações de pais à morte de filhos por leucemia foram comparadas com as de pais que perderam filhos na guerra, mostrou porcentagens maiores de luto crônico e de "estresse traumático" persistente nos pais daqueles que participaram de conflitos armados (Yüksel e Olgun-Özpolat, 2004).

Dadas essas influências, a reação de Moira O'Rourke à morte do filho não traz surpresas. Ainda permanece o fato de que a maioria das mães que perde um filho não procura ajuda psiquiátrica e é razoável perguntar por que algumas pessoas são mais vulneráveis a tais perdas do que outras. A literatura clínica sugere que a morte de um filho é o teste definitivo da família como um sistema de apoio para seus membros. Ela pode manter ou destruir uma família. Alguns se mantêm juntos em apoio mútuo, mas para outros pode ser a gota d'água. Assim, Cornwell *et al.* (1977) encontraram evidências de sérias dificuldades conjugais em um terço dos casais após a morte súbita de filhos e Nixon e Pearn (1977) reportaram a separação parental em um período de cinco anos, em 25% das famílias, após a morte por afogamento do filho mais velho.

Em uma maior extensão do que em outros tipos de perda, as diferenças de gênero podem causar problemas (Dyregrov, 1990). A mãe que está em desespero precisando de apoio emocional pode perceber o marido lidando com seu pesar de modo evitador. Consequentemente, quando ela mais precisa, não pode contar com ele. Reações de raiva podem destruir uma família, sobretudo quando as pessoas se culpam umas às outras, com ou sem razão, pela perda. Aqueles que não são capazes de encontrar apoio dentro da família podem procurar ajuda fora dela e isso pode ser visto como uma infidelidade ou deslealdade. Em geral, as perdas intra-uterinas e perinatais afetam mais a mãe do que o pai, enquanto as perdas que acontecem com crianças mais velhas têm influência mais semelhante (Fish, 1986).

Muito tem sido escrito sobre a natureza permanente da "sombra de pesar" que pode acompanhar a perda de um filho (Peppers e Knapp, 1980). Apesar disso, tendo revisto cinco estudos, Kissane e Bloch (2002) concluíram que "dar à luz outra criança logo em seguida está intimamente correlacionado com luto reduzido, menor depressão e melhoras para a família". Esse fato pode confirmar a teoria de Archer, mas não podemos ignorar que a gravidez subsequente pode ser mais uma consequência do que uma causa da recuperação emocional.

## PERDA DE UM FILHO NO PRESENTE ESTUDO

Embora não se tenha feito nenhuma previsão formal antes que nossos dados fossem analisados (ver anexo 12 para mais detalhes), por essas considerações parece provável que entre aqueles que procuraram ajuda psiquiátrica após a perda a proporção de pessoas que perderam um filho fosse maior do que a esperada na população; as mulheres seriam mais numerosas do que os homens, particularmente após mortes intrauterinas, perinatais e de bebês. (Não houve respondentes que tivessem perdido um filho no grupo controle de Ward. Isso pode refletir a pouca idade daquele grupo.)

É razoável esperar que os padrões de apego inseguro, que preveem os vários tipos de resultado de luto na amostra total estudada aqui, vão também influenciar o tipo de resultado encontrado em pais que vêm pedir ajuda psiquiátrica após a perda de um filho. Em particular, parece provável que a combinação de ansiedade/ambivalência na mãe e evitação no pai vai estar associada a altos níveis de conflito conjugal e a altos níveis de pesar e sofrimento emocional na mãe após a morte do filho. Do mesmo modo, pode-se esperar que o apoio dado à família após a morte de um filho reduza esses riscos. Essa última consideração vai ser examinada, juntamente com outros aspectos do apoio, no capítulo 14.

Neste estudo, 29 pessoas procuraram ajuda após a morte de um filho; isso significa 16% da amostra total de pessoas enlutadas. Havia 25 mães e somente 4 pais, uma proporção de 6 para 1. A idade média era 44 anos, sem diferença do resto da amostra.

A tabela 12.1 mostra o sexo e a idade do filho na ocasião da morte, associados ao gênero da figura parental que procurou ajuda psiquiátrica. Isso mostra que, embora sejam somente as mulheres que procuram ajuda após abortos e natimortos, o problema dos pais enlutados por perda de filhos não está restrito às perdas de filhos mais velhos.

Por meio das tabelas de mortalidade para a Inglaterra e País de Gales, é possível calcular a proporção de mortes de meninos e meninas de várias idades entre pessoas enlutadas na população geral e compará-las com as proporções em nossa amostra de pessoas enlutadas (ver anexo 12). Elas indicam que as mortes no fim da infância eram treze vezes mais frequentes na amostra psiquiátrica do que no resto da população enlutada. Por outro lado, o número das mortes no primeiro ano de vida foi apenas duas vezes maior do que o esperado.

**Tabela 12.1** Idade e sexo do filho que morreu × gênero do respondente

|  | Pai | Mãe | Total |
|---|---|---|---|
| Aborto | 0 | 2 | 2 |
| Interrupção da gravidez | 0 | 1 | 1 |
| Natimorto | 0 | 1 | 1 |
| Morte de filho no primeiro ano de vida | 1 | 1 | 2 |
| Morte de filha no primeiro ano de vida | 0 | 1 | 1 |
| Morte de filho com idade entre 1 e 17 anos | 1 | 5 | 6 |
| Morte de filha com idade entre 1 e 17 anos | 1 | 5 | 6 |
| Morte de filho com mais de 17 anos | 1 | 6 | 7 |
| Morte de filha com mais de 17 anos | 0 | 3 | 3 |
| Total de morte de filhos | 3 | 12 | 15 |
| Total de morte de filhas | 1 | 9 | 10 |
| Total das mortes de filhos | 4 | 25 | 29 |

O número de pessoas em nossa amostra que procurou ajuda após partos de natimortos, abortos e interrupção da gravidez é muito pequeno para justificar a análise estatística, mas isso por si já sugere que esses eventos não são frequentemente uma causa de problemas psiquiátricos.

O sexo da criança também é relatado nas tabelas de mortalidade. Em nossa amostra, houve 7 perdas de filhas e 8 perdas de filhos, o número esperado de filhas é 0,84 e de filhos, 1,27. Em outras palavras, a morte tanto de filhas como de filhos deu margem a aumentos similares nos pedidos de ajuda psiquiátrica.

Comparações entre o grupo de enlutados por morte de filhos e aqueles que sofrem outros lutos também são mostradas no anexo 12. Essas comparações confirmam nossa teoria de que as causas da morte de crianças são normalmente "traumáticas"; de fato, havia só uma criança cuja morte não se situou em uma das categorias de risco traumático descritas no capítulo 9.

Os padrões de apego da infância eram similares, em respondentes que perderam um filho, àqueles associados a outras perdas, mas os escores de Rejeição/Violência e Separações da mãe após a idade de 5 anos eram bem mais altos nas que procuravam ajuda após a perda de um filho do que nas que sofriam outros tipos de perda. Separações do pai após a idade de 5 anos também eram significativamente mais comuns nos pacientes enlutados por filhos. Quase metade dos enlutados por filhos tinha sido separada de suas mães e a mesma proporção tinha sido separada dos pais, entre 6 e 10 e 11 e 16 anos de idade. (Isso é o dobro do número de separações dos pais entre pessoas que sofreram outras perdas.)

Esses resultados, que não foram antecipados, sugerem que as mulheres que sofreram rejeição, violência e/ou separação da mãe na infância são mais vulneráveis à morte de um filho do que a outros tipos de perda. Essa influência não pode ser atribuída a um aumento no escore de Apego Desorganizado, apesar de o escore de Rejeição/Violência ser um componente daquele escore.

Em outros aspectos, aqueles que vieram pedir ajuda após a morte de um filho mostraram poucas diferenças em relação a outros pacientes psiquiátricos. Seus métodos de lidar com o estresse na vida adulta eram quase os mesmos. Após o luto, seus escores de sintomas atuais e sofrimento emocional não eram significativamente diferentes dos de outros pacientes. Certamente, não há razão para vê-los como mais afetados do que aqueles que procuram ajuda após outros tipos de luto.

Resumindo, esses números corroboram a visão de que a morte de um filho, particularmente após o primeiro ano de vida, contribui mais do que outros tipos de perda para que as mulheres, e em menor número os homens, procurem ajuda psiquiátrica. As pessoas mais vulneráveis à perda de um filho são as mulheres que sofreram rejeição, violência e/ou separação das mães e/ou separação dos pais durante a infância. Seus níveis de pesar e de outras reações não são maiores do que aqueles de outros pacientes psiquiátricos, apesar da maior probabilidade de seus lutos terem sido do tipo traumático.

## A INFLUÊNCIA DA REJEIÇÃO E DA VIOLÊNCIA NO DESENVOLVIMENTO DO CUIDADO

Ao procurar uma explicação para esses resultados, precisamos reconsiderar a natureza dos vínculos. A teoria do apego sugere que o vínculo que uma figura parental estabelece com o filho, no capítulo 1 mencionado como "cuidado", é diferente do vínculo que a criança estabelece com a figura parental. As funções biológicas dos dois tipos de vínculo são muito diferentes, o alvo do "cuidado" é a sobrevivência da criança e o alvo do "apego" criança/mãe é a própria sobrevivência. Nesse caso, então é razoável esperar que a reação à perda de um filho vá diferir da reação à perda de uma figura parental.

Os padrões do apego criança-mãe, medidos pela Situação Estranha de Ainsworth e pelo QRA, influenciam as premissas que a criança em desenvolvimento faz do mundo e de si mesma dentro dele. Essas premissas, como vimos, colorem nos adultos o modo de lidar com/reagir ao luto nos anos posteriores.

O "cuidado" não é medido por nenhum desses índices de apego. Entretanto, ele pode ser indiretamente acessado pela Entrevista de Apego Adulto de Main e Goldwyn (1984) que (como vimos nas p. 31-3) está correlacionada aos padrões de apego que as crianças dessas mães mostram na Situação Estranha. Certamente, seu trabalho parece indicar que o modo de os adultos verem os pais influencia no modo como eles, por sua vez, cuidam de seus filhos. Se isso for verdade, então a habilidade de cuidar que as mães têm não é puramente instintiva, mas, em grande medida, um reflexo dos cuidados parentais que elas receberam quando crianças.

Nossos dados mostram que o escore de Rejeição/Violência Materna prediz a vulnerabilidade particular à perda de um filho. Vamos rever as perguntas que constituem esse escore e perguntarmo-nos qual é o tipo provável de modelo de cuidado resultante. O escore é obtido juntando-se as respostas para as seguintes perguntas:

- I/10 Algum de seus pais alguma vez agrediu ou machucou o(a) parceiro(a)?
- I/13 Algum de seus pais bebia mais álcool do que seria bom para ele(a)?
- I/25 Algum de seus pais tinha a tendência de provocar você ou de diminuí-lo?
- I/26 Algum de seus pais batia em você ou o punia fisicamente mais do que a maioria dos outros pais?[1]

---

1. A questão I/27, que se refere a abuso sexual, pode ser desconsiderada, uma vez que nenhum dos respondentes se referiu a tal tratamento por parte dos pais. Questionários não são a fonte mais confiável para esse tipo de informação.

A experiência clínica sugere que as mulheres e os homens que recordam esses tipos de cuidados parentais traumáticos têm probabilidade de ser suscetíveis a eles e são muito inseguros como figuras parentais. Eles podem querer ser pais melhores, mas não têm um modelo de boa parentagem para guiá-los. Podem se tornar extremamente próximos dos filhos mas, sobretudo em épocas de estresse, se comportar do mesmo modo que seus pais e abusar dos filhos. Essa última consequência é amplamente corroborada pelas evidências na literatura sobre abuso infantil.

Quando os filhos adoecem ou sofrem emocionalmente, esses pais se recordam de seu próprio sofrimento e sofrem com eles. É a isso que Klass (1988) e outros se referem como "identificação" com o filho. Klass vê aqui uma das causas dos muitos problemas experienciados pelos pais enlutados pela perda de um filho.

Quando, por outro lado, seus filhos estão felizes, esses pais podem apresentar ciúmes inesperados. Em todos os eventos, a visão de si como pais é certamente influenciada por tais experiências e parece provável que, quando as coisas dão errado, eles se tornem confusos e muito ansiosos.

> Moira era a terceira de dez filhos, criada na Irlanda em uma família católica. Nenhum dos pais expressava afeição por ela ou lhe fornecia cuidados parentais consistentes, tampouco a seus numerosos irmãos. Os irmãos competiam com ela e entre si pela atenção e cuidados limitados dos pais. Seu pai bebia muito e, frequentemente, ficava violento com a esposa quando bêbado. Desde muito nova, Moira tinha medo de que ele, um dia, matasse sua mãe e fazia o melhor que podia para defendê-la dele. A mãe fazia tratamento psiquiátrico para depressão.
>
> Nessas circunstâncias, não surpreende que Moira tenha crescido uma criança ansiosa, insegura. Ela nunca foi boa aluna na escola, onde, ela diz, tendia a maltratar outras crianças e a agir com teimosia e rebeldia. Seu comportamento era tão ruim que foi expulsa da escola aos 12 anos.
>
> Coerente com essa história, o padrão de apego do QRA de Moira era altamente Evitador (escore 10), enquanto os escores de Ansioso/Ambivalente (4) e Desorganizado (5) ficavam na média.
>
> Aos 20 anos conseguiu um emprego na Inglaterra, onde conheceu e depois, aos 22 anos, se casou com um operário que bebia demais. Ela o vê como um homem fraco que dependia dela. Tiveram sete filhos. O dinheiro sempre foi insuficiente e a tendência do marido em gastá-lo com bebida levava a brigas frequentes. Eles se divorciaram quando Moira tinha 36 anos.
>
> Tendo aprendido a se sentir suficiente desde tenra idade, Moira permaneceu uma pessoa compulsivamente independente que desconfiava dos outros e tendia à introver-

são e à irritação em épocas de estresse. Seu relacionamento mais íntimo era com o filho solteiro mais novo, que sempre tinha sido o favorito.

A morte dele foi uma grande perda e alertou-a sobre sua alienação em relação aos outros. Percebeu as perdas de sua infância e, em nosso primeiro encontro, reconheceu que se sentia desesperadamente "sozinha".

Quando ela voltou três semanas depois, tinha recuperado o senso de independência e controle. Ela me disse que tinha um relacionamento duradouro, mas ambivalente, com um inquilino de sua casa, que já estava com ela havia muitos anos. Entretanto, tinha medo de um envolvimento muito íntimo com ele. Ela expressava uma incerteza similar sobre a continuação da psicoterapia comigo, e não fiquei surpreso quando ela não compareceu às entrevistas seguintes.

O padrão de apego evitador de Moira tornava difícil para ela acreditar o suficiente nos outros para se comprometer em algum relacionamento duradouro. Seu filho parece ter sido a única pessoa que ela não via como ameaça. Do mesmo modo que ela ficava ao lado da mãe contra as ameaças do pai, seu filho a apoiara nos conflitos com o pai e permanecera com ela após a dissolução do casamento. Mãe e filho compreendiam-se e identificavam-se mutuamente. A morte dele trouxe de volta os sentimentos de isolamento e solidão que tinham incomodado sua infância.

A breve terapia pode ter ajudado Moira a compreender melhor a natureza de sua situação. Na segunda entrevista, ela estava claramente revendo a possibilidade de se comprometer com seu fiel "inquilino" e talvez tenha decidido ser mais seguro procurá-lo quando precisasse de apoio do que se aventurar aos perigos de um relacionamento terapêutico com um psiquiatra desconhecido. Ou talvez ela tenha se resolvido, como fez anteriormente, por uma existência "independente".

## A INFLUÊNCIA DO SEPARAR-SE DAS FIGURAS PARENTAIS

Vimos que, além da experiência da violência e da rejeição maternas, as separações da criança de suas figuras parentais após a idade de 5 anos também estavam associadas ao aumento da vulnerabilidade à perda de um filho. No presente estudo, as separações estavam muitas vezes associadas à rejeição e à violência na família. Podemos conjecturar que, tanto porque os pais estavam frequentemente ausentes quando necessários quanto pelo fato de a qualidade dos cuidados da mãe, quando presente, ser ruim, aqueles respondentes com altos escores de Separação sofriam a falta de um modelo consistente de cuidados parentais por meio do qual pudessem aprender um cuidado efetivo. Um segundo estudo de caso pode nos ajudar a compreender esse encadeamento de causas.

Encaminhada para mim aos 32 anos, após a morte do filho, Elizabeth Buxter-Hughes era uma mulher digna, atraente e falante, que veio de uma família de militares. Seu pai tinha fazendas no Oriente, onde ela havia nascido. Como em muitas famílias expatriadas, Elizabeth foi cuidada por uma babá e via seus pais como figuras distantes, que bebiam mais do que o ideal e estavam sempre ausentes. Ela era ambivalente em relação à mãe, a quem descreve como uma mulher nervosa, inconsistente, crítica e propensa a provocá-la e a desqualificá-la. Seus pais eram mutuamente dependentes e inclinados a alternar entre a negligência e a superproteção de Elizabeth.

A situação política era instável, os pais se preocupavam com a segurança dela e ela com a deles. Durante a maior parte da infância, Elizabeth fora mandada a colégios internos onde se saía pior que o esperado. Vista como mais teimosa e agressiva do que se sentia, tentava dominar e controlar os outros. Sentia muita falta da família e aguardava ansiosamente as férias, apesar de tanto ela como o irmão mais novo terem experienciado agressões sexuais por parte de um empregado e terem sido desacreditados quando contaram aos pais.

No QRA ela surge com vínculos muito inseguros, com alto escore em Separação (8) e em Apego Desorganizado (8) e moderadamente alto em Ansioso/Ambivalente (8).

Ela foi para uma escola no Reino Unido aos 13 anos e lá continuou até entrar na faculdade de artes. Depois, retornou ao Oriente, onde encontrou e casou-se com um executivo de quem era dependente. Tiveram quatro filhas e um filho. Embora ela sentisse que podia lidar com as filhas, descrevia o relacionamento com o caçula como "incomumente próximo" e mutuamente dependente.

Aos 28 anos, Elizabeth mudou-se para uma casa nova na Inglaterra, próxima aos pais do marido. A sogra, de personalidade forte, nunca se deu bem com ela, o que, juntamente com o estresse atribuído ao trabalho contínuo e às viagens internacionais do marido, levou a tensões matrimoniais.

Tinha 30 anos quando seu filho, então com 2 anos e meio, foi morto em um acidente enquanto brincava do lado de fora da casa. Elizabeth ficou muito perturbada com isso, culpava a si e a outras pessoas pelo acidente. Quando me consultou, dois anos depois, ainda sentia muita falta do filho, estava ansiosa e deprimida, dormindo mal e achando difícil lidar com tudo. Tinha propensão ao pânico e estava cheia de remorsos. Chegou a pensar em suicídio, mas desistiu da ideia pelo bem da família.

Ela achava que não suportaria falar com o marido a respeito do filho nem conseguiria compartilhar seu pesar ou tolerar o dele. Ele a censurava por ter se afastado (Desentendimentos Conjugais, escore 6).

Embora tenha vindo apenas uma vez, Elizabeth utilizou bem sua longa consulta de avaliação. Seus medos foram reduzidos e ela conseguiu recuperar um sentimento de estar no controle da própria vida. No *follow-up*, dois anos depois, estava calma e não mais desnecessariamente ansiosa ou propensa ao pânico. Apesar de ainda sentir muita falta do filho e continuar a lamentar sua morte, disse que não precisava mais chorar ou falar sobre o fato. O relacionamento com o marido havia melhorado, embora ele ainda passasse muito tempo fora de casa e as dificuldades dela com a sogra continuassem.

Para uma mulher da competência inegável de Elizabeth, dizer que ela era dependente do filho é algo extraordinário. Sua proximidade com ele parece refletir um desejo de dar e, de forma indireta, experienciar com ele o calor e a proximidade que nunca recebera da mãe. Pelo mesmo motivo, em seu desespero com a morte dele ela parecia reexperienciar seu próprio sentimento de perda na infância.

À luz dos capítulos anteriores, não é surpresa que sua insegurança duradoura se refletisse no relacionamento conjugal. Ela escolheu para parceiro um homem que, como o pai, estava sempre longe de casa. Quando, após a morte do filho, ela mais precisou do marido, achou-se incapaz de se aproximar, temendo a intensidade do próprio pesar e do dele.

Eu suspeito que qualquer benefício que ela tenha recebido de sua consulta comigo deveu-se ao fato de que lhe dei a oportunidade de falar de seus problemas e de receber o mesmo apoio sem julgamentos que a maioria de nós espera receber da família. Isso não resolveu seu luto nem produziu qualquer mudança profunda em seu padrão de apego, mas pode tê-la ajudado a compreender e conviver com essas fontes de dor contínua.

## CONCLUSÃO

Parece que o cuidado não é algo que os pais fazem para ou por seus filhos, mas algo que fazem com eles. Ao perdermos nossos filhos, perdemos a oportunidade de compartilhar a vida deles, seu futuro, suas alegrias e sucessos, além de seu amor por nós. A teoria de Archer (1999), que relaciona nosso investimento psicológico nos outros ao valor genético deles, agora pode ser dotada de conteúdo emocional. O filho que eu amo me representa tanto genética como simbolicamente.

Os capítulos anteriores mostraram como a intensidade dos relacionamentos amorosos entre adultos é determinada parcialmente por nossa proximidade genética e parcialmente por nossa experiência de vínculos anteriores seguros ou inseguros. Este capítulo mostrou que o mesmo pode ser dito em relação ao cuidado.

Se a nossa experiência de apego foi deficiente, e particularmente se não nos lembramos de calor e cuidado, seja devido à nossa separação dos pais ou à rejeição deles, crescemos com o temor da possibilidade de que o amor e a segurança não durarão. Nossas crianças são menos percebidas como uma ameaça do que os adultos, e o amor que damos a um filho pode ser nossa experiência mais forte de um amor que é incondicional e recíproco. Pode ser útil para reparar o desequilíbrio de nossa própria privação. Se então perdemos aquele filho, ficamos duplamente enlutados e o nosso mundo temido torna-se nosso mundo presumido.

A paixão peculiar à reação de separação ou perda de um filho resulta não só da ameaça que isso representa para a sobrevivência da criança, mas também da ameaça que representa para a nossa sobrevivência por meio deles. Nesse sentido, eles são a nossa imortalidade ou, como Klass (1988) afirma: "O filho faz parte da estrutura psíquica dos pais".

# 13 PERDA DE CÔNJUGE OU PARCEIRO

> Eu te amo com a paixão usada
> Em meus velhos lutos, e com a fé da minha infância.
>
> Elizabeth Barrett Browning,
> Sonets from the Portuguese
> (1850), n. 43

> A simpatia secreta,
> O elo prateado, a gravata de seda,
> Que coração a coração e mente a mente,
> Em corpo e alma podem unir.
>
> Walter Scott, The lay of the Last
> Minstrel (1850), canto 5, estrofe 13

Hannah Appleyard descreveu seu relacionamento com o marido como mutuamente dependente. Tinha 68 anos quando ele morreu, súbita e inesperadamente. Ela ficou profundamente enlutada e tornou-se muito ansiosa e solitária. Quando veio à minha clínica pela primeira vez, dezoito meses mais tarde, ainda estava muito ansiosa, propensa ao pânico e sentindo-se isolada e solitária. Estava usando o álcool como tranquilizante e, embora estivesse sóbria quando veio à clínica, admitiu que muitas vezes bebia mais do que era recomendável.

Se o laço entre um filho e os pais constitui um relacionamento de "apego" e o laço entre os pais e a criança um relacionamento de "cuidado", como podemos categorizar o vínculo com um parceiro ou cônjuge? (O termo "parceiro" vai ser usado daqui para a frente e inclui todos os tipos de relacionamento conjugal). O termo "apego romântico" é muito carregado emocionalmente para ser de todo satisfatório. Ele reflete o fato de que a maioria das pesquisas realizadas sobre apegos na vida adulta envolvia estudos de estudantes universitários cujos relacionamentos ainda não tinham amadurecido e podem, de fato, encaixar-se muito mais no termo "romântico" do que os laços mais duradouros e maduros, mas menos passionais, que resistiram ao teste do tempo.

Como vimos, não há dúvidas de que os padrões de apego estabelecidos na infância realmente influenciam os apegos adultos, mas a influência não é simples. As medidas dos apegos inseguros na infância predizem, até certo ponto, os apegos conjugais inseguros na vida adulta, mas não permitem que o subtipo específico de apego seja previsto com segurança. Tendo isso em mente, podemos perguntar: até que ponto esses padrões inseguros de apego predizem a reação à morte de um parceiro?

Não faltam pesquisas sobre as consequências psicológicas da perda de um parceiro. De fato, a maioria das pesquisas sobre a previsão de risco após o luto tem sido realizada com viúvos e viúvas no mundo anglófono. Naquele ambiente, a reação de perda do cônjuge tem sido vista como norma para o luto. Para uma revisão completa desse campo, o leitor é encaminhado a *Luto: estudos sobre a perda na vida adulta* (Parkes, 1996).

A perda do cônjuge é o tipo de luto que com mais frequência resulta em encaminhamento psiquiátrico. Em um estudo das anotações sobre 3.245 casos de pacientes admitidos em duas unidades psiquiátricas de Londres entre 1949 e 1951, eu descobri que a proporção de pessoas cuja doença tinha acontecido num período de seis meses após a morte do cônjuge era seis vezes maior do que a expectativa da média de falecimento da população (Parkes, 1964b). A morte de uma figura parental era muito menos reportada nesses pacientes psiquiátricos. (A ausência de quaisquer respondentes que tivessem perdido o parceiro no grupo controle de Ward pode ser um reflexo da pouca idade daquele grupo.)

Entre os fatores que se mostraram previsores de reações problemáticas à morte do parceiro em diversos estudos está o relacionamento ambivalente ou dependente com o parceiro. Assim, na Pesquisa sobre Enlutamento de Harvard, que foi um estudo longitudinal de jovens viúvos e viúvas (Parkes e Weiss, 1983), os relatos de altos níveis de conflito matrimonial estavam associados a baixo sofrimento emocional durante as primeiras semanas de luto. Após o primeiro mês, porém, o luto do grupo conflituoso tendeu a piorar e prolongar-se. De dois a quatro anos depois, esses viúvos e viúvas ainda expressavam uma quantidade surpreendente de contínua lamentação pelo parceiro perdido. Relacionamentos dependentes também estavam associados ao luto duradouro, mas nesse caso o luto era intenso desde o início.

Mais recentemente, Waskowic e Chartier (2003) mostraram que viúvos e viúvas classificados como "inseguramente apegados" a seus parceiros (usando o RSQ de Griffin e Bartholomew de 1994) sofriam mais de raiva, isolamento social, culpa, ansiedade de morte, sintomas somáticos, desespero, despersonalização e pensamentos recorrentes do que a maioria das pessoas seguramente apegadas. Essas avaliações foram feitas em média 8,6 anos após a perda e refletem problemas duradouros na adaptação.

Não é só o vínculo ao parceiro que influencia a reação à sua perda. O apoio da família e dos amigos também tende a aliviar a solidão e a falta de tal apoio é particularmente comum na velhice, quando os filhos já saíram de casa e a diminuição da mobilidade torna mais difícil manter relacionamentos sociais. Fulton e Owen (1977), ao comparar as reações à morte de um cônjuge, de uma figura parental e de um filho, descobriram que, embora as pessoas que haviam perdido um filho fossem mais assoladas pelo pesar e por preocupações com pensamentos de perda, aquelas que tinham perdido o cônjuge eram as mais solitárias. Isso, segundo os autores sugeriram, reflete o fato de as viúvas e os viúvos terem maior probabilidade de viver sozinhos do que as pessoas que perdem um filho.

## PERDA DO PARCEIRO NO PRESENTE ESTUDO

Os detalhes da análise estatística desse grupo são dados no anexo 13. A pesquisa nos leva a esperar que a perda do parceiro seja um dos lutos mais frequentes que precedem a indicação psiquiátrica e que esse grupo reporte altas taxas de desentendimentos conjugais e/ou dependência do parceiro, com subsequente isolamento social, pesar e solidão. Vínculos ansiosos/ambivalentes em relação aos pais na infância podem ter propiciado a dependência na vida adulta e podem ter plantado as sementes do luto crônico após a morte do parceiro.

Neste estudo, 28 mulheres procuraram ajuda após a morte do parceiro, enquanto 6 homens tinham perdido a parceira. Isso torna as pessoas que perderam o parceiro o maior grupo de nossa amostra, com aquelas que perderam uma figura parental em segundo lugar. A idade média do grupo enlutado por perda de parceiro era de 49 anos, dez anos mais velha que o restante. Conforme o esperado, seus escores de Pesar/Solidão estavam significativamente mais altos do que entre aqueles que sofreram outras perdas. Essa informação confirma os resultados de outros estudos que mostram que a perda de um parceiro dá margem ao surgimento de pesar e solidão mais severos e prolongados do que outros tipos de perda. Outros escores dos sintomas não diferenciam os grupos. Olhando mais de perto as questões que compõem o escore de Pesar/Solidão, 77% (26) daqueles que perderam o parceiro diziam que agora eram "muito solitários" em comparação aos 48% dos que tinham perdido um filho (p. = 0,015*) e 52% dos que tinham perdido uma figura parental (p. = 0,047*). Parece que o pesar após a morte do parceiro está mais associado à solidão do que em outros tipos de perda.

Os apegos conjugais dos(as) viúvos(as) são de particular interesse. Todos os participantes do grupo enlutado por perda de parceiro disseram ter tido uma proximidade "incomum" com seus parceiros. De 34 pessoas, 27 (79%) responderam "Sim" à pergunta "Você era especialmente dependente de seu parceiro?" e 24 (71%) disseram que seu parceiro tinha sido dependente deles. Em todos esses aspectos, eles se diferenciaram das pessoas que tinham perdido outros parentes e amigos. Por contraste, tinham menos desentendimentos conjugais do que os outros e seus escores de Agressivo/Assertivo foram significativamente mais baixos.

O que pode explicar a intensidade desses relacionamentos conjugais? Eu fiquei surpreso ao descobrir que, embora muitos desses pacientes tivessem experienciado vínculos inseguros na infância, não os apresentaram em frequência diferente comparados àqueles cujos problemas apareceram após outros tipos de perdas e, em particular, não apresentaram menor ou maior probabilidade de ter experienciado vínculos ansiosos/ambivalentes. Apesar desses resultados, esses relacionamentos de proximidade incomum com os parceiros (em geral homens) com frequência refletiam relacionamentos similarmente próximos com a figura paterna durante a infância. Esse resultado alcançou um nível apenas limítrofe de significância estatística. Existe uma possibilidade em dez de que isso ocorra ao acaso.

Essa "proximidade incomum" seria, sem dúvida, atribuída pelos psicanalistas à sexualidade infantil, mas os vínculos que surgem entre pais e filhos têm uma função muito diferente, a de dar segurança. Se as crianças encontram segurança em um apego intenso à figura paterna, é provável que tentem encontrar uma segurança similar com um pai substituto na vida adulta. O pequeno número de homens que perderam a parceira (seis) elimina qualquer possibilidade de avaliar se é a perda do pai ou da figura parental do sexo oposto que influencia, ou não, a futura proximidade com o parceiro.

Metade daqueles que perderam o parceiro estava vivendo sozinha atualmente e esse número era muito maior do que a proporção (um quinto) dos que viviam sozinhos após outras perdas. Com base na pesquisa de Fulton, poderíamos esperar que isso explicasse sua solidão. Para minha surpresa, não foi o que os dados nos mostraram. A proporção dos enlutados pela perda do cônjuge que disseram estar "muito solitários" não era maior naqueles que moravam sozinhos do que nos que viviam com outras pessoas. Podemos concluir que viver com outras pessoas não reduz substancialmente a solidão relatada por aqueles que perderam o parceiro.

Outro problema que se pensou estar igualmente associado à solidão foi a falta de um confidente. No entanto, apesar do número de pessoas que moravam sozinhas, os enlutados pela perda do parceiro não tinham maior probabilidade de responder "Não" à pergunta "Você tem a quem confiar seus pensamentos e sentimentos mais íntimos?"

do que os outros. Entre as vinte pessoas enlutadas pela perda do cônjuge que disseram ter um confidente, dois terços ainda estavam "muito solitárias", como todas as outras doze pessoas que não tinham um confidente. Isso se compara à solidão reportada por 40% das outras pessoas que tinham um confidente e 67% das que não tinham. Parece que ter alguém em quem confiar tem pouca influência para reduzir a "solidão" naqueles que perderam o parceiro.

## RESUMINDO ESSES RESULTADOS

As pessoas encaminhadas para ajuda psiquiátrica após a morte do parceiro eram, em média, mais velhas e viviam sozinhas com mais frequência do que as encaminhadas após outros tipos de perda. Embora elas não fossem nem mais nem menos inseguramente vinculadas aos pais, tinham probabilidade bem maior do que os outros de reportar uma proximidade incomum com suas figuras paternas. Ambos os sexos também reportaram taxas significativamente mais altas de proximidade incomum e de dependência mútua com seus parceiros, menor agressão e assertividade e, em harmonia com a pesquisa de Fulton e Owen (1977), maior "solidão" após o enlutamento. Essa "solidão" não era aliviada pelo fato de viverem com outras pessoas ou por terem alguém em quem pudessem confiar.

A figura que emerge é a de pessoas que são intensamente ligadas aos parceiros de modo passivo e mutuamente dependente. Mesmo assim, elas não tinham menor ou maior probabilidade do que os outros da amostra de ter experienciado vínculos ansiosos/ambivalentes ou outros tipos de apego inseguro na infância, ou de depender de outra pessoa que não fosse o parceiro. Na verdade, seu vínculo é exclusivo e, embora possamos ver nos capítulos subsequentes que o apoio social pode diminuir alguns dos efeitos do luto, nenhum substituto pela perda do parceiro é aceitável.

## MONOTROPISMO NA VIDA ADULTA

John Bowlby (1958) cunhou o termo "monotrópico" para tais relacionamentos exclusivos. Eles são uma característica de todos os apegos, mas parecem ser particularmente consideráveis nos apegos conjugais. Para essas pessoas, o termo "solidão" denota não apenas um desejo de companhia, mas da companhia de alguém em particular que não está mais presente; eles estavam desejando o cônjuge. Essa é a característica-chave do "pesar" (conforme proposto na p. 42) e particularmente para esse grupo a "solidão" está amalgamada ao pesar no escore de Pesar/Solidão.

Mais uma vez precisamos nos lembrar de que são necessárias duas pessoas para formar uma parceria. Pode ser que a dependência mútua que caracterizava esse grupo refletisse tanto as necessidades dos parceiros quanto as dos respondentes. Se for esse o caso, é provável que, embora os vínculos ansiosos/ambivalentes não tenham maior importância nos problemas das pessoas que perderam o parceiro do que têm após a perda de outros tipos de relacionamento, as pessoas inseguramente vinculadas, de todos os padrões de apego, procurem parceiros em quem encontrem a segurança de um relacionamento extremamente próximo. Quando fazem isso, correm o risco de sofrer um luto severo se aquele relacionamento for interrompido pela morte.

Um exemplo de relacionamento de proximidade incomum mas "seguro" com os pais (de acordo com o escore do QRA), que deixou uma criança muito mal preparada para as perdas que iriam acontecer em sua vida, foi Sarah Green (cujo caso é descrito nas p. 91-2). Como vimos, ela escolheu como parceiro um homem com quem poderia ter um relacionamento igualmente próximo, de modo que quando perguntada por que eles nunca tinham tido filhos respondeu: "Nós éramos muito ligados um ao outro para considerarmos essa possibilidade".

Havia, no entanto, outras viúvas cujas infâncias foram menos idílicas. Uma foi Hannah Appleyard, cuja reação à morte do marido foi descrita no início deste capítulo.

> Hannah era a mais nova de dois filhos cujos pais sofriam de depressão. Tinha um relacionamento ambivalente com o pai, que descrevia como um empregado civil deprimido e rígido. Ele era superprotetor com Hannah e tendia a ser dependente da esposa.
>
> Hannah descreve a si mesma como uma filha ansiosa, com pouca confiança em si mesma. Tendia a depender de ambos os pais e no QRA teve escores altos em Apego Inseguro (17), Apego Ansioso/Ambivalente (7) e Apego Desorganizado (4). Na adolescência, seu pai estava no exterior devido ao serviço militar obrigatório e Hannah foi mandada para um colégio interno no País de Gales, onde ficava com muita saudade de casa. Aos 16 anos, tornou-se clinicamente deprimida e isso foi atribuído à sua separação dos pais. Apesar dessas dificuldades, como ela era inteligente, conseguiu obter bons trabalhos editoriais e em escritórios.
>
> Casou-se aos 27 anos com Mark, de 41 anos, e descreve seu relacionamento como mutuamente dependente. Ele era um ator cujo trabalho frequentemente fazia que ficasse longe de casa e que, às vezes, bebia demais. Hannah descreve a si mesma como pessimista e ansiosa e achava as separações de Mark difíceis de tolerar. Teve problemas de pressão arterial e também sofria com catarro. O casal teve três filhos, que eram uma fonte constante de ansiedade para Hannah.

Quando tinha 30 anos, sua mãe morreu e seu pai logo depois transferiu sua dependência para Hannah, que achou isso muito difícil de suportar. Tornou-se tão ansiosa e sofria tanto emocionalmente que seu médico prescreveu um antidepressivo e seu pai foi persuadido a viver com a irmã de Hannah.

Dois anos antes de eu vê-la, um de seus netos foi diagnosticado com síndrome de Down e logo depois Hannah foi aposentada de um trabalho recompensador, devido à idade. No mesmo mês, Mark subitamente sofreu um colapso e morreu de infarto do miocárdio, deixando-a sozinha em casa.

Seu luto intenso e duradouro foi descrito anteriormente. Quando começou a terapia, sabia que queria encontrar alguém que cuidasse dela, mas tinha medo de afastar seus filhos e amigos se ficasse dependente deles.

Hannah era uma senhora brilhante que fez bom uso das cinco entrevistas terapêuticas comigo, no curso das quais retomou o rumo da vida e recobrou a autoconfiança. Eu fiquei satisfeito com o progresso que ela fez, mas desapontado com os resultados do questionário de *follow-up* três meses mais tarde, quando houve muito pouca mudança na descrição de seus sintomas.

Parece que o relacionamento intenso e mutuamente dependente de Hannah com um homem mais velho refletia a necessidade de segurança que sempre tivera. Ao longo do casamento, tinha sido intolerante a separar-se dele e sua morte provocou severo pesar e preocupação.

O fim da carreira dela também afastou uma grande e recompensadora parte de seu mundo presumido, uma fonte de segurança de sua própria competência e um lugar para onde ela poderia ter escapado das lembranças de sua perda. Na terapia comigo, logo respondeu à reafirmação de seu valor pessoal e ao apoio emocional que eu era capaz de dar, mas talvez tenha sido otimista de minha parte esperar que isso fosse durar após o fim de nosso relacionamento.

Esse grupo de pessoas era mais semelhante ao que perdeu a figura parental do que àquele que perdeu um filho, e parece que ambos os grupos são de pessoas cujos laços adultos contêm mais do apego filho/pais do que do cuidado pais/filho.

## CONCLUSÃO

Todos os apegos têm a função biológica de proporcionar segurança e, como vimos, os problemas especiais que surgem após o luto, e fazem que as pessoas procurem ajuda, frequentemente refletem a falha daquela função. Vimos, no capítulo 11, que muitos dos problemas psiquiátricos dos adultos que perdem uma figura parental refletem a continuação, na vida adulta, de vínculos de dependência em relação à mãe na infância. No capítulo 12, descobrimos que os problemas dos pais que perdem um filho são frequentemente complicados pelos efeitos duradouros que a ausência ou negligência dos cuidados parentais tem nos relacionamentos de cuidados subsequentes com aqueles filhos.

No presente capítulo, os problemas dos adultos que perdem o parceiro algumas vezes refletiram a replicação, com um parceiro adulto, de um apego de proximidade incomum com a figura parental do sexo oposto. Outras vezes, os relacionamentos na vida adulta parecem ter ficado mais intensos porque as pessoas satisfizeram uma necessidade de amor que sempre fora desejada, mas nunca encontrada, na infância. Em ambos os casos, os relacionamentos resultantes eram muito intensos e muito inseguros. Tão exclusiva é essa espécie de amor que ninguém mais pode compartilhá-la.

Quando tais relacionamentos são interrompidos pelo luto, não chegam a um fim, tornam-se o foco do desejo contínuo do enlutado de cuidar e ser cuidado pela pessoa que morreu. Isso leva a uma solidão severa e duradoura, uma solidão que não pode ser facilmente suavizada pela família, pelos amigos e, como veremos no capítulo 16, pelos terapeutas.

# 14 ISOLAMENTO E APOIO SOCIAL

> Os homens procuram, na sociedade, conforto, utilidade e proteção.
>
> Francis Bacon,
> *The advancement of learning* (1606),
> livro 2, cap. 23, seção 2

Depois que os filhos cresceram e saíram de casa, May Bristow e seu marido centraram sua vida um no outro. Eles presumiram que não tinham necessidade de amigos e ambos tinham problemas de saúde que lhes dificultavam sair de casa.

May tinha 71 anos quando o marido morreu, tranquilamente, de câncer. Tinha tido oportunidade de se preparar para esse evento, mas reagiu com muita intensidade, tornando-se extremamente ansiosa, deprimida e solitária. Seu diabetes, como é comum em épocas de estresse, tornou-se difícil de controlar, deixando-a com mais medo.

Embora os laços que conservam as famílias unidas difiram daqueles que nos unem aos amigos e colegas de trabalho, todos os relacionamentos humanos têm algo em comum e surpreenderia se o apoio que recebemos dos amigos não diminuísse o sofrimento emocional que ocorre após a perda das pessoas a quem estamos mais intimamente vinculados. Do mesmo modo, as suposições básicas que fazemos sobre aqueles a quem estamos vinculados tendem a dar o tom aos relacionamentos sociais menos próximos.

Revendo a influência do apoio social no enlutamento, Stroebe e Schut (2001) concluem que alguns estudos mostram que ele tem um "efeito protetor" sobre o enlutamento, enquanto outros não mostram tal influência. O "efeito protetor" positivo é mais evidente em estudos de pessoas enlutadas mais velhas e Stroebe conclui que isso resulta das necessidades especiais dessas pessoas de ser cuidadas pelos outros.

Devemos ter cuidado ao afirmar que, em tais estudos, é necessariamente a falta de contato e de apoio social que causa os problemas posteriores. O apoio social não surge do acaso, acontece por uma razão. Indivíduos seguramente vinculados têm maior probabilidade do que os inseguramente vinculados de procurar apoio em épocas de necessidade (Larose e Boivin, 1997). De modo contrário, pessoas que adotam uma concepção básica paranoide de que não se pode confiar nos outros provavelmente evitam a interação social e, como consequência, têm falta de apoio social; sua paranoia é a causadora de sua falta de apoio social e não o inverso.

Padrões particulares de apego podem influenciar o apoio social de diversos modos. Simpson *et al.* (1992) mostraram que, em uma situação que provoca ansiedade, adultos evitadores tinham menor probabilidade do que os outros de procurar ajuda e de oferecer apoio e conforto ao parceiro. Esses pesquisadores também descobriram que os indivíduos ansiosos/ambivalentes tinham maior probabilidade de ser superprotetores com seus parceiros. Outro estudo mostrou que eles eram menos calorosos, responsivos e confiáveis do que outros (Collins e Read, 1990).

Alguns relacionamentos oferecem mais apoio que outros. Assim, crianças pequenas em casa podem distrair os adultos do luto, mas podem também ser um peso se as pessoas estiverem tão ocupadas com o luto que tenham reservas emocionais insuficientes para atender às demandas e necessidades de cuidado de seus filhos. Um dos preditores, de Main, do apego desorganizado nas crianças é a mãe passar por uma experiência de perda logo depois ou antes do nascimento. Mesmo mães que não estão enlutadas podem considerar as crianças pequenas um fardo. Brown e Harris (1978) mostraram que as mulheres das classes trabalhadoras com filhos em casa tinham duas vezes mais probabilidade de estar deprimidas do que aquelas que não os tinham. Dito isso, crianças podem dar significado à vida em uma época em que outros significados são rompidos.

Que dizer de nossos vínculos em relação a seres não humanos? Eles também podem ser influenciados pelas premissas básicas que surgem de nossos vínculos primários e influir, por sua vez, em nossa reação às perdas? Dois tipos de vínculo vão ser considerados aqui: vínculos a animais de companhia e vínculo a Deus.

Embora cães nos protejam de ladrões e gatos nos protejam de ratos, tais proteções não são a principal razão para ter um cão ou um gato. Em uma pesquisa com 53 pessoas que levaram seus animais de estimação a um cirurgião veterinário, 83% descreveram seu relacionamento com ele como "amor" e 94% o percebiam como um membro da família (Moffat, 2000). A principal função do animal de estimação é ser um objeto de cuidados. Os animais de estimação são pequenas pessoas que satisfazem nossa necessidade de um outro que seja carinhoso e nos recompensam com afeto pelo cuidado e pela atenção que dispensamos a eles. Uma vez que os próprios animais de estimação se vinculam aos seres humanos, eles se enlutam quando os deixamos, do mesmo modo que nos enlutamos quando os perdemos (Stewart, 1999).

Como em outros tipos de perdas, as mulheres têm maior probabilidade do que os homens de procurar ajuda após a morte de um animal de estimação. Entre mil pessoas que ligaram para o Telefone pelo Luto de Animal de Estimação do Reino Unido, 87% eram mulheres. Embora não se fizessem perguntas sobre seus vínculos a humanos, um terço das pessoas vivia sozinha e muitas outras falaram sobre seus casamentos insatisfatórios (Woods, 2000). Essa é, claramente, uma área importante para pesquisas futuras.

Outro relacionamento que é usualmente caracterizado como amor é o apego a um ser divino ou "Deus". Kirkpatrick (1999) aponta: "Relacionamentos com Deus vão ao encontro de todos os critérios que definem os relacionamentos de apego e funcionam psicologicamente como verdadeiros apegos". Isso fica evidente na busca de proximidade (ir à igreja, rezar, meditar, ter santuários caseiros ou sentir a presença), no voltar-se para Deus em épocas de perigo ou doença, em senti-lo como fornecedor de uma base segura ou "rocha" e ver a separação de Deus como a pior punição, por exemplo, na excomunhão. Pessoas que deixam cultos podem se enlutar por sua perda.

Em geral, as concepções das crianças sobre Deus parecem refletir suas concepções a respeito dos pais, e mesmo na vida adulta elas são coloridas pelos padrões de apego do indivíduo. Usando a medida de autorrelato de Hazan e Shaver (ver p. 34), Kirkpatrick e Shaver (1990) descobriram que as pessoas que se classificavam como "seguras" tendiam mais a ver Deus como uma figura amorosa do que as que se classificavam como "evitadoras". Os "seguros" também tinham maior probabilidade de se ver tendo um relacionamento pessoal com Deus, enquanto os inseguros o viam como uma figura distante.

Os "evitadores" eram mais frequentemente agnósticos e os "ambivalentes" (correspondentes à categoria ansiosa/ambivalente) tinham maior probabilidade de ver Deus como uma figura punitiva. Entre os pentecostais, os "ambivalentes" tinham maior probabilidade do que os outros de "falar línguas" (glossolalia). Resumindo a literatura de pesquisas sobre a suposta capacidade de falar línguas desconhecidas quando em transe religioso (glossolalia), Kirkpatrick conclui: "Algo semelhante ao apego ambivalente pode ser associado a essa forma extrema de comportamento de apego expresso em relação a Deus".

Certamente, parece que um relacionamento com Deus oferece, àqueles que têm pouca razão para confiar em si ou nos outros, uma figura parental em quem eles podem confiar. Sendo assim, podemos esperar que a fé em Deus alivie um pouco do sofrimento do luto. Os resultados das pesquisas são inconsistentes, mas, tendo revisto essa evidência, Stroebe e Schut (2001b, p. 358) concluem: "Considerados em conjunto, esses estudos oferecem algum apoio à hipótese de que as crenças religiosas podem ser úteis no enfrentamento da morte da pessoa amada". Além das razões apresentadas anteriormente, a pesquisa de Noelen-Hoeksma e Larson (1999) sugere que outro fator importante é o apoio social que muitas vezes acompanha a prática religiosa.

## RELACIONAMENTOS SOCIAIS NO PRESENTE ESTUDO

Começamos examinando as correlações entre viver sozinho e apoio social. Uma vez que nossas medidas dessas duas variáveis não apresentaram correlação (os escores de Apoio Social dos que vivem sozinhos não eram mais baixos do que os daqueles que vivem com outras pessoas), faz sentido considerá-las separadamente (detalhes dessa análise são apresentados no anexo 14).

### Viver sozinho

Dos respondentes, sessenta (33%) viviam sozinhos. Sua média de idade era 46 anos, sete anos mais velhos do que aqueles que viviam com outras pessoas, mas ainda um grupo de idade que não costuma necessitar de cuidados físicos dos outros. A expectativa de que os vínculos inseguros podem levar ao isolamento dos outros não foi confirmada pelo presente estudo. Os escores de Apego Inseguro não foram significativamente mais altos nos que vivem sozinhos do que nos que vivem com outras pessoas (ver anexo 14).

Também foi levantada a hipótese de que viver sozinho estaria associado a escores mais altos de Pesar/Solidão e, de fato, em contraste com os resultados negativos no subgrupo dos cônjuges enlutados no capítulo 13, viver sozinho estava significativamente correlacionado a Pesar/Solidão após a perda, embora não a outras Emoções e Sintomas. Essa correlação era mais alta nas pessoas acima de 50 anos. Isso é surpreendente quando nos lembramos de que, em geral, o pesar tende a ser menor em pessoas mais velhas enlutadas do que nas mais jovens. Entretanto, no presente estudo esse resultado está limitado a pessoas que vivem com outras. Entre aqueles que moram sozinhos, o escore médio de Pesar/Solidão cresce constantemente em cada grupo com idade acima dos 40 anos (ver figura A.14.1, p. 406 para detalhes). O aumento é principalmente atribuído às respostas à pergunta "Você é muito solitário?" e confirma os resultados da prática geriátrica que indica a solidão como um problema comum entre as pessoas enlutadas mais velhas que vivem sozinhas (Pitt, 1974).

Conforme vimos (p. 210-1), essa correlação não foi encontrada naqueles que tinham perdido o cônjuge. A "solidão" da qual eles se queixam não é afetada por viver com outras pessoas, enquanto a solidão de outros enlutados solitários pode, pelo menos em algum grau, ser aliviada pela presença de outros. Uma vez que o "outro" é frequentemente um cônjuge, a presença dele parece mais efetiva para reduzir a solidão.

A pouca idade do grupo comparativo de Ward o torna insatisfatório como um grupo controle para esses pacientes psiquiátricos mais velhos. Mulheres jovens vivendo sozinhas relataram um pouco mais de Pesar/Solidão do que aquelas que vivem com outras pessoas, mas os números eram muito pequenos para que essa diferença alcançasse significância estatística.

## Apoio social

Como vimos no capítulo 13, o apoio social, sob a forma de relacionamentos com confidentes, e o contato social, sob a forma de viver com outras pessoas, são duas coisas diferentes. Brown e Harris (1978) mostraram que relacionamentos com confidentes protegem contra a sequela psiquiátrica de eventos traumáticos da vida somente se os confidentes viverem juntos. No presente estudo, embora tanto ter relacionamentos com confidentes quanto viver com outras pessoas estejam associados a níveis mais baixos de Pesar/Solidão, o relacionamento é mais aditivo do que exclusivo.

Perto de dois terços (60%) dos pacientes psiquiátricos enlutados dizem que não pediriam a ajuda da família quando chegassem ao seu limite e perto da metade (48%) não pediria a ajuda dos amigos. De fato, um terço (38%) respondeu "Não" à pergunta III/6: "Você tem a quem confiar seus pensamentos e sentimentos mais íntimos?" Como esperávamos, as pessoas que não têm confidentes têm menor probabilidade de procurar amigos ou a família quando chegam ao limite. (Essas perguntas em conjunto formam o escore de Apoio Social.)

O escore de "Chegar ao Seu Limite – Voltar-se para Dentro" inclui duas perguntas que também contribuem para o nosso escore de Apoio Social (se ao chegar ao limite procuraria ajuda dos amigos e/ou família). Isso enfatiza a impossibilidade de desenredar o apoio social do enfrentamento. Procurar ajuda é um modo importante de lidar com o estresse.

Todos os escores de Apego Inseguro na infância, mas particularmente os Apegos Evitadores, estavam associados a um Apoio Social mais pobre na vida adulta. Isso confirma nossas expectativas de que as pessoas inseguras têm menor probabilidade de estabelecer e de manter os relacionamentos que poderiam protegê-las de influências estressantes. A interação dessas variáveis pode ser vista mais claramente se retornarmos ao caso da idosa May Bristow.

> Por toda sua infância, os pais de May tinham consumido álcool demais e seu relacionamento era tempestuoso. May descreve a mãe como uma mulher insegura que sofria

de depressão e, em diversas ocasiões, tentara o suicídio. Ela também sofria de diabetes e May sempre teve medo de sua morte. Tanto May como a irmã herdaram essa doença.

May sempre tentou apoiar a mãe. Ela tinha sido uma criança ansiosa e seu QRA mostrou um escore alto de Apego Desorganizado (9) e escores médios dos outros dois padrões de apego.

Tinha 17 anos quando a mãe adoeceu e morreu. Ela recebeu apoio em seu luto de um homem mais velho, com quem se casou três anos depois. Era um relacionamento próximo e mutuamente dependente. Eles tiveram duas filhas. O marido e as crianças sempre viram May como uma pessoa vulnerável.

Durante a juventude, a irmã de May morreu de diabetes e seu único irmão vivo cometeu suicídio. May considerou todos esses lutos difíceis de enfrentar, mas foi muito apoiada pelo marido e pela família.

Quando me foi indicada, dez meses após a morte do marido, estava vivendo com uma de suas filhas e tinha sido incapaz de voltar para casa. Ela foi acompanhada à clínica por ambas as filhas, cada uma delas preocupada em ser "sobrecarregada" pela responsabilidade de cuidar da mãe frágil e dependente. A situação tinha se tornado muito tensa.

A própria May achava difícil não ser dependente. Quando o efeito da dependência foi discutido na terapia, ela admitiu a situação. Com considerável apreensão, tomou coragem e voltou à sua casa vazia pela primeira vez. Essa ação corajosa teve consequências imediatas. Suas filhas responderam oferecendo muito mais apoio, e o círculo vicioso da dependência de May e do distanciamento autoprotetor das filhas foi quebrado. Somente três entrevistas e uma chamada telefônica foram necessárias para ocasionar uma melhora surpreendente em seu estado mental.

Como normalmente acontece quando se envelhece, os membros mais velhos da família de May tinham morrido e sua mobilidade reduzida tinha restringido seu círculo de amigos. O problema de apego de May, sua tendência à dependência emocional, tinha tido o efeito de minar o apoio social limitado de que suas duas filhas conseguiam e desejavam oferecer. Somente quando ela pôde controlar essa tendência descobriu que, a despeito do fato de que agora vivia sozinha, possuía um sistema de apoio adequado. De fato, foi somente porque tinha aceitado a necessidade de viver sozinha que suas filhas se sentiram capazes de dar a ela o apoio desejado.

Entre os pacientes psiquiátricos enlutados que completaram o QRA, a falta de Apoio Social estava relacionada ao aumento de Pesar/Solidão, Sofrimento Emocional Geral e, na significância limítrofe, Ansiedade/Pânico e Depressão/Medicação. Isso parece confirmar a influência protetora do apoio social, mas pode simplesmente refletir o fato de que tanto o apoio social fraco como o aumento do sofrimento emocional têm uma origem comum no apego inseguro. Diferentemente de viver sozinho, o Apoio Social não estava correlacionado à idade e as pessoas mais velhas não tinham menor ou maior probabilidade de procurar a ajuda da família e dos amigos ou de confiar nos outros do que as mais jovens.

Dados clínicos indicam que, mesmo na ausência de padrões de apego inseguros anteriores, as influências sociais negativas estão associadas ao aumento do pesar e da solidão e são, por sua vez, agravadas pelas perdas na vida das pessoas. Um exemplo de tal reação foi dado por Sarah Green, uma senhora idosa cujo isolamento social foi causado e agravado por lutos sucessivos (p. 91-2).

Pessoas que dizem que quando crianças evitavam ou eram dependentes de seus pais e suspeitavam dos outros parecem ter menor probabilidade, mais tarde na vida, de ter alguém em quem possam confiar ou a quem procurar quando tiverem problemas. Isso é refletido em uma correlação significativa entre Apoio Social alto e discordância da frase: "Eu acho difícil confiar em outras pessoas". As pessoas que não confiam nos outros não podem esperar apoio social em épocas de enlutamento.

## RELACIONAMENTOS SOCIAIS NA AMOSTRA NÃO PSIQUIÁTRICA

Quando o apoio social das mulheres jovens de Ward foi comparado àquele do grupo pareado de mulheres jovens que procuraram ajuda psiquiátrica (p. 407-8), foi encontrada uma diferença interessante. As amostras psiquiátricas tinham uma probabilidade significativamente menor de dizer que tinham a quem confiar seus pensamentos e sentimentos mais íntimos. Isso sugere que uma característica distintiva do grupo de comparação que não procurou ajuda psiquiátrica após o enlutamento é sua habilidade em confiar em outras fontes de ajuda disponíveis.

Mesmo as mulheres do grupo de comparação de Ward que tinham altos escores de apego Ansioso/Ambivalente e/ou Desorganizado tinham guardado essa habilidade e obtiveram escores mais baixos de Sofrimento Emocional Geral do que o grupo psiquiátrico. Isso sugere que a experiência desses vínculos inseguros na infância permite que algumas crianças desenvolvam habilidades sociais e seja possível que, em alguns casos, as estratégias de apego desenvolvidas por aqueles com esses vínculos fomentem relacionamentos sociais subsequentes. Por exemplo, uma pessoa que aprendeu a evitar a proximidade pode conhecer e fazer amizade com outros que são similarmente "independentes", e aqueles que necessitam depender podem se tornar habilidosos em suprir as necessidades de cuidados dos outros.

## O PADRÃO EVITADOR, VARIÁVEIS SOCIAIS E PESAR/SOLIDÃO

Em seus primórdios, o pensamento sobre o luto foi muito influenciado pelas afirmações de Lindeman de que os problemas no enlutamento eram atribuíveis à repressão do pesar e de que eles poderiam ser aliviados por meio das terapias que encorajassem sua expressão. Nos últimos anos, essa teoria tem sido contestada (Wortman e Silver, 1989). Nossos dados fornecem um teste para essa hipótese. Vimos que tanto os escores de Apego Evitador na infância quanto os de Inibição Emocional/Desconfiança na vida adulta estavam correlacionados ao aumento dos escores de Pesar/Solidão após a perda (p. 374). Três explicações possíveis serão consideradas aqui:

1. O apego evitador leva à inibição emocional e isso, de acordo com o pensamento de Lindeman, adia ou reprime o processo de luto (hipótese da repressão) levando ao adiamento do início do luto que, então, dura mais do que o esperado.
2. O apego evitador, a inibição emocional e a descrença nos outros levam à falta de apoio social após o luto e isso, por sua vez, faz que o luto persista (hipótese do apoio social).
3. O apego evitador torna a pessoa sensível aos efeitos posteriores da testosterona e a outras influências que acontecem durante a adolescência e adiam a expressão do luto no sexo masculino (hipótese da testosterona).

Somente uma análise das múltiplas variáveis pode resolver esse tipo de assunto. As variáveis com probabilidade de influenciar a expressão do luto são o Apego Evitador na infância, o sexo masculino, a Inibição Emocional/Desconfiança na idade adulta, o escore de Agressividade/Assertividade e Apoio Social, cada um dos quais foi incluído nessa análise (detalhes no anexo 14).

Quando, por sua vez, foram colocados em regressão hierárquica, o escore de Apego Evitador estava significativamente correlacionado a Pesar/Solidão desde o início e não era afetado pela adição do sexo masculino. A implicação é que a influência dessas duas variáveis sobre o escore de Pesar/Solidão é independente uma da outra. Isso sugere que o Apego Evitador não age preparando o corpo para os efeitos da testosterona ou de outras influências próprias da adolescência. A correlação ficou aquém da significância, entretanto, quando Inibição Emocional/Desconfiança foi adicionada. Isso sugere que, independentemente do sexo do indivíduo, os vínculos evitadores na infância aumentam o pesar/solidão persistente ao ocasionarem a inibição emocional e/ou desconfiança na idade adulta. A adição à equação dos escores de Agressão/Assertividade e Apoio Social tinha muito pouco impacto posterior, implicando terem eles um papel relativamente pequeno na sequência. Isso corrobora mais a hipótese da "repressão" do que as hipóteses do "apoio social" e da "testosterona"; entretanto, não indica que a inibição do pesar seja a única causa de problemas psicológicos no enlutamento.

## OUTROS RELACIONAMENTOS

Em conformidade com os resultados de Brown e Harris (1978), indivíduos com filhos menores de 16 anos em casa tiveram escores significativamente mais altos em Ansiedade/Pânico do que aqueles sem filhos nessa faixa etária. Parece que entre as pessoas que procuraram ajuda psiquiátrica após o luto a presença de filhos pequenos em casa foi mais um fardo do que uma bênção. Os problemas incluíam mães que ficavam mais ansiosas e superprotetoras em relação aos filhos e crianças que ficavam mais "agarradas" após a morte de uma figura parental. Esses problemas algumas vezes impediam a figura parental sobrevivente de trabalhar e criavam tanto dificuldades sociais como financeiras. Isso posto, algumas pessoas enlutadas pelo cônjuge disseram que não teriam sobrevivido sem os filhos. Embora a morte de um animal de estimação seja raramente a causa de problemas psiquiátricos, aqueles que ocorrem, em minha experiência, são usualmente reações adiadas à perda de um ser humano.

> Uma jovem senhora me foi indicada após a morte de seu cavalo. Ela tinha "adorado" cavalos desde a adolescência. Quando terminou a escola, conseguiu trabalho em um estábulo, onde se apaixonou pelo dono, um homem casado. Ele disse a ela que o relacionamento tinha de acabar, mas em compensação lhe deu um cavalo.
> Ela sempre conseguira manter em segredo o relacionamento com o homem casado e, quando ele acabou, parece ter transferido sua afeição para o cavalo, que via como um vínculo contínuo com o homem que perdera. Enquanto ela tivesse o animal, não tinha necessidade de se enlutar.
> Muitos anos depois, o cavalo morreu. Esse evento precipitou um pesar e uma raiva intensos, tanto que os amigos a persuadiram a procurar tratamento psiquiátrico. No curso da psicoterapia, ficou muito claro que seu pesar e sua raiva pertenciam mais apropriadamente à perda do homem do que à morte do cavalo. A terapia deu a ela a oportunidade de expressar esses sentimentos e de reconhecer a necessidade de replanejar sua vida. Quando pôde fazer isso, seus sintomas rapidamente melhoraram.

Com base nesse caso, parece que transferir o apego de alguém para um animal de estimação é um modo de lidar com o que Doka (1989) chamou de "luto não reconhecido".

Nenhuma tentativa sistemática foi feita, no presente estudo, de examinar a influência da fé religiosa no luto, mas vimos (p. 129-30) como a conversão de Mollie McKay para uma seita pentecostal e sua descoberta de que ela podia "falar línguas" estavam associadas à melhora transitória do pesar e da insegurança que se seguiram à morte de seus pais.

## CONCLUSÃO

Parece que, com exceção daqueles que perderam o cônjuge ou parceiro, viver com outras pessoas e ter apoio social pode aliviar a intensidade do pesar e da solidão. A observação de que esse efeito é mais pronunciado em pessoas mais velhas pode ser atribuída ao fato de que, quando os filhos saem de casa, seus pais provavelmente vão viver sozinhos e isso leva a mais solidão após o luto. Este estudo incluiu somente quatro pessoas acima de 69 anos e o aumento da solidão relatado acima parece ser mais um reflexo do isolamento do que de necessidades de cuidados físicos dos idosos.

Sem levar em consideração a idade, as pessoas enlutadas para quem viver sozinho é uma experiência relativamente nova têm a probabilidade de se sentir inseguras, ansiosas e em pânico. Se, além disso, os laços com seus filhos forem inseguros, elas provavelmente terão mais necessidade de apoio social após o luto e menor probabilidade de consegui-lo, um exemplo do "inverso da lei do cuidado" (Hart, 1971). A presença em casa de filhos menores de 16 anos tendeu mais a acrescentar peso ao fardo do que o aliviar.

Os níveis relativamente baixos de Sofrimento Emocional Geral no grupo não psiquiátrico de mulheres jovens enlutadas podem ser razoavelmente atribuídos ao seu bom apoio social. Mesmo aquelas que experienciaram apegos inseguros na infância em geral conservavam tais apoios e, quando o fizeram, seus níveis de sofrimento emocional ficaram baixos.

# 15 OUTRAS INFLUÊNCIAS SOBRE A REAÇÃO AO LUTO

> Eles produzem dentro de seus seios o luto
> Que a fama nunca pode curar –
> A tristeza profunda, inexprimível
> Que nenhuma solidão guardada reconhece
>
> W. E. Aytoun, *The Island of the Scots* (1849), estrofe 12

> A ideia da morte me deixa morto de medo.
>
> William Dunbar (1465-1513), *Lament for the Makaris*

Neste capítulo, examinaremos algumas outras influências na reação ao luto que foram apenas mencionadas em seções anteriores do livro, embora a pesquisa indique que elas podem ser importantes. Estas são perdas de casa, ambiente e cultura e os efeitos dos distúrbios e das incapacidades.

## IMIGRAÇÃO

Bess Kingston tem 30 anos. Nasceu no Caribe e mudou-se para a Inglaterra para se juntar à mãe aos 15 anos. Depois da morte de seu único filho de síndrome da morte súbita quatro dias após o parto, Bess reagiu gravemente, tornando-se muito chorosa e incapaz de dormir. Quando foi atendida em minha clínica três meses depois, parecia deprimida. Tinha pouco apetite e perdera muito peso.

Nesta seção, consideramos os problemas enfrentados por imigrantes como Bess e a influência que eles podem ter sobre sua reação ao luto.

Konrad Lorenz uma vez se referiu aos compatriotas como se tivessem "valência caseira". Ele queria dizer com essa expressão "ter o mesmo valor emocional que a pátria de origem" (1963, p. 186). Essa observação sugere uma ligação entre os vínculos a pessoas e lugares. Embora tendamos a nos vincular menos a lugares do que a pessoas, o conceito de "lar" como um lugar seguro ao qual podemos nos recolher quando nos sentimos em perigo é arraigado e pode muito bem fazer parte de uma origem biológica similar aos nossos vínculos a pessoas.

Os seres humanos, como a maioria dos animais sociais, ocupam territórios e dentro desses territórios constroem abrigos ou outros lugares protegidos nos quais é seguro criar seus filhos. Eles vão lutar para defender esses lugares e sua perda provavelmente vai minar a segurança e evocar sofrimento emocional. A saudade de casa tem muito em comum com a Ansiedade de Separação e, de acordo com uma revisão de Van-Tilburg *et al.* (1996), comumente coexiste com separação e perda de casa, estilo de vida e papéis. Marc Fried (1962), que estudou a reação ante a realocação de habitantes de cortiços no leste de Boston, escreveu: "Enquanto há [...] uma variabilidade considerável na experiência da perda, parece muito preciso referir-se às reações da maioria como luto". Ele descreve tanto o padrão preocupado quanto o evitador como reações à perda que lembram muito os padrões de apego ansioso/ambivalente e evitador que consideramos neste livro.

Outros encontraram reações similares na imigração forçada e Munoz (1980) intitula seu trabalho sobre imigrantes chilenos na Grã-Bretanha "Exílio como luto". Ele se refere a "perda de raízes, da geografia, do apoio emocional, do mundo cognitivo e do *status* que eles [imigrantes] tinham antes do exílio". Existe uma literatura farta sobre a psicologia da imigração, que fica além do escopo deste livro. Como a maioria dos eventos estressantes, a imigração não é uniformemente traumática e há algumas pessoas para quem a experiência é prazerosa e significa melhora de vida. Muito depende das razões para a imigração, da preparação para as mudanças psicossociais que acontecem, da magnitude das mudanças e das circunstâncias nas quais elas ocorrem.

Pode-se esperar que aqueles que experienciaram vínculos seguros e foram acompanhados por pessoas a quem estavam ligados tenham um enfrentamento melhor em relação aos desafios envolvidos na imigração do que os que foram separados de seus familiares ou cuja experiência de apego inseguro tenha minado a confiança em si e nos outros. A maioria dos estudos indica que os riscos da imigração para a saúde mental são maiores durante o primeiro ano. Uma vez que se ajustam à vida em seu novo país, a maioria dos imigrantes não se preocupa mais do que seus anfitriões.

## Imigrantes no presente estudo

A maioria dos vinte imigrantes que procuraram ajuda após o luto no presente estudo estava no Reino Unido havia muitos anos. Somente uma pessoa tinha mais de 30 anos na época em que chegou ao Reino Unido e a média de idade na época da imigração era 20 anos. Desses imigrantes, dezesseis eram mulheres e quatro homens. Os números são muito pequenos para uma análise estatística de vulto, mas os resultados estatisticamente significativos implicam diferenças bem grandes entre o imigrante e as populações nativas (detalhes são dados no anexo 15).

Mais de um terço dos imigrantes (comparados com 8% dos nativos) respondeu "Sim" à pergunta: "Sua família foi submetida a risco grave ou perseguição por um grande período de tempo?" Eles também reportaram mais separações de seus pais e tiveram um escore um pouco mais alto em Apego Ansioso/Ambivalente, que só alcançou níveis de significância limítrofe, do mesmo modo que o escore resultante de Apego Inseguro. Apesar disso, eles não mostraram nem mais nem menos vulnerabilidade do que os não imigrantes e seus escores em emoções adultas atuais e sintomas não foram significativamente diferentes do restante da amostra. Por que seria?

Para encontrar respostas, voltei às anotações dos casos dos imigrantes e examinei cada um deles. Os altos escores de Separação parecem resultar do fato de muitos virem de famílias grandes nas quais um ou ambos os pais estavam ausentes e serem criados muitas vezes pelos irmãos mais velhos e/ou avós. Os cuidados parentais que receberam não foram necessariamente inadequados. A maioria tinha imigrado para o Reino Unido na adolescência ou começo da idade adulta, a fim de escapar da pobreza ou de perigo cujas origens residem fora da família. Mudar-se para a Grã-Bretanha muitas vezes coincidiu ou foi logo seguido por casamento e constituição de família. Embora eles tenham alcançado um bom nível de segurança na Grã-Bretanha, sua vida continuou complicada pela pobreza e pelas dificuldades de manter laços duradouros, devido às grandes distâncias, com membros da família que permaneceram em seu país de origem. Uma vasta gama de lutos e de outros estresses contribuiu para fazer aflorar problemas que os levaram a procurar ajuda psiquiátrica. Em Bess Kingston, podemos observar a influência desses fatores interatuantes, que incluíam a imigração para a Grã-Bretanha e uma doença grave na infância (a ser considerada na próxima seção).

> Bess nunca conheceu o pai e até os 15 anos fora criada pela avó materna. Ela quase morreu de uma doença grave quando bebê; por isso, sua avó a tratava como frágil e delicada. Cresceu ansiosa e infeliz e frequentemente estava chorosa, intolerante a separações e relutante em visitar novos lugares, conhecer pessoas ou fazer coisas novas.

Aluna abaixo da média na escola, desconfiava das outras crianças e tornou-se um "lobo solitário". Por necessidade, aprendeu a resolver seus problemas sozinha desde muito nova e se vê como alguém que se tornou teimosa, rebelde e mandona. Desconfiava das outras pessoas e relutava em aceitar abraços ou outras demonstrações de afeto. No QRA, mostrou um alto escore de Separação (5) e Evitação (6), médio em Ansioso/Ambivalente (6) e abaixo da média no escore de Apego Desorganizado (2).

Aos 15 anos, tornou a se juntar à mãe em Londres, mas sua situação de vida não melhorou. Seus sentimentos sobre a mãe sempre tinham sido ambivalentes e Bess a descreve como uma mulher agressiva cujo relacionamento com o segundo companheiro era tempestuoso e, às vezes, violento.

Na juventude, Bess tivera uma sucessão de namorados, mas nenhum relacionamento íntimo. Ela teve a ideia de que um bebê lhe daria alguém para amar e, aos 30 anos, ficou grávida de Dan, um homem com quem não tinha intenção de se casar. Seu relacionamento com ele, como todos os seus relacionamentos, era pautado pela ambivalência. Embora ela quisesse proximidade, nunca conseguia tolerar isso por muito tempo e então achava necessário se afastar a fim de reduzir os crescentes sentimentos de tensão. Durante a gravidez, ficou extremamente angustiada com a possibilidade de que Dan encontrasse um modo de tirar o bebê dela.

Quando a vi pela primeira vez, Bess disse que a morte de seu bebê tinha trazido de volta a solidão de sua vida. Embora tivesse chorado bastante sozinha, achava difícil chorar na presença de outras pessoas e desejava poder chorar mais.

Ninguém podia deixar de admirar a coragem e a determinação dessa senhora, que mostrava uma expressão decidida ao mundo, quaisquer que fossem os medos a se esconder dentro dela. Ela aceitava avidamente a ajuda que lhe era oferecida e fazia bom uso de nosso tempo juntos.

Ao longo de onze entrevistas de apoio com um estudante de medicina, entremeadas com quatro entrevistas comigo, Bess falou muito sobre seu luto e sobre sua situação de vida. Ao mesmo tempo, teve uma melhora impressionante, sua tristeza diminuiu, seu apetite e peso foram recuperados e ela dormia melhor.

Quando nos vimos pela última vez, ficou claro que o relacionamento com o namorado tinha melhorado. Como eu havia aconselhado, ela aderira ao Compassionate Friends, um grupo de autoajuda para pais que perderam um filho, e estava achando os encontros com eles muito úteis.

Deixar os filhos serem criados pelas avós enquanto a mãe trabalha fora é comum no Caribe. Os homens raramente tomam parte na educação dos filhos e as viúvas ficam frequentemente sem apoio, tanto emocional como financeiro. Não se pode presumir que uma tradição que é culturalmente "normal" seja, portanto, desejável e o peso tanto para a avó quanto para a mãe pode ser considerável. Muito depende da necessária capacidade de fornecer cuidados parentais seguros da avó.

No caso de Bess, é claro que ela sofreu as consequências de um apego inseguro, evitador, de uma família grande e do *status* de imigrante. Ela não recebeu os cuidados parentais que lhe teriam permitido crescer com razoável grau de confiança nos outros. Sua descrença estragou os relacionamentos que teve e a fez sentir-se isolada e solitária.

Seu desejo por um filho era muito forte e parecia refletir sua solidão, mas também trazia o risco de que ela perpetuasse o ciclo de privação em outra geração. O bebê parecia personificar a esperança de que, ao lhe dar os cuidados que ela nunca recebeu, poderia, de algum modo, aliviar seu próprio isolamento e solidão. Quando o bebê morreu, sua solidão e depressão retornaram com força.

Embora fosse irreal supor que todos os problemas de Bess tivessem sido resolvidos pela terapia, ela havia pelo menos revisado sua vida e compreendido as raízes de sua insegurança. Muito dependeria da tolerância e do compromisso de seu namorado, que compareceu a várias de nossas sessões e parecia importar-se com ela.

### Imigrantes no grupo não psiquiátrico de Ward

Embora 23 mulheres jovens no grupo de Ward (30%) tivessem nascido fora do Reino Unido, somente uma sofrera um perigo grave ou perseguição e seus escores em Separação das figuras parentais não eram mais altos do que aqueles dos não imigrantes. Como os imigrantes da amostra psiquiátrica, seus escores de Apego Inseguro também não eram diferentes daqueles dos não imigrantes. Seus escores em Sofrimento Emocional Geral eram baixos (média 3,57, comparada com 4,52 no grupo controle dos cidadãos locais e 8,85 no grupo dos imigrantes psiquiátricos) e não havia razão para ver esse grupo como tendo sofrido danos psicológicos duradouros de sua experiência de imigração.

### Resumo

Os efeitos psicológicos da imigração foram afetados pela situação de vida em que surgiram. A separação dos pais, a pobreza, a perseguição e o perigo minaram a segurança e contribuíram para tornar as pessoas que procuraram ajuda psiquiátrica vulneráveis a perdas subsequentes. Os imigrantes no grupo controle sofreram menos essas experiências traumáticas e corresponderam bem.

Vamos voltar a perguntar por que, a despeito das histórias de separações, perseguições e perigo, esses imigrantes não reportaram mais evidências de vulnerabilidade na infância e resultados mais pobres do que os não imigrantes. Seus pais, é claro, sofreram o mesmo perigo, perseguição e pobreza que os próprios respondentes. Tendo tido mais filhos do que poderiam proteger e cuidar, resolveram o problema encontrando outras pessoas na família extensa que poderiam fornecer o amor e o cuidado necessários e isso deve ter diminuído a insegurança dos vínculos estabelecidos por essas crianças. Os filhos aprenderam a esperar e a lidar com o trauma; sobreviveram e isso, por si só, pode ter conferido a eles confiança e feito que tivessem consciência de sua própria força. Novamente, a experiência da necessidade parece ter seus aspectos positivos. A vida dura dessas pessoas as deixou mais capazes do que outras de buscar novos desafios. Eu fiquei impressionado com sua coragem e determinação de encontrar um modo de vencer os muitos problemas que continuavam a enfrentar em seu país de adoção.

## DOENÇA E INCAPACIDADE

A relação entre doença, apego e luto é complicada pelo fato de que a doença pode ser tanto um estressor quanto uma consequência do estresse; pode evocar um comportamento de apego nos pais e ser influenciada por isso. A suposição de que uma pessoa está sofrendo de uma doença e tem motivos para se queixar ao médico é determinada por fatores psicológicos e sociais que envolvem quem sofre, os pais, profissionais da área médica e outros. Não há espaço aqui para discutir os pontos mais contundentes da trama das relações mente/corpo. Para um exame desafiador sobre a interação desses fatores, recomenda-se o livro de Simon Wilkinson, *Coping and complaining: attachment and the language of disease* (2003).

### Doenças na infância

Bowlby (1969) incluiu as doenças na infância como uma das situações da vida que evocam o comportamento de apego tanto nos filhos como nos pais. Os filhos percebidos como "problemáticos" frequentemente requerem e evocam mais cuidados amorosos dos pais. Em geral, a resposta é apropriada e traz apoio, mas alguns pais reagem à doença ou à deformidade, como o nascimento de uma criança incapaz, tornando-se superprotetores; outros podem rejeitar ou evitar aproximar-se de uma criança que é percebida como imperfeita (Tarnow, 1987).

Wilkinson sugere que muitos dos problemas associados à doença surgem dos vínculos e das estratégias de enfrentamento ligadas a situações particulares da infância.

Assim, indivíduos que aprenderam estratégias "preocupadas" ou "ansiosas/ambivalentes" podem reclamar de sintomas físicos porque descobriram que seus pais então lhes darão a atenção por eles desejada. Aqueles cujos pais não são responsivos a tais estratégias, os "evitadores", em vez de procurar ajuda quando se sentem doentes, podem adotar rituais obsessivos de lavagem das mãos ou outros cuidados excessivos de higiene, numa tentativa de controlar o incontrolável.

### Doenças na infância e incapacidade neste estudo

A influência das doenças físicas na infância é avaliada em II/5 "Você teve alguma doença grave que ameaçava sua vida antes dos 6 anos?" e em II/6 "Ou uma doença similar entre os 6 e os 16 anos?" Essas perguntas foram colocadas juntas para dar um único escore de Distúrbios na Infância (detalhes da análise estatística dessas variáveis são dados no anexo 15).

Vinte respondentes (11%) reportaram doenças graves antes dos 6 anos, e 17 (9%) mais tarde na infância. Com ambas as perguntas, 33 (18%) reportaram doenças em algum momento antes dos 17 anos, mas somente 4 (2,2%) reportaram problemas de saúde durante ambos os períodos de tempo. Somente 8% e 4% do grupo controle de Ward reportaram doenças infantis e o pequeno número envolvido (11) não justifica a análise estatística.

Embora o questionário não inclua um espaço para registrar a natureza da doença grave, geralmente era possível obter tais informações sobre os pacientes psiquiátricos por meio dos prontuários. Os diagnósticos variavam em uma vasta gama, que abrangia de asma, bronquite, difteria, tuberculose e outras doenças respiratórias até poliomielite, rubéola, ferimentos na cabeça e tirotoxicose. Seis imigrantes constituíam um grupo com risco especial, pois tinham sofrido doenças graves na infância, antes de sua imigração para a Grã-Bretanha. Essas doenças incluíam tifo, malária e os efeitos da desnutrição.

Conforme o esperado, as doenças na infância muitas vezes propiciaram separações entre filhos e pais e isso explica por que os escores aumentados de Distúrbios na Infância estavam associados a escores significativamente mais altos de Separação Parental. A doença na tenra infância estava associada aos escores significativamente mais altos tanto de Apego Ansioso/Ambivalente quanto de Apego Evitador, com o Apego Desorganizado perdendo significância.

Esta pesquisa ajuda-nos a compreender como essas doenças que acontecem cedo na vida influenciam o relacionamento entre pais e filhos. Assim, a associação entre doença na tenra infância e Apego Ansioso/Ambivalente confirma a afirmação de Tarnow (1987) de que alguns pais se tornam superprotetores e "pegajosos" em relação a um filho doente. Por contraste, a associação entre doença e Apego Evitador confirma suas observações de que outros pais retrocedem ante a doença e podem se distanciar de um filho que é visto como "danificado", assim criando ou agravando um apego evitador.

O exemplo de Bess Kingston, reportado anteriormente, ilustra ambos os elementos. Ela foi criada como frágil por causa de uma doença grave no começo da infância, mas parece também ter se tornado temerosa a respeito de intimidade, talvez porque sua avó tenha lhe prestado cuidados físicos sem o carinho que é uma fonte tão importante no apego seguro.

As doenças no fim da infância não estavam associadas ao escore de Apego Ansioso/Ambivalente. Isso sugere que os pais têm menor probabilidade de se unir ansiosamente aos filhos mais velhos que estejam doentes do que aos filhos mais novos, daí o padrão Ansioso/Ambivalente ser estabelecido antes dos 6 anos de idade, uma observação corroborada pelo trabalho de Ainsworth. Entretanto, as doenças no fim da infância estavam associadas a escores mais altos de Apego Evitador. Uma vez que o apego evitador também tem a probabilidade de se estabelecer até os 6 anos, isso sugere que ele pode ter contribuído para tornar a criança mais vulnerável à doença. Explicações possíveis para isso serão consideradas a seguir.

Quaisquer que sejam as influências da doença nos apegos e vice-versa, elas não foram grandes o suficiente para ter um impacto significativo na reação ao luto na vida adulta. As doenças, no começo ou no fim da infância, não estavam associadas a nenhum aumento nos escores atuais de Sofrimento Emocional, Sintomas ou Emoções. Uma vez mais é possível que, na amostra, os efeitos negativos do estresse das doenças em algumas crianças fossem balanceados pelos efeitos positivos em outras, nas quais a experiência das doenças aumentava a confiança na proteção de seus pais e em sua habilidade de sobreviver. Devemos também nos lembrar de que somente 33 de nossos respondentes experienciaram essas doenças. Num grupo desse tamanho, a magnitude da influência teria de ser grande para alcançar significância estatística.

Naqueles que reportaram doenças entre 6 e 16 anos de idade, o escore adulto de Incapacidade estava duas vezes mais alto do que nos que relataram uma infância saudável. Entretanto, não devemos presumir que nesses casos a doença da infância estava persistindo na idade adulta, uma ocorrência rara. Parece que, mais do que isso, é a vulnerabilidade à doença que continua na vida adulta.

## Doenças na idade adulta

> Tessa Johnson, de 33 anos, foi indicada a mim seis anos após seu marido Hal ter morrido, súbita e inesperadamente, de uma hemorragia cerebral. Observando o passado, parece provável que essa não tinha sido a primeira ocorrência. Tessa mostrava pouca

tristeza na época e dedicava-se ao trabalho. Sentia-se muito solitária e logo foi morar com Bill, um divorciado, num relacionamento insatisfatório. Três anos após a morte de Hal, começou a sofrer de dores atrás das orelhas, que lembravam muito as dores de cabeça que ele tinha sofrido. Esse tipo de sintoma foi denominado "sintoma de identificação" (Parkes, 1996), mas o sintoma de Tessa, como muitos "sintomas psicossomáticos", pode ter tido um componente orgânico. As dores foram associadas aos ataques de pânico e ao medo intenso de que ela também fosse morrer.

No ano seguinte apresentou dores nas costas. Foi diagnosticada com hérnia de disco e forçada a parar de trabalhar. Tornou-se cada vez mais dependente da medicação analgésica.

Doenças na vida adulta podem tanto influenciar quanto ser influenciadas pela reação ao luto. Os efeitos do luto sobre a saúde têm sido muito estudados e não há espaço aqui para discuti-los em detalhe. Basta dizer que tanto as doenças físicas quanto as psicossomáticas têm probabilidade de aparecer ou de piorar após o luto e pode haver até um aumento nas taxas de mortalidade. Para uma revisão mais adequada, ver *Luto: estudos sobre a perda na vida adulta* (Parkes, 1996).

Muitas pesquisas têm sido realizadas sobre o luto que pode ser causado por doença física e ferimentos na vida adulta. Isso é discutido em detalhes em *Coping with loss* (Parkes e Markus, 1998), que mostrou que reações de luto podem ser esperadas após uma vasta gama de doenças graves e ferimentos. Também foi mostrado que a reabilitação sofre frequentemente complicações, entre outras coisas, devido a dois tipos de reação que são similares às formas de luto crônico, inibido ou adiado. Estas são preocupações obsessivas com as perdas causadas pela doença, ou negação da doença e de suas implicações. Essas reações podem prejudicar a habilidade do paciente em lidar com perdas subsequentes, particularmente se a doença for incapacitante.

Em grande parte, nossa segurança depende da posse de um corpo intacto e qualquer coisa que prejudique isso vai evocar sentimentos de insegurança; de fato, mesmo nossa sobrevivência pode ser ameaçada. Pode-se esperar que doenças e incapacidades duradouras sejam somadas a outras causas de insegurança que têm sido consideradas neste livro e contribuam para os problemas que acompanham o luto. Perlin e Schmidt (1975) e Vachon *et al.* (1982) corroboram essa suposição por meio de suas pesquisas. Concluíram que as doenças físicas e as incapacidades previam maior sofrimento emocional do que o usual após o luto.

Para piorar as coisas, os sintomas crônicos causados por doenças duradouras podem facilmente ser agravados pelo luto. Assim, em um estudo (Parkes, 1964b), pessoas mais velhas consultavam seus clínicos gerais com mais frequência do que o usual após a perda do cônjuge. Eles tinham mais probabilidade do que viúvas e viúvos mais novos de reclamar de dores, como aquelas causadas pela osteoartrite, do que de reclamar de sintomas psicológicos. (Note-se que a pesquisa foi realizada no começo dos anos 1960, quando as pessoas mais velhas talvez fossem menos inclinadas a procurar ajuda para sintomas psicológicos do que hoje.)

## Incapacidades adultas no presente estudo

A doença física incapacitante na vida adulta é abordada na pergunta III/3: "Você está sofrendo de alguma doença ou incapacidade física?" Segue-se uma lista de cinco modos pelos quais a doença pode ter ameaçado a vida, causado dor duradoura ou prejudicado a habilidade para uma função independente. Juntas, essas cinco perguntas fazem o escore de Incapacidade.

Uma ou mais incapacidades físicas atuais foram relatadas por uma proporção surpreendentemente grande (30%) dos pacientes psiquiátricos enlutados, 54 pessoas. Quinze (8%) disseram que sua vida fora ameaçada, 31 (17%) que tinham sofrido dores duradouras, 29 (16%) que não podiam trabalhar, 36 (20%) que não eram capazes de se locomover como desejariam, e 34 (19%) que sua doença ou incapacidade interferiu em sua vida de outras maneiras importantes. Essas incapacidades foram causadas por uma grande variedade de condições, muitas delas de longa duração, e os diagnósticos incluíram:

- nove pacientes com câncer, Aids e outras doenças que ameaçavam a vida;
- onze pacientes com uma variedade de doenças orgânicas crônicas, tais como espondilite e diabetes;
- sete pacientes com doenças crônicas com as quais fatores psicológicos podem ter contribuído. Incluem-se aqui hérnia de disco, osteoartrite, asma, colite ulcerativa e tensão pré-menstrual;
- seis tinham sintomas físicos com os quais fatores psicológicos comumente contribuem, como enxaqueca, diarreia, gastrite e hipertensão, todos podendo ser agravados por circunstâncias psicológicas;
- sete se queixavam de dores cuja origem não estava clara. A maioria delas envolvia uma mistura de condições de artrite e reumatismo agravadas pelos efeitos psicológicos do luto.

No grupo de mulheres jovens de Ward, somente 9% (7 casos) reportaram uma incapacidade física. São poucos casos para fazer uma análise mais aprofundada.

O número relativamente grande com incapacidades físicas atuais na amostra psiquiátrica pode resultar do fato de que o estudo foi realizado em um grande hospital-escola de Londres e alguns dos encaminhamentos me foram feitos por supervisores que trabalhavam em outros departamentos.

Como poderíamos esperar, o escore de Incapacidade foi mais alto em pessoas mais velhas. Apesar de sua fragilidade, as pessoas com incapacidades tinham mais probabilidade do que os respondentes com corpos sãos (e mais jovens) de viver sozinhas e não tinham maior probabilidade de procurar apoio social (i.e., elas não tinham mais tendência a procurar a ajuda de amigos ou da família ou ter alguém em quem pudessem confiar).

Houve uma associação inesperada entre apegos inseguros na infância e incapacidades na vida adulta. Do mesmo modo que com a doença no fim da infância, uma correlação significativa, mas não ampla, foi encontrada entre o escore de Apego Evitador e o de Incapacidades. A incapacidade na vida adulta também estava associada aos Apegos Desorganizados. Enquanto isso pode ajudar a explicar o isolamento social (vimos acima como as pessoas com esses padrões de apego inseguros têm dificuldades com relacionamentos íntimos na vida adulta), não ficou a princípio claro por que os apegos evitador e desorganizado deveriam resultar em incapacidades maiores do que os vínculos mais seguros. Antes de responder a essa pergunta, vamos olhar mais de perto o relato do caso e os dados clínicos.

> Tessa era a segunda de cinco filhos. Seu pai, um policial, é descrito como um homem rígido, superansioso, que tinha inclinação para a depressão. Ele nunca expressava afeição, mas ela se sentia próxima dele e se preocupava com ele, temendo que pudesse morrer. A mãe tinha ciúmes do relacionamento de Tessa com o pai. Era ainda mais distante e demonstrava menos afeto do que o pai e Tessa tinha sentimentos muito ambíguos em relação a ela.
>
> Tessa não era popular na escola, onde era vista como rígida e provocada por ser alta e gordinha. Desconfiada em relação à proximidade, não procurava ajuda e agora vê a si mesma como tendo sido agressiva, rebelde e desajeitada. Com frequência, ficava chorosa e, algumas vezes, desejava estar morta. No QRA, seus resultados nos escores de Apego foram: alto em Evitação (7) e médio tanto em Apego Ansioso/Ambivalente (8) como em Apego Desorganizado (5).

O apego evitador de Tessa em relação a ambos os pais reflete suas próprias estratégias evitadoras, enquanto seu temor de que o pai morresse indica sua apreensão sobre a mortalidade desde tenra idade. É provável que a gordura de Tessa quando criança fosse uma consequência do "comer por conforto". Isso tanto refletiu quanto agravou sua insegurança e seu isolamento social.

Exames posteriores dos resumos de caso dos indivíduos mais isolados mostram que a maioria se tornou isolada porque eram pessoas inseguras que mais tarde se separaram ou se divorciaram. Os efeitos de suas incapacidades foram agravados tanto pela insegurança quanto pelo isolamento social. Assim, pessoas que viviam com outras tinham menor probabilidade do que as solitárias de querer se mudar ou deixar a casa e podem ter sido mais capazes de tolerar qualquer dor causada por sua doença. Isso pode ter influenciado suas respostas para as perguntas que compõem o escore de Incapacidade.

Dados os perigos e as dificuldades especiais associados à doença, foi uma surpresa descobrir que os escores de Incapacidade não previam nenhum dos escores de enfrentamento problemático ou de Sofrimento Emocional, Sintomas ou Emoções atuais. Parece que a influência dessas incapacidades não era tão grande a ponto de pesar mais que os outros fatores que contribuíram para o sofrimento emocional desses pacientes. Como vimos, a maioria das incapacidades era de longa duração e pode ser que, como os imigrantes descreveram acima, os respondentes tivessem se ajustado às suas incapacidades muito tempo antes. De fato, eles podem ter aprendido o caminho árduo para tolerar o sofrimento e mesmo confiar que os outros tomassem conta deles.

Devido à vasta gama de doenças físicas e psicossomáticas encontradas nesses pacientes, não é possível identificar casos individuais que exemplifiquem todas eles. O caso de Tessa mostra como um apego evitador pode influenciar doenças psicossomáticas após o luto.

Ao deixar a escola, Tessa começou a trabalhar em uma loja e, em poucos anos, foi promovida a gerente. Aos 21 anos, contrariando seus pais que mais tarde a "renegaram", ela se casou com Hal, um gigante gentil. Eles tiveram dois filhos, que sofriam de asma e eczema.

Ela parece ter encontrado em Hal alguém que não desafiaria sua necessidade de independência e com quem era possível obter um grau de proximidade que nunca antes havia experienciado. Mesmo assim, ela deve ter passado sua tendência evitadora para os filhos e não é errado pensar que a asma e o eczema eram de origem psicossomática.

Nos anos seguintes, a personalidade de Hal mudou. Ele começou a sofrer de dores de cabeça, tornando-se mal-humorado e afeito a explosões de violência, durante as quais gaguejava. Tessa sugeriu que ele procurasse um médico, mas ele se recusou. Apesar disso, ela estava despreparada para a morte dele.

Conforme vimos acima, ela inicialmente expressou pouca tristeza, mas pouco depois se tornou cada vez mais solitária e sofria de dores de cabeça e nas costas.

Quando vi Tessa pela primeira vez, ela apareceu como uma jovem inteligente e atraente, ansiosa, deprimida e que fumava quinze cigarros por dia. No curso da terapia breve, reconheceu a ligação entre os sintomas de seu marido e "o foco na minha cabeça". Ela também foi muito ajudada ao ler o "brilhante" livro de Claire Weekes, *Self-help with your nerves* (1984), que explica os sintomas da ansiedade e dá conselhos claros sobre como lidar com eles. No fim da terapia, estava muito mais relaxada, a frequência e a intensidade das dores de cabeça tinham diminuído e ela parou de fumar.

No *follow-up*, três anos depois, ela ainda estava severamente afetada pelo problema nas costas e, embora não estivesse mais deprimida, reportou tensão e ansiedade contínuas. Ainda sentia falta de Hal e seu relacionamento com Bill era prejudicado pela contínua dificuldade de expressar afeição.

Como é típico do padrão de apego evitador, Tessa lidava com seu luto traumático mantendo-se ocupada e negando suas implicações. Quando, por fim, sua defesa começou a desmoronar, seus sintomas tomaram mais a forma de uma síndrome de identificação do que de luto adiado. Isso estava associado ao intenso medo de que ela também pudesse morrer, talvez um reflexo de seu medo de perder o controle.

Biblioterapia e outras técnicas de "autoajuda" são frequentemente favoráveis para pessoas com tendências evitadoras. Tessa respondeu rapidamente ao apoio emocional e seu uso da "autoajuda" permitiu que ela voltasse a ter controle. Nesse ponto, ela parou a terapia, ainda sem expressar luto pela morte de Hal. Nessas circunstâncias, não surpreende que os resultados do *follow-up* fossem decepcionantes. Ela permanecia insegura e ansiosa, ainda tomava medicação para os nervos e encontrava dificuldade em expressar tanto afeição como tristeza. Mesmo sua dor nas costas, que fora atribuída a uma hérnia de disco intervertebral, foi muito provavelmente agravada pela ansiedade, um fator bem conhecido que "abre a porta" para a dor e baixa o limiar de tolerância à dor (Melzack e Wall, 1965).

Os resultados mencionados acima indicam que as doenças graves na tenra infância estão associadas aos apegos ansioso/ambivalente, evitador e possivelmente desorganizado em relação aos pais. Parece que, nesses casos, a doença contribuiu para ocasionar o apego inseguro. Em crianças mais velhas, entretanto, somente o apego evitador está associado à doença e, nesse caso, parece mais provável que o apego inseguro tenha causado ou contribuído para a doença. Os apegos evitador e desorganizado na infância também podem semear as incapacidades na vida adulta. Devido ao pequeno número de doenças físicas no grupo controle, não é possível dizer se esses resultados são ou não peculiares à minha amostra psiquiátrica.

Em todas as idades, uma história de apego evitador na infância estava associada a escores aumentados nas medidas das doenças graves e incapacitantes. Três fatores devem ser considerados para explicar esses resultados:

- a possível influência dos apegos evitadores na saúde física;
- a percepção de si mesmo como doente, de quem sofre;
- a percepção de um sistema de saúde como fonte aceitável de ajuda.

A pesquisa não foi feita para testar essas hipóteses e quaisquer conclusões são especulativas e inconclusivas.

## A influência do apego evitador sobre a saúde física

Evitar a expressão emocional tem sido a atitude frequentemente culpada pelos sintomas psicossomáticos e somáticos, alguns deles muito graves. Por exemplo, a repressão do pesar tem sido postulada como um fator contribuinte para o aumento da mortalidade por meio de doenças cardíacas após a perda, o que é mais comum em homens do que em mulheres (Parkes et al., 1969; Stroebe e Stroebe, 1983).

Enquanto a cadeia causal não é plenamente compreendida, foi mostrado que o enlutamento em geral propicia o enfraquecimento do sistema imunológico e do controle neuroendócrino das funções corporais, e ambos influenciam a saúde. A falha no funcionamento dos linfócitos que segue o enlutamento tem se mostrado mais correlacionada às medidas de depressão que de pesar (Hall e Irwin, 2001). Isso pode estar associado a uma história de vínculo inseguro. Os vínculos inseguros também podem influenciar hábitos, tais como dieta, consumo de tabaco e de álcool, que aumentam o risco de problemas de saúde.

Precisa-se claramente de mais pesquisas que estabeleçam as ligações entre os apegos evitadores e as doenças. Também é necessário considerar os outros fatores que influenciam a visão da doença como ameaça à vida, como algo que é incapacitante e requer ajuda médica.

## A influência do apego evitador sobre as percepções da doença

Embora alguns evitadores possam ver a doença como uma fraqueza a ser negada, ela fornece a outros uma explicação relativamente livre de culpa para limitações que não podem ser evitadas. Por exemplo, um homem foi indicado a mim após um infarto do miocárdio leve do qual, segundo a opinião de seu cardiologista, seu coração tinha se recuperado, embora ele permanecesse severamente incapacitado. Logo se tornou evidente que esse homem de negócios muito controlador precisava ficar "doente" a fim de escapar às responsabilidades pelo fracasso de seu negócio familiar. Somente quando sua esposa e família se reuniram para assegurá-lo de seu respeito e apoio contínuos seus sintomas "cardíacos" melhoraram a ponto de ele poder voltar a trabalhar.

Fatores similares podem influenciar a persistência e a severidade da dor nas costas, tal como aquela sofrida por Tessa Johnson. Em tais casos, dificilmente existe alguma dúvida de que os sintomas do paciente estão enraizados nas doenças físicas, é raro que sejam "puramente psicológicos". Por outro lado, os fatores psicológicos que são frequentemente desconhecidos ou não são reconhecidos pelo paciente contribuem para agravar ou prolongar a incapacidade física.

## A influência do apego evitador na procura de cuidados médicos

Dada a tendência dos evitadores à voltar-se para dentro e a evitar procurar ajuda, podemos esperar que evitem admitir uma doença ou procurar ajuda médica. Neste estudo, o oposto parece ser o caso. Mais uma vez, precisamos nos lembrar de que o alvo do apego evitador na infância não é se separar dos pais, mas manter-se a uma proximidade segura. Qualquer independência adquirida é mais aparente do que real. Os pais podem ser incapazes de tocar seus filhos e podem até punir aproximações físicas ou choro, mas vão cuidar deles quando estiverem doentes. Em tais relacionamentos, os filhos podem, de fato, achar que ficar doente ou machucado é um modo de obter o cuidado que desejam. Isso pode explicar alguns comportamentos de risco nas crianças evitadoras, que procuram o benefício quer a exposição ao risco seja bem-sucedida quer não. Se o comportamento tem sucesso, eles podem conseguir créditos pela bravura e habilidade; se falha e eles saem machucados, ganham cuidados e atenção.

Aqueles que são percebidos como doentes comumente conseguem "cuidados amorosos e ternos" e isso é particularmente provável se a doença é vista como uma ameaça à vida. De fato, um paciente do St. Christopher's Hospice descreveu o câncer como "uma doença agregadora" (C. M. Saunders, comunicação pessoal). O cuidado médico frequentemente envolve contato físico sem proximidade emocional e isso pode ser melhor do que nada para aqueles que sentem a proximidade emocional como algo perigoso. Isso se aplica se o cuidado é oferecido pelos pais ou profissionais de saúde e pode persistir desde a infância até a idade adulta. Ambos os fatores provavelmente influenciam a inclinação das pessoas que experienciaram apegos inseguros e evitadores na infância a perceber suas doenças como uma ameaça à vida, a se preocupar excessivamente com elas e a procurar e aceitar cuidados médicos.

## CONCLUSÃO

O amor expresso em cuidados é despertado nos outros por meio de expressões de fraqueza, impotência ou sofrimento emocional e aqueles que sofrem podem ser recompensados por seu sofrimento. Para alguns, a recompensa vale a dor e a doença pode se tornar uma estratégia. Desse modo, a doença física e a incapacidade estão algumas vezes ligadas de modos complexos aos vínculos inseguros. Por sua vez, ambos influenciam e são influenciados pelo isolamento social. Os médicos precisam ter o tempo e a disposição necessários para investigar esses vários fatores interdependentes. Como Wilkinson elegantemente afirma, precisamos aprender "a música que o paciente está dançando, a forma de suas queixas" (Wilkinson, 2003).

Os estresses associados tanto à imigração quanto à doença interagem com os efeitos das separações e a insegurança do apego na infância, mas suas consequências não são todas más. Elas também fornecem às pessoas oportunidades de aprender a lidar com o estresse, e seus efeitos gerais sobre as reações da pessoa em relação a lutos posteriores não são necessariamente prejudicados.

No próximo capítulo, ampliaremos o foco ainda mais para perguntar se as influências que foram discutidas nos capítulos anteriores contribuem para uma gama ainda maior de perdas sem morte, que fazem que as pessoas procurem cuidados médicos e psiquiátricos.

# CONCLUSÕES DA PARTE III

A função dos vínculos é fornecer segurança e oportunidades para a exploração e o aprendizado que permitem à criança desenvolver estratégias de enfrentamento – que terão resultados variados quanto ao sucesso – para lidar com perdas e outros desafios que emergem. Vimos, na parte II, que as estratégias adotadas por aqueles que têm experienciado vínculos inseguros podem se mostrar danosas ou úteis de acordo com as circunstâncias.

As evidências apresentadas na parte III focalizaram as situações e os eventos que contribuem para os problemas após o enlutamento. Descobrimos que isso nos apresenta uma trama de interações fascinantes, que ainda estamos começando a entender.

No capítulo 8, concluiu-se que a separação ou perda de uma figura parental na infância estava associada a medos persistentes de perdas posteriores e do pesar que as acompanha. Isso algumas vezes impede as pessoas de fazer novos vínculos. Também pode agravar qualquer insegurança de vínculo apresentada. A experiência da criança que foi separada de um ou ambos os pais também foi considerada outro fator a ser acrescentado aos problemas de muitos imigrantes e àqueles de pessoas que sofrem de doenças graves durante a infância. Todos esses fatores contribuem para os problemas que surgem após perdas na vida adulta, embora eles também possam fornecer oportunidades para o amadurecimento.

O capítulo 9 mostrou quanto perdas traumáticas inesperadas e múltiplas abalam as nossas premissas básicas de segurança e podem, por si, ser suficientes para causar problemas psiquiátricos. Vimos como elas também interagem com vínculos inseguros, particularmente os desorganizados, agravando qualquer vulnerabilidade atribuível a essas causas.

Contrariamente às expectativas, as autoavaliações relatadas no capítulo 10 não mostraram os meninos com maior probabilidade do que as meninas de reportar vínculos evitadores em relação aos pais durante a infância. Entretanto, mais tarde, os homens mostram maior inibição nas expressões de amor e pesar do que as mulheres.

Parece provável que a predisposição inata tenha um papel importante nas diferenças psicológicas entre os seres humanos do sexo masculino e feminino, do mesmo modo que acontece em outras espécies. Isso se torna mais ativo na adolescência e persiste a partir de então.

Entre os problemas que trouxeram os homens ao cuidado psiquiátrico após o enlutamento, presume-se que um quarto seja reflexo de distúrbios duradouros da personalidade, a maioria dos quais provavelmente resultou da inibição de sentimentos e de comunicação. Esses distúrbios foram então agravados pelo luto.

Nos capítulos 11, 12 e 13, examinamos as respostas particulares à perda de uma figura parental, de um filho e do cônjuge. A reação à morte de uma figura parental na vida adulta mostra muito claramente como os padrões de apego forjados na infância podem persistir na vida adulta. Isso fica mais evidente nas meninas que diziam ter estado próximas a uma mãe superprotetora. Muitas delas tinham sido vistas como amadas e frágeis. Tendo crescido com a premissa básica de que sua sobrevivência dependia de seu pai ou sua mãe, nunca adquiriram autonomia.

O apego de um ou ambos os pais em relação a um filho é uma forma diferente de apego daquele entre uma criança e seus pais; seu alvo primário é cuidar de outra pessoa, o filho. Nossos dados sugerem que esses laços de cuidado são fortemente influenciados pelos cuidados que os pais receberam em suas próprias infâncias e criam problemas especiais se o filho morrer.

Separação, rejeição e violência na infância tiveram um papel maior nas histórias de apego de pessoas que procuraram ajuda psiquiátrica logo após a morte de um filho do que em relação a outros tipos de perda. Parece que esses tipos de cuidados parentais predispõem as pessoas a criar vínculos de cuidado excepcionalmente fortes com seus próprios filhos. A morte dos filhos evocava uma mistura de pesar renovado pelas perdas anteriores dos pais e uma identificação solidária com os filhos agora mortos.

As pessoas que reportavam a separação ou a rejeição de seus pais podem tentar restaurar o equilíbrio dando ao filho o amor e a segurança que faltaram a elas. Mas sua própria falta de segurança pessoal é tamanha que seu amor é colorido pelo medo. A morte desse filho é um golpe cruel, que confirma o medo dos pais de que o mundo seja cruel e de que nada dure; o que começou com um temor, agora se torna uma afirmação.

As pessoas que procuraram ajuda após a morte de um parceiro ou cônjuge tinham menor probabilidade do que as outras de ter estado em conflito e maior probabilidade de se ver como muito íntimas e muito dependentes do parceiro. Depois que este morreu, elas experienciaram mais pesar e solidão que as outras. Seus problemas foram aumentados pelo fato de a maioria delas também ser mais velha e com maior probabilidade de viver sozinha. Mas aquelas que não moravam sozinhas não eram menos solitárias.

A influência da insegurança do vínculo na infância não era maior ou menor após o luto pelo cônjuge do que após outros tipos de perdas, nem havia qualquer evidência de que os vínculos ansiosos/ambivalentes tivessem um papel maior, criando vínculos dependentes na vida adulta. Em vez disso, parece que todos os tipos de apego inseguro predispõem algumas pessoas a procurar parceiros que lhes forneçam a segurança e a proximidade que elas não encontraram em seus próprios pais. Quando esses parceiros morrem, o pesar do sobrevivente não é suavizado pela presença ou pelo apoio dos outros. O amor não é transferível.

O capítulo 14 examinou os efeitos de duas variáveis sociais, o apoio social e viver sozinho. Exceto naqueles que perderam um parceiro, descobriu-se que essas variáveis estavam associadas ao aumento do pesar e da solidão após o enlutamento. A falta de apoio social está associada à baixa confiança nos outros e tem importância especial na velhice, quando as pessoas têm maior probabilidade de viver sozinhas e de sofrer doenças físicas. Embora os relacionamentos sociais sejam influenciados pelos padrões de apego da infância e eles mesmos influenciem o luto, análises multivariadas mostraram que eles não são a explicação principal da influência desses padrões de apego sobre o pesar e a solidão.

No capítulo 15, dois outros tipos de circunstâncias, a imigração e a doença, foram examinados. Muitos imigrantes neste estudo vieram de famílias grandes às quais permaneceram ligados. Embora alguns tenham sido separados ou negligenciados pelos pais, os cuidados parentais que receberam dos avós ou de outras pessoas de algum modo aliviaram os efeitos desses fatos. Mesmo assim, a pobreza continuada e as dificuldades de manter os vínculos e as obrigações com os familiares distantes, muitos dos quais continuavam a correr perigo, contribuíram para os problemas atuais dos imigrantes após a perda.

Os dados apresentados aqui sugerem que as doenças podem tanto causar como ser causadas pelos apegos inseguros. Assim, as doenças que ameaçam a vida no começo da infância estão correlacionadas a uma história de vínculos inseguros, particularmente o ansioso/ambivalente e o evitador. As incapacidades na vida adulta também podem causar e ser causadas pelo vínculo e por outros problemas sociais. Aqueles que reportaram os apegos evitador e desorganizado na infância também reportaram taxas mais altas de doenças incapacitantes na vida adulta. As incapacidades aumentaram com a idade e podem ter tido um papel importante como causa de encaminhamentos psiquiátricos, embora as medidas gerais de sintomas e de reações emocionais após o luto não fossem nem melhores nem piores do que nas pessoas sem incapacidades. Tanto o isolamento social quanto as doenças incapacitantes contribuíram para a solidão dos pacientes mais velhos.

Os escores do Apego Evitador estavam associados a níveis crescentes de incapacidade em todas as idades, observação que corrobora a teoria de que a inibição das emoções aumenta o risco de doenças psicossomáticas e, possivelmente, das somáticas.

Enquanto cada um dos fatores considerados na parte III contribui para influenciar a reação ao luto, nenhum deles emergiu como a causa principal do sofrimento emocional experimentado pelas pessoas enlutadas. É a interação entre eles que cria ou mina a segurança. Isso é mais bem explicado pela confirmação ou negação do que Peter Marris (1974) chama de "a estrutura de significado", que resulta de uma visão de mundo em que a proximidade das pessoas amadas é a maior fonte de segurança. Embora cada vínculo seja único e insubstituível, a capacidade de uma pessoa de se "recuperar" do luto não advém da sua habilidade de esquecer a pessoa perdida, mas de construir e remodelar seu mundo presumido de modo que inclua e redesenhe o tesouro do passado.

Como evidenciam este e outros estudos, os padrões de amar parecem oferecer uma contribuição importante à formação da personalidade e influenciar como as pessoas reagem ao luto na vida adulta. Enquanto essas influências se tornam claras após o enlutamento, é razoável perguntarmos se o luto é ou não o único tipo de evento de perda a ser afetado pelos padrões de amar.

Na parte IV, vamos ampliar nossa estrutura de referência para incluir pessoas que procuraram ajuda psiquiátrica e não estavam enlutadas. Perguntamos então se esses padrões justificam que reconheçamos uma nova categoria de transtorno psiquiátrico, os Transtornos do Apego. Finalmente, examinamos as implicações dos capítulos anteriores para a prevenção e o tratamento de problemas psicológicos.

# PARTE IV — TRANSTORNOS DO APEGO, OUTROS PROBLEMAS PSIQUIÁTRICOS E SUA PREVENÇÃO E TRATAMENTO

## 16 APEGOS EM PACIENTES PSIQUIÁTRICOS NÃO ENLUTADOS

> Qual homem vê a roda que sempre gira,
> a da Mudança, que influencia todas as coisas mortais
> mas por meio disso encontra e simplesmente sente
> como a Mutabilidade neles joga
> seu cruel esporte, para a ruína de muitos homens?
>
> Edmund Spenser, *The Faerie Queen*
> (1596), livro 7, canto 6, estrofe 1

No caso de Ellen Glazer, não foi o luto, mas a gravidez que desencadeou a doença mental. Seu primeiro episódio depressivo ocorreu durante a primeira gravidez. Naquela época, ela tinha sido hospitalizada durante a noite após ter ficado bêbada, ter tomado uma overdose de sonífero e cortado o pulso em uma janela. Quando nasceu um menino, ela a princípio "não sentiu nada por ele". Depois, tornaram-se "muito próximos".

Essa depressão minou o relacionamento com seu parceiro John, embora continuassem juntos. Nos seis anos seguintes, Ellen permaneceu um tanto quanto deprimida. Então, aos 36 anos, ficou grávida novamente e sua depressão voltou com carga total, fazendo que ela aceitasse ir à minha clínica. Eu a vi como uma senhora ansiosa, tensa, infeliz, que adotou uma atitude desafiadora em relação ao mundo.

Embora o estudo dos apegos tenha contribuído para a nossa compreensão do modo como as pessoas reagem quando os vínculos são severamente abalados pelo luto, não é absurdo considerar que eles também possam influenciar a reação a alguns outros eventos e circunstâncias que fazem que as pessoas procurem a ajuda de um psiquiatra. Perdas de um tipo ou de outro não são incomuns e a reação a elas é frequentemente caracterizada como "pesar". De fato, já tínhamos visto como as reações à perda da saúde física (p. 227-8) podem provocar muitas respostas psicológicas que são encontradas após a perda por morte e algumas vezes dão margem a problemas duradouros.

As pesquisas sobre as causas da doença psiquiátrica já existem há muito tempo e o campo é extenso, grande demais para ser totalmente revisto aqui. Os estudos bem conduzidos de Brown e Harris sobre a incidência de "eventos significativos" anteriores à doença nas histórias de mulheres com depressão clínica (1978) e o exame de Paykel dos precursores de uma vasta gama de transtornos mentais (1974) revelaram a magnitude e a frequência com a qual os eventos negativos de impacto duradouro (i.e., grandes perdas) contribuem para causar os transtornos mentais. Sendo esse o caso, não devemos nos surpreender se descobrirmos que os vínculos inseguros e outros fatores considerados contribuintes dos problemas após o enlutamento colaboram, de forma similar, para a reação a essas outras perdas.

A maioria dos estudos sistemáticos sobre a influência dos vínculos na saúde mental tem sido confinada a crianças e adolescentes. Além disso, diversos estudos têm focalizado os padrões de apego em criminosos com transtornos mentais. Um desses estudos, realizado por Frodi *et al.* (2001), usou a Entrevista do Apego Adulto (EAA) para estudar 24 criminosos psicopatas em um manicômio judiciário e prisão de segurança média. Não foi encontrado ninguém seguramente apegado e o maior grupo de indivíduos estava na categoria "Rejeitador de Apego" (que lembra o apego evitador da infância). Outros estudos usando a EAA notaram a prevalência dos vínculos inseguros na vida adulta em pacientes psiquiátricos internados ou de ambulatório. Van Ijsendoorn e Bakermans-Kranenberg (1991), em uma meta-análise dessa literatura, descobriram que somente 8% desses pacientes poderiam ser classificados como "Autônomos-Seguros". Embora haja interesse nesses estudos, o EAA não pode (conforme apontado na p. 32) ser tomado como uma medida de padrões originais dos vínculos da infância (ver Schuengel e Van Ijsendoorn, 2001, para uma crítica dessa literatura).

Perdas, conforme vimos, podem contribuir para os problemas psiquiátricos, mas raramente se pode presumir que sejam a causa única. Em geral, é a interação de eventos da vida e vulnerabilidades anteriores que, tomados juntos, podem explicar muitas doenças psiquiátricas. Essa conclusão, como vimos, também se aplica aos problemas que seguem a perda.

A vulnerabilidade às doenças mentais é geralmente atribuída a dois fatores que interagem: predisposição inata e influências danosas na infância. Eles agem em conjunto para aumentar o risco de transtornos posteriores. Como fazem isso foi o tópico da maioria dos debates e de um grande número de teorias. Algumas delas foram tratadas nos capítulos anteriores. Elas incluem a teoria psicanalítica, a teoria do enfrentamento, as teorias cognitivas e várias teorias interpessoais e sociais.

Não existe nenhum modo pelo qual todas essas teorias possam ser consideradas aqui e eu não faço qualquer suposição de que elas disputem com a teoria a ser desenvolvida. Em vez disso, devo adotar uma visão deliberadamente míope e perguntar até que ponto o modelo da teoria do apego, que nos permite prever alguns dos problemas psiquiátricos que acontecem após o enlutamento, também pode prever problemas psiquiátricos não associados ao enlutamento. Devemos, então, decidir se uma explicação baseada na teoria do apego é ou não útil e como essa teoria se encaixa nas outras.

Se as correlações entre os escores de Padrão de Apego e os vários escores de Sintomas e Sofrimento Emocional atuais, que confirmaram minhas previsões relativas ao grupo enlutado, também são encontradas em pacientes psiquiátricos não enlutados, parece provável que o modelo teórico criado para explicar reações problemáticas ao luto também possa ser aplicado a outros problemas psiquiátricos.

## OS PACIENTES PSIQUIÁTRICOS NÃO ENLUTADOS

Quem eram esses pacientes e por que eles me foram encaminhados? Durante a realização desta pesquisa, eu era psiquiatra supervisor honorário no Royal London Hospital com a responsabilidade de prestar serviços psiquiátricos, sob a égide do Ministério da Saúde, à comunidade da Tower Hamlets[1], na zona oeste de Londres. As pessoas foram indicadas ao meu ambulatório por seus clínicos gerais ou por especialistas, que requeriam ajuda para uma vasta gama de assuntos psiquiátricos. Como psiquiatra que atendia em ambulatório, eu não tinha leitos para internação, portanto vi poucos pacientes psicóticos; vi algumas pessoas idosas e, à maioria delas, eu fora indicado pelo serviço de psicogeriatria. Algumas pessoas foram indicadas devido ao meu interesse especial em ajudar pessoas com doenças que trazem risco de morte. A amostra era composta por pacientes de uma clínica psiquiátrica geral em uma área urbana.

Noventa e sete pessoas não enlutadas completaram o QRA antes de seu primeiro atendimento na clínica. Diferentemente da amostra enlutada, mas do mesmo modo que outros pacientes de ambulatório em Tower Hamlets, havia quase o mesmo número de homens (40) e de mulheres (57) entre eles. Essa diferença do grupo enlutado é estatisticamente muito significativa e sugere que a grande proporção de mulheres no grupo enlutado é de fato atribuível ao enlutamento (ver p. 177-8). A média de idade da amostra, 37 anos, foi ligeiramente menor do que a média do grupo enlutado (41 anos).

---

1. As Tower Hamlets são um conjunto habitacional em uma área multirracial em Londres. (N.T.)

## COMPARAÇÃO DAS AMOSTRAS PSIQUIÁTRICAS ENLUTADAS E NÃO ENLUTADAS

A análise estatística dessa comparação é reportada no anexo 16. A comparação entre os 97 pacientes psiquiátricos não enlutados e os 181 pacientes psiquiátricos enlutados é complicada pelo fato de que as perguntas sobre a pessoa morta não podem ser respondidas pelo grupo dos não enlutados. Essas perguntas e os escores derivados delas foram omitidos da análise que se segue.

Os diagnósticos clínicos mostraram que a amostra não enlutada tem uma proporção um pouco menor de transtornos como ansiedade, depressão e transtorno de estresse pós-traumático (TEPT) do que a amostra enlutada. Esses resultados confirmam aqueles obtidos em estudos anteriores (tais como os de Parkes, 1964a, e Jacobs, 1993), nos quais pessoas que procuram ajuda psiquiátrica após a perda têm maior probabilidade de receber um diagnóstico de transtornos afetivos (emocionais) e TEPT do que outros pacientes psiquiátricos. Os pacientes psiquiátricos não enlutados receberam uma vasta gama de diagnósticos e tinham menor probabilidade do que os enlutados de ter sofrido tanto de transtornos da ansiedade como de transtornos depressivos ao mesmo tempo.

Confirmações posteriores disso vêm dos escores de Sintomas e Emoções Atuais. Pacientes não enlutados reportaram escores significativamente mais baixos de Pesar/Solidão e Depressão/Medicação do que os enlutados. Havia uma tendência sugerindo que os pacientes não enlutados estavam mais inclinados ao abuso do álcool, mas isso não alcançou significância estatística.

Apesar disso, os escores de Sofrimento Emocional Geral estavam muito similares em ambos os grupos, do mesmo modo que os escores de Enfrentamento, exceto uma ligeira tendência dos não enlutados de dizer que tinham maior probabilidade de procurar ajuda quando chegavam ao limite. Esse resultado não alcançou significância estatística.

Poderia parecer, por isso tudo, que a magnitude geral do sofrimento emocional, que fez que as pessoas procurassem ajuda psiquiátrica após a perda, não fosse nem maior nem menor do que aquela encontrada em outros pacientes psiquiátricos. Os modos de enfrentamento do estresse eram muito parecidos, embora os não enlutados estivessem um pouco mais prontos para pedir ajuda, devido talvez a terem mais esperança do que as pessoas enlutadas de encontrar uma solução para seus problemas.

Considerando agora os padrões de apego dos dois grupos, será que os apegos inseguros realmente contribuíram mais para os problemas das pessoas que procuram ajuda psiquiátrica após o enlutamento do que para aqueles de outros pacientes psiquiátricos? Se a resposta for positiva, esperamos encontrar escores mais altos de Apego Inseguro nos pacientes enlutados. Na verdade, a média dos escores dos respondentes não enlutados em cada medida de Apego Inseguro foi muito similar àquela encontrada nos respondentes enlutados. Os não enlutados tiveram escores um pouco menores de Apego Ansioso/Ambivalente, mas essa diferença não alcançou significância estatística. Isso sugere que os vínculos inseguros tiveram um papel tão grande na vida dos pacientes psiquiátricos não enlutados quanto tiveram na vida dos pacientes psiquiátricos enlutados.

A pergunta permanece: os padrões de apego da infância estão associados aos mesmos padrões de enfrentamento e estado emocional na vida adulta dos pacientes psiquiátricos não enlutados da mesma forma que nos pacientes enlutados? As previsões que foram confirmadas no grupo dos enlutados também são confirmadas no grupo dos não enlutados? Em geral, a resposta é sim. Quando os escores de apego no grupo dos não enlutados foram correlacionados às mesmas variáveis com as quais estavam associados no grupo dos enlutados, resultados similares foram obtidos. Assim, o escore de Apego Inseguro continuou a prever o escore de Sofrimento Emocional Geral Atual, sugerindo que a insegurança no vínculo da infância influencia o sofrimento emocional geral, quando as pessoas procuram ajuda psiquiátrica na vida adulta, de modo similar em ambos os grupos.

Em ambos os grupos, os Apegos Ansiosos/Ambivalentes estavam correlacionados ao pesar e à solidão atuais, mas, como poderíamos esperar, o pesar é um problema menor para os não enlutados do que para as pessoas enlutadas. Os escores de Apego Evitador na infância estão correlacionados aos de Inibição Emocional/Desconfiança na vida adulta em pacientes psiquiátricos não enlutados no mesmo grau que estão para os enlutados. Do mesmo modo, existe uma associação similar entre Apego Evitador e Agressividade/Assertividade em ambos os grupos.

Similarmente, o Apego Desorganizado previu o escore de Chegar ao Seu Limite – Voltar-se para Dentro em ambos os grupos e, embora a correlação com os escores de Ansiedade/Pânico, Depressão/Medicação e Problemas com o Álcool não alcançassem significância estatística, as tendências estavam na direção esperada. Encontramos muitas semelhanças entre os dois grupos nos padrões de apego reportados por Ellen Glazer, cujos problemas após o nascimento de seus dois bebês foram descritos anteriormente.

> Ellen era a mais velha de quatro filhos de um engenheiro alcoólatra, que algumas vezes ficava violento quando bebia. Embora o pai se preocupasse com ela, fosse superprotetor em relação a ela e a visse como "frágil", era incapaz de mostrar afeto, e os sentimentos de Ellen por ele eram ambivalentes. Sua mãe era uma mulher insegura, ansiosa, que também sofria de depressão recorrente, para a qual recebia tratamento psiquiátrico. Ellen preocupava-se com ela e sentia que tinha de protegê-la das agressões

físicas do pai. Quando criança, Ellen sofria de asma e era uma menina insegura, ansiosa e infeliz, que não tinha confiança em si nem nos outros. Uma solitária passiva e discreta que nunca teve o desempenho escolar que se esperava.

Seu QRA mostrou que ela possuía altos escores em Apego Ansioso/Ambivalente (16) e no Apego Evitador (8) e médio em Apego Desorganizado (4).

Parece que Ellen reportou uma insegurança nos vínculos muito similar àquela que encontramos entre os pacientes psiquiátricos enlutados.

Ela foi mandada a um colégio interno com 8 anos. No começo, sofreu de uma ansiedade severa ao ser separada dos pais, mas depois se tornou introvertida e não se deixava ser consolada nem permitia que outras pessoas se aproximassem dela. Na adolescência, tornou-se teimosa, rebelde e agressiva.

Com 28 anos, Ellen ficou inseguramente apegada a John, um pintor e decorador irlandês. Ela o descreve como um "porco chauvinista", tão inseguro quanto ela e com tendências ao pânico. Ele "empurrava seus problemas para mim" e ela não podia confiar que ele a ajudaria, se necessitasse. Cada um parecia sentir necessidade de cuidados, mas ser incapaz de cuidar do outro.

Embora John tivesse pedido Ellen em casamento, ela se recusou a casar com ele. A intolerância dela em relação à proximidade prejudicou seu relacionamento sexual, mas não impediu que ficasse grávida. Conforme já vimos, a gravidez provocou sua primeira depressão grave. Após dar à luz uma menina, houve alguma melhora em sua depressão, mas ela permaneceu tensa e com tendências ao pânico quando era deixada sozinha. Não deixava que o companheiro a tocasse, mesmo após realizar uma cirurgia para ligar as trompas a fim de evitar uma nova gravidez. Seu filho de 6 anos tornou-se muito ciumento e difícil em relação à irmã.

Ellen foi atendida uma vez antes de seu bebê nascer e mais três vezes no ano seguinte. Seu parceiro, John, recusou diversas vezes o convite para vir à minha clínica com ela e eu não me surpreendi quando ele se separou dela. Apesar disso, Ellen saiu-se bem sem ele e achou possível e recompensador centrar sua vida nos filhos. Por ser longe e difícil para ela ir ao hospital, faltou na última consulta comigo, mas aceitou indicação para terapia no consultório de seu clínico geral, que era perto de sua casa.

As consequências, na vida adulta, dos problemas de apego da infância de Ellen lembram muito aquelas com as quais o leitor vai agora se familiarizar. Sua mistura de apego ansioso/ambivalente e evitador continuou na vida adulta e, provavelmente, influenciou tanto sua escolha de um parceiro igualmente inseguro como suas dificuldades em se relacionar com ele. Ela oscilava entre ficar "agarrada" a John e evitá-lo, e podemos suspeitar que ela também oscilasse da mesma forma na relação com os filhos. Isso começou durante a gravidez e depois do parto de seu primeiro filho, quando ela "não sentiu nada", mas depois se tornaram "muito próximos". O comportamento difícil e ciumento de seu filho após o nascimento da irmã confirma a expectativa de que ele desenvolveria um vínculo inseguro em relação à mãe.

A depressão de Ellen parece ter sido a manifestação de seus sentimentos de impotência e desesperança que emergiram quando ela se sentiu sobrecarregada por exigências que não podia nem cumprir nem deixar de fazer. Essa gravidez foi um evento traumático, uma ameaça à sua sobrevivência, que abalou o sentimento de estar no controle de seu mundo e minou a segurança. Foi somente quando descobriu que poderia sobreviver e satisfazer as necessidades de seus filhos sem a presença de John que sua depressão começou a melhorar. A terapia, ao lhe fornecer uma "base segura" relativa, na qual ela podia "dar um tempo" e falar sobre seus problemas, pode ter ajudado nesse sentido.

Embora minhas medidas de cuidados parentais e de vulnerabilidade na infância deem a entender que esses fatores representam uma parte tão grande no sofrimento emocional atual dos pacientes psiquiátricos não enlutados quanto dos enlutados, o modo pelo qual fazem isso algumas vezes diferia nos dois grupos. Enquanto nas pessoas enlutadas os vínculos ansiosos/ambivalentes estavam mais frequentemente associados aos problemas interpessoais de dependência afetiva e desentendimentos conjugais, isso era menos comum no caso das pessoas não enlutadas. Isso não surpreende, dado o fato de que, no grupo dos enlutados, a pessoa que tinha morrido muitas vezes tinha sido aquela com quem o sobrevivente tivera um relacionamento ambivalente.

Diferentemente dos pacientes enlutados, o escore de Apego Desorganizado dos não enlutados não previa uma resposta para a pergunta do Chegar ao Seu Limite indicando que a pessoa poderia "Tomar uma overdose ou se infligir algum outro dano". Parece que os pacientes psiquiátricos enlutados podem ser mais tentados a cometer o suicídio do que os pacientes psiquiátricos não enlutados. Em ambos os grupos, Apego Desorganizado estava correlacionado a Sofrimento Emocional Geral e isso era principalmente atribuído a uma alta correlação de Apego Desorganizado com Pesar/Solidão. Em uma inspeção mais meticulosa, descobriu-se que os relatos de Apego Desorganizado na infância dos pacientes não enlutados, embora um pouco menos que os dos pacientes enlutados, estavam associados na vida adulta a inibição social (altos escores de Chegar ao Seu Limite – Voltar-se para Dentro), isolamento social (viver sozinho) e, presumivelmente, como resultado do presente, solidão. Foram esses fatores sociais que explicaram o escore de Pesar/Solidão no grupo dos não enlutados.

Parece que a experiência do Apego Desorganizado na infância deixa alguns pacientes não enlutados menos capazes de formar relacionamentos sociais e com maior probabilidade de terminar sozinhos e solitários. Esses resultados expandem e confirmam os resultados da pesquisa (reportada na p. 210), que indica que o apoio social pode algumas vezes agir como protetor contra doenças psiquiátricas.

Com base nesses resultados, parece que assuntos diretamente relacionados aos vínculos construídos na idade adulta são menos problemáticos na amostra dos não enlutados do que na dos enlutados. Assim, a influência dos padrões de apego nas pessoas não enlutadas parece resultar da influência indireta de duas premissas básicas importantes sobre o mundo, confiança em si e nos outros. Vimos, no capítulo 9, que os eventos traumáticos (que ocorrem tanto com as pessoas não enlutadas como com as enlutadas) minam as premissas de segurança, valor e controle pessoais. Essas premissas provavelmente vão ser mais facilmente abaladas nas pessoas cuja visão negativa do mundo resulta de insegurança de vínculos anteriores.

## RESPONDENTES NÃO ENLUTADOS NA AMOSTRA NÃO PSIQUIÁTRICA

Podemos comparar os resultados nesses pacientes psiquiátricos não enlutados com as mulheres não enlutadas no grupo comparativo de Ward, que não procuraram ajuda psiquiátrica. Na amostra controle de Ward composta por mulheres jovens que não tinham procurado ajuda psiquiátrica, quarenta responderam "Não" à pergunta: "Alguém próximo a você morreu nos últimos cinco anos?" Vinte e seis delas podiam ser agrupadas por idade com o mesmo número de mulheres jovens não enlutadas que procuraram ajuda psiquiátrica. O pequeno número (26) nesses grupos pareados significa que se podem esperar grandes diferenças entre os grupos para que se alcance significância estatística. Entretanto, a comparação vai nos dar alguma ideia do tamanho do papel dos vínculos inseguros na vida emocional dessas jovens mulheres (detalhes das estatísticas relevantes são dados no anexo 16).

Os números mostram que, conforme poderíamos esperar, a maioria dos escores de Sintomas/Sofrimento Emocional é duas vezes maior nos pacientes psiquiátricos não enlutados do que nos não enlutados do grupo controle. Esses resultados confirmam a validade dos escores de Sintomas/Sofrimento Emocional como indicadores de mais sintomas e maior sofrimento emocional em pessoas que procuram ajuda para problemas psiquiátricos.

Como nos grupos enlutados, o grupo controle dos não enlutados tinha maior probabilidade do que o grupo psiquiátrico dos não enlutados de ter um bom apoio social, isto é, as pessoas relataram que procurariam amigos, familiares e outros se tivessem chegado ao limite e teriam menor probabilidade de se fechar em si mesmas ou de ser agressivas. Esses resultados indicam que os pacientes psiquiátricos têm menor probabilidade que os não psiquiátricos de procurar ajuda sob estresse e menos disposição de confiar nos outros. Isso dá peso à conclusão de que a falta de confiança em si e nos outros é um problema especial nos pacientes psiquiátricos. Conforme já vimos (p. 140-1), isso é frequentemente atribuído aos vínculos inseguros, em particular os desorganizados. Embora os escores de Apego Evitador, Apego Desorganizado e Separações Parentais durante a infância fossem ligeiramente mais altos nos pacientes psiquiátricos do que nos do grupo controle, as diferenças não foram grandes o suficiente para alcançar significância estatística.

Dentro da amostra toda de quarenta mulheres não enlutadas do grupo não psiquiátrico de Ward, os mesmos padrões de apego estão associados aos mesmos padrões de sentimentos e relacionamentos adultos que os encontrados tanto nos membros enlutados desse grupo controle como nos pacientes psiquiátricos enlutados. Isso confirma ainda mais de que essas influências são consistentes, válidas e não surgiram por acaso. Assim, relatos de Vínculos Ansiosos/Ambivalentes na infância estavam associados a Dependência Afetiva e Ansiedade/Pânico na vida adulta, de Apegos Evitadores estavam associados à Inibição Emocional e à dificuldade de expressar sentimentos de tristeza/pesar e de os Apegos Desorganizados ao Sofrimento Emocional Geral e a um aumento no escore de Chegar ao Seu Limite – Voltar-se para Dentro.

Houve alguns resultados anômalos. Aqueles controles de não enlutados que receberam altos escores de Apego Desorganizado diferiam dos pacientes não enlutados (mas se assemelhavam tanto aos pacientes enlutados quanto aos controles enlutados), ao reportar níveis aumentados de ansiedade e de consumo de álcool. Por outro lado, eles mostraram pouca solidão e pesar, presentes nos outros três grupos. Isso sugere que é possível que as pessoas que experienciaram vínculos desorganizados na infância desenvolvam estratégias de enfrentamento que lhes permitam obter o apoio social que geralmente as protege da solidão e das doenças psiquiátricas. Mesmo assim, esse apoio não protege da ansiedade. Elas permanecem suscetíveis ao uso do álcool como tranquilizante e, se sofrerem uma perda, continuam vulneráveis ao pesar intenso e à solidão.

## APEGO E TRAUMA

Retornando à amostra psiquiátrica, embora os problemas de apego representassem uma parte importante tanto nas histórias dos não enlutados quanto dos enlutados, houve grande variação nos problemas que fizeram que eles surgissem e seria enganoso pegar o caso de Ellen Glazer como nosso único exemplo. Outro grupo substancial era constituído de pessoas cuja doença foi despertada por um evento notoriamente traumático. Uma dessas pessoas foi Philip Edwards.

Philip (39 anos) foi indicado a mim três anos após descobrir que tinha um tumor maligno na pelve. Logo em seguida, tornou-se ansioso, tenso, irritável e deprimido.

Filho único de um restaurador de móveis e de uma operária, tinha nos pais pessoas inconsistentes, que não mostravam afeto. Philip dizia que era "mimado, mas não amado". Sua mãe preocupava-se com dinheiro e trabalhava em turnos insociáveis. Ele a descrevia como uma "pessoa de carreira", o que parecia significar para ele que ela se importava mais com o trabalho do que com ele. Ela raramente estava presente quando ele precisava. Philip era deixado aos cuidados de sua idosa avó paterna.

Quando ele tinha 6 anos, a mãe foi ferida em um acidente de trânsito. Desde então, passou a ter medo de que ela pudesse morrer. Não conseguia se concentrar na escola e não ia tão bem quanto as pessoas esperavam, baseadas em sua inteligência.

Uma criança insegura, tímida, Philip tinha pesadelos, roía as unhas e cresceu solitário e sem confiança nos outros. No QRA, recebeu escores moderadamente altos de Apego Ansioso/Ambivalente (12) e Apego Evitador (6). Seu escore de Apego Desorganizado foi baixo (1).

Ao terminar a escola, obteve emprego como auxiliar de escritório e saiu-se muito bem. Conseguiu promoções regulares, mas preocupava-se muito com o trabalho e, conforme progredia na carreira, considerava as novas responsabilidades uma fonte crescente de estresse.

Contrariamente ao conselho da mãe, casou-se aos 25 anos com uma colega do escritório e eles tiveram dois filhos. Sua esposa era uma pessoa gentil e tolerante e ele descrevia o relacionamento deles como de "proximidade incomum".

A descoberta do câncer foi um choque que abalou sua frágil confiança e desencadeou grave ansiedade e pânico, mas era um tumor operável e ele teve uma recuperação muito boa. Durante o curso da doença, afastou-se do trabalho. Esse fato eliminou uma grande fonte de estresse, seus sintomas emocionais melhoraram muito e só retornaram quando ele voltou a trabalhar.

Quando o vi, três anos depois do diagnóstico, estava fisicamente recuperado, mas permanecia deprimido, ansioso e com tendência a fazer uso do álcool quando voltava do trabalho, a fim de aliviar a tensão. Ele admitia que estava bebendo mais do que o ideal e isso criava um abismo entre ele e a esposa. Sentia-se culpado por seu comportamento e piorou as coisas quando começou a tentar suavizar sua culpa comprando "presentes bobos" que não podia pagar. Muitas vezes sentia que chegara ao limite e seu QRA indicava que nessas ocasiões tinha a propensão de se afastar das outras pessoas, afogar suas mágoas no álcool, tornar-se irritadiço e de mau humor e engolir suas frustrações, sentindo-se culpado e envergonhado. Ele achava difícil mostrar tanto afeição como pesar e desejava poder chorar mais.

Durante nossos três primeiros encontros, fizemos pouco progresso. Ele se recusou a contar à esposa que estava se tratando com um psiquiatra ou contar a ela seus problemas. As tensões se acumulavam no trabalho e a situação atingiu seu máximo da dificuldade quando a esposa o descobriu trancado na garagem, com o motor ligado. Esse evento teve um efeito singular em sua família que, subitamente, começou a levar a sério sua necessidade de ajuda. Foi também nessa época que ele foi capaz de reconhecer a necessidade do apoio da esposa. Convidou-a a vir aos nossos encontros e ela aceitou.

Durante o ano seguinte, aceitou a oferta de seus empregadores de uma aposentadoria por motivos de saúde, após a qual encontrou para si um papel novo e recompensador como "dono-de-casa" e cuidador das crianças. Parou de beber e concordou em tomar um antidepressivo, Lofepramine, mas antes que o remédio pudesse fazer efeito já estava se sentindo muito melhor.

No *follow-up*, um ano depois do fim da terapia, tinha interrompido o uso da medicação. O QRA confirmou que ele tinha melhorado de diversos modos. Embora ainda ficasse algumas vezes ansioso, faltasse confiança e ele achasse difícil mostrar afeição e pesar, não estava mais deprimido, tenso ou usando álcool. Tinha perdido sua timidez e isolamento anteriores e sentia que era capaz de lidar com suas responsabilidades. Não tinha mais a tendência à introspecção quando chegava ao seu limite.

O relacionamento com a esposa tinha melhorado e ele agora era capaz de confiar nela. Os dois tornaram-se muito próximos, e ele os descrevia como mutuamente dependentes.

O trabalho parece ter sido um tema central na vida de Philip. Ele acusava a devoção da mãe pela carreira como responsável pela ausência de cuidado dela. Ele, então, desapontou-a ao ter sido um aluno abaixo da média e mais tarde não ter satisfação na carreira, acreditando ter sido promovido além de suas capacidades. Sua falha em confiar na esposa pode refletir uma crença de que, como o homem da família, deveria ser tão bem-sucedido quanto ela. Isso se combinava com uma expectativa profundamente arraigada de que ele falharia. Embora nunca admitisse, ele também deve ter começado a se preocupar com o efeito sobre seus dois filhos de ter pais que, como ele, tinham carreiras exigentes.

Sua doença foi aterradora a princípio e uma ameaça real à sua sobrevivência. Ela desorganizou um mundo presumido que já era inseguro e provocou uma ansiedade severa e incapacitante. Mas ela também deu-lhe a oportunidade de escapar um pouco do estresse do trabalho. Isso resultou em uma melhora temporária dos sintomas, mas, quando ele voltou a trabalhar, seu frágil senso de segurança novamente desmoronou e ele foi levado a um dramático "grito de socorro". Felizmente, seu pedido foi ouvido e eventos subsequentes permitiram que ele descobrisse uma nova identidade. Por um tempo, houve um perigo real de que a solução temporária para seu problema, a adoção de um papel de doente, levasse a uma incapacidade crônica; mas, ao se devotar ao cuidado de sua esposa e filhos, foi capaz de dar a eles o afeto irrestrito que, quando criança, lhe faltara. Ele também parece ter descoberto que era seguro confiar na esposa e, embora seus problemas de apego não tivessem desaparecido, achava muito mais fácil tolerá-los.

A mãe de Philip parece ter instilado nele a crença de que estava condenado a falhar na coisa mais importante de sua vida, o trabalho. Sua doença lhe ensinou que podia sobreviver não apenas ao câncer, mas também ao desemprego. Ao assumir o papel de cuidador, que é mais comumente executado pelas mulheres em nossa sociedade, descobriu um mundo novo no qual poderia ter sucesso como pai e marido.

Os dois casos exemplificam os padrões do Apego Misto (discutido nas p. 139-40). Eles confirmam nossas expectativas de que não é somente após o enlutamento que os vínculos inseguros podem originar problemas psiquiátricos. Embora em ambos os casos eles tivessem sido provocados por eventos da vida, no caso da gravidez de Ellen e do tumor maligno de Philip, o significado desses eventos só pode ser compreendido no contexto especial no qual aconteceram. Em ambos os casos, a adoção bem-sucedida de papéis cuidadores contribuiu para a neutralização da influência dos apegos inseguros na infância.

## CONCLUSÃO

Neste estudo, o luto tornou-se uma luz que nos permitiu identificar antecedentes importantes de doenças mentais e outros problemas psicológicos. Essas influências são vistas mais claramente nos pacientes psiquiátricos quando um vínculo é interrompido pelo luto, mas as evidências apresentadas neste capítulo sugerem que os apegos contribuem para uma variedade de outros problemas e transtornos, quer o sofredor experiencie ou não o luto e procure ou não ajuda psiquiátrica.

Em todas as quatro amostras, de enlutados e não enlutados, de pacientes psiquiátricos e não psiquiátricos, os padrões de cuidados parentais, a vulnerabilidade na infância, as estratégias de enfrentamento e as emoções na vida adulta com os quais elas estão associadas mostram similaridades marcantes. Isso sugere que esses padrões de apego estão consistente e seguramente associados a essas consequências. Não são uma peculiaridade da minoria de pessoas enlutadas que procura ajuda psiquiátrica.

As pessoas que reportam vínculos seguros na infância constroem vínculos seguros na vida adulta e permanecem mais seguras. Aquelas com vínculos ansiosos/ambivalentes na infância continuam a não ter confiança e a expressar mais ansiedade na vida adulta. Indivíduos com vínculos evitadores permanecem emocionalmente independentes e desconfiados. Aqueles com vínculos desorganizados continuam com tendências a se fechar e sofrem com mais facilidade.

Embora esses padrões fossem encontrados tanto no grupo comparativo não psiquiátrico quanto no psiquiátrico, o apoio social que, como vimos, distinguiu os controles enlutados do grupo psiquiátrico enlutado também distinguiu os dois grupos não enlutados. Parece que somente aquelas pessoas que, seja por meio do infortúnio, seja da falta de habilidades sociais, são incapazes de encontrar o apoio de que necessitam nos amigos e na família finalmente o procuram em fontes psiquiátricas. Os próprios apoios sociais são parte da rede de amor na qual todos estamos envolvidos.

Dado o fato de que aqueles pacientes no grupo psiquiátrico com problemas de vínculo requisitaram ajuda psiquiátrica, é importante perguntar se seus problemas psiquiátricos justificam o reconhecimento como transtornos do apego. O amor pode se tornar um transtorno?

No próximo capítulo, vamos considerar se os vínculos inseguros na infância podem ou não desencadear transtornos do apego na vida adulta que justifiquem a designação de novas categorias de diagnóstico psiquiátrico.

# 17 TRANSTORNOS DO APEGO

> Toda enlutada, em seus tristes trajes negros,
> A cabeça pendendo pesada, melancolicamente, sem luz,
> Embora sem exibir seu pesar, vivia-o por dentro,
> Ela tinha um par de tenazes nas mãos
> com as quais comprimia o coração das pessoas
> que, daí em diante, teriam uma vida miserável,
> Consumidas pela dor sem fim das feridas,
> Morrendo a cada dia pelos ferimentos incuráveis
> causados por aquelas lacerações.
>
> Edmund Spenser, *The Faerie Queen* (1596)

Vimos como os padrões de apego podem contribuir para os problemas tanto das pessoas enlutadas como das não enlutadas. Neste capítulo, consideramos a pergunta: os padrões problemáticos do apego inseguro que surgiram deste estudo são tão distintos, graves e incapacitantes a ponto de justificar a designação de um diagnóstico de transtorno do apego? Se a resposta for sim, como eles se comparam aos diagnósticos psiquiátricos estabelecidos? (Detalhes da análise estatística relevante a essas perguntas são apresentados no anexo 17.)

Antes de tentar responder a essas perguntas, devo confessar que tive alguma relutância em enfrentar essa empreitada. Minha relutância é proveniente do medo de que, ao identificar certos tipos de vínculo problemático classificando-os como um "transtorno do apego", eu possa fazer mais mal do que bem. O preconceito popular da doença mental é tamanho que existe o perigo de as pessoas identificadas como sofrendo de tal transtorno acharem que são estigmatizadas, degradadas e tratadas como "anormais". De fato, existe uma crença difundida de que as doenças psiquiátricas representam um desvio da "norma" e de que o objetivo da terapia é restaurar a normalidade. As doenças psiquiátricas são tratadas como uma "fraqueza" à qual somente aqueles de qualidade inferior estão sujeitos.

Uma visão alternativa que apresento é que, quanto mais compreendemos as situações enfrentadas pelas pessoas que procuram ajuda psiquiátrica, mais descobrimos que todos somos vulneráveis. De fato, a maioria dos pacientes psiquiátricos são pessoas normais que enfrentam situações anormais. Eles merecem nossa compaixão por seu sofrimento e nosso respeito por suas tentativas de enfrentar seus problemas. O objetivo da terapia é aliviar seu sofrimento e restaurar a funcionalidade. Naturalmente, existem alguns pacientes psiquiátricos que sofrem de transtornos do cérebro, mas isso não é culpa deles. Eles são uma pequena minoria e também merecem nossa compaixão e nosso apoio, e não nossa condenação.

Se permitirmos que o medo do estigma da doença mental nos impeça de fazer um diagnóstico apropriado, conspiraremos com o estigma e o perpetuaremos. Por outro lado, se tornarmos claro para nossos pacientes que nenhum de nós está imune aos problemas do amor e do luto e que, em tais ocasiões, algumas pessoas vão precisar – e se beneficiar – da ajuda de um especialista, podemos abrir as portas para uma sociedade mais humana.

Enquanto o risco do estigma for real, ele pode não valorizar as vantagens de um diagnóstico psiquiátrico. As pessoas que reconhecidamente estão sofrendo de tais transtornos têm o direito de receber ajuda. Os serviços sociais e de saúde ficam disponíveis para elas, que podem ser aliviadas, por um tempo, das responsabilidades que, no momento, não são capazes de cumprir. Em um estudo recente, Prigerson descobriu que "95% das pessoas que se enquadraram em nosso critério de LC (luto complicado) afirmam que seriam ajudadas de muitos modos e não magoadas (vitimizadas, estigmatizadas) pelo rótulo". Perguntados "Se você fosse diagnosticado com um transtorno mental, estaria interessado em receber tratamento?", 100% responderam "Sim" (comunicação pessoal). De acordo com esses números, parece que as pessoas são capazes de ter sua própria opinião sobre estarem preparadas ou não para aceitar qualquer estigma que possa surgir e têm uma atitude positiva sobre o tratamento. Mesmo assim, na minha visão, tais diagnósticos deveriam ser reservados para pessoas cujos problemas causam um sofrimento emocional intolerável ou debilitam sua habilidade de funcionar efetivamente nos campos da atividade humana que fazem que a vida valha a pena.

A fim de justificar a maioria dos diagnósticos psiquiátricos, os autores do quarto volume do *Manual diagnóstico e estatístico de transtornos mentais* (DSM-IV) demandam "evidência de sofrimento emocional clinicamente significativo ou impedimento nas áreas sociais, ocupacionais ou outras áreas importantes de funcionamento" (Associação Psiquiátrica Americana, 1994). Esses critérios provavelmente vão descrever pessoas que não são mais capazes de lidar com suas responsabilidades, que chegaram ao limite e/ou dependem de medicação, álcool ou qualquer outra droga que lhes permita lidar com o estresse. No QRA, esses aspectos são cobertos pelas perguntas que compõem o escore de Disfunção (ver p. 348). Esse escore distinguiu os pacientes psiquiátricos dos grupos controle não psiquiátricos de Ward mais claramente do que qualquer outro escore. De fato, poderia parecer que foi a consciência de sua própria inabilidade em continuar a funcionar efetivamente que fez que a maioria dessas pessoas aceitasse a ajuda de um psiquiatra. Da amostra psiquiátrica, 84% tinham um escore de Disfunção de 2 ou mais, comparados a 19% dos controles. Nessas bases, parece justificável usar um escore de Disfunção de 2 ou mais como um de nossos critérios para diagnosticar transtornos do apego. Outros critérios vão ser discutidos abaixo.

## CATEGORIAS DIAGNÓSTICAS PSIQUIÁTRICAS ESTABELECIDAS

Começamos por considerar as categorias diagnósticas existentes conforme formuladas no DSM-IV e vamos então perguntar até que ponto elas lembram as categorias derivadas do presente estudo. Devemos perceber que, com modificações, diversas poderiam, de fato, ser vistas como transtornos do apego.

O DSM-IV adota um sistema multiaxial para avaliar transtornos psiquiátricos. No Eixo I está colocada a maioria dos transtornos clínicos que nós comumente consideramos doenças mentais. Eles são distintos dos transtornos do Eixo II, que incluem transtornos da personalidade e retardo mental. Essa distinção reconhece que muitos transtornos da personalidade coexistem com e podem estar na base das doenças mais óbvias do Eixo I que vêm à atenção clínica. Por exemplo, um transtorno da personalidade paranoide pode predispor a pessoa à esquizofrenia paranoide.

Outros transtornos que podem coexistir e contribuir com o Eixo I são as condições médicas gerais e estas são referidas na classificação multiaxial do Eixo III. Assim, o hipotireoidismo, que produz uma deficiência do hormônio da tireoide, é um transtorno do Eixo III que pode causar uma depressão maior (um transtorno do Eixo I).

Finalmente, reconhece-se que muitos problemas psicossociais e eventos traumáticos, incluindo o luto, podem contribuir para os transtornos do Eixo I. Eles são categorizados como problemas do Eixo IV, mas não são categorias diagnósticas por si.

Os capítulos anteriores revelaram a interação, às vezes complexa, das variáveis que contribuem para a reação aos problemas do luto do Eixo IV. Embora algumas perguntas permaneçam sem resposta, o padrão geral é razoavelmente claro e consistente.

O DSM-IV lista dois tipos de transtorno do Eixo I que podem ser considerados transtornos do apego: "Transtorno de Ansiedade de Separação" e "Transtorno de

Apego Reativo na Infância". Ambos se originam na infância e, afirma-se, raramente persistem na idade adulta. Eles são descritos abaixo.

Brennan e Shaver (1998) afirmam que dois terços das dimensões fundamentais dos transtornos da personalidade adulta refletem os padrões adultos de apego e o DSM-IV lista quatro tipos de transtornos da personalidade do Eixo II que lembram a forma adulta assumida pelos transtornos do apego na infância (embora eles não reconheçam essa ligação): são os Transtornos da Personalidade Dependente, Esquizoide, *Borderline* e Esquiva. Esses também serão considerados abaixo.

## EXISTE O TRANSTORNO DO APEGO ANSIOSO/AMBIVALENTE?

> Gladys Arnold tinha 25 anos quando foi indicada a mim para a avaliação de sentimentos de ansiedade de separação. Sua necessidade desesperada de ficar próxima das pessoas minou uma série de relacionamentos e levou-a a ser repetidamente abandonada. Todas as vezes que isso ocorreu, ela sofreu um episódio grave de depressão e ficou muito próxima do suicídio. Longe de aprender com a experiência, a rejeição repetida só a levou a ficar mais dependente. Quando ela foi indicada a mim, essa tendência tornara-se tão grande que ela seguia o namorado até o banheiro e esperava do lado de fora da porta até que ele saísse.

O Transtorno de Ansiedade de Separação está listado no DSM-IV sob a categoria "Outros Transtornos da Infância ou Adolescência (309.21)" e é caracterizado pela ansiedade excessiva na separação da casa parental ou daqueles a quem a criança está vinculada. Isso interfere na área social, acadêmica e/ou outras áreas importantes do funcionamento. Frequentemente, está associado a uma saudade severa de casa, temor pela sobrevivência dos pais ou temor de se perder deles ou de qualquer tipo de separação deles. Crianças com esse transtorno muitas vezes se recusam a ir à escola ou a outros lugares que necessitam da separação. Quando separadas, sua ansiedade prejudica a habilidade de se concentrar ou de aprender. Muitas vezes, temem ser mandadas para a cama e podem ter pesadelos sobre desastres que afetem seus pais. A separação frequentemente causa sintomas físicos que refletem ansiedade e tensão.

Embora o DSM-IV não faça da influência parental um critério essencial para o diagnóstico, as crianças com Transtorno de Ansiedade de Separação são reconhecidas pelo DSM-IV como provenientes de famílias que são excepcionalmente próximas; algumas vezes, a mãe sofre do transtorno de pânico. A condição é reportada em quase 4% das crianças e jovens adolescentes. Pode acontecer em qualquer época, mas é particularmente comum após as perdas, doenças da criança ou dos pais, ou mudança de casa ou escola.

Diz-se que o Transtorno de Ansiedade de Separação é raro na idade adulta, mas eu tenho minhas dúvidas. Liotti (1991) vê a intolerância à separação das figuras de apego como a essência da condição comum da agorafobia (fobia de sair de casa). Em cada um dos 31 casos, ele afirma que "padrões de apego ansioso/evitador precoces eram o ponto de partida do desenvolvimento da agorafobia". De acordo com Greenberg (1999), o "Transtorno de Ansiedade de Separação" é um fator de risco para muitos transtornos psiquiátricos adultos, incluindo a depressão, a agorafobia e o transtorno de pânico. Além disso, a descrição do DSM-IV do Eixo II, categoria Transtorno da Personalidade Dependente (301.6), parece uma versão adulta do Transtorno de Ansiedade de Separação da infância: "uma necessidade difusa e excessiva de ser cuidado, que leva a comportamento submisso e dependente e ao medo da separação". Especula-se que aconteça no começo da vida adulta e nenhuma menção é feita a uma possível ligação com o Transtorno de Ansiedade de Separação da infância. Podemos suspeitar que os autores dessa parte do DSM não tinham lido a seção dos transtornos infantis.

No presente estudo, as evidências apresentadas no capítulo 5 indicam que, se as recordações são confiáveis, muitas pessoas que tiveram escores altos em Apego Ansioso/Ambivalente estariam dentro dos critérios do DSM para o Transtorno de Ansiedade de Separação de Início Precoce. De fato, uma análise de como as perguntas foram elaboradas sugere que um alto escore em Apego Ansioso/Ambivalente poderia ser tomado como uma medida aproximada do Transtorno de Ansiedade de Separação da infância. Assim, inclui-se a concordância com as seguintes perguntas: I/17 (Algum de seus pais deu a você a impressão de que o mundo é um lugar muito perigoso no qual os filhos não sobreviveriam a menos que ficassem muito perto deles?), II/14 (Você tinha medo de ser abandonado ou ficava chateado quando se separava de seus pais?), II/17 (Você se sentia impotente e incapaz de enfrentamento?), II/18 (As pessoas tratavam você como um bebê e o viam como doce e simpático?) e II/19 (As pessoas viam você como uma criança frágil e delicada?). Além disso, o escore de Proximidade Incomum era alto nesse grupo, indicando que essas crianças tinham ficado extremamente próximas a seus pais.

> Voltando a Gladys, ela fora a mais nova, com diferença de sete anos, entre dois filhos de um carpinteiro e sua esposa. Seu pai é descrito por ela como um homem não amigável e distante, que nunca tinha querido uma filha. Ele sofria de uma doença ocupacional, que o levou a uma crescente incapacidade e à dependência da esposa e, nos últimos anos, de Gladys. Isso os fez ficarem mais próximos em um relacionamento ansioso, mutuamente dependente.
>
> A mãe era uma mulher dominante, que tanto sufocava quanto desqualificava Gladys. Era inconsistente e superprotetora, desencorajando Gladys de brincar com outras crian-

ças. A mãe de Gladys preferia e idolatrava seu irmão mais velho, Gerald. Ele também era uma criança insegura, que não gostava de Gladys e a maltratava.

Uma influência positiva na vida de Gladys, quando pequena, foi seu avô materno, a quem ela amava e em quem confiava, mas que morreu quando ela tinha 6 anos de idade. Gladys lembra-se vividamente da ocasião de sua morte. Ao ouvir um barulho, ela engatinhou escada abaixo e encontrou gente estranha fazendo coisas esquisitas com o avô. Ela confundiu uma tentativa de ressuscitá-lo com uma agressão e tentou interferir; o médico gritou que ela saísse dali. "Meu mundo acabou", ela disse. Desde então, confundia pessoas na rua com o avô e ficava chocada quando percebia seu erro. À noite, tinha sonhos recorrentes em que ele estava sendo ressuscitado.

A partir dessa época, tornou-se extremamente ansiosa ao pensar que outros membros da família poderiam morrer. Tinha tanto medo de se separar dos pais que se fingia de doente a fim de evitar ir à escola.

Em suas respostas ao QRA, revelou ter sido uma criança insegura, ansiosa e infeliz que tinha medo de separação dos pais, mas tinha receio deles e de todos os adultos ao longo de sua infância. Ficava relutante em visitar lugares novos, era uma aluna abaixo da média na escola e uma criança passiva que esperava que os outros dissessem a ela o que fazer. Teve um escore muito alto em Apego Ansioso/Ambivalente (24, o mais alto da amostra), e escores acima da média de Apego Evitador (6) e Apego Desorganizado (8).

Gladys mostra muitas evidências de ter sofrido Transtorno de Ansiedade de Separação na infância, para o qual tanto o Apego Ansioso/Ambivalente em relação a seus pais quanto a morte de seu avô contribuíram.

## OS TRANSTORNOS DE ANSIEDADE DE SEPARAÇÃO DA INFÂNCIA CONTINUAM NA VIDA ADULTA?

Como vimos, nossos dados sugerem que eles algumas vezes continuam. O Apego Ansioso/Ambivalente na infância estava associado a escores mais altos de Pesar/Solidão e de Ansiedade/Pânico na vida adulta do que aqueles encontrados entre outros pacientes, tanto os enlutados como os não enlutados (ver p. 99-102). Nas pessoas enlutadas também é previsível o escore de Dependência Afetiva, que inclui respostas positivas às perguntas: "Você às vezes confia demais nos outros?" (IV/15), "Você muitas vezes deseja que alguém cuide de você?" (IV/16) e "Você recentemente chegou ao seu limite?" (IV/18). Essas tendências também podem explicar a associação do Apego Ansioso/Ambivalente com níveis aumentados de Desentendimentos Conjugais.

Aos 16 anos, Gladys ficou noiva de um jovem igualmente inseguro que se tornou viciado em drogas e era violento com ela. Eles logo se separaram e, em desespero, ela tomou uma overdose, mas não sofreu nenhum dano grave para a saúde. Sua segurança foi mais uma vez minada quando seus pais disseram a ela que ambos se matariam se ela tentasse o suicídio novamente!

Ela então começou um curso de enfermagem e logo depois iniciou um relacionamento com um enfermeiro, de quem ficou grávida. Na época em que seu filho nasceu, seu relacionamento estava muito difícil e ela sofreu uma grave depressão pós-parto, tornando-se incapaz de cuidar do bebê. O namorado escolheu essa época para trocá-la por outra mulher. Enquanto ela estava de luto por sua perda, outro homem, que ficou solidário a ela, apoiou-a. Ela se agarrou a ele e logo estavam morando juntos. Mas Gladys era desconfiada, suspeitava de sua fidelidade e tinha ataques de pânico graves, com hiperventilação, quando estava separada dele. Ele era o parceiro que ela seguia, quando ele ia ao banheiro.

Gladys frequentou uma série de psicoterapias e de hipnoterapias sem benefícios e foi indicada a mim na esperança de que eu pudesse ajudá-la a resolver a morte de seu avô. Nessa época, sua postura de agarrar-se ao marido destruiu seu relacionamento com ele, que a deixou depois de nossa primeira entrevista.

Gladys sofria do mais grave Transtorno de Ansiedade de Separação que eu já havia visto. Ele se manifestara, na infância, por sua dependência emocional da mãe após a morte do avô e sua recusa em ir à escola. Na vida adulta, era claro seu desejo intenso de permanecer literalmente junto aos homens de sua vida e a maioria deles achava isso intolerável. Sua escolha de parceiros não era boa e pode ter refletido seu desespero e baixa autoestima. O padrão de dependência emocional e rejeição foi repetido diversas vezes e cada rejeição a deixava mais ansiosa e mais inclinada a ficar dependente do próximo homem que cruzasse seu caminho.

Ela sabia muito bem que o tratamento que dispensava ao namorado não era sensato, e sua decisão de procurar ajuda psiquiátrica indica que estava preparada para aceitar qualquer estigma que resultasse disso. Seu namorado vinha empurrando-a para a terapia e sua escolha de deixá-la nessa época significa que ele sentiu que agora poderia se "desconectar", deixando-a nas mãos de alguém mais experiente do que ele. Por menos sensata que seja essa racionalização, não há motivo para acreditar que ele não a teria deixado se ela tivesse recusado essa indicação.

Embora a separação de seu namorado tivesse provocado um grande sofrimento e ameaças de suicídio, Gladys logo começou a melhorar. Seus pais viviam perto de sua casa e ela podia passar as noites com eles. Sentia que não era a única a se beneficiar disso. "Eu sou a vida deles", afirmava. Foi essa a época que ela escolheu para contar à mãe sobre o abuso que sofrera do irmão. A mãe confessou também ter sofrido abusos por parte do irmão *dela* quando criança e também ter tido um relacionamento "sufocante" com a mãe. Claramente, o vínculo ansioso/ambivalente tinha sido passado por duas gerações. Eu atendi as duas juntas por um tempo e fiquei impressionado pela habilidade delas em dar sentido aos problemas que compartilharam.

Gladys fez tentativas repetidas de se relacionar com e de cuidar de seu bebê, mas sua falta de confiança era muito evidente e, em uma ocasião, perdeu a calma e esbofeteou a criança. Então, saiu correndo de casa. Entretanto, conforme o tempo passou, ela tentou novamente e começou a encontrar satisfação no relacionamento, embora permanecesse uma mãe ansiosa.

As coisas melhoraram rapidamente quando ela encontrou outro jovem. Ele a acompanhou a uma entrevista comigo e segurou a mão dela durante toda a sessão. Ela tinha sido avisada de que eu iria me aposentar em breve e lidou de modo surpreendentemente bom com essa notícia.

Naquela época, foi difícil saber se a melhora resultou da psicoterapia (cujo foco era ajudá-la a compreender seus problemas de apego), da medicação antidepressiva (Fluoxetina) que foi prescrita, do apoio intensivo que ela recebeu de seus pais, ou de uma combinação de todas essas coisas.

Dois anos depois, recebi uma carta de Gladys dizendo que, quando as coisas tinham começado a dar certo para ela, seu pai subitamente morrera. "Estou totalmente devastada", ela escreveu, "e achando difícil lidar não só com o luto, mas com minha mãe e com Gerald [seu irmão]." Indiquei-lhe um terapeuta com experiência em luto e nunca mais soube dela.

Fica claro, com esses detalhes, que o transtorno da personalidade dependente de Gladys era a continuação, na idade adulta, de um transtorno de ansiedade de separação na infância. Esse atrapalhou gravemente sua habilidade de funcionar de modo efetivo nos relacionamentos com os membros do sexo oposto e com os próprios filhos, bem como levou a uma ansiedade incapacitante e à depressão quando seus relacionamentos fracassavam ou quando ela se enlutava. É particularmente interessante que o mesmo comportamento que estragou seus relacionamentos, e acabou afastando seus parceiros, tenha surgido como um meio de aproximá-la da mãe e de adquirir uma medida de segurança.

Parece razoável concluir, por meio das evidências apresentadas aqui, que os vínculos ansiosos/ambivalentes podem continuar na vida adulta provocando conflitos e predispondo as pessoas à dependência e a um intenso pesar quando separadas ou enlutadas. Esses resultados sugerem que os problemas da ansiedade de separação não acabam com a idade adulta e frequentemente se tornam mais evidentes após o enlutamento.

O meu interesse pelos transtornos de ansiedade de separação surgiu do reconhecimento do papel que eles representam no luto crônico. Essa é a forma mais comum de luto complicado e é caracterizada pelo desejo intensamente doloroso e prolongado de ter novamente a pessoa perdida, que continua por um longo tempo e pode estar associado à motivação suicida. Um problema ao se fazer esse diagnóstico é a dificuldade de distingui-lo da ansiedade, da depressão e de outros transtornos psiquiátricos. Embora ainda não sejam aceitos pelo DSM, critérios diagnósticos claros que superam esses problemas foram formulados por Prigerson *et al.* (1996) e Jacobs (1999), cuja definição de luto complicado inclui tanto as reações crônicas como as adiadas. Infelizmente, o trabalho deles não havia sido publicado até a conclusão deste estudo e eu não pude utilizar seus critérios diagnósticos na análise dos meus dados. Colaborei com membros desse grupo ao realizar um estudo que confirma a associação existente entre a ansiedade de separação da infância e o luto complicado. Isso mostrou que as pessoas enlutadas que obtiveram escores altos de Ansiedade de Separação na Infância também tiveram escores altos na medida de Luto Complicado de Prigerson (Vanderwerker *et al.*, 2006).

No presente estudo, os melhores indicadores do luto crônico são, em minha opinião, altos escores de Pesar/Solidão, Ansiedade/Pânico e Dependência Afetiva. Todos eles estavam significativamente correlacionados a altos escores de Apego Ansioso/Ambivalente e parece que são esses vínculos que mais frequentemente contribuem para o luto crônico. Isso não significa que eles sejam a única causa do luto crônico. De fato, o diagnóstico clínico do luto crônico não se correlaciona com o escore de Apego Ansioso/Ambivalente. Entre 25 indivíduos que foram diagnosticados com luto crônico, 10 tinham escores baixos em todas as três medidas de vínculo inseguro. Entretanto, olhando as anotações desses dez casos em detalhe, observou-se que somente em três deles não havia evidências de problemas vinculares. Em todos os outros, os problemas ficavam muito evidentes, mas estavam associados a lutos no fim da infância e/ou relacionamentos idealizados com os pais, sendo ambos compatíveis com baixos escores de Apego Inseguro.

## CRITÉRIOS PARA O TRANSTORNO DE ANSIEDADE DE SEPARAÇÃO DA IDADE ADULTA

O QRA não foi concebido como um instrumento diagnóstico e os critérios a seguir não devem ser tratados como definitivos. Necessita-se de mais pesquisas para melhorá-los. Entretanto, eles nos permitem começar o processo de "tentativa e erro" por meio do qual os critérios diagnósticos podem ser desenvolvidos.

O escore de Dependência Afetiva e o escore de Ansiedade/Pânico estão altamente correlacionados ao escore de Disfunção. Houve também uma associação significativa entre o escore elevado de Disfunção e as respostas positivas para a pergunta IV/11: "Você é muito sozinho?" (ver anexo 17, p. 423). Isso sugere que uma combinação desses escores poderia, logicamente, ser considerada um indicador do Transtorno de Ansiedade de Separação. Como um primeiro passo para usar o QRA para identificar os Transtornos de Ansiedade de Separação na vida adulta, sem considerar o luto, tomou-se uma decisão arbitrária para usar os seguintes critérios, que devem ser totalmente preenchidos:

- IV/47 Escore de Dependência Afetiva 2 ou mais;
- respostas "Sim" para IV/11 "Você é muito solitário?";
- IV/44 Escore de Ansiedade/Pânico de 3 ou mais;
- IV/50 Escore de Disfunção de 2 ou mais.

Embora a pergunta sobre solidão venha do escore de Pesar/Solidão, o escore total não foi incluído. Isso foi feito para tornar o instrumento mais útil nas populações não enlutadas.

Outro fator que tem se correlacionado a Pesar/Solidão (p. 366), é um relacionamento dependente com o parceiro. Mas isso não foi incluído como um critério diagnóstico aqui, pois muitos respondentes não têm parceiros e seria impróprio limitar o diagnóstico àqueles que têm. Pode ser que a inclusão do escore total de Pesar/Solidão e uma medida de dependência em relação aos parceiros possam aperfeiçoar o diagnóstico do Transtorno de Ansiedade de Separação nos subgrupos dos enlutados e dos que têm um parceiro. De fato, é provável que nas situações clínicas o transtorno fosse mais facilmente diagnosticado após a perda.

Tendo isso em mente, foi uma surpresa descobrir que, usando esses critérios, o Transtorno de Ansiedade de Separação da idade adulta foi frequentemente encontrado tanto nos pacientes psiquiátricos não enlutados quanto nos enlutados. Dezenove (20%) dos pacientes psiquiátricos não enlutados e 25 (14%) dos enlutados preencheram esses critérios para o Transtorno de Ansiedade de Separação. A diferença não é estatisticamente significativa.

Quando a análise ficou restrita às amostras pareadas dos enlutados psiquiátricos e do grupo controle, 31% da psiquiátrica e somente 5,7% do controle preencheram o critério para o Transtorno de Ansiedade de Separação na vida adulta; essa diferença é estatisticamente significativa. Ela confirma a expectativa de que o transtorno é muito mais comum entre pessoas que procuram ajuda psiquiátrica do que entre os controles.

Conforme se poderia esperar, existe uma correlação significativa entre o escore de Ansioso/Ambivalente na infância e o Transtorno de Ansiedade de Separação na vida adulta. Nem todas as pessoas com o Transtorno de Ansiedade de Separação tiveram escores altos de Apego Ansioso/Ambivalente na infância, e muitas com altos escores de Apego Ansioso/Ambivalente não desenvolveram subsequentemente um Transtorno de Ansiedade de Separação na vida adulta.

Com base nesses dados, não é possível saber o quanto as pessoas com Transtornos de Ansiedade de Separação na vida adulta se enquadravam nos critérios do DSM-IV para o Transtorno da Personalidade Dependente, nem os dados clínicos permitem que façamos uma distinção entre os vários transtornos da personalidade. Dito isso, não vejo motivos para separar os dois diagnósticos sem evidências complementares.

As mulheres com Transtornos de Ansiedade de Separação superaram os homens em número tanto no grupo psiquiátrico dos enlutados como no dos não enlutados, mas as diferenças foram maiores no grupo dos enlutados. Essa distribuição de gênero parece aquela dos pacientes enlutados e dos não enlutados sem transtornos de Ansiedade de Separação. Aqueles com Transtornos de Ansiedade de Separação também lembraram os outros pacientes psiquiátricos em sua média de idade (39 anos) e ano de nascimento.

## Conclusão

Em geral, parece que não há necessidade de formular uma categoria separada do Transtorno de Ansiedade de Separação da vida adulta, mas sim de classificar tanto o Transtorno de Ansiedade de Separação da infância como o Transtorno da Personalidade Dependente da vida adulta dentro da rubrica dos Transtornos do Apego. Necessita-se de mais pesquisas para descobrir com que frequência e por que os Transtornos da Personalidade Dependente na vida adulta algumas vezes ocorrem sem um prévio Transtorno de Ansiedade de Separação na infância. Esta pesquisa começa a explicar a origem de tais transtornos e deveria nos ajudar a desenvolver programas preventivos e tratamentos, ambos efetivos.

## EXISTE UM TRANSTORNO DO APEGO EVITADOR?

Embora não haja um diagnóstico no DSM-IV que abranja uma forma grave do Apego Evitador da Infância do modo como os Transtornos de Ansiedade de Separação da Infância refletem o Apego Ansioso/Ambivalente, há razões para acreditar que tal transtorno existe. Desse modo, Juliet Hopkins (1991) dá uma descrição vívida do que ela chama "falha do toque no relacionamento". O estudo de caso a seguir é proveniente desse trabalho:

> Clare, com 6 anos quando foi indicada para terapia, era filha única de uma mãe que a havia considerado fisicamente repulsiva desde o nascimento. Para evitar tocá-la, a mãe escorava a mamadeira de Clare em um travesseiro e a deixava no berço o dia todo. Clare tornou-se extremamente independente, recusava carinhos e nunca pedia ajuda ou chorava, mesmo quando se machucava. Ela foi indicada para terapia devido a pesadelos recorrentes com leprosos. Clare explicava que os leprosos eram contagiosos, o que significava que, "se eles tocassem alguém, essa pessoa morria". Ela achava que eles podiam ser curados por meio da imposição das mãos.
>
> Na terapia, veio a descobrir que ela mesma se sentia uma leprosa que ninguém queria tocar porque ela mataria quem o fizesse, e era torturada tanto por seu desejo de tocar e de ser tocada pela terapeuta quanto pelo terror desse ato.

O trabalho prossegue descrevendo como Hopkins foi capaz de trabalhar sensivelmente tanto com a mãe como com a filha, para aos poucos dissipar os temores da criança. Mais recentemente, o valor do "toque terapêutico" foi reconhecido e outros terapeutas o utilizaram (Welch, 1988; Fahlberg, 1990; Howe e Fearnley, 1999).

Uma apreciação adulta desse transtorno está incluída no DSM-IV como Transtorno da Personalidade Esquizoide (301.20). Este é caracterizado por um "padrão difuso de desapego das relações sociais e uma gama restrita da expressão de emoções nos ambientes interpessoais". Presume-se que essa condição comece no início da vida adulta, mas ela contém muitas características que, no presente estudo, estavam associadas aos vínculos evitadores na infância. Os critérios não fizeram uma distinção clara entre pessoas com ausência de emoções (as emocionalmente frias) e pessoas que têm sentimentos, mas são incapazes de expressá-los, talvez porque tal distinção não seja fácil de ser feita. No entanto, eu argumentaria que ela é crucial. No presente estudo, existem evidências que corroboram o diagnóstico do Transtorno do Apego Evitador tanto na infância como na vida adulta.

Frederick Emerson tinha 42 anos quando foi indicado a mim, oito meses após a morte acidental de seu filho. Ele me contou que sempre tinha sido uma pessoa solitária e acrescentou: "A vida é uma peça de teatro... eu não sei qual é o meu eu real". Quando perguntado sobre o que faria quando chegasse ao seu limite, ele disse que não procuraria ajuda da família ou dos amigos, mas afogaria suas mágoas no álcool e se tornaria irritado e mal-humorado.

A morte de seu filho de 17 anos resultou de um comportamento de risco juvenil e foi totalmente inesperada. Fred começou a beber muito porque achava que só poderia expressar seu pesar sob a influência do álcool. Ele precisava dessa desinibição e depois se sentia melhor. Sua esposa sentia-se desamparada e opunha-se à bebida. Uma vez ela o abandonou, mas ele esperou por ela no túmulo do filho e convenceu-a a voltar.

Os pais que reportaram altos escores de Insensibilidade Parental na infância, que incluía concordância com a afirmação de que uma figura parental tinha sido "incapaz de mostrar afeto, de abraçar ou de fazer carinho em você", tinham filhos que atribuíam a si mesmos altos escores em Agressividade/Desconfiança na Infância. Isso incluía o respondente concordar que, quando criança, achava "difícil aceitar carinhos ou outras demonstrações de afeto" (II/26), desconfiava dos adultos ao longo de toda a infância (II/20), era controlador, "mandão" (II/28), mal-humorado (II/29), teimoso (II/31) e tinha problemas de comportamento agressivo ou antissocial (II/30). Consideradas em conjunto, essas respostas compõem o escore de Apego Evitador:

Frederick era o mais velho dos sete filhos de um vendedor de rua irlandês que o provocava e, às vezes, batia muito nele. Nenhuma das figuras parentais tinha sido capaz de mostrar cordialidade, de abraçá-lo ou afagá-lo, e Fred cresceu incapaz de aceitar abraços ou outras demonstrações de afeto. Era visto como rígido e teimoso mas, no íntimo, sentia-se temeroso. Com 13 anos, sofreu abuso sexual de um jovem mais velho, mas guardou o fato para si. Seu QRA mostrou que ele tinha um escore acima da média em Apego Evitador (5) e abaixo da média nos escores de Apego Desorganizado (2) e Apego Ansioso/Ambivalente (3).

Aos 16 anos, Frederick conheceu Betty, com quem três anos depois se casou. Betty era uma garota com um histórico de carência semelhante ao seu. De tempos em tempos, ele abusava do álcool, o que, juntamente com a tendência de gastar muito dinheiro, levou a discordâncias conjugais. Admitia que achava difícil mostrar afeto por Betty e por outras pessoas próximas a ele.

No capítulo 6, vimos que as pessoas que reportaram escores altos de Apego Evitador na infância também reportaram, mais tarde, dificuldades para expressar tanto afeto quanto pesar (conforme refletido nos altos escores de Inibição Emocional/Desconfiança). Elas também se viram como mais agressivas e assertivas do que as outras em seus relacionamentos (com altos escores de Agressão/Assertividade).

Tanto os escores de Inibição Emocional/Desconfiança quanto de Agressividade/Assertividade estavam significativamente correlacionados com o escore de Disfunção. Isso parece implicar que as pessoas com altos escores em todas as três medidas podem estar sofrendo do Transtorno do Apego Evitador adulto. Para examinar isso mais a fundo, tomou-se uma decisão arbitrária de incluir na suposta categoria diagnóstica, o Transtorno do Apego Evitador, aqueles que preenchessem os seguintes critérios:

1. escore de 3 ou mais em Inibição Emocional;
2. escore de 2 ou mais em Agressão/Assertividade;
3. escore de 2 ou mais em Disfunção.

A proporção tanto nas amostras psiquiátricas enlutadas quanto nas não enlutadas era 14%. Havia somente uma pessoa, entre as 35 mulheres jovens do grupo controle pareado não psiquiátrico de Ward que preencheu esses critérios, comparada a seis pessoas (18%) no grupo psiquiátrico.

A média dos escores de Apego Evitador na infância foi 6 no grupo com Transtorno do Apego Evitador e 3 naqueles sem o mesmo transtorno. A diferença é significativa, mas ainda representa somente um nível moderado de correlação. Isso parece implicar que, embora os vínculos evitadores na infância estejam associados ao Transtorno do Apego Evitador na idade adulta, não o explicam plenamente.

Outro fator que se esperava contribuir para os Transtornos do Apego Evitador era o sexo masculino, mas esse não foi o caso. A proporção de homens com o Transtorno do Apego Evitador (18%) foi praticamente a mesma das mulheres (16%). Aqueles com o Transtorno do Apego Evitador tinham desentendimentos conjugais em quantidade um pouco menor do que aqueles sem o transtorno. Eles devem ter sido mais capazes de evitar brigas. Mesmo assim, nada menos que 70% disseram estar "cheios de remorsos pelas coisas que fizeram ou disseram, mas não poder mais consertar agora" (IV/24). Essa afirmação recebeu a concordância de menos da metade (45%) dos outros pacientes psiquiátricos.

Um resultado inesperado foi que a média de idade daqueles com Transtornos do Apego Evitador na vida adulta era seis anos menor do que a dos restantes (média 35 e 41 anos) e essa diferença era estatisticamente significativa. Mas mais importante que a idade foi a correlação entre o Transtorno do Apego Evitador e o ano de nascimento. A figura 17.1 mostra que entre os pacientes psiquiátricos nascidos antes do fim da Se-

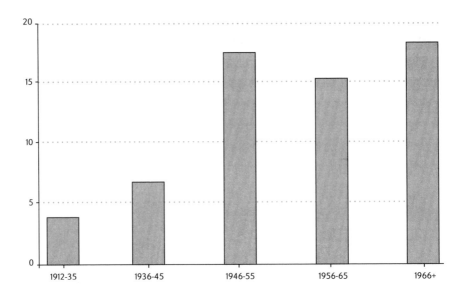

**Figura 17.1** Porcentagem dos Transtornos do Apego em cada década de nascimento (amostra total de pacientes psiquiátricos n = 277).

gunda Guerra Mundial o Transtorno do Apego Evitador engloba menos de 8% da amostra, enquanto em cada década dos nascidos após a guerra de 15% a 20% preencheram os critérios para esse diagnóstico. Esses números foram tirados da amostra psiquiátrica total, mas também eram estatisticamente significativos quando os respondentes enlutados eram analisados separadamente.

Um quadro similar é observado quando examinamos a relação existente entre o ano de nascimento e a média do escore de Apego Evitador na infância. Aqui, novamente, existe uma correlação significativa com as pessoas nascidas antes da Primeira Guerra Mundial apresentando escores mais baixos de Apego Evitador e aquelas nascidas após 1965 com escores mais altos. Isso sugere que podem ter sido as mudanças na criação dos filhos que começaram durante a Segunda Guerra Mundial, e se tornaram mais influentes depois, que explicam tanto os números crescentes dos apegos evitadores quanto o risco do aumento do Transtorno do Apego Evitador. É tentador atribuir isso às mudanças na criação dos filhos, mas o número de outras mudanças sociais, econômicas e culturais ocorridas nesse período, por si, já torna a especulação perigosa.

## RESUMO DOS RESULTADOS ESTATÍSTICOS

As evidências apresentadas aqui corroboram a hipótese de que existe um Transtorno do Apego Evitador na vida adulta que está frequentemente associado aos apegos evitadores na infância. As pessoas afetadas acham difícil expressar emoções, particularmente aquelas de afeição e pesar. Seu medo de confiar nos outros torna difícil que elas peçam ajuda e seus relacionamentos são muitas vezes mais baseados no controle e na agressão do que na afeição. Outras pessoas tendem a supor que elas não se importam, mas as evidências sugerem que as pessoas evitadoras são apegadas e se importam tanto quanto as demais. A maioria se culpa por não ser capaz de demonstrar. Sente-se magoada pelas atribuições de frieza. Parece que os vínculos evitadores na infância e os Transtornos do Apego Evitador na vida adulta têm se tornado mais frequentes nos que nasceram a partir da Segunda Guerra Mundial.

As anotações dos casos indicam que os "relacionamentos românticos" das pessoas com Transtornos do Apego Evitador são singularmente não românticos. Seus parceiros reclamam que eles não expressam afeição e não falam a respeito das coisas. Eles podem ser hábeis em evitar brigas, mas isso não significa que seus parceiros sejam felizes. Alguns escolhem parceiros igualmente intolerantes com a proximidade. Podem organizar a vida de tal modo que raramente se tocam. Quando eles de fato se encontram, questões de dominância e controle provavelmente estragam suas interações. Os filhos de tais uniões são expostos aos mesmos vínculos evitadores e isso pode perpetuar o problema de geração a geração.

As pessoas com Transtornos do Apego Evitador não desconhecem as raízes "infantis" de seus problemas. De fato, elas muitas vezes se culpam por sua inabilidade em mostrar sentimentos ou confrontar questões emocionais. Alguns reconhecem que sua aparente independência é uma simulação. Ao mesmo tempo, eles se culpam por ser incapazes de se controlar e de controlar as circunstâncias como deveriam. Longe da independência compulsiva que mostram ao mundo, vivem com medo de desmoronar, entrando em pânico ou permitindo que emoções fortes apareçam.

Num primeiro momento, alguns indivíduos no presente estudo com graves Transtornos do Apego Evitador pareciam lidar bem com os lutos. Sua falta de pesar visível e sua relutância em pedir ajuda levavam as pessoas a presumir que eles não precisavam de apoio. Somente mais tarde ficou claro que sua independência compulsiva era um disfarce. Nesse ponto, alguns experienciaram um progresso no luto adiado, tornaram-se introspectivos ou deprimidos. Alguns desenvolveram sintomas psicossomáticos que refletiam ansiedade crônica e tensão, outros se tornavam irritados e estavam sujeitos a explosões de raiva ou fúria. Outros, ainda, reagiam imediatamente ao luto, mas achavam o progresso da emoção extremamente sofrido e faziam o possível para inibi-la ou ocultá-la. De fato, alguns experienciavam ansiedade intensa e pânico, mas eram incapazes de chorar. Expressões de pesar e raiva, que os outros veriam como apropriadas, davam margem ao medo e eram vistas como um sinal do começo do colapso mental.

As pessoas frequentemente temiam que se "fracassassem" e mostrassem sentimentos elas de fato teriam um "esgotamento nervoso".

Quando eu encontrei Frederick pela primeira vez, ele estava solitário e com medo, propenso ao pânico e temeroso de que pudesse dar vazão aos sentimentos de raiva e fúria que brotavam dentro dele. Expressar raiva o tornaria igual ao pai, uma identidade que ele rejeitava.

A esposa de Fred veio com ele a três sessões nas quais, pela primeira vez, ele foi capaz de chorar e compartilhar outros sentimentos, bem como de fazer um balanço de sua vida. Ele reduziu substancialmente o consumo de álcool e foi capaz de lidar de forma sensível com a crise que se instalou quando descobriu que o filho sobrevivente estava tendo um caso com a esposa de seu melhor amigo.

No *follow-up*, dois meses após sua sessão final, ele estava menos ansioso e menos pesaroso. Sentia que agora era capaz de compartilhar o pesar e a afeição com sua esposa.

Seria fácil atribuir os problemas de Fred ao alcoolismo, mas ele precisava do álcool porque permitia que superasse a incapacidade emocional da qual sofria. O Transtorno do Apego Evitador embrutecia sua vida emocional e impedia que ele se enlutasse pelo filho. Sua experiência de infância o deixara cuidadoso com a espontaneidade, a vida era "uma peça de teatro". A meta da terapia não era fazê-lo parar de beber, mas ajudar a ele e à esposa a compreender que era seguro para eles compartilhar seus pensamentos e sentimentos. Quando eles fizeram isso, a necessidade de álcool como um meio de dissolver a inibição emocional diminuiu.

Uma explicação possível para a falha dos autores do DSM em incluir o Transtorno do Apego Evitador como uma categoria separada repousa em sua aceitação social. Em uma sociedade na qual muitos pais têm pouca influência na educação dos filhos (que são separados deles na escola e são ensinados a ser independentes, a controlar as emoções e a conseguir distinção por meio do esforço intelectual) e na qual se espera que adultos trabalhem longe da casa dos pais e mantenham suas emoções para si, as características de controle, calma e desapego são vistas como virtudes, enquanto espontaneidade, emoção e envolvimento são evidências de fraqueza. Esse sistema de valores, conforme vimos no capítulo 10, é mais evidente nos homens.

## Conclusão

Em comum com outras categorias diagnósticas, os comportamentos evitadores somente justificam a designação de "transtorno" se levarem a "um sofrimento emocional clinicamente significativo ou a uma falha nas áreas social, ocupacional ou em outras importantes áreas de funcionamento". Entre as pessoas que, como Fred, procuraram ajuda psiquiátrica no presente estudo, ficou claro que esse era o caso. Parece que existe fundamento para reconhecer o Transtorno do Apego Evitador tanto na infância como na idade adulta.

## EXISTE O TRANSTORNO DO APEGO DESORGANIZADO?

### Transtornos desorganizados na infância

Muito tem sido escrito a respeito dos efeitos prejudiciais nas crianças da negligência e de sua separação das figuras parentais. No DSM-IV, isso deu origem a uma categoria diagnóstica, o Transtorno de Apego Reativo na Infância (313.89). Ele requer tanto cuidados parentais excessivamente patológicos quanto a perturbação dos relacionamentos sociais na criança. Os problemas nos cuidados parentais incluem indiferença persistente em relação às necessidades físicas e emocionais da criança (conforto, estímulo e afeto) e/ou mudanças repetidas do cuidador primário, de modo que a criança seja incapaz de estabelecer um relacionamento estável. O transtorno do relacionamento na criança pode ter uma das duas formas:

1. O *Tipo Inibido,* no qual a criança não consegue iniciar ou responder à maioria das interações sociais de modo apropriado. Ela mostra um padrão de respostas inibidas, hipervigilantes ou altamente ambivalentes aos outros.
2. O *Tipo Desinibido,* no qual a criança exibe uma sociabilidade indiscriminada ou uma falta de seletividade na escolha das figuras de apego. Isso pode colocá-la em perigo de abuso que, por sua vez, pode agravar o transtorno.

Além dos problemas de cuidados parentais, a extrema pobreza e a hospitalização prolongada são mencionadas como fatores que predispõem a esse transtorno e podem ser acompanhadas por outras evidências de abuso ou negligência. Diz-se que a condição começa antes dos 5 anos e tende a persistir, a não ser que haja melhora na qualidade dos cuidados da criança. De muitos modos, esse transtorno é menos característico e nítido do que os transtornos seguintes, o que o torna menos satisfatório como diagnóstico. Agrupando diversas causas e dois padrões de reação, os autores criaram uma espécie de diagnóstico "cabe tudo".

Muitas das características dos cuidados parentais parecem semelhantes àquelas reportadas aqui no grupo Desorganizado. Poucas características do transtorno, conforme descrito anteriormente, foram incluídas no QRA, mas elas foram com frequência reportadas nas anotações dos casos. A forma Inibida pode ter incluído algumas pessoas que, no presente estudo, preencheram os critérios para o padrão evitador.

Parece que as crianças criadas em famílias nas quais havia altos níveis de violência, rejeição, perigo e/ou depressão tendem a ser infelizes e a ter falta de confiança em si e nos outros. Elas mostram os aspectos negativos tanto ansiosos/ambivalentes como evitadores. Assim, a falta de confiança em si faz que chorem e, às vezes, agarrem-se a alguém, mas a desconfiança nos outros estraga seus relacionamentos e elas acabam isoladas e ansiosas. Sem terem a quem recorrer, permanecem com níveis de ansiedade que impedem sua habilidade de aprender, de modo que têm resultados piores na escola do que o esperado. Algumas delas invertem o relacionamento parental e tornam-se cuidadoras compulsivas de seus pais e de outras pessoas.

> Com base na descrição de sua infância, Barbara Fulton, agora com 50 anos, pode ter sofrido da forma Inibida do Transtorno de Apego Reativo durante a infância.
>
> Ela era a mais nova em uma grande família. Descreveu sua mãe como uma alcoólatra e disse que a bebida a tornara uma figura parental não confiável. Apreensiva contumaz, a mãe se agarrara ao marido de modo dependente. Ela se preocupava com a saúde e a segurança de Barbara, mas era inconsistente e, muitas vezes, ignorava sua necessidade de atenção e afeto. O pai de Barbara também era ansioso e inconsistente e havia brigas frequentes na casa tanto entre os pais quanto entre os filhos. Tem-se a impressão de que, nessa grande família, havia muito pouco apoio mútuo.
>
> Barbara cresceu insegura, ansiosa e infeliz. Chorava muito e tinha falta de autoconfiança, mas era propensa a não confiar nos outros. Ela se sentia impotente e incapaz de enfrentar a vida, mas tinha medo de pedir ajuda. Suas ansiedades cresceram tanto que ela se recusava a ir à escola e com 9 anos foi mandada a um internato. Isso só aumentou seus medos e por diversas vezes ela fugiu de lá, mas foi sempre levada de volta.
>
> Seu QRA mostrou que ela teve altos escores de Apego Desorganizado (10) e Apego Ansioso/Ambivalente (16) e um escore médio de Apego Evitador (3).

Barbara ilustra a descoberta, no presente estudo, de que as pessoas que descrevem seus pais como preocupados com as próprias necessidades emocionais a ponto de alternarem o comportamento não responsivo com o superansioso em relação aos filhos muitas vezes descrevem a si mesmas como crianças infelizes que podem até ter desejado a própria morte (ver p. 68). Isso justifica nossa inferência de que seu apego era desorganizado e que elas podiam, conforme vimos, ser classificadas na categoria imprecisa do Transtorno de Apego Reativo na Infância. Mesmo assim, muitas de suas respostas não se encaixam nessa categoria e são muito pouco específicas para justificar que denominemos os altos escores como se estivessem sofrendo de um Transtorno do Apego Desorganizado específico. Mais pesquisas são necessárias para esclarecer esse assunto.

## TRANSTORNOS DESORGANIZADOS NA VIDA ADULTA

Entre os transtornos da vida adulta, o DSM-IV inclui no Eixo II o Transtorno da Personalidade Esquiva (301.82), que não parece corresponder a uma versão adulta da forma Inibida do Transtorno de Apego Reativo na Infância. A condição é caracterizada por "[...] um padrão difuso de inibição social, sentimentos de inadequação e hipersensibilidade à avaliação negativa". Os autores reconhecem que esse transtorno "muitas vezes começa na infância com timidez, isolamento e medo de estranhos e de situações novas". Essas pessoas se tornam cada vez mais tímidas e evitadoras de relacionamentos sociais durante a adolescência. Esse diagnóstico se encaixaria em algumas pessoas no presente estudo com altos escores de Apego Desorganizado, em especial se acompanhado por um alto escore de Separação; outros provavelmente se encaixariam melhor na categoria do Apego Evitador.

Outro transtorno descrito no DSM-IV que pode representar uma forma adulta de apego desorganizado é o Transtorno da Personalidade *Borderline* (301.83). Ele é caracterizado por "um padrão difuso de instabilidade dos relacionamentos interpessoais, autoimagem e afetos" com impulsividade e, mais comumente, "esforços frenéticos de evitar um abandono real ou imaginário". É diferente da Personalidade Dependente por "sentimentos de esvaziamento emocional, cólera e exigências" como resposta às ameaças de perda mais do que submissão e conciliação. Outras características comuns do Transtorno da Personalidade *Borderline* são padrões instáveis de apego alternando entre a idealização e os atos de denegrir, mudança da autoimagem, metas e aspirações, comportamento recorrente de tentativas de suicídio e automutilação e episódios de irritação e ansiedade, muitas vezes associados a explosões inadequadas de raiva. A condição começa no início da vida adulta e comumente segue uma história de infância de "abuso físico e sexual, negligência, conflitos hostis e perda ou separação parental precoce". Não é de surpreender que diversos estudos tenham descoberto que pessoas com padrões de EAA de Apego Desorganizado (Não Resolvido) têm a probabilidade de ser diagnosticadas com Transtorno da Personalidade *Borderline* (Patrick *et al.*, 1994; Barone, 2003).

Se, como parece claro no capítulo 7, os vínculos desorganizados minam a confiança das pessoas em si e nos outros e as deixam com poucas estratégias para lidar com o estresse, provavelmente na vida adulta elas serão vulneráveis a uma gama de problemas psiquiátricos. No presente estudo, a recordação de um padrão de apego desorganizado na infância estava associada, na vida adulta, à falta de confiança em si e nos outros. Esses adultos permanecem inseguros e sentem-se incapazes de enfrentar reveses mas, quando diante do estresse, não podem pedir ajuda; em vez disso, tornam-se introspectivos, sentem-se frustrados e se autorrepreendem. Após a perda, reagem com ansiedade severa ou depressão. Uma proporção significativa usa o álcool como escape.

> Na vida adulta, Barbara permaneceu tímida, insegura e temerosa. Achava difícil confiar nas pessoas e seus relacionamentos eram prejudicados pela ambivalência. Com 18 anos, ficou grávida de um homem que não tinha a intenção de se casar com ela e deu à luz um menino.
>
> Mais tarde, aos 22 anos, conheceu e se casou com Jim, com quem teve o segundo filho. Havia muita violência entre os parceiros e o casamento acabou em divórcio quinze anos atrás, quando ela ficou sozinha.
>
> O primeiro filho de Barbara também tinha tendência à agressão e a explosões violentas e, anos mais tarde, foi acusado de assassinato. Embora a acusação tenha sido retirada, ele tornou-se depressivo e tomou uma overdose não fatal de medicamentos.
>
> Barbara permaneceu próxima à mãe e, apesar da ambivalência desta, achava muito sofridos os períodos de separação, mesmo que curtos. Mas Barbara era solitária em sua afeição. Mesmo quando a mãe ficou doente, o resto da família "pouco se importava".
>
> Após a morte da mãe, Barbara culpou-se por não ter cuidado dela o suficiente e sofreu intensamente. Sua ansiedade duradoura aumentou e ela teve diversos ataques de pânico. Também se sentia muito deprimida e incapaz de enfrentar a situação. Tinha dificuldade de dormir e admitiu que muitas vezes ingeria uma grande quantidade de soníferos. Embora desejasse que alguém tomasse conta dela, na resposta à questão "O que você faria se chegasse ao seu limite?" ela disse que não procuraria ninguém, mas se afastaria das outras pessoas, ficaria irritada e de mau humor, introvertida, sentindo-se culpada e repreendendo a si mesma.

Barbara ilustra as consequências de um vínculo desorganizado, que continuou na vida adulta e a tornou vulnerável ao luto. Seus pais tinham minado sua confiança em si mesma e nos outros. Ela esperava rejeição e frequentemente a recebia. O estudo das anotações dos casos indica que, como Barbara, indivíduos que tiveram escores altos em Apego Desorganizado na infância acham difícil relacionar-se com os outros. Os relacionamentos que têm são com pessoas semelhantes na insegurança e são complicados pela ambivalência.

Na vida adulta, tendem a ter medo dos próprios filhos e provavelmente são insensíveis às necessidades de autonomia deles. Frequentemente, identificam-se por demais com eles, tratando-os como gostariam de ter sido tratados quando eram crianças. Isso os torna particularmente vulneráveis à separação e à perda dessas crianças (conforme mostrado no capítulo 12). Após a perda, eles imediatamente sofrem ansiedade severa com tendência ao pânico. Alguns se voltam para o álcool ou outras drogas como um meio de escape, outros ficam deprimidos.

Atendida em minha clínica, Barbara a princípio pareceu desconfiada e defensiva. Custou muito persuadi-la a vir e ela estava muito apreensiva. Somente quando ficou claro que eu respeitava suas prioridades e não tinha nada a esconder, ela começou a relaxar e a me contar sobre seus muitos problemas.

Ao contrário de minha expectativa inicial, respondeu bem a uma combinação de medicação antidepressiva (Lofepramine) e quatro sessões de psicoterapia de apoio, que tinham como meta ajudá-la a compreender as raízes de suas dificuldades e colocá-las em perspectiva.

Na psicoterapia, ela foi capaz de compreender a natureza do problema e obteve um pequeno controle, pelo qual ficou grata. Entretanto, terminou a terapia sem lidar com questões de ambivalência e eu tinha a impressão de que ela queria sair da terapia enquanto ainda estava ganhando; continuar era muito perigoso.

Os relatos de Barbara incluem tanto características típicas de vínculos desorganizados quanto dos outros dois grupos. Pode ser mais lógico pensar nos vínculos desorganizados na vida adulta como uma combinação das outras duas categorias de apego inseguro e vê-los mais como um transtorno genérico do apego do que como um transtorno específico do apego desorganizado.

## Conclusão

Esses padrões ajudam a explicar os diagnósticos descritos anteriormente, mas ainda não têm, em minha opinião, especificidade para justificar que utilizemos o QRA como um meio de diagnosticar um Transtorno do Apego Desorganizado. O problema não é que os vínculos desorganizados não causem problemas, mas o fato de muitos problemas que eles causam serem mais de uma natureza não específica do que aqueles que acompanham os outros dois tipos de apego.

## SÍNDROME DE CLÉRAMBAULT

Essa rara psicose vincular é erroneamente chamada de "erotomania". Ela compartilha com a forma desinibida do Transtorno de Apego Reativo na Infância uma falta de sensibilidade à necessidade de reciprocidade nos vínculos, mas, nesse caso, de intensidade psicótica. É caracterizada por episódios de vinculação apaixonada em relação a autoridades famosas ou superiores, muitas vezes médicos, que estão indisponíveis, não responsivos e não desejam corresponder às declarações de amor do paciente. Os pacientes têm a ilusão de que seu amor é secretamente bem-vindo e, muitas vezes, assediam o objeto de suas atenções.

## CONCLUSÃO

Parece que o amor pode não fazer o mundo girar, mas pode torná-lo mais harmonioso. As conclusões a que chegamos neste capítulo devem ser vistas como uma primeira tentativa de formular características diagnósticas dos Transtornos do Apego. Baseados como são nos dados retrospectivos aplicados a uma população atípica, será necessário ainda muito trabalho se for o caso de eles se tornarem parte de nosso sistema diagnóstico aceito. Eu tenho poucas dúvidas de que os padrões de apego que fundamentam esses transtornos de apego não são os únicos padrões relevantes, mas vou deixar que outros elucidem isso.

Até agora, o diagnóstico de transtornos psiquiátricos tem se apoiado mais no delineamento preciso dos sintomas do que na identificação das causas. Ele se parece mais com o diagnóstico descritivo da medicina do século XVIII do que com as categorias da medicina do século XX, relacionadas às causas. O diagnóstico do transtorno de estresse pós-traumático quebrou esse molde e espera-se que a tentativa de delinear categorias de transtornos do apego, que começou nos últimos anos e continua aqui, leve o processo adiante.

Os transtornos do apego devem ser vistos como transtornos do Eixo II, que podem contribuir para muitos transtornos psiquiátricos do Eixo I. De modo similar, a aterosclerose pode contribuir para causar a trombose coronariana, infartos e muitas outras doenças físicas. Talvez os transtornos físicos mais similares aos transtornos do apego sejam as deficiências de vitamina. Assim como as funções das vitaminas foram descobertas ao se estudar o que acontece quando elas não estão presentes na dieta, as funções do apego são esclarecidas ao estudarmos o luto. Do mesmo modo que a desnutrição causa doenças atribuíveis a diversas deficiências, os painéis misturados que acontecem nos vínculos inseguros são atribuíveis a diversas deficiências. A tabela 17.1 resume as categorias de transtorno do apego que emergiram da análise reportada anteriormente e as categorias DSM-IV que as sobrepõem.

Seria enganoso sugerir que todas as pessoas enlutadas incluídas neste estudo sofrem de transtornos do apego, e nenhuma tentativa tem sido feita para defini-los tão precisamente que sua frequência, nesta ou em outra população, possa ser firmemente estabelecida. Mesmo assim, parece que até em pacientes psiquiátricos não selecionados, não enlutados, de ambulatório, os transtornos do apego são surpreendentemente comuns. O mais comum foi o Transtorno de Ansiedade de Separação, que foi encontrado em um quarto dos pacientes não enlutados e na mesma proporção nos pacientes enlutados. Os Transtornos do Apego Evitador eram menos comuns, mas mesmo assim foram encontrados em 14% de cada grupo. No momento, os Transtornos do Apego Desorganizado não podem ser claramente especificados, mas podem emergir de futuros estudos como uma categoria distinta.

**Tabela 17.1** Classificação dos Apegos Inseguros e transtornos relacionados

| Padrão do Apego Inseguro | Transtorno do Apego | DSM-IV e outros na infância | Categorias na idade adulta |
|---|---|---|---|
| Padrão de Apego Ansioso/Ambivalente | Transtorno de Ansiedade de Separação | Transtorno de Ansiedade de Separação (309.21)* | Transtorno da Personalidade Dependente (301.6)* |
| Padrão de Apego Evitador | Transtorno do Apego Evitador | Falha do Toque no Relacionamento (Hopkins) | Transtorno da Personalidade Esquizoide (301.20)* |
| Apego Desorganizado e Padrões Mistos | Transtorno não Específico do Apego | Transtorno de Apego Reativo na Infância (313.89)* | Transtornos da Personalidade Esquiva e *Borderline* (301.82, 301.83)* |

* Os números referem-se aos códigos usados no DSM-IV.

Os transtornos do apego estão intimamente relacionados ao luto complicado e a evidência apresentada aqui corrobora o trabalho de Jacobs e seus colaboradores (Jacobs, 1999; Vanderwerker et al., 2004), que sugere que as reações do luto complicado devem ser vistas como transtornos do Eixo I distintos, que comumente – mas nem sempre – são uma consequência de um transtorno do apego do Eixo II. Essa evidência também indica que os transtornos do apego podem ser subdivididos em dois transtornos correspondentes (Transtorno de Ansiedade de Separação e Transtorno do Apego Evitador) que são frequentemente sucessores do Transtorno Ansioso/Ambivalente e do Apego Evitador na infância, com uma possível terceira categoria que contenha elementos das outras duas.

Também parece que, dos exemplos dos casos enlutados citados anteriormente, os transtornos do apego são evidentes muito antes da perda e existem alguns casos nos quais o luto que despertou um pedido de ajuda foi apenas um incidente em uma longa série de problemas.

A poesia e a prosa do amor são repletas de elogios ao amor romântico ideal entre homens e mulheres. Ainda, qualquer tipo de relacionamento que fuja do convencional é desvalorizado. O amor homossexual é uma "perversão", adultos que persistem amando seus pais do modo como aprenderam quando crianças são acusados de "dependentes", e a mãe ou o pai que escolhe ficar em casa para criar seus filhos ou cuidar de um parente idoso é "preguiçoso". Acusações similares também podem ser dirigidas aos membros das profissões cuidadoras que gostam de cuidar dos outros e, por isso, estão "envolvidos em demasia". Se o cliente é uma criança, suspeita-se de pedofilia.

A sociedade tem muitos modos de expressar sua desaprovação e um deles é rotular tais vínculos não convencionais de "doentes". Por isso, é importante reconhecer que a meta ao se formular um critério para diagnosticar transtornos do apego não é confirmar tais rótulos, mas refutar seu uso impróprio. O termo deveria ser reservado para aqueles cujos vínculos, longe de preencher suas necessidades, estão frustrando-os e impedindo que eles e as pessoas que eles amam adquiram a paz de espírito e a satisfação de que precisam.

O caso de Philip Edwards (descrito no capítulo 16) ilustra isso. Em uma sociedade orientada para o trabalho, sua decisão de se aposentar e se tornar "dono-de-casa" pode ter sido vista como um sintoma de seu transtorno do apego. De fato, foi o meio pelo qual ele curou esse transtorno. Seus filhos se beneficiaram do cuidado que receberam, sua mulher ficou livre para investir na carreira e ele conseguiu paz de espírito, não negando ou alterando seu padrão de apego, mas encontrando um modo de viver com ele.

# 18 PREVENÇÃO, TERAPIAS E RESULTADOS

O amor é uma doença cheia de infortúnios,
Todos os remédios são recusados...

Samuel Daniel (1562-1619),
*Hymen's triumph*

## PREVENÇÃO

Raramente é possível prevenir o enlutamento e outros desastres, embora quanto mais compreendamos os elos dos eventos que levam aos problemas psiquiátricos mais devemos ser capazes de preparar as pessoas para as perdas e outros estresses que virão, para reduzir o risco e aliviar as piores consequências.

Como psiquiatra, tem sido meu papel tentar ajudar pessoas cujos problemas psicológicos não foram previstos, e sempre vai haver a necessidade de que alguns especialistas assumam esse papel. Por outro lado, pode bem ser o caso que menos pessoas precisariam de tratamento psiquiátrico se os elos causais que levam aos transtornos psiquiátricos pudessem ser quebrados em um ponto inicial da sequência. Uma vez que este livro se interessa por tais elos, faz sentido olhar as implicações de nossos resultados tanto para a prevenção como para o tratamento de problemas psiquiátricos, particularmente aqueles que acontecem após a perda.

É razoável supor que, se algo foi aprendido, pode ser desaprendido. Se, conforme a pesquisa reportada aqui indica, muitas pessoas que procuram ajuda psiquiátrica após a perda e outros estresses formaram uma visão distorcida de si e dos outros, então é possível corrigir essas impressões equivocadas. Neste capítulo, devemos considerar por que essa tarefa não é tão simples como parece e como pode, mesmo assim, ser realizada.

Até agora, as tentativas de evitar problemas psiquiátricos após a perda focalizaram o desenvolvimento de serviços para pessoas enlutadas, que permitem que elas obtenham uma ajuda inicial com seus problemas sem a necessidade de "adoecer". Essa ajuda estende-se de vários tipos de ajuda mútua (ou "autoajuda") a terapeutas do luto e outros que oferecem apoio e podem ou não ser profissionais.

## MUDANDO PADRÕES DE APEGO

Os estudos sobre o apego abriram as portas para tipos de programas que podem efetivamente reduzir o risco de luto problemático ao modificar os vínculos. Os resultados reportados aqui indicam que, se bem-sucedidos, esses benefícios teriam consequências de longo alcance e não se limitariam ao luto. Tais programas variam desde desenvolver modos de preparar os pais para o nascimento de um filho, melhorar a qualidade dos cuidados parentais, identificar crianças com risco de problemas vinculares no começo da infância até intervir para reduzir esse risco. Na vida adulta, inclui ajudar as pessoas a entender e modificar seu mundo presumido. No campo do luto e de outras perdas, inclui preparar as pessoas para as perdas futuras, particularmente aquelas que representam riscos especiais. Nenhum desses programas é da competência do psiquiatra, embora outros especialistas médicos possam ter contribuições importantes. Eles não devem ser vistos como tentativas de medicar crises normais da vida, mas, ao contrário, como uma promessa de reduzir a necessidade de tais intervenções.

Existem boas evidências de que o nascimento de um bebê morto está associado a um risco crescente de depressão clínica, ansiedade e transtorno de estresse pós-traumático (TEPT) na mãe. Isso fez que algumas autoridades recomendassem que as mães fossem encorajadas a ver e segurar o natimorto, com base nos argumentos de que assim elas teriam menor probabilidade de sofrer de luto não resolvido. Mas pesquisas recentes mostraram que segurar e acariciar um bebê morto pode estar associado a um aumento da ansiedade, depressão e TEPT, particularmente na gravidez seguinte. Por outro lado, as mães que optam por não ver ou tocar seu bebê morto estão menos sujeitas a esse problema (Hughes *et al.*, 2002). Além disso, esses pesquisadores também mostraram que as mães que veem e seguram o bebê morto têm maior probabilidade do que as que não o fazem de desenvolver um vínculo desorganizado com seu próximo bebê (conforme mostrado pelo SST). Se Main estiver certa (ver p. 25), isso sugere que o luto pelo filho morto permanece não resolvido.

Uma vez que ver, segurar e tocar contribui para fortificar o vínculo existente entre mães e bebês (ver p. 21-2), pode ser que as mães que não seguraram ou viram seu bebê tornem-se menos vinculadas a ele e lidem melhor com a perda. Além disso, vimos (p. 45) que testemunhar eventos terríveis, tais como o rosto de um bebê morto, pode aumentar o risco de TEPT. Talvez a conjunção desses dois fatores explique os resultados de Hughes. Para mais discussões desses temas, ver Reynolds (2004).

Outro exemplo de intervenções que visam modificar os vínculos mãe-criança foi avaliado por Cicchetti *et al.* (1999). Eles mediram os padrões de apego e depressão de 61 mães que sofreram depressão maior a partir do nascimento dos filhos, agora crianças com 21 meses. Das mães deprimidas, 27 receberam psicoterapia filho-figura parental (PFFP), que visa aumentar "a compreensão materna dos efeitos de relações anteriores sobre sentimentos e interações atuais". Isso resultou em uma redução da proporção de apegos inseguros entre essas crianças de 44% de inseguros para 26%. Enquanto isso, a proporção de filhos inseguros no grupo de comparação de mães deprimidas (n = 34) que não receberam PFFP aumentou.

Resultados similares foram encontrados em um estudo de Lieberman *et al.* (1991) sobre díades mãe-filho com risco de abuso, negligência e transtornos do relacionamento (uma proporção substancial daqueles que preencheram os critérios de transtornos de apego reativo). As díades ou foram escolhidas ao acaso, ou por meio de um programa filhos-mães "para livrar [as mães] e seus bebês de velhos 'fantasmas' que invadiram o berçário", ou por meio de um grupo controle sem tratamento. Quando foi feito o *follow-up*, o grupo da intervenção apresentou afeto aumentado nas mães, e nos filhos menos evitação, resistência e raiva em relação a elas.

## TRATAMENTO

Como vimos, muitos dos problemas que levam as pessoas para o cuidado psiquiátrico surgem quando uma grande porção de nosso mundo presumido fica obsoleta ou muitos dos nossos padrões são desafiados. Perde-se o ajuste entre o mundo real e o mundo ideal. Em tais ocasiões, é papel dos psicoterapeutas, orientadores e outros ajudar quem sofre a abandonar um padrão e descobrir outro.

Para fazer isso, podemos utilizar dois tipos diferentes de técnica, a analítica e a paliativa. A primeira tem como objetivo ajudar os pacientes a identificar e compreender o padrão de seu mundo presumido e, se necessário, descobrir um padrão novo, mais satisfatório. Isso inclui tanto as técnicas amplamente orientadas, tais como a psicanálise, quanto terapias mais focadas, cognitivas e similares. As terapias paliativas visam aliviar os sintomas e o sofrimento emocional associados ao transtorno psiquiátrico, incluindo drogas psicotrópicas e psicoterapias de apoio.

As terapias analíticas apresentam muitas dificuldades. Não apenas são complexos os padrões relevantes como o processo de análise é difícil e, com frequência, emaranhado em intensa ansiedade e medo por ele gerados. Como já apontamos neste livro, mudar nossas concepções básicas é penoso e sentido como perigoso.

As terapias paliativas são frequentemente acusadas pelos serviços mais prolongados de ser um escape, e podem ser usadas indevidamente como uma alternativa barata para as terapias mais radicais, mas elas têm certas vantagens e também podem, de fato, tornar a terapia analítica desnecessária. O objetivo do paliativo é aliviar a dor psicológica, fornecer confiança, promover a autoestima e dar às pessoas o apoio emocional de que vão precisar se começarem o processo assustador de reaprender seu mundo presumido. Visto desse modo, o paliativo é uma pré-condição para a terapia, que pode trazer as pessoas ao ponto em que possam encontrar seu próprio caminho sem a nossa ajuda.

Tanto as drogas psicotrópicas quanto as terapias de apoio podem reduzir a dor mental, e a maioria dos psicoterapeutas aceita que o trabalho analítico é raramente possível até que um grau paliativo tenha sido alcançado.

Quais são as implicações de nossa compreensão dos vínculos para a intervenção após a perda? Se, conforme a pesquisa reportada aqui indica, muitas pessoas que procuram ajuda após a perda formaram uma visão distorcida de si e dos outros, então pode ser possível corrigir essas impressões equivocadas. Por outro lado, aqueles problemas que estão enraizados nos padrões de apego da infância exigem um retorno em um longo caminho e podem não estar abertos à mudança. Existem evidências de que concepções associadas às memórias mais longínquas da infância (memórias implícitas) são mais difíceis de ser acessadas e modificadas do que aquelas associadas a memórias posteriores (LeDoux, 1996). De fato, existem evidências, em ratos, de que separações repetidas de indivíduos jovens de suas mães podem resultar em mudanças anatômicas no cérebro (Kehoe *et al.*, 1995). Além disso, os transtornos do apego que foram discutidos no capítulo 17 podem ser considerados transtornos da personalidade, estando entre os transtornos psiquiátricos mais intratáveis. De fato, muitos psiquiatras os consideram intratáveis e deixam de oferecer ajuda a esse grupo de pacientes.

Essas considerações podem nos levar a esperar que as pessoas enlutadas cujos problemas estejam mais intimamente relacionados às experiências insatisfatórias de apego não vão responder tão bem ao tratamento quanto aquelas cujos problemas não estão relacionados ao apego. Entretanto, essa expectativa não foi corroborada por Fonagy *et al.* (1996), que descobriram que 93% dos pacientes psiquiátricos classificados na Entrevista do Apego Adulto como "Apego Rejeitador" (a forma adulta) melhoraram quando receberam psicoterapia. Por outro lado, somente 41% dos que caíram na categoria "Preocupados" (que se parece com a categoria ansioso/ambivalente da infância) mostraram melhora similar. Existiam apenas nove pacientes classificados como "Seguros" nessa amostra e somente três (33%) deles melhoraram.

Neste capítulo, devemos considerar as amostras atuais à luz desta e de outras pesquisas, e perguntar se uma compreensão das questões do apego pode ser de ajuda para pessoas confrontadas com perdas de um ou de outro tipo. Lembramos que os membros do grupo controle de Ward reportaram níveis de vínculo inseguro tão altos quanto aqueles dos pacientes psiquiátricos, evidentemente sem ter de procurar ajuda psiquiátrica e sem sofrer os mesmos níveis de sofrimento emocional que os pacientes psiquiátricos. Isso sugere que existem muitas pessoas para quem uma história de vinculação insegura não é precursora de problemas sérios. É claro que elas encontraram modos de lidar com a vida, apesar ou talvez por causa das experiências infantis. As intervenções terapêuticas podem ajudar os outros a fazer o mesmo?

Examinamos primeiro as evidências da efetividade de várias intervenções que são normalmente recomendadas para ajudar as pessoas enlutadas. Depois observamos a amostra de pessoas enlutadas que tomaram parte na pesquisa reportada aqui e perguntamos quem tinha ido bem e quem tinha ido mal. Por fim, tentamos uma integração entre esses resultados à luz dos vínculos estabelecidos na infância, conforme recordados por essas pessoas.

## A PREVENÇÃO E O TRATAMENTO DO LUTO PROBLEMÁTICO

Nos últimos anos, a demanda razoável por custo-efetividade nas terapias de todos os tipos pressionou os terapeutas a justificar tanto a efetividade quanto o custo de suas intervenções. Terapias caras de valor não comprovado, tais como a psicanálise tradicional, têm gozado de má fama e uma vasta gama de terapias psicológicas mais breves e de métodos de aconselhamento têm estado em evidência, junto com um número crescente de drogas psicotrópicas. Diversos programas que visam ajudar as pessoas enlutadas têm sido desenvolvidos e muitos deles têm falhado no teste de avaliação científica. Por outro lado, alguns deles passaram em tais testes e nos encorajam a continuar. De fato, as lições que temos aprendido ao estudar o luto têm amplas implicações para outras situações estressantes da vida.

Tendo revisto essa literatura, Schut *et al.* (2001) chegaram a uma conclusão surpreendente: "Quanto mais complicado o processo de luto [...] melhores as chances de a intervenção levar a resultados positivos". Eles restringiram sua revisão a estudos bem conduzidos, na maioria dos quais as pessoas enlutadas eram escolhidas aleatoriamente para uma intervenção ou sem intervenção. Não menos do que doze estudos de tipos variados de aconselhamento, fornecidos a viúvos e/ou viúvas enlutados não selecionados, e quatro estudos de aconselhamento para pais não selecionados que tinham perdido um filho ou um natimorto, não mostraram benefícios na intervenção. Por outro lado, os serviços oferecidos a grupos de "alto risco" ou a pessoas enlutadas com problemas psiquiátricos obtiveram bons resultados.

Dois estudos de indicação aleatória de terapia familiar com crianças enlutadas (elas mesmas um grupo de alto risco), um de grupo de apoio a pré-adolescentes enlutados (com idades entre 7 e 11 anos) e três nos quais o aconselhamento de luto era oferecido a adultos em risco especial, mostraram resultados favoráveis nos grupos de aconselhamento. Em todas essas terapias, foi dada atenção particular aos vínculos dentro da unidade social.

Uma variedade de terapias mais específicas também tem sido avaliada com sucesso, embora algumas tenham mostrado somente benefícios secundários. Essas avaliações incluem os estudos de Mawson et al. (1981) e de Sireling et al. (1988) sobre o "luto guiado", uma forma ativa de terapia focada em ajudar as pessoas com "luto patológico" a confrontar a realidade de sua perda, e o estudo de Brom et al. (1989) que faz uma comparação entre a hipnoterapia, a terapia dinâmica e a dessensibilização sistemática. Em todos esses estudos, um grupo controle de pessoas não tratadas era comparado a cada um dos grupos de terapia e foram encontrados benefícios nos grupos de terapia.

Talvez o estudo mais impressionante desse tipo seja aquele descrito em diversos ensaios por McCallum e Piper (1990) e McCallum et al. (1993). Eles compararam os resultados da psicoterapia para o tratamento do luto prolongado ou adiado por perda ou, em alguns casos, divórcio com listas de espera como grupo controle. O grupo tratado foi melhor nas medidas de autoestima, tendência à neurose, depressão e satisfação na vida.

A conclusão geral a ser tirada desses estudos é que existem poucas evidências de que o aconselhamento oferecido às pessoas enlutadas não selecionadas seja necessário ou efetivo. Por outro lado, os serviços seletivos muitas vezes provam ser valorosos. Esses serviços são oferecidos:

- a pessoas em risco especial por causa de perda traumática, vulnerabilidade pessoal ou falta de apoio social;
- à minoria das pessoas enlutadas cujo processo de luto sai do espectro do que é culturalmente visto como normal;
- a pessoas que têm evidências de transtorno psiquiátrico.

Outros estudos científicos têm utilizado a escolha aleatória para comparar um método de tratamento com outro. Esses estudos incluem a comparação de Schut et al. (1997a) da psicoterapia cognitiva (resolução do problema) combinada à arteterapia (focalizada nos assuntos emocionais) com a psicoterapia cognitiva sozinha. Aqueles que receberam uma terapia combinada se beneficiaram mais. Em outro estudo, a terapia individual foi mais bem-sucedida do que um grupo de autoajuda (Marmar *et al.*, 1988). Em outro, uma terapia culturalmente sensível ao islamismo provou ser mais bem-sucedida do que as terapias que ignoram assuntos culturais/religiosos (Azhar e Varma, 1995). Juntos, esses resultados sugerem que as terapias mais efetivas englobam um relacionamento pessoal, com o cliente, sensível a questões emocionais, cognitivas e culturais.

No total, as terapias individuais e familiares provaram seu valor mais frequentemente do que as intervenções de grupo, mas poucas avaliações adequadas de grupos foram realizadas naquela época. Devido às terapias bem-sucedidas usando combinações de técnicas e/ou medicações para uma variedade de problemas, é difícil saber quais elementos particulares foram responsáveis pela melhora. Isso posto, duas abordagens parecem ser de valor especial: terapias que facilitem a expressão emocional naqueles indivíduos, que não conseguem se enlutar e terapias que facilitem a reestruturação do mundo presumido em pessoas que não conseguem sair do luto.

O uso de drogas psicotrópicas após o enlutamento tem gerado muita controvérsia, mas poucas pesquisas sérias. O grupo benzodiazepínico, do qual o diazepam (Valium) é o exemplo mais conhecido, foi muito popular uma época, mas tem estado em desuso nos últimos anos, grande parte devido ao perigo de dependência e tolerância. Existem também algumas evidências anedóticas de que elas podem interferir no curso do luto. Dito isso, o único estudo sistemático do uso do diazepam no luto que eu conheço não mostrou consequências, embora a duração do tratamento tenha sido curta e a dosagem baixa (Warner *et al.*, 2001).

Existem evidências de diversos estudos de que os antidepressivos podem ser de grande ajuda para uma minoria de pessoas enlutadas que estão clinicamente deprimidas (Pasternak *et al.*, 1991; Reynolds *et al.*, 1999; Zisook *et al.*, 2001). Em nenhum desses estudos houve qualquer evidência de que o antidepressivo impediu o luto e no estudo de Reynolds, que se restringiu a pessoas idosas enlutadas e deprimidas, aquelas tratadas com nortriptilina (com ou sem psicoterapia) melhoraram mais do que as tratadas somente com psicoterapia. O consenso geral entre os psiquiatras hoje é que os antidepressivos só devem ser usados após a perda se existir uma evidência clara de depressão maior.

Parece improvável que se encontre algum tratamento "de enorme sucesso" que vá resolver todos os problemas das pessoas enlutadas. Quanto mais conseguirmos identificar e compreender os problemas para os quais a ajuda é necessária e as intervenções com maior probabilidade de ser bem-sucedidas, melhores serão as nossas chances de obter bons resultados.

## MUDANÇAS NO *FOLLOW-UP* NO PRESENTE ESTUDO

No meu consultório, adotei uma intervenção eclética, usando quaisquer métodos que pareçam apropriados a problemas específicos que encontro. Meu interesse no apego tem feito que eu favoreça intervenções psicoterapêuticas que incluam explorar, com meus pacientes, os modos pelos quais sua visão de mundo tem se desenvolvido ao longo da vida. Nesse processo de exploração, o QRA provou ser terapeuticamente útil e diversos pacientes me disseram que ele abriu seus olhos para as possíveis causas dos seus problemas. (Para mais informações sobre esta seção, ver anexo 18.1.)

O presente estudo não foi concebido para testar a eficácia de qualquer tratamento que fosse fornecido às pessoas que procuraram a minha ajuda. Esse foi, como vimos, um grupo atípico, cuja maioria já tinha recebido aconselhamento e/ou terapias de vários tipos antes de ser indicada para a opinião de um especialista. Quarenta e cinco pacientes enlutados tiveram *follow-up* por vinte meses em média, após sua consulta inicial, quando então pudemos ter uma ideia de como estavam se saindo após a ajuda, com seus escores de Sintomas e Sofrimento Emocional. Não temos meios de saber como eles se sairiam sem a minha ajuda.

Meu papel como supervisor era o de avaliar e aconselhar, e somente 41% de meus pacientes enlutados receberam uma oferta minha de psicoterapia e foram atendidos mais de três vezes. Vinte e três deles foram incluídos no estudo *follow-up*. Nessa época, doze (52%) mostraram uma melhora evidente (dois ou mais pontos) nos escores de Sofrimento Emocional Geral e cinco (22%) tinham definitivamente piorado (−2 pontos ou menos). Os escores de Depressão/Medicação claramente melhoraram em nove pessoas (39%), mas três (13%) agora tinham piorado. Esses números também são muito pequenos para justificar a análise estatística.

Resultados similares foram obtidos na amostra total de 45 pessoas enlutadas que foram incluídas no estudo *follow-up*. Dezoito (40%) delas tiveram escores de Sofrimento Emocional Geral definitivamente melhores e onze (24%) tinham piorado no *follow-up*. Essa melhora no escore de Sofrimento Emocional Geral somente alcançou níveis limítrofes de significância, talvez devido aos números pequenos envolvidos.

Houve uma melhora estatisticamente significativa no escore de Depressão/Medicação no *follow-up* e, em níveis limítrofes de significância, no escore de Problemas com o Álcool. Melhoras no escore de Depressão/Medicação limitaram-se a pessoas enlutadas com menos de 50 anos de idade. Pessoas mais velhas tinham níveis significativamente mais baixos de Depressão/Medicação no começo, mas não tinham melhorado no *follow-up*. Será que a melhora no escore de Depressão/Medicação resulta das drogas antidepressivas que foram prescritas às dezesseis pessoas? As evidências sugerem que não (ver anexo 18.1, p. 426). Inicialmente, aquelas dezenove pessoas que não receberam antidepressivos tiveram escores tão altos de Depressão/Medicação quanto as que receberam, apesar do peso extra dado nesse escore às prescrições da medicação[1]. Os escores de Depressão/Medicação daqueles que receberam antidepressivos melhoraram muito pouco no *follow-up* em comparação àqueles que não receberam essas drogas. Mas a diferença não alcançou significância estatística e os números pequenos envolvidos tornam imprudente tirar conclusões sólidas sobre esse resultado.

A associação entre o aumento da idade e a depressão persistente é atribuível ao fato de que as pessoas mais velhas têm maior probabilidade de viver sozinhas. De fato, as dezoito pessoas que viviam sozinhas não apresentaram melhoras nos escores de Depressão/Medicação e em nenhum dos escores de Sintomas e Sofrimento Emocional, e seu escore de Dependência Afetiva tendeu a ficar mais alto, mas novamente os números foram muito pequenos para que as comparações estatísticas fossem válidas.

Para meu grande desapontamento, havia pouca evidência que sugerisse que as melhoras dos escores de Ansiedade/Pânico ou Pesar/Solidão fossem duradouras. Essa falta de melhora significativa é surpreendente. Mesmo sem tratamento, poderíamos esperar que o pesar e a ansiedade melhorassem ao longo do tempo. Entretanto, nossas avaliações iniciais de Pesar/Solidão raramente foram feitas antes do final do primeiro ano de enlutamento e outros estudos, incluindo a Pesquisa de Harvard (Parkes e Weiss, 1983), indicaram que, embora os níveis de pesar diminuíssem drasticamente durante o primeiro ano de enlutamento, qualquer melhora subsequente é vagarosa.

Apesar de os números serem muito pequenos para justificar a análise estatística, parece que as pessoas que não foram encaminhadas antes de um período de mais de cinco anos de enlutamento foram as que não se saíram tão bem. Parece que o pesar e a solidão que persistem por mais de cinco anos podem se tornar crônicos e esses números sugerem que as pessoas podem então não responder à terapia.

Embora eu não tenha esperado encontrar muitas mudanças nos escores de Enfrentamento, houve um aumento bastante significativo na média do escore de Chegar ao Seu Limite – Procurar Ajuda. As pessoas disseram que estavam mais prontas para procurar ajuda dos outros no *follow-up* do que tinham estado quando foram indicadas pela primeira vez[2]. Havia também uma tendência, que não alcançou significância estatística, de que elas tivessem um escore mais alto de Agressividade/Assertividade no

---

1. Havia outras dez pessoas sobre as quais não podíamos ter certeza, por meio das anotações dos casos, de que não tivessem recebido medicação antidepressiva de seus clínicos gerais ou de outras fontes.
2. Note-se que a confiabilidade do escore de Procurar Ajuda é incerta e que esse escore, mais do que os outros, provavelmente sofre interferências das influências sociais, incluindo o desejo do respondente em expressar gratidão pela ajuda oferecida.

*follow-up*. Não seria sábio tirar conclusões disso, mas talvez essas pessoas enlutadas tenham se tornado mais assertivas ao longo do tempo e mais desejosas de procurar ajuda. Se não, sua experiência de terapia parece tê-las convencido de que outras pessoas podem ajudar.

O estudo *follow-up* também permite que olhemos as mudanças no resultado que estão associadas aos padrões específicos de apego. No total, escores mais altos de padrões de apego inseguro estavam associados a altos escores de sintomas iniciais, mas muitos deles melhoraram no *follow-up*. Talvez devido aos pequenos números envolvidos, nenhuma dessas mudanças tenha alcançado significância estatística. Em geral, ao que parece indivíduos que experienciaram vínculos inseguros na infância não respondem menos à terapia do que aqueles que eram mais seguros.

Se, como os estudos reportados no começo deste capítulo sugerem, as terapias que ajudam emocionalmente as pessoas inibidas a se tornarem menos inibidas são benéficas, podemos esperar que a melhora no *follow-up* dos escores de Inibição Emocional/Desconfiança estará associada à melhora nos escores de Sintomas e Sofrimento Emocional. Por outro lado, o oposto também poderia acontecer. As pessoas que se tornam menos inibidas podem ter mais sofrimento emocional como consequência. Diminuições no escore de Inibição Emocional/Desconfiança estavam significativamente associadas à melhora no escore de Sofrimento Emocional Geral (ver anexo 18.3, p. 428). Isso foi atribuído a decréscimos altamente expressivos nos escores de Pesar/Solidão, Ansiedade/Pânico e, em menor proporção, Depressão/Medicação.

Houve também uma associação significativa entre o desejo expresso de procurar ajuda quando se chegava ao limite (aumento no escore de Chegar ao Seu Limite – Procurar Ajuda) e a melhora no nível de Pesar/Solidão, embora não seja possível saber se tal melhora resultou da procura de ajuda ou se as pessoas agora menos pesarosas estavam, como resultado, mais desejosas de procurar ajuda.

## IMPLICAÇÕES DOS APEGOS PARA ACONSELHAMENTO E TERAPIA

Independentemente do padrão de apego, no presente estudo, a terapia estava com frequência associada à melhora da confiança nos outros, refletida na mudança de Chegar ao Seu Limite – Procurar Ajuda. Isso, por sua vez, pode ter ajudado a reduzir os níveis de depressão e o consumo de álcool. Assim, os terapeutas devem prestar especial atenção em estabelecer um relacionamento de confiança com os clientes.

Há muito tempo foi reconhecido pelos psicoterapeutas que o relacionamento existente entre terapeuta e cliente é uma influência importante no resultado da terapia. Isso é muito mais provável quando os problemas que levam as pessoas à terapia são de natureza vincular. Bowlby escreveu em detalhes (1988) sobre a importância de os terapeutas fornecerem a seus clientes uma "base segura" (i.e., um relacionamento no qual se sintam suficientemente seguros para considerar e compartilhar os pensamentos e sentimentos que os tornam inseguros). Na teoria, não seria difícil para nós fornecer tal base segura, pois não temos nada a esconder. Nosso objetivo é o mesmo de uma boa figura parental, ser sensivelmente responsivo às necessidades de nosso cliente, estar disponível para dar proteção se ela for necessária e, quando não for, encorajar a autonomia. Uma vez que nossos clientes raramente correm perigo real, é à última função que damos prioridade.

Mas a escassez de melhoras no escore de Ansiedade/Pânico no presente estudo sugere que, na prática, nossos clientes podem ver as coisas de modo muito diferente e suas prioridades podem divergir bastante das nossas. Uma base segura não é uma coisa simples de fornecer a pessoas cujo problema principal é insegurança. Elas provavelmente têm poucos motivos para confiar em si mesmas ou em nós, e sua experiência as ensinou a não confiar. De algum modo, temos de usar uma mistura sutil de sensibilidade e compreensão de suas suposições sobre o mundo com uma disposição para "perseverar" quando eles começam, devagar e dolorosamente, a pensar e falar sobre as coisas que são mais difíceis de falar e de pensar. Como John Bowlby disse nos seus últimos escritos:

> Uma observação bem conhecida [...] é a interação constante, por um lado, dos padrões de comunicação verbal e não verbal que operam dentro da mente de um indivíduo e, por outro, dos padrões de comunicação que obtém entre ele e aqueles em quem sente que pode confiar. Quanto mais completa é a informação que uma pessoa é capaz de comunicar a alguém em quem confia, mais ela mesma se torna capaz de refletir sobre isso, de compreender e ver suas implicações – um processo bem ilustrado pelo adágio "Como posso saber o que eu penso, até que eu ouça o que eu digo?". De forma recíproca, quanto mais adequadamente uma pessoa puder processar informações por si mesma, mais capaz ela vai ser de comunicá-las a algumas outras pessoas. A palavra-chave aqui é confiança. Sem a confiança em que o confidente vai compreender e responder de forma prestativa, a comunicação com o outro é bloqueada, com um correspondente bloqueio da comunicação intrapsíquica. (Bowlby, 1991, p. 293)

Aqui, ele resume a essência do aconselhamento e da psicoterapia. A terapia preocupa-se em ajudar as pessoas a se sentir suficientemente seguras para mudar sua mente, revisar seu mundo presumido atual e descobrir novas perspectivas. O período após a perda é chamado "trabalho de luto", mas não é essencialmente diferente de outras situações nas quais, por qualquer razão, as pessoas precisam fazer um balanço, desistir de algumas crenças básicas e desenvolver outras. Enquanto elas estão se explicando a nós, estão se explicando a elas mesmas e isso, ao que parece, é uma experiência terapêutica.

Uma das consequências da terapia pode ser ajudar as pessoas a se relacionarem com mais sucesso com a família e os amigos, mas isso pode ser de pouco uso para aqueles socialmente isolados. Os resultados ruins encontrados neste estudo em pessoas mais velhas que vivem sozinhas sugerem que elas são o grupo com menor probabilidade de responder aos esforços terapêuticos.

Os problemas específicos que nossos clientes encontram provavelmente são influenciados pelas crenças básicas que resultaram de padrões específicos de apego inseguro. Pareceria razoável fazer as seguintes ligações entre os padrões de apego particulares, as crenças básicas às quais deram origem e os efeitos que vão ter na terapia.

As pessoas que experienciaram vínculos ansiosos/ambivalentes provavelmente, mais tarde na vida, vão ver o mundo como um lugar cuja exploração é perigosa e onde aqueles mais poderosos do que eles devem ser persuadidos a fornecer proteção. Com a falta de confiança básica em si, eles são levados a confiar nos outros, não importa o quão ambivalentes possam se sentir a respeito disso. Provavelmente, desenvolveram a habilidade de solicitar ajuda dos outros, confiando neles e sendo leais, enquanto conservam os olhos bem abertos para os perigos externos e expressam advertências antecipadas. Assim, eles podem ser a figura "preocupada" da família, evitando desse modo que os outros precisem se preocupar e deixando-os livres para fazer a exploração. Em certas circunstâncias, essas são habilidades reais e deveriam ser reconhecidas como tais. Para essas pessoas, a ansiedade é a norma e elas podem ver as imposições para relaxar como uma ameaça à sua segurança. Como os herbívoros, a quem eles lembram, sentem-se relativamente seguros desde que permaneçam em estado de alerta.

Essas forças e fraquezas têm implicações importantes para os conselheiros/terapeutas. Nossa empatia por nossos clientes pode fazer que vejamos os ansiosos/ambivalentes como uma criança em perigo, que é o modo como eles próprios se veem. No momento em que fazemos isso, alimentamos seus temores e perpetuamos o problema para o qual eles precisam de nossa ajuda. Por outro lado, se pudermos conservar nossa objetividade, logo vamos reconhecer seu real potencial. Nosso respeito por seus valores e força é que será mais útil para eles e não a nossa pena por suas fraquezas.

As pessoas que experienciaram vínculos evitadores podem ver como algo perigoso aproximar-se dos outros e confiar que eles forneçam o cuidado e a proteção que elas pensam que precisam. Com vários graus de sucesso, elas podem procurar segurança tentando controlar seu mundo e os outros. Sentimentos de vergonha e culpa podem alternar com afirmações agressivas e complicar o relacionamento com os outros, inclusive conosco. Do lado positivo, elas aprenderam a se manter sozinhas e sua força aparente pode fazer que adquiram *status* e poder sobre os outros. Tais poderes são muito apreciados nos ambientes em que asserção e controle são valorizados.

Nós conselheiros/terapeutas não deveríamos permitir que nossa admiração pelas lutas de nossos clientes por independência, ou que nosso medo por suas tentativas de nos controlar, nos cegue para a insegurança que provoca neles a necessidade de exercer o controle, quando nenhum é necessário. Sua aparente independência é um blefe e, de algum modo, eles sabem disso; senão, por que motivo eles procurariam nossa ajuda? Se compreendermos a natureza verdadeira de sua autoconfiança compulsiva e respeitarmos seu medo fundamental, poderemos achar mais fácil fornecer a segurança e a base segura de que eles necessitam. Devemos ficar atentos para não violar seu espaço, mas também devemos saber que eles mesmos vão se aproximar de nós quando aprenderem que é seguro.

Aqueles que experienciaram vínculos desorganizados ou mistos são muitas vezes os mais difíceis de ser ajudados. Com falta de confiança em si e nos outros, podem oscilar entre evitar e se aproximar de nós e dos problemas dos quais precisam cuidar. Eles faltam às sessões, chegam tarde e reagem exageradamente se descrevemos seu comportamento. Provavelmente são pessoas sensíveis que não acham que nada está garantido e, como tal, podem se tornar hábeis em andar por um caminho estreito entre a asserção e a submissão. Essas pessoas podem estar sempre se desculpando por algo e querendo agradar, mas isso não significa que os outros vão achar fácil tirar vantagem delas, pois são cautelosas com todos os relacionamentos. Suas habilidades em se controlar podem servir para seus papéis de intermediários, em que uma mistura de suspeita e flexibilidade é necessária.

Podemos, talvez, ajudar melhor essas pessoas assegurando com firmeza que o mundo não é o lugar perigoso que elas sentem ser, que elas não são as criaturas inúteis que julgam ser, e que podem colocar um grau razoável de confiança em si e nos outros. Precisamos estar preparados para tolerar sua ambivalência e ajudá-las mais a compreender do que punir sua negatividade. Nem a proximidade nem a distância são puníveis e elas podem oscilar seguramente entre as duas estratégias. Quando for necessário colocar limites, por exemplo, insistindo que elas cheguem no horário para os compromissos, isso deve ser feito com gentileza e moderação, pois será muitas vezes erroneamente interpretado como rejeição.

Vimos como os vínculos desorganizados podem propiciar o aparecimento de concepções de impotência e desesperança, que são precursoras da ansiedade e da depressão. Existem agora muitas evidências de que níveis leves a moderados de depressão podem ser resolvidos pelo uso das terapias cognitivas (Beck, 1995). Essas técnicas são modos sistemáticos de modificar concepções negativas sobre o mundo e têm o efeito de reduzir a impotência e o desamparo (ver Dobson, 1989, para uma meta-análise de uma extensa literatura a respeito desse assunto). Embora requeiram um especialista treinado, os princípios que fundamentam que aquelas concepções negativas podem ser substituídas por outras positivas podem ser valorosos em todas as terapias.

## A PSICOTERAPIA É UM RELACIONAMENTO DE AMOR?

Apesar da similaridade do relacionamento existente entre criança e figura parental e aquele entre cliente e terapeuta, existe também uma diferença importante. Não importa quanto os terapeutas se interessam, eles só podem oferecer um vínculo temporário que é limitado ao tempo que passam com o cliente, e não substitui o real. A maioria dos clientes sabe disso, embora tanto eles como os terapeutas, às vezes, se esqueçam disso e a "transferência" possa ser muito forte.

Talvez o melhor modo de ver a terapia seja como uma situação especial na qual, por um tempo, o cliente pode vincular-se a outro tipo de figura parental, a fim de testar novos modelos e novas concepções de mundo. O terapeuta pode precisar lembrar o cliente, de tempos em tempos, sobre os limites do vínculo. Para mim, pessoalmente, enquanto estou com meus clientes, eles são as pessoas mais importantes da minha vida e estou plenamente comprometido com seu bem-estar; mas, assim que eles saem, a situação muda; eles devem voltar para o mundo do qual vieram, e eu para o meu.

## O PADRÃO DE APEGO DO TERAPEUTA

É claro que não são somente os clientes que têm padrões de apego. Os conselheiros e terapeutas têm seus próprios padrões de apego e é razoável perguntar que influência exercem na terapia. Em um estudo engenhoso, Dozier *et al.* (1994) pediram que clientes e terapeutas preenchessem a EAA. Os clínicos que tiveram escores "inseguros" percebiam seus clientes "dependentes" como mais necessitados deles do que os clientes "evitadores". Por outro lado, os clínicos "seguros" viam clientes "evitadores" como mais necessitados. Dada a tendência dos clientes evitadores de negar ou minimizar suas necessidades, isso parece implicar que quanto mais seguro o clínico maior a capacidade de ouvir o que não está sendo falado e maior a tendência a ser objetivo sobre o que é falado. Parece provável que os terapeutas com *insights* sobre seus próprios padrões de apego têm menor probabilidade de perceber erradamente as necessidades de seus clientes do que aqueles a quem falta esse *insight*.

Ao trabalhar com indivíduos que têm uma história ansiosa/ambivalente e tendência à dependência, precisamos reconhecer e controlar nossas próprias necessidades de cuidar. Gostamos de nos importar com as pessoas; de outro modo, por que mais seríamos cuidadores? Como nossos pacientes, podemos estar em um estado de conflito entre nossas necessidades de proximidade e de distância, sendo nossos sentimentos um reflexo pálido do sofrimento deles. Ainda existe o perigo real de que, como a figura parental e a criança em um relacionamento ansioso/ambivalente, possamos ficar presos em uma armadilha, se permitirmos que nossa própria necessidade de cuidar nos cegue em relação à necessidade de autonomia de nosso cliente. De modo oposto, uma vez que compreendamos a real necessidade dos clientes e a distingamos das nossas próprias necessidades, seremos mais capazes de ajudá-los e até de ajudarmos a nós mesmos. Visto desse modo, a experiência da intervenção pode tornar-se transformadora tanto para nós quanto para nossos clientes. Esse, em essência, é o privilégio da terapia e uma das coisas que a tornam uma experiência que vale a pena, tanto para o terapeuta quanto para o cliente.

## PSICOTERAPIA PARA O APEGO DESORGANIZADO – UM ESTUDO DE CASO

Eve Barrola, de 32 anos, nasceu na Austrália e era a mais nova dos dois filhos de um pai psicólogo, que era alcoólatra e raramente esteve presente ao longo de sua infância. Sua mãe era incapaz de mostrar afeto ou de ficar próxima dela. Ela descreve a mãe como uma mulher nervosa, insegura e alcoólatra, que muitas vezes estava deprimida e, em diversas ocasiões, tentou o suicídio. Nessas épocas, ela se agarrava a "Eve, meu anjo", que era preferida ao irmão, "a ovelha negra" da família.

Eve era uma criança ansiosa e infeliz, que temia separar-se dos pais. Urinava na cama com frequência ao longo de toda a infância e não tinha confiança em si. Seu QRA mostrou altos escores em Apego Desorganizado (9), Evitador (9) e Ansioso/Ambivalente (8).

Ela também era rebelde e teimosa, tentava dominar os outros e era considerada agressiva. Apesar dessas dificuldades, ia bem na escola e nos esportes. Mas sua vida, tempos depois, ficou caótica e típica de alguém com transtorno do apego desorganizado. Quando completou 16 anos, "encheu como um balão" devido a uma deficiência na tireoide. Sob tratamento, logo se desabrochou em uma jovem atraente. Mesmo assim, sua falta de autoestima fazia que escolhesse homens que eram tão inseguros quanto ela e seus relacionamentos regularmente terminavam em desastre, com ela como vítima. Sua falta de confiança em si e nos outros era tal que tinha dificuldades em ficar empregada e pulava de um emprego para outro.

Aos 18 anos, sofreu abuso sexual de um médico e logo depois começou a usar drogas, sob a influência de um namorado. Seu pai descobriu e a obrigou ao suplício de uma "psicoterapia" todas as noites. No mesmo ano, foi estuprada por outro namorado. Quando ela se queixou ao seu permissivo pai, ele não se importou com o incidente.

Ela veio da Austrália para o Reino Unido a fim de escapar de outro relacionamento abusivo e, durante alguns anos, foi e voltou entre os dois países. Gostava de teatro e, enquanto estudava para ser atriz, conheceu e mais tarde se casou com um de seus professores, um homem mais velho, que ela enxergava como uma "figura paterna". Ambos gostavam de beber demais e discordavam sobre muitas coisas, inclusive sobre sua contínua tendência à dependência e a brigar com os pais. Após mais ou menos um ano, Eve deixou o marido. Agora, ela havia estabelecido um padrão de fuga de seus problemas mudando de continente se um relacionamento afundava, o que acontecia regularmente com a ajuda da influência da ambivalência, bebida e/ou drogas. Como ela dizia: "Quando as coisas ficam ruins, eu quero ir embora".

Quatro anos antes da indicação a mim, ela foi novamente estuprada quando se encontrava sob a influência do álcool. Esse evento foi um divisor de águas e fez que ela revisse sua vida. Posteriormente, ela conseguiu parar de beber. Então, encontrou um artista sensível, Graham, que a convenceu a iniciar uma terapia de grupo que incluía o "renascimento". Logo depois, seu pai teve um derrame. Ela voou para a Austrália e estava com ele quando ele morreu. Ela voltou para a Inglaterra, mas dez meses depois sua mãe também adoeceu. Mais uma vez, voou para a Austrália a tempo de estar ao lado do leito quando a mãe morreu. Ela achou esse evento muito sofrido, mas retornou mais uma vez ao Reino Unido a fim de estar com Graham, que "ficou comigo em todas as dificuldades".

Foi nessa época que ela me foi indicada. Sentia muita falta da mãe, mas achava difícil expressar seu pesar e desejava poder chorar. Ansiosa e com tendência ao pânico, não tinha confiança em si e tinha pouca confiança nos outros, embora desejasse desesperadamente encontrar alguém que tomasse conta dela. Havia chegado ao seu limite e oscilava entre agarrar-se a seus amigos e afastar-se deles. Nessas épocas, tornava-se irritada e autorrepreensiva, sentindo que era indigna de afeto.

Apesar de seus sentimentos de inferioridade, não havia dúvidas sobre sua inteligência e habilidades acima da média. Tinha conseguido ficar longe das drogas e do álcool e seu relacionamento com Graham continuava. Seu maior medo na época era de que ela estragasse esse relacionamento do mesmo modo que estragara outros na vida.

Para minha surpresa, mantinha o compromisso de vir à terapia e, pelos três anos seguintes, compareceu a vinte encontros. Ao longo desse tempo, reexaminou seu relacionamento com os pais e chegou a ver como seus problemas tinham influenciado sua visão de si e do mundo. Estava confusa com a ambivalência que sentia em relação à mãe, mas com o passar do tempo sentia que estava se "desemaranhando".

Inicialmente, ela achou muito difícil ficar no emprego, mas aos poucos reconheceu que isso também era uma consequência de suas incertezas sobre si e sobre os outros, e de sua tendência de sair das situações e dos relacionamentos com os quais temia não poder lidar. Seu relacionamento com Graham amadureceu e ela deu um grande passo adiante quando ficou noiva para se casar com ele e fez fertilização *in vitro* devido à sua infertilidade. Embora a fertilização não tivesse sido bem-sucedida, representou uma mudança em sua atitude para com o futuro, que agora era bem positiva. Ao mesmo tempo, aceitou emprego como pesquisadora de mercado e permaneceu nele.

Embora não tivesse sido incluída no estudo *follow-up*, eu pude gradualmente diminuir a frequência de nossos encontros ao longo de três anos até que estivesse convencido de que sua melhora era consistente.

A história de Eve mostra que os apegos desorganizados nem sempre dão margem a problemas intratáveis. A morte de seus pais, que desencadeou seu pedido de ajuda, pode ter provocado sofrimento, mas também a presenteou com a oportunidade de escapar dos laços ambivalentes que a mantinham presa em relacionamentos confusos com eles. Felizmente para Eve, Graham era seguro o suficiente para tolerar sua confusão e desorganização e forneceu a ela a base segura que sempre lhe faltara. Isso permitiu que ela ficasse no relacionamento com ele e com o terapeuta até que tivesse construído uma visão nova e mais positiva de si e dos outros.

Não escapará à atenção do leitor que muitas das pessoas descritas nos estudos de caso neste livro, que melhoraram na terapia, desenvolveram um novo relacionamento amoroso em sua vida. Esses resultados são confirmados por outras pesquisas. Tanto Parker (1994) como Brown e Harris (1978) descobriram que indivíduos com pais não cuidadores, que se casaram com um parceiro cuidador, perceberam que "o risco parental anterior estava 'desfeito' a ponto de reduzir a chance da depressão adulta em quatro quintos". Por contraste, aqueles com pais cuidadores e com parceiros não cuidadores têm níveis de depressão quase tão altos quanto aqueles com falta de cuidados de todas as figuras de apoio. Parker conclui que "os efeitos das distorções nos cuidados parentais não são imutáveis".

Parece que a terapia pode ajudar a tornar novos vínculos possíveis e reduzir a chance de que eles fracassem. Entretanto, em longo prazo, é provável que o relacionamento com o parceiro seja mais importante para essas pessoas do que o relacionamento com o terapeuta.

## TRABALHANDO COM FAMÍLIAS

Outra implicação importante da teoria do apego é o reconhecimento da influência contínua do parceiro do cliente e de outros familiares, que podem agravar ou aliviar problemas vinculares duradouros. Os terapeutas familiares como Byng-Hall (1991) mostraram que as percepções distorcidas do mundo que foram descritas aqui são compartilhadas nas famílias. Ele usa o termo *"scripts* familiares" para esses mundos presumidos e os vê como o alvo principal da terapia familiar "para ajudar a família a estabelecer seu próprio padrão de apego suficientemente seguro, de modo que possa resolver os problemas que aparecem".

Mesmo fora do campo da terapia familiar, é valioso, na minha visão, incluir cônjuges e outros membros relevantes da família na terapia, quando isso é possível e apropriado. Essa visão é compartilhada por Kissane e Bloch (2002), cuja "terapia do luto focalizada na família" está atualmente passando por uma avaliação sistemática. A terapia familiar também pode beneficiar famílias nas quais perdas excepcionalmente traumáticas minam a segurança de mais de um de seus membros.

> Connie Perslake é um exemplo disso. Ela descreve sua infância como feliz e o relacionamento com os pais como "muito seguro". Embora com um pouco de falta de confiança, ela fez amizades, ia bem na escola e cresceu com uma visão positiva do mundo. No QRA, recebeu escores baixos em todos os padrões de apego.
> 
> Tinha 16 anos de idade quando sua irmã não voltou para casa após a escola. Seu corpo foi encontrado alguns dias depois; ela havia sido raptada e assassinada. Esse evento abalou o mundo protegido, seguro, de Connie. Por muitos meses depois do acontecido, ela temeu por sua vida. Ficava repetidamente olhando por cima do ombro, por medo de que um assassino se esquivasse até ela, e esse hábito se transformou em tique nervoso. Tinha medo de dormir à noite e chorava quando se sentia sozinha.
> 
> Vi Connie nessa época e a encaminhei para uma psicoterapeuta infantil para tratamento, enquanto eu trabalhava independentemente para apoiar seus pais. De tempos em tempos, marcávamos sessões nas quais Connie, seus pais e ambos os terapeutas tomavam parte. Após o assassinato, os pais de Connie também tinham chegado ao seu limite. A mãe estava chorosa, agitada e deprimida. O pai, por outro lado, distanciava-se da esposa e da filha, por medo de ser inundado pelo sofrimento delas. Seu próprio sofrimento era expresso sob a forma de raiva, uma reação que foi agravada pelo fato de que o assassino não tinha sido preso.
> 
> Os problemas deles são bem ilustrados pela situação que aparecia a cada noite, na hora de dormir. Connie tinha medo de ficar sozinha e, a princípio, chorava alto em seu

quarto e então descia as escadas à procura de conforto. Sua mãe estava tão perto de ser inundada pelo próprio pesar que achava difícil confortar Connie. O pai, por outro lado, tentava readquirir o controle, dizendo a Connie e à mãe que se recompusessem e insistindo para que Connie voltasse à sua cama. Ele expressava a visão de que, se cedesse a seus pedidos não razoáveis por atenção, seu comportamento dependente seria perpetuado.

Na terapia, era Connie quem se mostrava mais resiliente. Seu terapeuta lhe fornecia um lugar suficientemente seguro no qual ela poderia compartilhar seus pensamentos e sentimentos sobre o evento terrível do assassinato de sua irmã e a fragmentação de sua visão de mundo seguro. Eu consegui reassegurar seus pais do papel importante que teriam ao lhe satisfazer as necessidades de conforto e proteção. Sugeri que sua dependência tinha mais probabilidade de persistir se eles rejeitassem suas ofertas de apego do que se as aceitassem.

Uma vez que os pais reconheceram e responderam às suas necessidades de proteção, segurança e apoio emocional, por exemplo, ao sentar-se com ela por uns instantes depois que fosse para a cama e ao responder rapidamente indo ao quarto se ela chorasse à noite, seu tique nervoso logo desapareceu e seu padrão de sono melhorou. Ela voltou à escola, teve uma melhora aparente e recebeu alta da terapia.

Dezesseis anos mais tarde, Connie voltou a me procurar e foi nessa época que ela completou o QRA. Lembrou-se que seus pais tinham se tornado superprotetores e de que nunca perdera a sensação de que era ela quem deveria ter morrido, em vez de sua irmã "boa". Continuou a visitar regularmente o túmulo da irmã e a sentir muita falta dela. Sua irmã tinha morrido em noite de lua cheia e todo mês, nessa época, Connie ficava cansada e deprimida.

Ela cresceu solitária e achava difícil pedir ajuda ou aceitar abraços ou outras demonstrações de afeto. Nos últimos anos, permanecera com medo de fazer novos relacionamentos, por temer que seu parceiro descobrisse quão indigna ela era e terminasse a relação. Seu casamento, aos 20 anos, não durou, provavelmente devido à dificuldade em tolerar proximidade.

No fim, sua decisão de procurar ajuda foi precipitada por um vínculo repentino com outro jovem, Albert. Tinha medo de que terminasse do mesmo modo que seu casamento. Como Connie, Albert tinha propensão a se desvalorizar, mas era capaz de mostrar afeto e ficava com ela apesar de suas dificuldades. Connie era agora uma jovem bonita e inteligente. Ela se recordava de modo positivo dos nossos encontros dezesseis anos antes e estava pronta para confiar em mim e reexaminar os sentimentos dolorosos que surgiam quando pensamentos sobre a morte de sua irmã vinham à mente. Falava francamente sobre seus sentimentos de indignidade por ter sobrevivido e sobre seus medos de perdas futuras, que a fizeram se afastar de um compromisso com Albert.

Ela aproveitou bem nosso tempo juntos, lembrando-se da morte da irmã e examinando a influência desse fato sobre sua visão do mundo e dela mesma nele. Eu precisei vê-la apenas três vezes. Na época de nossa última entrevista, ela estava se saindo bem e não se sentia mais culpada pela morte da irmã, embora ainda tivesse algum medo de perder a independência como resultado desse novo relacionamento.

Dois anos depois, foi feito seu *follow-up* e ela estava muito bem. Seu escore de Sofrimento Emocional Geral tinha caído de 5,5 para 0 e, ao devolver o formulário, ela escreveu uma carta contando que tinha tido um bebê e havia se mudado para uma casa nova com Albert. Ela acrescentou: "Eu duvido que estivesse nesta situação agora se não fosse por minhas visitas a você. Você me fez compreender que eu realmente mereço uma vida feliz e eu agradeço por isso. Eu ainda sou muito independente, mas acho que isso nunca vai mudar". Ela acrescentou que tinha agora " [...] resolvido a perda [de minha irmã] e meus sentimentos sobre isso. Eu sinto falta dela e sempre sentirei, mas a culpa foi embora e é maravilhoso amar".

Não temos meios de saber se, antes do assassinato, a irmã de Connie era igualmente segura, mas a probabilidade é de que, crescendo na mesma família, ela era. É até possível que a confiança nos outros, que era consequência de um vínculo seguro a seus pais, a tenha colocado em perigo nas mãos de uma pessoa indigna de confiança e possa ter contribuído para sua morte.

Também não sabemos se uma infância menos segura teria deixado Connie mais bem preparada para o assassinato da irmã. Aquele evento, ao abalar sua confiança e a confiança de seus pais no mundo como um lugar seguro, e a confiança mútua como fontes confiáveis de segurança, deu lugar a um começo tardio de problemas vinculares. Connie tornou-se temerosa de iniciar relacionamentos, compulsivamente independente e culpando-se por ter sobrevivido. Daí em diante, ela aprendeu a se bastar. Isso significava que ela não tinha de confiar nos outros ou correr o risco de perdê-los se ficasse apegada. Ver a morte da irmã como uma punição para a própria maldade reinstalou em Connie um vestígio de significado e de controle em um mundo que tinha se tornado sem sentido e incontrolável. Mas também ajudou a minar sua confiança em si.

Felizmente, o relacionamento terapêutico que resultou de nossos contatos iniciais foi suficientemente bom para que ela escolhesse retornar dezesseis anos depois. Com o apoio de seu novo namorado, que veio a um de nossos encontros, experimentou a tarefa assustadora de revisitar, no sentido psicológico, a cena do crime. Quando fez isso, percebeu a extensão em que sua percepção do mundo e de si mesma tinha sido influenciada e distorcida por aquele evento. Sua nova perspectiva permitiu que ela desistisse do muro protetor que tinha construído ao redor de si.

A terapia também pode ter ajudado Connie a sentir-se suficientemente segura para arriscar outra perda ao se comprometer com seu parceiro, e pode tê-lo ajudado a compreender e tolerar seus problemas de vínculo. Uma vez que o novo vínculo aconteceu, as recompensas que resultaram do próprio relacionamento tenderam a fazer que ambos os parceiros se sentissem mais seguros e alimentados em um ciclo de segurança e satisfação cada vez maior, que logo tornou o terapeuta desnecessário.

## A ÉPOCA DO CONSELHEIRO VOLUNTÁRIO JÁ PASSOU?

Se, como a revisão de Schut sugere, a maioria das pessoas enlutadas não precisa e não vai se beneficiar da terapia, ainda existe lugar para o serviço de luto constituído por voluntários? É razoável esperar que os voluntários lidem com os problemas complexos da minoria das pessoas enlutadas que correm risco especial por motivos dos problemas de vínculo, lutos traumáticos, isolamento social etc.

No meu próprio estudo, as pessoas que se encaixavam em "alto risco" após a perda foram escolhidas ao acaso para um apoio proativo dado por voluntários cuidadosamente selecionados e treinados, ou foram apenas informadas da disponibilidade do apoio ao luto (ninguém fez uso disso). No *follow-up*, houve um benefício significativo para o grupo que recebeu apoio, o qual se restringiu em grande parte aos homens (Parkes, 1981). É minha impressão, que surge de muitos anos de trabalho com voluntários, que as pessoas que se oferecem para trabalhar nessa área, e são aprovadas no processo de seleção, são particularmente boas em ajudar pessoas com problemas de apego. Quando consideramos as habilidades necessárias, a capacidade de fornecer segurança, apoio emocional e o tipo de segurança que nós associamos aos bons cuidados parentais, pode muito bem ser que os voluntários cuidadosamente selecionados, treinados e apoiados sejam, algumas vezes, melhores do que os talentosos profissionais cujas qualificações no papel podem pesar mais que sua habilidade em lidar com relacionamentos humanos com sensibilidade e tato.

À luz da dificuldade que muitos clientes têm em confiar nos outros, podemos esperar que as pessoas que veem sua família como não apoiadora ficarão igualmente desconfiadas dos voluntários e profissionais, e incapazes de se beneficiar de sua ajuda. Essa expectativa foi testada por Raphael (1977), que não encontrou tal influência. Ela mostrou que, em um grupo de viúvas australianas que procuraram ajuda devido a problemas após a perda, perceber a família como "não apoiadora" era um previsor de resultados piores após a perda. Ela também mostrou que as pessoas que percebiam a família como "não apoiadora" tiveram uma boa resposta com a terapia de apoio. A explicação mais óbvia é que as pessoas a quem falta o apoio das famílias necessitam de apoio fora da família. Isso sugere que um componente importante da consulta é o fornecimento do tipo de ajuda que a maioria de nós espera receber de uma família que apoia. Os voluntários podem ser bem talhados para fornecer essa ajuda.

Assim, é necessário que os voluntários sejam selecionados e treinados por profissionais ou há o perigo de que os profissionais possam minar a espontaneidade e a originalidade que é característica de boas famílias? Aqueles profissionais que trabalham com voluntários argumentam que as habilidades especiais são necessárias se quisermos evitar que as pessoas sejam absorvidas por relacionamentos colusivos ou danosos, e é necessária especial atenção para permitir que as pessoas diagnostiquem e encaminhem pacientes em risco de suicídio e aqueles com depressão clínica, transtorno de estresse pós-traumático e outros problemas psiquiátricos. A experiência indica que é bem possível treinar voluntários em todas essas habilidades. Dito isso, é importante que os profissionais reconheçam, valorizem e encorajem os papéis quase parentais dos voluntários. Seu alvo não deve ser produzir um pseudoprofissional.

Um exemplo do uso impróprio de ideias derivadas da prática profissional é o largo uso do contrato de tempo fixo. Isso se justificou por duas razões diferentes: para impedir a "dependência" e para satisfazer as necessidades dos seguros de saúde, que gostam de saber exatamente o que estão pagando. Esse tipo de controle ainda é a antítese de um relacionamento que reside na segurança para seu sucesso. Uma vez que cada relacionamento é diferente, as necessidades dos clientes geralmente variam e qualquer tentativa de forçá-los a aceitar um contrato de tempo fixo provavelmente não vai ser bem-sucedida. Lidar sensivelmente com a dependência requer mais uma diminuição gradual da frequência de encontros, conforme a confiança dos clientes aumenta, do que a imposição de regras impessoais. Se permitirmos uma gama de respostas diferentes para necessidades diferentes, devemos descobrir que muitos clientes não precisam mais do que duas ou três sessões, enquanto outros vão necessitar mais. Os seguros devem ser persuadidos a reconhecer essa variação.

Do mesmo modo, o fim total e abrupto da terapia ao final de um contrato fixo pode ser contraproducente. Elkin et al. (1989) descobriram que embora 70% dos pacientes deprimidos tenham melhorado no fim da terapia somente 30% não tinham mais reincidências na depressão dois anos mais tarde. A provisão de sessões complementares dobrou esses números para 60%.

Embora haja lugar para o apoio voluntário para as pessoas enlutadas, isso não significa que as habilidades profissionais sejam dispensadas. As evidências da pesquisa revista anteriormente sugerem que algumas pessoas vão se beneficiar das terapias dos especialistas. Parece que o serviço para o enlutamento ideal deve ser capaz de fornecer uma gama de habilidades. Muitos clientes vão se beneficiar da ajuda de um voluntário, outros vão precisar de profissionais mais bem treinados.

## O QUE OS PROFISSIONAIS TÊM A OFERECER?

Profissionais têm papéis importantes na avaliação da necessidade de tratamento com especialistas, e o tratamento vai funcionar mais efetivamente se eles estabelecerem relações com organizações voluntárias que também podem se beneficiar de sua ajuda no treinamento de voluntários. Não é possível, no espaço disponível, descrever a vasta gama de terapias que podem ser necessárias para pessoas que sofreram perdas de um tipo ou de outro. Tem-se feito menção à necessidade do tratamento com especialistas do TEPT e do uso de terapias cognitivas e de medicação antidepressiva para o tratamento da depressão clínica e dos transtornos de ansiedade, que podem ser causados pela perda.

As terapias cognitivas são a história de sucesso da psicologia clínica e podem vir a ter um valor especial em relação ao luto. Até agora, o progresso tem sido inibido pela suposição de que uma vez que "os pensamentos negativos verbalizados por esses pacientes [enlutados] podem refletir uma avaliação apurada de seu ambiente" eles não são facilmente influenciados para mudar por meio da terapia cognitivo-comportamental (Moorey, 1996). Fleming e Robinson (2001), entretanto, desafiaram essa visão. Eles apontam para a necessidade de que as pessoas enlutadas mudem suas concepções sobre o mundo e sugerem que os métodos cognitivos podem ser apropriados para esse propósito. Certamente, os resultados de minha pesquisa corroboram essa visão e espera-se que outros desenvolvam as técnicas necessárias.

As terapias cognitivo-comportamentais tentam mudar as concepções danosas, sem necessariamente ajudar as pessoas a compreender como elas foram formadas. A psicoterapia do apego está mais preocupada com a análise das raízes das concepções danosas. Esse é um campo relativamente novo, que tem sido bem descrito por Jeremy Holmes, cuja contribuição tem sido considerável.

> A psicoterapia não consiste apenas em se chegar a um acordo amargo com a perda. Como a poesia, ela também, necessariamente, nos coloca em contato – fisiológica, emocional, cognitivamente – com nosso "primeiro mundo", de modo que, com sorte, possamos viver mais plenamente em nosso "segundo mundo". (Holmes, 2001, p. 118)

A psicoterapia do apego emprega métodos de análise derivados da psicanálise, que foram reinterpretados e modificados à luz da pesquisa dos vínculos. Como a psicanálise, leva tempo, é cara e não garante resultados. Mas ela oferece esperanças de que, em longo prazo, ache-se uma base científica para a psicoterapia analítica. Embora faltem avaliações de pesquisas bem conduzidas, é razoável levar em consideração o encaminhamento de pessoas com problemas no apego a esses profissionais se seus problemas não têm respondido a tipos de terapia menos exigentes.

Uma vez que os problemas vinculares são muito comuns, todos os membros das profissões que cuidam de pessoas precisam ter um interesse especial nesse campo, a fim de compreender a intrincada mistura de influências parentais e posteriores, e os modos pelos quais nossos clientes evitam exatamente os assuntos dos quais deveriam cuidar. Perdas e outros eventos importantes da vida os confrontam com a necessidade de mudar e os tornam mais abertos à mudança. Alguns vão precisar de nossa ajuda se quiserem agarrar essa oportunidade.

## AUTOAJUDA

### Implicações da compreensão dos problemas de apego para as pessoas enlutadas

As pessoas que estão lendo este livro e sofreram perdas em sua vida podem, logicamente, perguntar o que podem fazer para se ajudar. Até agora, a convenção de escrever na terceira pessoa do plural pode ter dado a impressão de que "os enlutados" são um grupo separado de voluntários e profissionais que estão a seu serviço. No entanto, estamos todos vinculados e todos sofremos perdas. Para ficar mais familiar, os parágrafos seguintes serão escritos na terceira pessoa do singular.

Este livro pode ter nos dado um *insight* maior sobre nossos mundos presumidos e nos permitido reconhecer os hábitos obsoletos de pensamento e de comportamento que continuam a complicar nossa vida. Se estivermos atentos a uma tendência à dependência, podemos achar prudente resistir a essa tentação em qualquer circunstância na qual ela provavelmente crie problemas. Somente fazendo isso saberemos que nunca precisamos da dependência, em primeiro lugar. Se, por outro lado, acharmos difícil nos aproximar das pessoas por medo da rejeição ou punição, este livro pode nos persuadir a testar a validade dessa crença correndo o risco da proximidade. Em ambos os casos, nossa experiência provavelmente vai nos assegurar de que essas atitudes pertencem ao passado e não ao presente.

Não devemos achar que os medos que foram instilados na infância são facilmente dissipados, mas o senso de libertação que pode surgir quando compreendemos como esses hábitos de pensamento foram iniciados vai nos encorajar a persistir. No fim, "nada tem tanto sucesso quanto o próprio sucesso". Uma vez que comecemos a fazer as coisas que tememos, o medo desaparece.

Outros livros que podem ser recomendados às pessoas enlutadas encontram-se na seção de referências bibliográficas, em Tatelbaum (1997) e Collick (1986). Também deve ficar claro que nossa preferência pela autoajuda, em vez da ajuda de terceiros, pode por si só refletir um problema do vínculo. Será que isso se origina de uma concepção não testada de que não se pode confiar nos outros, seja para cuidar de nós ou nos dar a ajuda de que necessitamos? É importante avaliar nossa necessidade da ajuda dos outros. Se tivermos problemas de vínculo, se tivermos experienciado perdas traumáticas ou falta de apoio social, provavelmente vamos achar difícil enfrentar sem ajuda com a perda de alguém a quem estamos vinculados. Em vez de lutarmos sozinhos, temos o direito e a necessidade de pedir ajuda. O clínico geral ou o assistente social deve ser capaz de nos aconselhar sobre quais tipos de apoio estão disponíveis ao nosso redor e nos orientar na seleção do terapeuta ou orientador adequado. Felizmente, este livro também mostrou como podemos fazer o melhor uso da ajuda que nos é dada, ao solucionar quaisquer dúvidas que possamos ter sobre até que ponto podemos confiar nos outros e reconhecer que merecemos qualquer ajuda que conseguirmos. Deveríamos, pelo menos, dar a chance, a quem quer ajudar, de ganhar a nossa confiança.

Existem muitos aspectos do luto que não foram adequadamente cobertos neste livro. Para uma descrição mais detalhada desse assunto, *Luto: estudos sobre a perda na vida adulta* (Parkes,1998) pode ser útil. Para organizações e websites relacionados a apego e luto, ver anexo 18.2.

## CONCLUSÃO

Parece que o amor tanto causa problemas quanto facilita sua cura. Para a maioria das pessoas, o amor e o apoio que conseguem dos amigos e da família é tudo de que precisam para atravessar os problemas do luto não complicado e, em tais casos, a ajuda fora da rede social não é necessária. Somente se as pessoas correrem um risco especial é que o outro cuidado provavelmente será necessário e benéfico. Nessas circunstâncias, muitas intervenções diferentes têm se mostrado úteis. Todas elas fornecem à pessoa enlutada alguém, fora da família, com quem elas possam desenvolver um relacionamento terapêutico. O relacionamento com o terapeuta é uma parte integrante da terapia e tais relacionamentos precisam ser sensíveis às necessidades culturais, emocionais e cognitivas do cliente.

Aqueles que oferecem ajuda às pessoas em risco devem ser adequadamente treinados e supervisionados, a fim de assegurar que compreendam essas necessidades e respondam adequadamente a elas. A especialidade acadêmica não é suficiente e métodos experimentais deveriam permitir que os *trainees* ficassem cientes de suas próprias necessidades de apego e das necessidades de seus clientes. Como todos os vínculos, o relacionamento cliente-terapeuta é uma espécie de relacionamento de amor e, como todos esses tipos de relacionamento, traz riscos tanto para o cliente quanto para o terapeuta. Vai haver dor, como o padre Júlio Lancelotti diz: "Não há amor sem dor". Mas, na maioria das vezes, vale a pena suportar a dor e o grande benefício potencial, pois "só o amor pode curar aquilo que ele causa" (palestra não publicada, Centro de Defesa da Criança e do Adolescente, São Paulo, 2005).

Ao relacionamento de amor entre terapeuta e cliente pode faltar o compromisso de longa duração de outros vínculos, mas sua transitoriedade e seu rígido tabu sobre a sexualidade encorajam os clientes a experimentar, jogar, testar modos alternativos de se comportar e construir a situação. No mundo relativamente seguro do relacionamento terapêutico, eles podem correr riscos, rir, chorar, expressar raiva, evocar o espírito de um amor perdido na pessoa do terapeuta e aprender a tolerar a dor da separação ao fim de cada sessão. Pelas mesmas razões, nós, os terapeutas, podemos sofrer com eles, tolerar a dor deles e esperar quando o passo é difícil. No fim, nós também podemos conquistar algo do privilégio desse relacionamento.

Enquanto a pesquisa reportada aqui focalizou principalmente as necessidades das pessoas enlutadas por morte, a descoberta de que os problemas vinculares influenciam as respostas para uma vasta gama de outras situações traumáticas que modificam a vida é um desafio aos terapeutas. O sucesso que pode algumas vezes ser alcançado no campo do luto deveria nos dar motivos para a esperança. Podemos concluir que a compreensão dos relacionamentos amorosos e suas consequências, ao longo do ciclo vital, pode enriquecer e melhorar todos os tipos de cuidado.

Todo o campo da pesquisa do apego está atualmente se desenvolvendo rapidamente e organizações como The International Attachment Network, com seu periódico *Attachment and Human Development*, fornecem as bases acadêmicas que devem assegurar que isso aconteça em bases científicas (mais detalhes são apresentados no anexo 18.2).

# CONCLUSÕES FINAIS

Nós, do século XX, testemunhamos alguns avanços incríveis na ciência e no mundo em que vivemos, nas cidades e nos povoados, em ambientes que são, na sua maior parte, feitos pelo homem. Como resultado, o mundo tem hoje mais pessoas do que jamais teve e para muitas delas os avanços na medicina, saúde pública, agricultura, transporte, sistemas de informação e organizações da sociedade em larga escala trouxeram um mundo no qual somos mais saudáveis, seguros e bem nutridos do que nunca.

Infelizmente, as ciências psicológicas e sociais não se igualaram às ciências médicas. Os sistemas de organização de larga escala, que no "mundo desenvolvido" substituíram a família no papel de principal fonte de segurança, apoiam-se em trabalhadores de ambos os sexos, que são separados de seus filhos durante todo o dia de trabalho e cuja família extensa, as tradicionais figuras parentais substitutas, muitas vezes vive muito longe para ser acionada. Enquanto professores e outros profissionais podem ser muito adequados para suprir as necessidades de vínculo de inúmeras crianças, muitas vezes não o são, especialmente desde que o aumento do abuso sexual por tais cuidadores levou à proibição das mais efetivas fontes de segurança para crianças estressadas de todas as idades, o tocar e o acariciar. Assim, as próprias mudanças sociais que aumentaram nossa segurança objetiva minaram aquelas funções da família que mantêm a segurança subjetiva, a experiência de uma base segura para a criança em desenvolvimento. Estamos somente agora começando a descobrir o custo dessa negligência e espera-se que este livro contribua para restabelecer o equilíbrio.

As pesquisas sobre o apego têm contribuído para nossa compreensão do desenvolvimento da criança e têm se tornado um campo de estudo em si. Há muito tempo, foi estabelecida uma base científica para estudar a influência das experiências da infância que começa, de modo promissor, a apresentar uma base racional para a prevenção e o tratamento dos problemas que surgem dos vínculos.

Outra consequência do sucesso da ciência médica tem sido o prolongamento da vida. Embora esse seja um objetivo útil, muitas vezes tem sido perseguido sem consideração pela qualidade da vida que é prolongada. A pneumonia, que uma vez foi chamada "amiga do idoso" por sua capacidade de trazer alívio piedoso para o sofrimento de uma vasta gama de doenças e de incapacidades que afligem o idoso, agora é rotineiramente tratada com antibióticos. O câncer, que ainda é a terceira causa mais comum de morte, é tratado com venenos que matam metade do paciente a fim de matar totalmente, ou pelo menos diminuir, o tumor. Nosso medo da morte é tal que muitos pacientes são coniventes com isso e podem até pressionar seus médicos para que prolonguem sua vida a qualquer preço. Apesar de todas as vantagens da ciência moderna, 100% das pessoas ainda morrem.

Nos últimos anos, uma crescente consciência sobre esses assuntos focalizou a atenção nos que estão próximos da morte e nas famílias que cuidam deles e os mantêm vivos. Os *hospices* indicaram o caminho: eles combinam o melhor cuidado físico com o cuidado psicológico, social e espiritual para as pessoas que estão morrendo. Isso tem sido tão bem-sucedido que tem se espalhado, em poucos anos, pelo mundo todo. Tal sucesso reflete tanto a consciência dos problemas quanto a fé em possíveis soluções. Como resultado, um campo inteiramente novo de medicina paliativa tem surgido com seus próprios periódicos e literatura científica.

O interesse no tópico relativo ao luto também floresceu, mas mais lentamente. Dentro da medicina paliativa, o serviço de apoio tem dado importância à família do paciente tanto como uma fonte de apoio ao paciente que está morrendo quanto pelo direito que ela tem de fazê-lo. Além disso, os problemas do paciente logo estarão resolvidos; os da família podem apenas estar começando. Por outro lado, o olhar estreito dos profissionais não tem ajudado o desenvolvimento de uma compreensão teórica harmônica do luto que seja compartilhada pelas várias disciplinas com interesse nesse campo. Como resultado, temos teorias derivadas da psicanálise, psicologia cognitiva, sociologia e traumatologia, competindo pelo campo e desqualificando seus competidores.

Neste livro, tentei juntar as evidências de todos esses campos e também aquelas de minha pesquisa, para propor um modelo integrado que englobe estudos do apego e perda ao longo de todo o ciclo vital. Onde visões conflituosas ou evidências discordantes tornam-se aparentes, tentei sugerir explicações e, embora não duvide que sejam necessárias futuras modificações no modelo geral, as peças existentes do quebra-cabeça parecem realmente se encaixar.

É isso, mais do que qualquer outra coisa, que nos assegura que as limitações técnicas do estudo que foram abordadas nos capítulos 3 e 4, os efeitos possíveis da distorção retrospectiva, os problemas da perda de informação, as inadequações das medidas dos relacionamentos adultos e dúvidas sobre a confiabilidade das avaliações clínicas, não minam de modo comprometedor as conclusões gerais.

O foco em um grupo de pessoas que vieram procurar ajuda após uma perda resultou no esclarecimento de toda a estrutura e foco de nosso pensamento sobre amor e perda. Quaisquer fatores genéticos que pudessem ter contribuído para seus problemas, essas pessoas não são aberrações ou curiosidades. Encontramos nelas aspectos de problemas que todos nós enfrentamos, pois nenhuma família é perfeita e ninguém é imune à perda. Nossas conclusões, porém, não são limitadas à perda por morte e os dados relatados no capítulo 16 tornam claro que os padrões de apego, as separações e o mundo presumido que eles originam influenciam como enfrentamos muitas perdas da vida e esclarecem uma vasta gama de problemas psiquiátricos.

Começamos examinando as avaliações feitas por nossos respondentes sobre os pais e sobre eles mesmos quando crianças. As respostas às perguntas sobre cuidados parentais correlacionadas às medidas da infância e expectativas confirmadas foram baseadas nos estudos sistemáticos de Ainsworth e Main. Isso justificou nosso uso dos instrumentos que refletem sua classificação dos padrões de apego como nossos principais previsores do desenvolvimento posterior.

Vimos como os vínculos problemáticos na infância e a separação da criança das figuras parentais podem minar as visões que a criança em desenvolvimento tem sobre o mundo como um lugar seguro, sobre sua própria habilidade de enfrentamento por meio de ações independentes (recompensando ou coagindo os outros), e sobre até que ponto pode confiar nos outros para protegê-la, apoiá-la e encorajá-la. Dessa mistura de expectativas e suposições, emergem um conjunto de estratégias e uma visão de mundo e de si que colorem todos os nossos relacionamentos e nossa aproximação a situações novas ou desafiadoras. A perda de um parente próximo ou de um parceiro emerge como uma das situações mais desafiadoras que nos alerta, de modo mais claro do que outras situações da vida, para a falibilidade de nossas premissas básicas.

Mesmo assim, o grupo comparativo de Ward nos conscientizou da resiliência dos seres humanos. Como em outros estudos sobre os efeitos do "estresse" na saúde mental, descobrimos que muitas pessoas que foram forçadas pelas circunstâncias a aprender a lidar com cuidados parentais abaixo do ideal desenvolvem estratégias de sobrevivência que as preparam para frustrações e outros estresses, e muitas vezes lhes dão vantagens futuras.

Encontramos, nos padrões de apego derivados da Situação Estranha de Ainsworth, um conjunto de premissas básicas sobre o mundo e seus significados, que explicam muitas das situações estranhas que encontramos ao longo de nossa infância e vida posterior. Premissas sobre nós mesmos, sobre nossas famílias e sobre o mundo nos permitem interpretar o significado de cada situação e desenvolver estratégias que, esperamos, vão nos permitir sobreviver. Se nós realmente sobrevivermos, a validade das estratégias estará confirmada.

Alguns lutos são mais traumáticos do que outros, mas mesmo o mais traumático só pode ser adequadamente compreendido se prestarmos atenção às premissas básicas que são modificadas pelo trauma. Tais premissas surgem de uma experiência de vida que é muito limitada. A premissa básica que surge do apego seguro é que eu estou protegido, tenho valor e estou seguro. Na maior parte do tempo isso me é de grande valia, pois dá a confiança e a segurança de encarar situações estranhas e novas sem ansiedade exagerada. Pode, porém, me desamparar quando o desastre me atinge e eu, subitamente, fico desprotegido, fraco e vulnerável.

A premissa básica que surge dos vínculos ansiosos/ambivalentes é que eu sou um vasilhame frágil em um ambiente turbulento, no qual minha única esperança de sobrevivência em situações estranhas é ficar junto de um poder maior. Desde que eu encontre meu poder maior, estou suficientemente seguro, embora a incerteza inerente nessa situação signifique que eu preciso me certificar de que estou próximo. Sem o poder maior, estou perdido.

A premissa básica entre indivíduos com vínculos evitadores é que eu vou sobreviver se mantiver uma aparência de força e não me aproximar dos outros. A maior parte do tempo essa premissa se confirma e pode até ter o *status* e levar o crédito por seu desempenho. Mas ela é abalada por tudo que me traz fraqueza, reduz meu *status* (i.e., meu poder de controlar os outros) ou me deixe "sem pernas para me manter de pé". Quando isso acontece, posso tentar recuperar o controle fazendo ameaças ou, como os dados sobre as incapacidades sugerem, "ficando doente".

A premissa básica dos vínculos desorganizados é que eu sou fraco e não posso confiar nos outros para me proteger. Em consequência, devo ficar constantemente alerta para o perigo enquanto me mantenho discreto, permanecendo em lugares relativamente seguros, evitando qualquer situação que possa minar minha segurança. Se isso falhar, entro em pânico, posso beber ou mesmo tomar uma overdose.

Embora muitas dessas premissas básicas surjam bem cedo na infância, nossos dados indicam que elas não são imutáveis. Assim, na infância, os meninos não formam mais vínculos evitadores do que as meninas, mas a chegada da adolescência com as mudanças físicas e psicológicas leva ao aumento da força e da agressividade com uma mudança correspondente nas premissas básicas sobre si e sobre os outros, que lembram aquelas do padrão evitador. Desde então, os meninos têm muito mais probabilidade que as meninas de responder às ameaças ou às perdas com assertividade, inibindo a expressão do pesar (e outros sentimentos) e recusando-se a receber qualquer ajuda que possa minar seu *status*. Embora essas estratégias sejam algumas vezes bem-sucedidas, quando elas falham são refletidas nos transtornos da personalidade aos quais os homens em nosso estudo eram propensos. O menor número de homens do que de mulheres que procuram ajuda após o enlutamento pode dever-se mais à maior relutância dos homens em admitir sua necessidade de ajuda do que à sua real necessidade.

Cada tipo de relacionamento tem suas funções, forças e fraquezas, que são influenciadas por vínculos anteriores. As fraquezas são algumas vezes refletidas nos transtornos do apego e outras vezes tornam-se aparentes quando o relacionamento é confrontado com o luto. Este estudo permitiu que comparássemos a perda de pais, filhos e cônjuges. Também lançou luz sobre os relacionamentos sociais que acabam tendo um papel importante nas épocas de luto.

Os relacionamentos com os pais podem ser vitais para a nossa sobrevivência durante a infância, mas, com o advento da adolescência, sua importância normalmente diminui, separar-se dos pais se torna possível e a natureza do vínculo aos poucos muda, muitas vezes do apego para os cuidados amorosos. Vimos como as reações problemáticas à perda de um dos pais, mais do que outras perdas, comumente refletem a continuação, na vida adulta, de vínculos extraordinariamente próximos e dependentes daquela figura parental na infância.

A principal função dos cuidados é a sobrevivência de nossos genes por meio de nossos filhos. Essa função é reduzida uma vez que a criança possa sobreviver sem nós. A separação, então, torna-se desejável e a natureza do laço de cuidados dos pais pode gradualmente migrar para outro vínculo. A perda de um filho é sempre dolorosa; nosso estudo sugere que é mais provável que essa perda leve a pedidos de ajuda psiquiátrica se reavivar um mundo presumido perigoso, sobre o qual as crianças têm pouco ou nenhum controle e por meio do qual não podem aprender um modelo satisfatório de cuidados parentais. Isso ficou mais óbvio nas pessoas que experienciaram vínculos desorganizados. Elas revelam a extensão em que as premissas que surgem dos relacionamentos de apego na infância são refletidas nos relacionamentos dos adultos.

Relacionamentos com parceiros preenchem as funções sexuais, de criação e de apego, que incluem a provisão de uma base segura na qual criar filhos. Embora tenhamos descoberto que os vínculos inseguros na infância estão associados aos vínculos inseguros em relação aos cônjuges, estes não são uma cópia fiel dos vínculos às figuras parentais. A insegurança abala o equilíbrio entre dar e receber cuidados e apego, que assegura o sucesso dos laços dos casais na vida adulta. Neste estudo, os problemas que acontecem após a perda do parceiro com frequência resultam de um relacionamento exclusivo, inseguro e mutuamente dependente, que dá margem a altos níveis de ansiedade, pesar e solidão quando o parceiro morre.

Na maioria das sociedades, a rede de vínculos da família extensa tem um papel tão importante na criação dos filhos quanto no fornecimento de apoio físico e emocional aos pais. Nas sociedades ocidentais, as redes sociais e profissionais têm incluído essas funções em larga escala. A pesquisa relatada aqui mostra que tanto o apoio social como viver com outras pessoas podem aliviar a intensidade do pesar e da solidão, e o apoio social emergiu como um dos fatores mais importantes que diferenciaram os pacientes dos grupos controle de Ward. Mesmo as pessoas que experienciaram vínculos inseguros reagiram ao enlutamento sem sofrimento emocional duradouro se suas redes de apoio ainda estavam intactas.

Os problemas associados ao isolamento e à falta de apoio social eram mais aparentes na velhice. Tristemente, aqueles que experienciaram vínculos inseguros, que são as pessoas que mais precisam desse apoio, também eram os que tinham menor probabilidade de recebê-lo. A falta de confiança nos outros significava que eles permaneciam isolados e sem apoio.

Um grupo de que se esperava insegurança era o dos imigrantes. Sua história de perseguições, pobreza e de separações dos pais era tal que foi uma surpresa descobrir que sua habilidade de lidar com as situações e sua reação ao luto não eram piores do que aquelas dos não imigrantes. Parece que a maioria deles tinha o benefício de figuras parentais substitutas e redes da família extensa cujo apoio ajudou a suavizar essas dificuldades. Também pode ser o caso de que sua experiência de estresse na infância os tenha preparado para o estresse que estava por vir.

Outra fonte de insegurança é a doença que ameaça a vida. Quando, no presente estudo, isso ocorria no começo da infância, afetava o tratamento que os pais davam à criança e estava associado à superproteção e aos vínculos ansiosos/ambivalentes ou ao distanciamento e aos vínculos evitadores. No fim da infância e na vida adulta, parece que uma crescente superioridade dos vínculos evitadores aumentava o risco de doenças e incapacidades. A doença na infância muitas vezes levava os filhos a se separar dos pais, o que também abalava a segurança.

Dada a grande frequência das incapacidades e dos numerosos lutos e outras perdas que ocorrem na vida dos idosos, é extraordinário como muitos deles são capazes de levar uma vida bastante satisfatória. Entre esse pessoal mais velho que procurou ajuda psiquiátrica no corrente estudo, entretanto, parece que foi um efeito combinado entre vínculos inseguros, incapacidades físicas e isolamento social (muitos vivem sós) o que tornou intolerável o fardo do luto.

Fica óbvio agora que o amor parental dificilmente acerta sempre. Nenhum de nós prepara os filhos para toda eventualidade, tudo que podemos esperar é que sejamos "suficientemente bons". Os pais mais perfeitos podem não conseguir preparar os filhos para um mundo imperfeito. Pais bem-intencionados, que superprotegem ou supercontrolam os filhos, pais que não toleram a proximidade e o pesar de figuras parentais traumatizadas (cujas necessidades avassaladoras de cuidados tornam difícil para eles cuidar consistentemente dos próprios filhos), todos esses problemas no amor minam a segurança da criança e a confiança em si e nos outros. A poucos desses pais falta amor pelos filhos; é o modo pelo qual expressam ou deixam de expressar esse amor que causa problemas.

Às vezes, como vimos, os problemas são tão sérios que justificam o diagnóstico de distúrbio do apego. Vimos como tais transtornos começam na infância e persistem na vida adulta, quando podem aumentar o risco do luto complicado e uma variedade de outros problemas psiquiátricos, que algumas vezes surgem após a perda. Mas a influência dos vínculos inseguros não é limitada ao luto e este estudo mostra que eles também têm uma parte nos transtornos psiquiátricos que aparecem nas pessoas que não estavam enlutadas. Essa observação importante abre as portas para um avanço maior em nossa compreensão a respeito das doenças mentais e suas causas.

Finalmente, chegamos à pergunta mais importante de todas: o que pode ser feito para consertar isso? Este estudo não foi desenvolvido para responder a essa pergunta, mas as implicações são claras. Elas incluem o reconhecimento da importância dos cuidados parentais e a implementação de uma gama de medidas para libertar, educar e apoiar pais ou seus substitutos, de modo que possam devotar o tempo e a atenção necessários para fornecer a cada criança uma base segura razoável, por meio da qual se possa conseguir um grau apropriado de confiança em si e nos outros. Sistemas precoces de prevenção são necessários para assegurar que crianças com problemas no apego sejam reconhecidas e seus pais recebam a ajuda de que vão precisar para colocar as coisas em ordem. Isso não quer dizer que os pais devam ser culpados pelos problemas dos filhos. Como vimos, seus problemas têm muitas vezes raízes em sua criação e eles precisam mais de compreensão e apoio do que condenação.

No fim da infância, os professores e outras pessoas têm maior influência e devem aproveitar todas as oportunidades de fornecer antídotos efetivos a vínculos problemáticos. Para aqueles indivíduos cujos problemas vinculares continuam na vida adulta, os lutos e outros eventos críticos da vida constituem tanto um risco quanto uma oportunidade. Os profissionais e outras pessoas que estão por perto em épocas de perda e de mudança podem reconhecer aqueles que correm risco especial e agir para reduzi-lo. A perda de pessoas significativas tanto é causa de pesar quanto um desafio a nossas premissas básicas sobre o mundo. Orientadores e outros profissionais podem fornecer uma "base suficientemente segura" por meio da qual nossos clientes possam começar a explorar aquilo que perderam e aquilo que permanece. Da eliminação das premissas habituais pode vir uma visão nova do mundo, que pode ser mais apropriada e realista do que aquela precedente. Aqueles cujo mundo presumido foi distorcido pela desconfiança em si e nos outros têm oportunidade de descobrir sua própria força e também a força e boa vontade dos outros.

Nosso papel como cuidadores está ligado àquele da boa figura parental, que fornece proteção quando é necessário, mas também reconhece que a maior parte do tempo isso não é necessário e ajuda o filho a acreditar nisso. Então, torna-se seguro para o filho ou para o cliente pensar e falar a respeito do que é inseguro, fazer as coisas que vão estabelecer sua resistência e autonomia, e correr o risco de confiar nos outros e constituir novos relacionamentos.

Talvez um dos aspectos mais importantes e encorajadores do estudo seja o reconhecimento, tanto do estudo do grupo controle como do *follow-up*, de que mesmo os mais inseguramente apegados não estão condenados. As pessoas podem aprender a lidar com circunstâncias e eventos estressantes, ambos resultantes dos vínculos inseguros e do luto. Algumas nunca vão precisar de ajuda psiquiátrica ou de aconselhamento, mas, para aquelas que precisarem, é importante que recebam ajuda que reconheça e facilite o doloroso processo da mudança.

O cuidador deve estar preparado para compartilhar esse processo. Vamos sofrer junto com nossos clientes e devemos nos apegar à crença de que as pessoas têm a capacidade de passar pelo luto e adquirir nova maturidade. Com tempo e experiência podemos descobrir que, como os cuidados parentais, a terapia vale o esforço. Os terapeutas desenvolveram sua própria linguagem para os vínculos que nossos clientes fazem conosco e nós fazemos com eles. Termos como "transferência" e "contratransferência", "aliança terapêutica" e "relacionamento terapêutico" reconhecem que esse relacionamento não é um vínculo romântico ou de educação; e ainda, se formos honestos, devemos admitir que ele contém elementos desses dois relacionamentos. No fim, é uma espécie de amor.

Parece que o amor e a perda fornecem o ponto e o contraponto de uma sinfonia cujo primeiro movimento dá o tom da cor e do sentimento de tudo que virá. Movimentos bem-sucedidos introduzem novos temas, que podem desafiar, recolocar ou desenvolver os velhos temas, mas não podem apagá-los. A ordem se alterna com o caos conforme a música da vida progride e o todo se move em direção a algum tipo de resolução que, na grande música, é sempre inesperado, sutil e profundamente comovente. A melhor música, como o melhor teatro, é a mais triste, e sua grandeza repousa na emergência de expressar a discórdia, a perda e a dor. O sublime na música, como na vida, reflete a busca humana por significado, pelo entendimento da eternidade, pela transcendência da insignificância do eu.

# ANEXOS

# ANEXO 3.1 – QUESTIONÁRIO RETROSPECTIVO DE APEGO (QRA)

## SEÇÃO I – SOBRE SEUS PAIS[1]

|     |                                                                                                                                      | Mãe     | Pai     |
| --- | ------------------------------------------------------------------------------------------------------------------------------------ | ------- | ------- |
| 1.  | Você foi criado por seus pais verdadeiros?                                                                                           | Sim/Não | Sim/Não |
| 2.  | Seus pais ainda estão vivos?                                                                                                         | Sim/Não | Sim/Não |
|     | Se não, escreva que idade você tinha quando eles morreram.                                                                           | ———     | ———     |
| 3.  | Você ficou separado de algum dos seus pais por mais de um mês antes dos 6 anos?                                                      | Sim/Não | Sim/Não |
| 4.  | Você ficou separado de algum dos seus pais por mais de um mês entre as idades de 6 e 10 anos?                                        | Sim/Não | Sim/Não |
| 5.  | Você ficou separado de algum dos seus pais por mais de um mês entre 11 e 16 anos?                                                    | Sim/Não | Sim/Não |
| 6.  | Durante sua infância, teve medo de que uma figura parental pudesse morrer ou ser morta?                                              | Sim/Não | Sim/Não |
| 7.  | Algum de seus pais era nervoso, inseguro ou preocupado?                                                                              | Sim/Não | Sim/Não |
| 8.  | Algum de seus pais estava sujeito a episódios de melancolia ou depressão?                                                            | Sim/Não | Sim/Não |
| 9.  | Algum de seus pais alguma vez recebeu tratamento psiquiátrico? Caso a resposta seja positiva, ele(a) foi admitido(a) em um hospital para tratamento psiquiátrico? | Sim/Não | Sim/Não |
| 10. | Algum de seus pais alguma vez agrediu ou machucou o(a) parceiro(a)?                                                                  | Sim/Não | Sim/Não |
| 11. | Algum de seus pais obtinha sua obediência ameaçando abandonar você ou expulsá-lo?                                                    | Sim/Não | Sim/Não |
| 12. | Algum de seus pais alguma vez ameaçou se matar?                                                                                      | Sim/Não | Sim/Não |
| 13. | Algum de seus pais bebia mais álcool do que seria bom para ele(a)?                                                                   | Sim/Não | Sim/Não |
| 14. | Algum de seus pais ficava frequentemente ausente ou não disponível?                                                                  | Sim/Não | Sim/Não |
| 15. | Algum de seus pais era inconsistente, algumas vezes respondendo e algumas vezes ignorando suas necessidades de atenção e afeto?      | Sim/Não | Sim/Não |
| 16. | Algum de seus pais desencorajou você de brincar com outras crianças?                                                                 | Sim/Não | Sim/Não |

---

1. Se você for adotado, essas perguntas se aplicam a seus pais adotivos.

17. Algum de seus pais deu a você a impressão de que o mundo é um lugar muito perigoso no qual os filhos não sobreviveriam a menos que ficassem muito perto deles?  Sim/Não  Sim/Não
18. Algum de seus pais se preocupava demasiadamente com a sua saúde?  Sim/Não  Sim/Não
19. Algum de seus pais se preocupava demasiadamente com a sua segurança?  Sim/Não  Sim/Não
20. Algum de seus pais era superprotetor?  Sim/Não  Sim/Não
22. Seu pai/mãe era dependente do cônjuge?  Sim/Não  Sim/Não
24. Você era extremamente próximo de seu pai/mãe?  Sim/Não  Sim/Não
25. Algum de seus pais tinha a tendência de provocar você ou de humilhá-lo?  Sim/Não  Sim/Não
26. Algum de seus pais batia em você ou o punia fisicamente mais do que a maioria dos outros pais?  Sim/Não  Sim/Não
27. Algum de seus pais perturbava você sexualmente ou queria que você tocasse seus genitais?  Sim/Não  Sim/Não
28. Algum de seus pais era incapaz de mostrar afeto, de abraçar ou de fazer carinho em você?  Sim/Não  Sim/Não
29. Seu nascimento foi planejado e esperado por seus pais?  Sim/Não  Sim/Não
30. Você tem sentimentos mistos de amor e ódio, afeição e ressentimento, em relação a algum de seus pais?  Sim/Não  Sim/Não

## SEÇÃO II – SOBRE SUA INFÂNCIA

1. Você foi, antes dos 10 anos, mandado a um internato por mais de alguns meses?  Sim/Não
2. Você foi filho único por mais de cinco anos na infância?  Sim/Não
4. Sua família foi submetida a risco grave ou perseguição por um longo período de tempo?  Sim/Não
5. Você teve alguma doença potencialmente fatal antes dos 6 anos?  Sim/Não
6. Ou uma doença potencialmente fatal entre os 6 e os 16 anos?  Sim/Não
7. Você se descreveria como uma criança insegura?  Sim/Não
8. Você se descreveria como uma criança ansiosa?  Sim/Não
9. Você se descreveria como uma criança infeliz?  Sim/Não
10. Você ia mal na escola, abaixo do esperado para sua inteligência?  Sim/Não
11. Quando criança, você sempre cuidava dos outros?  Sim/Não
12. Quando criança, faltava confiança a você?  Sim/Não
14. Você tinha medo de ser abandonado ou ficava chateado quando se separava de seus pais?  Sim/Não
15. Você era tímido e relutava em conhecer lugares e pessoas e em fazer coisas novas?  Sim/Não
16. Você era uma criança passiva, que deixava os outros dizer a você o que fazer?  Sim/Não

| | | |
|---|---|---|
| 17. | Você se sentia impotente e incapaz de enfrentamento? | Sim/Não |
| 18. | As pessoas tratavam você como um bebê e o viam como doce e simpático? | Sim/Não |
| 19. | As pessoas viam você como uma criança frágil e delicada? | Sim/Não |
| 20. | Você desconfiava da maioria dos adultos na infância? | Sim/Não |
| 23. | As pessoas geralmente pensavam que você era mais forte e mais capaz do que realmente era? | Sim/Não |
| 24. | Você era solitário e evitava companhia? | Sim/Não |
| 25. | Você achava difícil pedir ajuda às pessoas? | Sim/Não |
| 26. | Você achava difícil aceitar carinhos ou outras demonstrações de afeto? | Sim/Não |
| 27. | Quando criança, você tinha propensão a suspeitar ou desconfiar dos outros? | Sim/Não |
| 28. | Você achava importante ser a pessoa no controle, era "mandão" ou propenso a dominar seus amigos? | Sim/Não |
| 29. | Você era mal-humorado? | Sim/Não |
| 30. | Você tinha problemas por ter um comportamento rebelde, agressivo ou antissocial? | Sim/Não |
| 31. | Você era teimoso? | Sim/Não |
| 32. | Com que frequência você chorava? | Nunca/ Às vezes |
| 33. | Quando criança, você desejava estar morto? | Sempre |
| 34. | Você nasceu fora do Reino Unido? | Sim/Não |
| 35. | Se a resposta anterior for "Sim", com que idade você imigrou ou mudou-se permanentemente para o Reino Unido? | Sim/Não |

## SEÇÃO III – SOBRE SUA VIDA ADULTA

| | | |
|---|---|---|
| 1. | Você tem filhos menores de 16 anos? | Sim/Não |
| 2. | Você mora sozinho? | Sim/Não |
| | Se sim, há quanto tempo? | ___ anos |
| 3. | Você está sofrendo de alguma doença ou incapacidade física? | Sim/Não |
| | Se estiver: | |
| | a) Ela ameaça sua vida? | Sim/Não |
| | b) Ela provoca dor duradoura? | Sim/Não |
| | c) Ela impede que você trabalhe? | Sim/Não |
| | d) Ela impede que você se movimente como deseja? | Sim/Não |
| | e) Ela interfere na sua vida de outros modos importantes? | Sim/Não |
| 6. | Você tem a quem confiar seus pensamentos e sentimentos mais íntimos? | Sim/Não |
| 7. | Se você foi ou é casado ou teve um relacionamento duradouro com alguém (não os seus pais) a quem está ou esteve ligado, por favor, responda às perguntas seguintes. Se você teve mais que um relacionamento importante, essas perguntas se referem ao relacionamento mais recente. | |
| | a) Você era ou é muito próximo dessa pessoa? | Sim/Não |

b) Você era ou é muito dependente dessa pessoa? Sim/Não
c) Essa pessoa era/é muito dependente de você? Sim/Não
d) A maioria dos casais discorda de alguma coisa. Quais dos itens seguintes eram/são áreas importantes de desacordo entre você e seu parceiro:
    i) A disciplina dos filhos? Sim/Não
    ii) Lidar com dinheiro? Sim/Não
    iii) Seus pais? Sim/Não
    iv) Os pais de seu parceiro? Sim/Não
    v) Álcool ou drogas? Sim/Não
    vi) Infidelidades? Sim/Não
    vii) Tempo fora de casa? Sim/Não
    viii) Assuntos sexuais? Sim/Não
    ix) Outros problemas? Sim/Não
e) Essa pessoa era/é mais velha que você mais do que cinco anos? Sim/Não
f) Você via/vê essa pessoa mais como uma figura parental do que como um parceiro? Sim/Não
g) Você achava/acha mesmo curtos períodos de separação dessa pessoa muito sofridos? Sim/Não
h) Você tinha/tem sentimentos mistos de raiva e afeição por essa pessoa? Sim/Não
i) Você achava/acha necessário se afastar dessa pessoa de tempos em tempos para reduzir a tensão? Sim/Não
j) Você achava/acha difícil falar com essa pessoa sobre assuntos emocionais ou preocupantes? Sim/Não

8. Algum parente seu morreu pouco depois da morte de outra pessoa, em circunstâncias que fizeram você suspeitar que o luto pode ter contribuído para essa morte? Sim/Não

9. Alguém próximo a você morreu nos últimos cinco anos? Sim/Não
    a) Se sim, quantas pessoas morreram? _____
    (Se mais de uma pessoa morreu, as perguntas a seguir referem-se à perda que você considerou mais perturbadora.)
    b) A morte foi esperada por mais de uma semana antes que acontecesse? Sim/Não
    c) Você se culpa de algum modo pelo que aconteceu? Sim/Não
    d) Você culpa alguém pelo que aconteceu? Sim/Não
    e) A morte foi causada por assassinato ou homicídio? Sim/Não
    f) A morte foi causada por suicídio? Sim/Não
    g) A pessoa que morreu é a mesma a que você se referiu na pergunta 7? Sim/Não
    (Se a resposta for Sim, ignore o resto das perguntas desta página e continue na próxima.)
    h) Você diria que seu relacionamento com a pessoa que morreu era próximo? Sim/Não
    i) Você era extraordinariamente dependente dessa pessoa? Sim/Não
    j) Essa pessoa era extraordinariamente dependente de você? Sim/Não
    k) Você tinha sentimentos mistos de afeição e raiva em relação à pessoa que morreu? Sim/Não
    l) Vocês discordavam em muitas coisas? Sim/Não
    m) Você achava sofridos mesmo os períodos curtos de separação? Sim/Não
    n) Essa pessoa era seu/sua pai/mãe
            irmão/irmã
            tio/tia
            marido/esposa
            filha/filho
            amigo/outro (especificar)?

(Sublinhe o relacionamento correspondente.)

# SEÇÃO IV – SOBRE VOCÊ HOJE

1. Você diria que é muito ansioso? — Sim/Não
2. Você diria que é muito deprimido ou infeliz? — Sim/Não
3. Você é muito tenso ou contido? — Sim/Não
4. Você tem falta de confiança em si? — Sim/Não
5. Você acha difícil confiar nos outros? — Sim/Não
6. Dos dois, qual é o maior problema: confiar em você ou confiar nos outros?
7. Você toma medicação para os nervos? — Sim/Não
   Se sim, você exagera no uso de medicação? — Sim/Não
8. Você usa o álcool para controlar a ansiedade e a depressão? — Sim/Não
   Se sim, você bebe muito mais do que deveria? — Sim/Não
9. Você acha difícil arcar com as suas responsabilidades? — Sim/Não
10. Você algumas vezes sente pânico ou medo agudo? — Sim/Não
11. Você é muito solitário? — Sim/Não
12. Você às vezes se comporta de modo infantil ou imaturo? — Sim/Não
13. Você é muito tímido? — Sim/Não
14. Você passa muito tempo se lamentando ou ansiando por algo ou alguém que perdeu? — Sim/Não
15. Você às vezes confia nos outros mais do que deveria? — Sim/Não
16. Você muitas vezes deseja que alguém cuide de você? — Sim/Não
17. Se você chegar ao seu limite:
    a) procura ajuda de um amigo? — Sim/Não
    b) procura ajuda da família? — Sim/Não
    c) procura ajuda de um médico? — Sim/Não
    d) procura ajuda de outra pessoa? — Sim/Não
    e) isola-se das outras pessoas? — Sim/Não
    f) afoga suas mágoas na bebida? — Sim/Não
    g) toma uma overdose ou se inflige algum outro dano? — Sim/Não
    h) torna-se irritado ou mal-humorado com os outros? — Sim/Não
    i) engole sua frustração, sentindo-se culpado ou se autoacusando? — Sim/Não
18. Você recentemente chegou ao seu limite? — Sim/Não
19. Com que frequência você chora? — Nunca/Às vezes/Sempre
20. Você gostaria de chorar mais do que chora? — Sim/Não
21. Você acha difícil mostrar afeição por pessoas próximas a você? — Sim/Não
22. Você se descreveria como agressivo ou desafiador? — Sim/Não
23. Você acha difícil expressar sentimentos de tristeza ou pesar? — Sim/Não
24. Você está cheio de remorsos por algo que disse ou fez, mas agora não pode mais consertar? — Sim/Não

Muito obrigado

# ANEXO 3.2 – INSTRUÇÕES E CONSENTIMENTO INFORMADO

Por favor, complete este formulário e devolva-me. Responda a todas as perguntas, mesmo que não as considere importantes para você. (Eu preciso saber o que *não* é importante e o que é.)

Todas as respostas serão tratadas de modo estritamente confidencial e nenhum nome ou qualquer outra identificação será revelado se as respostas forem usadas para fins acadêmicos ou de pesquisa.

A melhor maneira de preencher o formulário é responder a cada pergunta rapidamente. Apenas sublinhe a resposta correta para cada pergunta. Você pode colocar uma cruz na margem se não conseguir responder.

Embora muitas pessoas achem interessante e possivelmente útil preencher o formulário, seu preenchimento é voluntário e você não vai ser penalizado de modo algum se preferir não responder a alguma ou nenhuma das perguntas.

Suas respostas vão ser adicionadas a um computador para análise e receberão um número de código. Isso significa que, se uma pessoa não autorizada tiver acesso aos computadores, não será capaz de descobrir quem respondeu ao formulário. A chave para o código que dá acesso aos nomes e endereços será mantida trancada e só eu terei acesso a ela.

De acordo com a lei da proteção de dados [*Data Protection Act*], você pode ler quaisquer dados seus no computador. Se quiser lê-los, por favor, entre em contato com o Dr. Parkes. A via impressa só vai conter as respostas que você deu a essas perguntas de forma codificada.

## FORMULÁRIO DE CONSENTIMENTO INFORMADO

Permito que as informações contidas neste formulário sejam usadas pelo Dr. Parkes para propósitos de pesquisa e acadêmicos, sob a condição de que meu nome não seja revelado e nenhuma outra informação que permita que eu seja identificado seja revelada em qualquer publicação dos resultados desta pesquisa.

Assinatura                                                                 Data

# ANEXO 3.3 – DADOS PERDIDOS E NÃO CONFIÁVEIS

## ANÁLISE DE DADOS PERDIDOS [*MISSING DATA*]

Em todos os questionários de estudos, algumas perguntas permanecem sem resposta e é necessário adotar regras consistentes para minimizar o risco de erro. No QRA, a maioria das perguntas requer uma resposta dicotômica "Sim" ou "Não". Nas seções I, II e III, a maioria das respostas foi negativa. A verificação dos dados mostrou que, embora o questionário requisitasse aos respondentes que registrassem tanto as respostas negativas como as positivas, muitas pessoas não fizeram isso e sublinharam somente as (pouco frequentes) respostas positivas. Entretanto, nessas seções, os dados incompletos foram tratados como negativas.

Na sessão III, a resposta à pergunta 9, que cobria qualquer luto ocorrido nos últimos cinco anos, ou estava incompleta ou era inadequada em muitos casos. As razões para isso foram:

- em 36 casos, devido a um erro de impressão, a pergunta foi omitida do questionário;
- nos outros 21 casos, o luto que deu margem à referência tinha ocorrido há mais de cinco anos.

Esses problemas reduziram o total das pessoas enlutadas, cujos detalhes do luto são conhecidos, de 181 a 124. A subseção da pergunta III/9 sobre a dependência e desacordos com a pessoa falecida também pode ter sido influenciada pela tendência do enlutado a idealizar o morto. Essas deficiências serão levadas em consideração na análise dos dados.

As subseções das perguntas III/9k–n foram adicionadas mais tarde ao estudo e as respostas a essas perguntas não foram incluídas na análise relatada aqui. Elas foram incluídas no anexo 3.1 para que o leitor possa fazer uso do questionário no futuro.

Na seção IV, tanto os tipos positivos como negativos de resposta foram obtidos com frequência similar e qualquer conjunto de respostas estabelecido nas seções precedentes foi logo corrigido. Consequentemente, a maioria das perguntas foi respondida e alguns poucos dados ficaram incompletos. Nessa seção, quando alguns dados estavam incompletos as médias foram substituídas.

## FIDEDIGNIDADE DAS PERGUNTAS INDIVIDUAIS

A fidedignidade de teste/reteste das perguntas referentes mais a assuntos passados do que presentes, isto é, as perguntas das sessões I, II e algumas da seção III do questionário, foi testada pela comparação das respostas dadas ao QRA quando foram completadas pela primeira vez com aquelas dadas no *follow-up*. Somente os sessenta respondentes que completaram ambos os questionários foram incluídos.

Por possuírem fidedignidade excepcionalmente baixa (kappa < 5,0), sete perguntas dicotômicas foram excluídas do questionário (por isso a numeração das perguntas do anexo 3.1 não é consecutiva). São elas:

I/21   Quando criança, seus pais davam a impressão de que você tinha de cuidar deles?
I/23   Seus pais queriam que você crescesse?
       (0 = Sim; 1 = Não; 9 = Não sabiam)
II/3   Você tinha cinco ou mais irmãos mais velhos que você (incluindo irmãos adotivos)?
II/13  Você dependia demais dos outros?
II/21  Durante a maior parte da sua infância, você desconfiava das outras crianças?
II/22  Você aprendeu a ser independente, a se bastar, quando era pequeno?
III/5  Por comparação com a maioria das famílias que conhece, você diria que a sua família:
       a) é sentimental, mostrando os sentimentos fácil e livremente?
       b) é controlada, esconde os sentimentos, é fria, retraída?
       nenhuma das anteriores?

Outras perguntas, cuja fidedignidade ficou entre kappa 0,7 e 0,5, foram incluídas nos escores compostos.

Finalmente, a pergunta III/4 (Você é um imigrante de outro país?) foi eliminada, porque foi coberta pela pergunta II/34.

# ANEXO 3.4 – REDUÇÃO DOS DADOS

Após eliminar os escores não confiáveis, conforme descrito, aqueles que permaneceram foram examinados com o intuito de reduzir o número total de variáveis para análise. Os mais simples foram as quatro *checklists*. Elas foram principalmente encontradas na seção III (Vida adulta). Respostas às perguntas dessas listas foram resumidas em conjunto conforme mostrado abaixo.

II/36c. Um *Escore de Doenças na Infância* foi obtido somando-se as respostas das perguntas II/5 (doenças que ameaçam a vida antes do 6 anos) e II/6 (doenças que ameaçam a vida dos 6 aos 16 anos).

III/3f. Um *Escore de Incapacidade* foi obtido somando-se as respostas de III/3a a III/3e (respostas à *checklist* de tipos de incapacidade).

III/7d.i–ix. Um *Escore de Desentendimento Conjugal* foi obtido somando-se as respostas à pergunta III/7d.i–ix (principais áreas de desentendimento com o parceiro). Uma vez que o desentendimento com a pessoa morta foi acessado por somente uma pergunta (III/9l), o escore de desentendimento conjugal pode ser visto como a medida mais sensível.

III/7. O Escore de Desentendimento Conjugal foi somado às respostas das perguntas III/7b (Você era ou é muito dependente dessa pessoa?) e III/7c (Essa pessoa era/é muito dependente de você?) para compor o *Escore de Desarmonia Conjugal*.

Três perguntas que foram respondidas de modos parecidos foram IV/17a e IV/17b (Se você chegasse ao seu limite: (a) procuraria ajuda de um amigo? (b) procuraria ajuda da família?) e a pergunta III/6 (Você tem a quem confiar seus pensamentos e sentimentos mais íntimos?). Como esperado, as pessoas que não têm confiança revelam menor probabilidade de procurar amigos ou família quando chegam ao limite. Após recalcular III/6 de modo que as respostas "Sim" tenham valor 1 e as respostas "Não" tenham valor 0, o resultado pode ser adicionado às respostas de IV/17a e IV/17b para compor o *Escore de Apoio Social*.

IV/50 Escore de Disfunções Atuais. Soma de: IV/7a (Você toma medicação para os nervos?), IV/7b (Se sim, você toma muito mais do que deveria?), IV/8a (Você usa o álcool para controlar a ansiedade ou a depressão?), IV/8b (Se sim, você bebe muito mais do que deveria?), IV/9 (Você acha difícil arcar com as suas responsabilidades?) e IV/18 (Você recentemente chegou ao seu limite?).

Algumas perguntas factuais e algumas de baixo potencial agregativo (com poucos atributos comuns) só puderam ser tratadas como únicas e permanecem no questionário por seus próprios méritos[1].

## ANÁLISE FATORIAL

Os itens restantes da seção I (Cuidados Parentais), II (Infância) e IV (Estado Atual) foram submetidos à análise fatorial como um meio de determinar até que ponto vai a covariação. A maioria dos fatores que resultam correspondem a blocos que tinham sido antecipados em bases clínicas e teóricas. Isso justifica que os juntemos a fim de que formem grupos – cada um dos quais dá origem a um escore diferente. Quando os itens emergiram em mais de um fator, a decisão sobre em qual grupo colocá-los foi tomada com o auxílio de bases teóricas e clínicas. A cada grupo foi designado um número diferente para propósitos de identificação. Tais números são dados abaixo.

## SEÇÃO I – PAIS

Esta seção foi complicada pelo fato de que cada pergunta foi feita duas vezes, uma referente a cada um dos pais. Para esta seção, duas análises fatoriais foram realizadas, uma para as perguntas relativas à mãe e outra para as relativas ao pai. Cada uma incluía 28 variáveis. O teste de esfericidade de Bartlett (p. = 0,00000 para cada figura parental) e o instrumento de Kaiser-Meyer-Olkin (KMO) de adequação de amostra (Pai, 0,75; Mãe, 0,70) foram satisfatórios em ambas as análises, indicando que os dados eram adequados para a fatoração do eixo principal.

Sete fatores com valor específico > 1,0 foram identificados nas questões relativas ao pai e oito fatores nas relativas à mãe. Somados, eles respondem por 54% (pai) e 57% (mãe) da variância.

Como havia muitas perguntas, em ambas as análises, que chegaram a >,3 em mais de um fator, foi efetuada a rotação Varimax. A convergência ocorreu em 14 e 25 iterações. Havia agora quatro fatores sobre pai e quatro sobre mãe com valores específicos > 1,0. Eles computaram 31% e 29% da variância.

Na verificação, fica claro que o primeiro fator continha praticamente as mesmas variáveis sobre o pai que o primeiro fator para a mãe. Outros fatores também mostraram uma sobreposição considerável, embora não seguissem a mesma sequência de fatores. Muito poucas perguntas foram encontradas com cargas > 0,3 em mais de um fator.

---

1. III/9u. Um *Escore de Trauma do Luto* pode ser obtido juntando-se as respostas das perguntas III/96.e e f. Isso é mencionado porque pode ser útil como um índice do risco do luto, mas não é relevante para este livro e não vai ser mais citado aqui.

A tabela A.3.4.1 registra as variáveis e as cargas fatoriais (em itálico) que foram encontradas em cada fator relacionado a pai e mãe. Os números referem-se às perguntas contidas no anexo 3.1, p. 317-21.

O fator 1 sobre o pai e o fator 1 sobre a mãe parecem refletir figuras parentais controladoras, inconsistentes, intolerantes à proximidade. O fator 2 sobre o pai correspondeu ao fator 4 sobre a mãe e juntos definem vários indicadores de filhos separados dos pais. O fator 4 do pai corresponde ao fator 2 da mãe e parece implicar figuras parentais que veem o mundo como um lugar perigoso no qual o filho corre risco especial e, consequentemente, são superprotetoras. O fator 5 do pai e o fator 3 da mãe incluem figuras parentais deprimidas, com algumas ameaçando suicidar-se e/ou recebendo tratamento psiquiátrico. Uma diferença entre os agrupamentos de atribuições sobre as figuras parentais surgiu no fator 3 sobre o pai. Ele identifica um agrupamento de variáveis que refletem alcoolismo, rejeição absoluta e/ou violência em relação à esposa e aos filhos. O único componente reportado nas mães é a pergunta I/25 (Provocado). Essa pergunta também é encontrada em ambos os sexos no fator 1. Parece que esse agrupamento de variáveis está bastante restrito aos pais.

Os escores seguintes foram derivados com base nessa análise, para análises posteriores. Cada fator é pontuado para ambas as figuras parentais separadamente e juntas. Devido à similaridade entre as características atribuídas à mãe e ao pai, serão usados os escores combinados para ambas as figuras parentais. O enunciado completo de cada pergunta é fornecido no anexo.

## ESCORES DE CUIDADOS PARENTAIS

*I/40 Escore de Controle Parental Distante* (baseado no fator 1 de ambas as figuras parentais). Soma de: I/11 (Figura parental obtinha obediência por meio de ameaça de abandonar ou expulsar a criança), I/15 (Inconsistente, algumas vezes respondendo, outras vezes ignorando o filho), I/16 (Desencorajava brincar com outras crianças) e I/28 (Incapaz de mostrar afeto, de abraçar ou de acariciar).

*I/41 Escore de Superproteção Parental* (baseado no fator 2 da Mãe e no fator 4 do Pai). Soma de: I/17 (Figura parental via o mundo como perigoso, ficava perto), I/18 (Preocupava-se muito com a saúde), I/19 (Preocupava-se muito com a segurança), I/20 (Superprotetor).

*I/42 Escore de Depressão/Problema Psiquiátrico Parental* (baseado no fator 3 da Mãe e no fator 5 do Pai). Soma de: I/7 (Figura parental nervosa, insegura ou preocupada), I/8 (Episódios de melancolia ou depressão), I/9a (Tratamento psiquiátrico), I/9b (Admissão para cuidado psiquiátrico), I/12 (Ameaça de suicídio).

*I/43 Escore de Separação Parental* (baseado no fator 4 da Mãe e no fator 2 do Pai). Soma de: I/1 (Não criado pelos pais verdadeiros), I/3 (Separado por > 1 mês antes dos 6 anos), I/4 (Separado entre 6 e 10 anos), I/5 (Separado entre 11 e 16 anos), I/14 (Pais frequentemente ausentes).

**Tabela A.3.4.1** Cargas fatoriais das variáveis relativas a pai e mãe

| Pai | | | Mãe | | | Pai | | | Mãe | | |
|---|---|---|---|---|---|---|---|---|---|---|---|
| # | Carga | Título | # | Carga | Título | # | Carga | Título | # | Carga | Título |
| *Fator 1* | | | | | | *Fator 4* | | | *Fator 2* | | |
| 11 | 0,57 | Ameaça de abandono | 11 | 0,37 | | 17 | 0,47 | Família em perigo | 17 | 0,58 | Família em perigo |
| (15) | 0,62 | Inconsistente | 15 | 0,56 | | 18 | 0,53 | Saúde do filho preocupa | 18 | 0,59 | Saúde do filho preocupa |
| 16 | 0,52 | Desencoraja brincar | 16 | 0,42 | | 19 | 0,67 | Segurança do filho preocupa | 19 | 0,61 | Segurança do filho preocupa |
| 28 | 0,54 | Incapaz de tocar | 28 | 0,48 | | 20 | 0,61 | Superproteção | 20 | 0,66 | Superproteção |
| (25) | 0,33 | Provocado | (25) | 0,47 | | | | | | | |
| (14) | 0,43 | Ausência frequente | | | | | | | | | |
| (26) | 0,40 | Bate | | | | | | | | | |
| | | Ambivalente | 30 | 0,53 | | | | | | | |
| | | Filho não desejado | 29 | 0,34 | | | | | | | |
| *Fator 2* | | | *Fator 4* | | | *Fator 5* | | | *Fator 6* | | |
| 3 | 0,68 | Separado 0-6 anos | 4 | 0,45 | | 7 | 0,67 | Preocupado | 7 | 0,49 | Preocupado |
| 4 | 0,78 | Separado 7-11 anos | 4 | 0,45 | | 8 | 0,61 | Depressivo | 8 | 0,68 | Depressivo |
| 5 | 0,60 | Separado 12-16 anos | 5 | 0,49 | | 9 | 0,56 | Terapia psiquiátrica | 9 | 0,52 | Terapia psiquiátrica |
| 14 | 0,40 | Ausência frequente | 14 | 0,55 | | 12 | 0,32 | Tentativa de suicídio | 12 | 0,44 | Tentativa de suicídio |
| | | Provocado | (25) | 0,32 | | | | Dependente | 22 | 0,39 | Dependente |
| *Fator 3* | | | *Fator 6* | | | | | | | | |
| 10 | 0,68 | Violento | | | | | | | | | |
| 13 | 0,46 | Álcool | | | | | | | | | |
| (25) | 0,41 | Provoca | (25) | 0,41 | | | | | | | |
| (26) | 0,48 | Bate | | | | | | | | | |
| 27 | 0,37 | Abuso sexual | | | | | | | | | |
| (15) | 0,34 | Inconsistente | | | | | | | | | |

I/44 *Escore de Proximidade Incomum com os Pais* (baseado no Fator 5 da Mãe e fator 6 do Pai). Soma de: I/6 (Medo de que a figura parental morresse ou fosse morta), I/24 (Extremamente próximo da figura parental).

I/45 *Escore de Rejeição/Violência Parental* (baseado no fator 3 do Pai). Soma de: I/10 (Figura parental agredia ou machucava parceiro), I/13 (Bebiam mais álcool do que o desejado), I/25 (Inclinação para provocar ou diminuir o filho), I/26 (Batia ou punia fisicamente o filho com mais frequência que a maioria dos pais), I/27 (Interferência sexual ou espera de que o filho toque os genitais da figura parental).

I/46 *Escore Geral de Cuidados Parentais Problemáticos*. Soma dos escores parentais apresentados acima (de I/40 a I/45).

A pergunta I/2 (Seus pais ainda estão vivos?) não se aplica necessariamente à infância e teve baixo potencial agregativo em relação a ambos os pais. Consequentemente, não foi incluída em nenhum dos escores. Nem a pergunta I/23 (Seus pais queriam que você crescesse?), que também teve baixo potencial agregativo.

A pergunta I/30 (Ambivalência) diferiu do resto ao refletir os sentimentos da criança sobre a(s) figura(s) parental(is) e, desse modo, deve ser vista como uma variável dependente no estudo dos efeitos dos cuidados parentais. Por essa razão, não foi incluída em qualquer dos escores relacionados acima.

## SESSÃO II – INFÂNCIA

Vinte e quatro perguntas sobre a personalidade, reações e comportamento na infância foram incluídas nesta análise. O teste de esfericidade de Bartlett ($p = 0,00000$) e o teste KMO (0,85) foram ambos satisfatórios. O eixo principal da fatoração mostrou que seis variáveis tinham valores específicos $> 1,0$. Juntos, eles respondem por 56% da variância, com 25% explicados pelo fator 1. Devido ao número de variáveis que aparecem em mais de um fator, foi realizada a rotação Varimax. Na análise final, dois fatores tiveram valores específicos superiores a 1,0 e, somados, responderam por 30% da variância, sendo 25% explicados pelo fator 1. A convergência aconteceu após 7 iterações.

A tabela A.3.4.2 mostra as cargas fatoriais das variáveis nos seis fatores que emergiram. O fator 1 parece refletir a insegurança e a timidez gerais. O fator 2 indica atitude agressiva e controladora em relação aos outros. Isso lembra o fator 3, que implica desconfiança dos outros. Encontra-se em ambos os fatores a dificuldade em aceitar carinhos e outras demonstrações de afeto. Assim, parece justificado combinar os fatores 2 e 3 para fazer um escore simples. O fator 4 descreve o clássico "Vaso de Dresden", um filho amado, mas tão frágil que teme separar-se dos pais. O fator 5 é a criança deprimida e chorosa, enquanto o fator 6 descreve o que Bowlby (1980, p. 156) chama de "cuidador compulsivo". Os escores seguintes foram derivados desses fatores para análises posteriores:

## NOVOS ESCORES DAS VARIÁVEIS DA INFÂNCIA

*II/40 Escore de Timidez na Infância*. Soma de: II/7 (Descreve-se como uma criança insegura), II/10 (Abaixo do potencial), II/12 (Falta de autoconfiança), II/15 (Criança Tímida), II/16 (Criança passiva), II/24 (Solitária, evitava os outros), II/25 (Achava difícil pedir ajuda).

*II/41 Escore de Agressividade/Desconfiança na Infância*. Soma de: II/20 (Adultos vistos como não confiáveis ao longo de toda a infância), II/26 (Difícil aceitar carinhos ou outras demonstrações de afeto), II/27 (Suspeita e desconfiança), II/28 (Controladora, "mandona", domina os amigos), II/29 (Mal-humorada), II/30 (Problemas com comportamento agressivo ou antissocial), II/31 (Teimosa).

*II/42 Escore de Criança Preciosa (Vaso de Dresden)*. Soma de: II/8 (Criança ansiosa), II/14 (Medo de ser deixada só ou de ser separada dos pais), II/17 (Sente-se impotente, incapaz de enfrentamento), II/18 (Tratada como um bebê, vista como doce e simpática), II/19 (Vista como delicada e frágil).

*II/43 Escore de Infelicidade na Infância*. Soma de: II/9 (Vê a si mesma como uma criança infeliz), II/32 (Chorava com frequência), II/33 (Muitas vezes desejava a própria morte).

*II/44 Escore de Cuidados Compulsivos na Infância*. Soma de: II/11 (Quando criança, sempre cuidava dos outros), II/23 (Vista pelos outros como mais forte e mais capaz do que realmente era).

*II/45 Escore de Vulnerabilidade Geral na Infância*. Soma das variáveis anteriores da infância, de II/40 a II/44.

As perguntas não incluídas foram as de número II/1–6 e II/34–35. Elas cobriam eventos e circunstâncias da infância e não são integrantes do padrão de apego, embora possam influenciar os desenvolvimentos e relacionamentos posteriores.

## SEÇÃO IV – ENFRENTAMENTO E SINTOMAS ATUAIS

Após as análises preliminares, as perguntas nesta seção foram divididas em duas categorias: aquelas referentes aos modos de enfrentamento e visão de mundo do respondente na época de completar o formulário (chamadas "Variáveis do Estilo de Enfrentamento e da Personalidade") e aquelas referentes aos sentimentos e reações atuais (chamadas "Variáveis de Sintomas e Sofrimento Emocional").

Embora essa divisão pareça clara, a ligação entre enfrentamento e sintomas era algumas vezes tão próxima que fazia mais sentido contabilizá-las junto. Assim, a pergunta sobre enfrentamento 17f, na qual os respondentes concordam que, ao chegar ao limite, "afogariam suas mágoas na bebida", teve alta correlação com o sintoma da pergunta 8 (Você usa o álcool para controlar a ansiedade e a depressão; se sim, você bebe muito mais do que deveria?). De modo similar, IV/15 (Você às vezes confia nos outros mais do que deveria?) parece um modo de enfrentamento, mas descobriu-se que estava altamente correlacionada a uma resposta positiva à pergunta "Você recentemente chegou ao seu limite?", a qual está

**Tabela A.3.4.2** Cargas fatoriais das variáveis referentes à infância

| # | Carga | Título | # | Carga | Título |
|---|---|---|---|---|---|
| *Fator 1* | | | *Fator 4* | | |
| 7 | 0,57 | Criança insegura | 14 | 0,51 | Temor de separação |
| 10 | 0,48 | Abaixo do potencial | 18 | 0,41 | Criança doce |
| 12 | 0,75 | Falta de autoconfiança | 19 | 0,45 | Criança delicada/frágil |
| 15 | 0,61 | Criança tímida | (8) | 0,37 | Criança ansiosa |
| 16 | 0,57 | Passiva | (17) | 0,43 | Impotente |
| 24 | 0,60 | Solitária | | | |
| (8) | 0,31 | Criança ansiosa | | | |
| (17) | 0,43 | Impotente | | | |
| (26) | 0,30 | Difícil de aceitar carinhos | | | |
| (25) | 0,61 | Difícil pedir ajuda | | | |
| *Fator 2* | | | *Fator 5* | | |
| 28 | 0,48 | "Mandona" | 9 | 0,50 | Criança muito infeliz |
| 29 | 0,53 | Mal-humorada | 32 | 0,50 | Chorava muito |
| 30 | 0,68 | Criança agressiva | 33 | 0,48 | Desejava estar morta |
| 31 | 0,62 | Teimosa | | | |
| (23) | 0,30 | Considerada mais forte do que era | | | |
| (26) | 0,39 | Difícil de aceitar carinhos | | | |
| *Fator 3* | | | *Fator 6* | | |
| 20 | 0,71 | Desconfiava dos adultos | 11 | 0,45 | Sempre cuidou dos outros |
| 27 | 0,64 | Desconfiada | (23) | 0,49 | Considerada mais forte do que era |
| (26) | 0,36 | Difícil de aceitar carinhos | (25) | 0,39 | Difícil pedir ajuda |

As variáveis entre parênteses ocorrem em mais de um fator.

muito próxima de ser uma variável de sintoma. Para o propósito de análise, todas essas perguntas foram incluídas entre as variáveis "Sintomas e Sofrimento Emocional".

A pergunta IV/19 (Com que frequência você chora – Nunca/Às vezes/Sempre?) parece uma medida simples dos sentimentos e das reações atuais, mas a análise fatorial preliminar das variáveis compartilhadas dessa seção mostrou que as pessoas que responderam "Nunca" a essa pergunta adotavam um estilo de enfrentamento caracterizado pela inibição. Por essa razão, as respostas a essa pergunta foram subdivididas em duas perguntas dicotômicas: IV/19a (Nunca chora – Escore: Nunca = 1, Às vezes e Sempre = 0) e IV/19b (Chora com frequência – Escore: Sempre = 1, Às vezes e Nunca = 0).

As respostas à pergunta IV/23 (Você acha difícil expressar sentimentos de tristeza ou pesar?) poderiam ser vistas como uma variável da personalidade nas populações não enlutadas, mas existe um significado bem diferente para os enlutados, para quem elas se aproximam bastante de um sentimento de sofrimento.

Na análise final é importante reconhecer que os grandes eventos da vida, tais como a perda de uma pessoa amada, provavelmente influenciam o modo como as pessoas veem e lidam com o mundo. Essa tentativa de separar os estilos de enfrentamento e as reações, como se o primeiro fosse um aspecto imutável da personalidade, deveria ser tratada com cautela. Isso posto, existe algum valor na tentativa de separar os dois, uma vez que o enfrentamento provavelmente influencia a reação e pode ter implicações importantes para os programas de intervenção.

## IV/A – ENFRENTAMENTO ATUAL E PERSONALIDADE

Foram incluídas nesta análise vinte perguntas sobre os modos de enfrentamento do estresse e sobre personalidade. O valor KMO de 0,71 e o teste de Bartlett ($p = 0,00000$) indicam a adequação para a análise fatorial. Cinco fatores emergiram com valores específicos acima de 1,0. Juntos, eles explicaram 53% da variância. O primeiro fator explicou 19%. Devido ao fato de muitos itens aparecerem em mais de um fator, a rotação Varimax foi garantida. A convergência ocorreu após 13 iterações.

A tabela A.3.4.3 mostra as cargas fatoriais rotacionadas. Elas sugerem que ocorreram quatro grupos de variáveis. O primeiro, fator 1, está relacionado com a inibição e com o controle de sentimentos e o segundo, fator 2, com agressão e desafio aos outros. Os fatores 3, 4 e 5 cobrem as respostas à lista de múltipla escolha na pergunta IV/17 (Se você chegar ao seu limite, ...?). O fator 3 inclui quatro perguntas que indicam que o respondente procuraria a ajuda dos outros, o fator 4 compreende as duas perguntas relacionadas à introversão e o fator 5 uma pergunta simples sobre afogar as mágoas na bebida.

A pergunta IV/17g (Quando chega ao limite – toma uma overdose) contribui de modo negativo para o fator 3, o que implica que as pessoas que procurariam os outros têm menor probabilidade de causar mal a si, em comparação com aquelas que não procurariam, mas a carga fatorial não foi alta e essa pergunta não foi incluída em quaisquer escores de enfrentamento ou reação descritos abaixo.

As perguntas IV/17j–l só foram adicionadas ao questionário em um estágio posterior. O número de pessoas que completaram o questionário não era suficiente para preencher os critérios para a análise fatorial. Seguem abaixo os escores derivados dessa análise.

*IV/40 Escore de Enfrentamento – Inibição Emocional/Desconfiança.* Soma de: IV/5 (Acha difícil confiar nos outros), IV/19 (Nunca chora), IV/20 (Gostaria de chorar mais), IV/21 (Acha difícil mostrar afeição), IV/23 (Acha difícil expressar tristeza ou pesar). Este último item também vai ser tratado como uma variável de sintoma/sentimentos no capítulo 6, no qual é usado como uma medida da inibição do luto após a perda.

**Tabela A.3.4.3** Cargas fatoriais das variáveis Enfrentamento/Personalidade

| # | Carga | Título | # | Carga | Título |
|---|---|---|---|---|---|
| *Fator 1* | | | *Fator 4* | | |
| 5 | 0,40 | Difícil confiar nos outros | 17e | 0,45 | No Limite – Isola-se |
| 21 | 0,86 | Difícil mostrar afeição | 17i | 0,47 | No Limite – Introversão |
| 23 | 0,55 | Difícil expressar pesar | (17d) | –0,36 | No Limite – Procura os outros |
| *Fator 2* | | | *Fator 5* | | |
| 12 | 0,40 | Criancice/Imaturidade | 17f | 0,66 | No Limite – Afoga suas mágoas no álcool |
| 17h | 0,65 | No Limite – Irritação/Mau humor | | | |
| 22 | 0,50 | Agressivo/Desafiador | | | |
| *Fator 3* | | | | | |
| 17a | 0,43 | No Limite – Procura amigo | | | |
| 17b | 0,35 | No Limite – Procura família | | | |
| 17c | 0,45 | No Limite – Procura médico | | | |
| 17g | –0,31 | No Limite – Toma uma overdose | | | |
| (17d) | 0,51 | No Limite – Procura outros | | | |

*IV/41 Escore de Enfrentamento – Agressivo/Assertivo*. Soma de: IV/12 (Algumas vezes se comporta de modo infantil ou imaturo), IV/17h (Chegar ao Seu Limite – irritação ou mau humor), IV/22 (Descreve-se como agressivo ou desafiador).

*IV/42 Escore de Enfrentamento – Chegar ao Seu Limite – Procurar Ajuda*. Soma de: IV/17a (Chegar ao Seu Limite – Procurar ajuda de amigos), IV/17b (Chegar ao Seu Limite – Procurar ajuda da família), IV/17c (Chegar ao Seu limite – Procurar ajuda do médico), IV/17d (Chegar ao Seu Limite – Procurar ajuda de outros).

*IV/43 Escore de Enfrentamento – Chegar ao Seu Limite – Voltar-se para Dentro*. Soma de: IV/17e (Ao Chegar ao Seu Limite – Isolar-se), IV/17i (Ao Chegar ao Seu Limite – Dirigir a frustração para si, sentindo-se culpado).

Conforme indicado acima, a pergunta sobre afogar as mágoas no álcool foi tratada como uma variável de reação e foi incluída no escore IV/48 abaixo.

## IV/B – SINTOMAS ATUAIS E SOFRIMENTO EMOCIONAL

Foram incluídas nesta análise dezessete perguntas sobre sentimentos, reações e emoções na época em que o questionário foi completado, após indicação para tratamento psiquiátrico. O escore KMO de 0,78 e o teste de Bartlett (p. = 0,00000) indicaram sua adequação para a fatoração.

Uma análise dos componentes principais mostrou que seis fatores alcançaram valores específicos > 1,0. Juntos, eles representam 58% da variância, o fator 1 explicou 21%. Devido ao fato de muitas variáveis com cargas fatoriais > 0,3 terem sido encontradas em mais de um fator, foi realizada uma rotação Varimax. Esta convergiu após dezoito iterações.

A tabela A.3.4.4 mostra as cargas fatoriais para variáveis nos seis fatores principais. O fator 1 inclui perguntas sobre ansiedade, medo e perda de confiança, o fator 2 lamentação e solidão (as características principais do luto), o fator 3 dá cargas altas de depressão, tensão e medicação psicotrópica, mas também se sobrepõe a ansiedade e lamentação. O fator 4 parece implicar impotência e dependência. O fator 5 descreve pessoas que não podem chorar e desejariam. Assim, isso lembra o fator 1 da seção enfrentamento e personalidade descrita acima. Por essa razão, as perguntas do fator 5 foram incluídas no Escore de "Enfrentamento: Inibição/Desconfiança" (IV/40) descrito acima.

A pergunta IV/8 foi um escore combinado derivado da pergunta "Você usa o álcool para controlar a ansiedade e a depressão? Se sim, você bebe muito mais do que deveria?" Esse emergiu como o componente principal do fator 6, com uma baixa associação com IV/24 (Cheio de remorsos). Este último foi mais fortemente incluído no fator 2, enquanto IV/8 parece pertencer à pergunta de "enfrentamento" IV/17f (Chegar ao Seu Limite – Afogar mágoas no álcool). Essas duas perguntas (IV/8 e IV/17f) foram portanto designadas ao mesmo escore de "Sintoma/Sofrimento Emocional" (IV/48 abaixo). Os escores derivados dessa análise são como se segue.

**Tabela A.3.4.4** Cargas fatoriais das variáveis Emoções/Sintomas

| # | Carga | Título | # | Carga | Título |
|---|---|---|---|---|---|
| *Fator 1* | | | *Fator 4* | | |
| 1 | 0,76 | Muito ansioso | 15 | 0,69 | Dependente |
| 4 | 0,66 | Falta de confiança | 16 | 0,70 | Deseja ser cuidado |
| (9) | 0,54 | Difícil enfrentamento | (9) | 0,35 | Difícil enfrentamento |
| (3) | 0,38 | Muito tenso | (18) | 0,49 | Chegou ao limite recentemente |
| (10) | 0,65 | Pânico/Medo agudo | | | |
| | | | *Fator 5* | | |
| *Fator 2* | | | 19a | 0,80 | Nunca chora |
| 11 | 0,68 | Muito solitário | 19b | −0,66 | Chora com frequência |
| 14 | 0,64 | Lamentação | (20) | 0,59 | Deseja chorar mais |
| (24) | 0,66 | Cheio de remorsos | | | |
| (2) | 0,43 | Muito deprimido | | | |
| | | | | | |
| *Fator 3* | | | *Fator 6* | | |
| 7 | 0,42 | Medicação | 8 | 0,85 | Excesso de álcool |
| (2) | 0,59 | Muito deprimido | (24) | 0,38 | Cheio de remorsos |
| (3) | 0,66 | Muito tenso | | | |
| (10) | 0,32 | Pânico/Medo agudo | | | |
| (14) | 0,35 | Lamentação | | | |
| (18) | 0,45 | Chegou ao limite recentemente | | | |
| (20) | 0,34 | Gostaria de chorar mais | | | |

As variáveis entre parênteses ocorrem em mais de um fator.

*IV/44 Escore de Ansiedade/Pânico*. Soma de: IV/1 (Muito ansioso), IV/4 (Falta de confiança), IV/9 (Difícil enfrentamento), IV/10 (Algumas vezes sente pânico ou medo agudo).

*IV/45 Escore de Pesar/Solidão*. Soma de: IV/11 (Muito solitário), IV/14 (Muito tempo se lamentando), IV/24 (Cheio de remorsos).

*IV/46 Escore de Depressão/Medicação*. Soma de: IV/2 (Muito deprimido), IV/3 (Muito tenso), IV/7a (Toma medicação para os nervos), IV/7b (Exagera no uso de medicação).

*IV/47 Escore de Dependência Afetiva*. Soma de: IV/15 (Confia demais nos outros), IV/16 (Deseja ser cuidado), IV/18 (Chegou ao seu limite recentemente).

*IV/48 Escore de Consumo de Álcool*. Soma de: IV/8a (Usa o álcool para controlar a ansiedade e a depressão), IV/8b (Bebe muito mais do que deveria), IV/17f (Quando chega ao seu limite afoga suas mágoas no álcool).

*IV/49 Escore de Sofrimento Emocional Geral*. Soma de IV/44–48.

O Teste de Kolmogorov-Smirnov foi usado em todos os escores para determinar sua normalidade. Somente o Escore de Vulnerabilidade Geral na Infância foi maior que 0,05 tanto no escore inicial quanto no escore do *follow-up*. Por essa razão, as estatísticas não paramétricas foram usadas, quando apropriado, para analisar esses dados.

# ANEXO 3.5 – CONFIABILIDADE DOS ESCORES

A *confiabilidade interna* ou consistência de todos os escores foi testada por meio do cálculo do coeficiente alfa. Os resultados dessa análise são mostrados na tabela A.3.5.1. Como se poderia esperar, a confiabilidade mais alta é encontrada nos escores que foram criados desde o começo para medir aspectos da mesma variável: a Incapacidade ($\alpha$ 0,88) e Desentendimentos Conjugais ($\alpha$ 0,99). Outros escores que alcançam ou chegam perto do nível 0,8 são a Superproteção Parental, a Separação Parental e a Timidez na Infância.

O resto teve níveis mais baixos de consistência interna. Isso não é surpreendente, uma vez que as perguntas foram escolhidas para cobrir a gama mais ampla possível de variáveis em vez de combinar escores particulares. Por exemplo, o escore de Desarmonia Conjugal foi construído para incluir dois tipos diferentes de fatores de risco, os desentendimentos conjugais e a dependência. Os Desentendimentos Conjugais foram medidos usando-se uma *checklist* e, como vimos, descobriu-se que tinham alta confiabilidade interna. A Dependência foi medida em duas perguntas, uma que acessava a dependência do respondente em relação ao parceiro e a outra a dependência do parceiro em relação ao respondente. Essas duas perguntas também tiveram alta confiabilidade ($\alpha$ 0,99), mas a confiabilidade caiu para 0,46 quando todos os três itens foram contados como um escore. Mesmo assim, é razoável reter o escore de Desarmonia Conjugal porque uma pesquisa anterior descobriu que todas essas variáveis muito diferentes contribuem para os problemas, tanto antes quanto depois do fim do relacionamento em questão.

O fato de a maioria das variáveis ter sido encontrada pela análise fatorial para agrupá-las em categorias também nos reassegura que os escores derivados desse modo provavelmente são muito significativos. A comprovação de cada pergunta particular, é claro, deve esperar um exame de até que ponto elas confirmam ou contradizem as hipóteses que o estudo ajudou a testar.

*Confiabilidade do teste/reteste* é um modo mais satisfatório de acessar até que ponto os respondentes responderam consistentemente às mesmas perguntas. Ela foi testada em uma amostra de sessenta respondentes que completaram o questionário uma segunda vez, no mínimo mais de dois meses depois, com média de dezenove meses depois. Somente os escores que não se espera que mudem ao longo do tempo (principalmente os de Cuidados Parentais e Infância) poderiam ser incluídos. O escore de cada respondente na primeira vez em que responderam ao questionário foi comparado ao escore no *follow-up* e o Coeficiente de Spearman (*rho*) foi calculado. Os coeficientes resultantes dessa análise são mostrados na tabela A.3.5.1, com os resultados significativos em itálico (todos foram significativos).

### Tabela A.3.5.1 Confiabilidade dos escores

| Escores Parentais | Mãe | | Pai | | Ambos | |
|---|---|---|---|---|---|---|
| | Alfa | Rho | Alfa | Rho | Alfa | Rho |
| (I/40) Controle distante | 0,80 | *0,56* | 0,85 | *0,74* | 0,86 | *0,75* |
| (I/41) Superproteção | 0,85 | *0,75* | 0,85 | *0,74* | 0,85 | *0,74* |
| (I/42) Depressão/Problemas psiquiátricos | 0,83 | *0,71* | 0,78 | *0,64* | 0,78 | *0,64* |
| (I/43) Separações | 0,88 | *0,78* | 0,90 | *0,81* | 0,91 | *0,83* |
| (I/44) Proximidade incomum | 0,76 | *0,62* | 0,80 | *0,57* | 0,76 | *0,61* |
| (I/45) Rejeição/Violência | 0,78 | *0,53* | 0,73 | *0,58* | 0,77 | *0,63* |
| (I/46) *Cuidados parentais problemáticos* | 0,87 | *0,77* | 0,85 | *0,74* | 0,85 | *0,76* |
| *Vulnerabilidade na Infância* | | | Alfa | Rho | | |
| (II/40) Timidez | | | 0,88 | *0,78* | | |
| (II/41) Agressividade/Desconfiança | | | 0,82 | *0,69* | | |
| (II/42) Criança preciosa (Vaso de Dresden) | | | 0,87 | *0,77* | | |
| (II/43) Infelicidade | | | 0,69 | *0,52* | | |
| (II/44) Cuidado compulsivo | | | 0,86 | *0,76* | | |
| (II/45) *Vulnerabilidade geral* | | | 0,90 | *0,82* | | |
| *Escores de Apego* | | | | | | |
| Apego Ansioso/Ambivalente | | | 0,91 | *0,83* | | |
| Apego Evitador | | | 0,80 | *0,67* | | |
| Apego Desorganizado | | | 0,87 | *0,77* | | |
| Escore de Apego Inseguro | | | 0,94 | *0,89* | | |
| *Circunstâncias na Idade Adulta* | | | Alfa | Rho | | |
| (III/3f) Incapacidade | | | 0,90 | *0,81* | | |
| *Enfrentamento e Personalidade* | | | | | | |
| (IV/40) Inibição Emocional/Desconfiança | | | 0,64 | *0,59* | | |
| (IV/41) Agressivo/Assertivo | | | 0,49 | *0,42* | | |
| (IV/42) Chegar ao Seu Limite – Procurar ajuda | | | 0,48 | *0,52* | | |
| (IV/43) Chegar ao Seu Limite – Voltar-se para dentro | | | 0,38 | *0,47* | | |
| (IV/50) *Enfrentamento problemático* | | | 0,65 | *0,55* | | |
| *Sintomas Atuais e Sentimentos* | | | | | | |
| (IV/44) Ansiedade/Pânico | | | 0,68 | N/A | | |
| (IV/45) Pesar/Solidão | | | 0,54 | N/A | | |
| (IV/46) Depressão/Medicação | | | 0,47 | N/A | | |
| (IV/47) Dependência afetiva | | | 0,52 | N/A | | |
| (IV/48) Consumo de álcool | | | 0,66 | N/A | | |
| (IV/49) *Sofrimento emocional geral* | | | 0,62 | N/A | | |

Notas: N/A: Não aplicável para reteste. Coeficiente Alfa de Confiabilidade Interna n. 278. Rho-Spearman: coeficiente obtido no Teste/Reteste no *follow-up* n. 60.

A maioria dos *Escores de Cuidados Parentais* está no limite de variação satisfatório com os coeficientes de Spearman > 0,65. Os escores referentes ao relacionamento com a mãe tinham coeficientes muito similares àqueles ligados ao pai. Os coeficientes mais baixos (ambos coeficientes alfa e rho) são aqueles que refletem a Proximidade Parental Incomum. Embora a confiabilidade dos escores para Mãe e Pai separadamente sejam melhorados quando ambos são somados para formar o escore combinado de Proximidade Incomum, esses escores são compostos por somente duas perguntas e nenhuma delas tem uma carga fatorial alta. Uma vez que os coeficientes alfa para esse escore também são baixos, a confiabilidade das medidas da Proximidade Incomum fica sob suspeita e isso será levado em consideração naquelas análises que fizerem uso dessa variável.

A maioria dos coeficientes de escores derivados da seção II do questionário, Situação e Relacionamentos na Infância, cai no mesmo limite de variação satisfatório com exceção do escore de Infelicidade na Infância, que só alcançou 0,52. Esse escore é baseado em três perguntas do quinto fator, que emergiram com cargas fatoriais relativamente baixas. A correlação mais alta (0,82) nessa seção derivou do escore de Vulnerabilidade Geral na Infância. Nesse caso, era apropriado usar a correlação de Pearson.

Os *escores de Apego* eram razoavelmente confiáveis, com rho 0,89 dos escores gerais, correlações rho 0,83 do escore de Ansioso/Ambivalente e rho 0,77 dos escores de Apego Desorganizado. A correlação mais baixa foi aquela do escore de Apego Evitador (rho 0,63).

Somente um escore na seção III, Condição Adulta, era adequado para teste. Foi o escore de Incapacidade, considerado confiável com um coeficiente de 0,79. O escore de Desentendimentos Conjugais e o escore de Desarmonia Conjugal tinham correlações mais baixas (0,62 e 0,42), mas eles também podem ter se modificado ao longo do tempo entre o término do primeiro questionário e o do segundo.

Nenhum dos escores na seção IV, Sintomas e Sofrimento Emocional, era adequado para a testagem de confiabilidade teste/reteste, porque todos têm a probabilidade de ter sido afetados pela terapia ou pela passagem do tempo. Mesmo os escores de Modo de Enfrentamento e da Personalidade têm a probabilidade de mudar e provavelmente não podem provar uma confiabilidade constante. A correlação Spearman no reteste do escore geral de Enfrentamento Problemático foi 0,55, com os escores constituintes variando de 0,49 (Enfrentamento – Agressivo/Assertivo) a 0,67 (Enfrentamento – Inibição Emocional/Desconfiança).

# ANEXO 3.6 – INTERCORRELAÇÃO E CONFIABILIDADE DOS ESCORES DOS PADRÕES DE APEGO

O conceito de apego seguro de Ainsworth parece estar refletido nos baixos escores de "Cuidados Parentais Problemáticos" e "Vulnerabilidade na Infância". Isso é confirmado por uma correlação razoavelmente alta e bastante significativa entre os escores de "Cuidados Parentais Problemáticos" e de "Vulnerabilidade na Infância" (r 0,64). Os dois escores podem ser combinados para compor um escore de "Insegurança de Apego". Um baixo escore da variável combinada é tomado como indicador do "Apego Seguro".

Os três tipos de Apego Inseguro de Ainsworth e Main também estão refletidos nesses dados. O "Apego Ansioso/Ambivalente" reflete-se nos escores de "Proximidade Incomum" em relação aos pais, "Superproteção" dos pais, "Timidez na Infância" e "Criança Preciosa (Vaso de Dresden)".

A tabela A.3.6.1 mostra a intercorrelação entre essas quatro variáveis. "Superproteção" está altamente correlacionada aos escores de "Timidez na Infância" e "Criança Preciosa" e menos ao escore de "Proximidade Incomum". Parece razoável somar os quatro escores a fim de produzir um escore de "Apego Ansioso/Ambivalente".

O "Apego Evitador" está refletido no escore de "Controle Parental Distante" (que incluía concordância com a afirmação de que uma figura parental tinha sido "Incapaz de mostrar afeto e de abraçar ou de fazer carinho em você") e no escore de "Agressividade/Desconfiança na Infância" (que incluía concordância com o fato de que, quando criança, a pessoa "achava difícil aceitar carinhos ou outras demonstrações de afeto"). Os dois escores estão correlacionados (r 0,42) e podem ser somados para compor a medida única de "Apego Evitador".

**Tabela A.3.6.1** Correlação entre os componentes do escore de Apego Ansioso/Ambivalente

|  | Proximidade Incomum com os Pais | Superproteção | Timidez na Infância | Criança Preciosa |
|---|---|---|---|---|
| Proximidade Incomum | X | 0,18** | 0,09 | 0,27** |
| Superproteção |  | X | 0,25** | 0,50** |
| Timidez na Infância |  |  | X | 0,48** |

** p. < 0,01

Devido ao fato de somente duas variáveis estarem envolvidas, não é necessária uma análise multivariada.

Embora não incluída no escore, uma resposta positiva à pergunta "Você aprendeu a ser independente, a se bastar, quando era pequeno?" (II/22) também se correlacionava (rho de Spearman 0,13) ao escore de Apego Evitador em um grau pequeno, mas significativo (significância única 0,037).

O "Apego Desorganizado/Desorientado" foi menos facilmente medido. As mães descritas por Main tinham sofrido perdas graves, estresse e depressão. O mais próximo disso no QRA parece derivar da pergunta "Sua família foi submetida a risco grave ou perseguição por um longo período de tempo?' (II/4), mais o escore parental de "Depressão/Psiquiátrica" e o escore parental de "Rejeição/Violência". As crianças no estudo de Main tinham reagido tornando-se infelizes e impotentes. No QRA o escore de "Infelicidade na Infância" parece captar essa reação.

Apesar da pesquisa (citada na página 27) que sugere que as pessoas que experienciaram o apego desorganizado no começo da infância desenvolvem posteriormente modos coercivos de controlar os outros, decidiu-se colocar na categoria Apego Evitador as respostas à pergunta II/28 "Você achava importante ser a pessoa no controle, era 'mandão' ou propenso a dominar seus amigos?" A justificativa para isso vem dos resultados de que as respostas positivas a essa pergunta correlacionaram o rho de Spearman = 0,32 a outras perguntas que compõem o escore de Apego Evitador (p. = 0,000) enquanto sua correlação com o escore de Apego Desorganizado era somente 0,15 (p. = 0,021). Parece que tentativas de dominar requerem mais autoconfiança do que foi encontrada na nossa amostra.

Por outro lado, a estratégia de abnegadamente cuidar dos outros, que é refletida no escore de Cuidados Compulsivos, estava significativamente correlacionada aos escores de De-

**Tabela A.3.6.2** Intercorrelação entre os componentes do escore de Apego Desorganizado/Desorientado

|  | Depressão/Problema Psiquiátrico Parental | Rejeição/Violência Parental | Infelicidade na Infância | Cuidado Compulsivo na Infância |
|---|---|---|---|---|
| Risco Familiar/Perseguição | 0,16* | 0,25** | 0,18** | 0,02 |
| Depressão/Problema Psiquiátrico Parental | X | 0,42** | 0,31** | 0,30** |
| Escore de Rejeição/Violência Parental |  | X | 0,34** | 0,28** |
| Infelicidade na Infância |  |  | X | 0,13* |

** p. < 0,01; * p. < 0,05

pressão/Problema Psiquiátrico Parental, Rejeição/Violência Parental e Infelicidade na Infância, embora não se correlacionasse às respostas positivas à pergunta sobre Risco na Família.

A intercorrelação entre esses escores é mostrada na tabela A.3.6.2. A maioria das correlações é significativa e moderadamente alta. Para os propósitos de nossa pesquisa parece razoável combinar os escores para obter uma medida única do "Apego Desorganizado".

A confiabilidade dos escores dos três apegos inseguros foi testada nas 45 pessoas enlutadas que foram acompanhadas, comparando seus escores iniciais dessas variáveis com os escores no *follow-up*. A confiabilidade do teste/reteste dos escores de apego era alta, conforme o confirmado pelos escores do alfa de Cronbach na tabela A.3.6.3.

**Tabela A.3.6.3** Confiabilidade do teste/reteste dos escores de Apego

| | |
|---|---|
| Apego Seguro/Inseguro | 0,91 |
| Apego Ansioso/Ambivalente | 0,91 |
| Apego Evitador | 0,86 |
| Apego Desorganizado | 0,81 |

# ANEXO 3.7 – INSTRUÇÕES PARA PONTUAÇÃO DO QRA

## PERGUNTAS QUE FALTAM (VER TAMBÉM ANEXO 3.3., P. 323)

Devido ao fato de os dados sobre idade e sexo do respondente estarem disponíveis a partir das anotações dos casos, estas perguntas foram omitidas nas versões iniciais do questionário e devem ser acrescentadas. (Elas foram incluídas como perguntas III/10 e III/11 nas versões posteriores.)

Algumas perguntas foram avaliadas como não confiáveis no teste/reteste. Elas foram apagadas, mas os números das perguntas permanecem inalterados para evitar confusão na análise das versões iniciais do QRA.

Em algumas versões anteriores do QRA a pergunta III/9 (sobre luto) foi numerada como III/8.

## DADOS PERDIDOS [*MISSING DATA*]

Foram adotadas quatro regras de manuseio:

1. Quando fica claro que, ao responder a uma série particular de perguntas Sim/Não, um respondente só assinalou as alternativas Sim e deixou outras respostas em branco, estas devem ser consideradas respostas Não.
2. *Dados dicotômicos*:
   - quando mais de três quartos das respostas dadas estão em uma categoria (0 ou 1), considera-se para as questões em branco a mesma resposta da maioria;
   - quando mais de um quarto e menos de três quartos das respostas estão em uma categoria (0 ou 1), as questões em branco devem ser contadas como intermediárias (i.e., 0,5).
3. *Dados contínuos*: Dados perdidos devem ser contados como a média para esta pergunta.
4. Quando grandes quantidades de dados estão faltando de uma parte do questionário, como no caso de o questionário ser modificado, aqueles respondentes que não completaram essas partes devem ser excluídos da análise dessas partes.

## Seção I: Sobre Seus Pais

- I/2a Mãe/Pai vivos faltando = 0 (Vivos)
- Se um dos Pais morreu (I/2a = Não) em todas as perguntas restantes (I/3–I/30) faltando = 0.

## Seção II: Sobre Sua Infância

- II/12, II/23, II/25, II/31 faltando = 0,5 (substituição da média aproximada).
- II/34 (Respondente nascido fora do Reino Unido) contar dado que falta como 0 (Não).
- Se II/34 = Sim, então se II/35 (Idade quando imigrou) estiver faltando, substituir pela média da sua amostra.

*Todas as outras perguntas na seção II contar os dados faltando como 0 (Não).*

## Seção III: Sobre Sua Vida Adulta

- III/2a (Você mora sozinho?) faltando, marcar 0 (Não).
  Se III/2a = Sim (Mora sozinho) e se III/2b (Anos sozinho) estiver faltando, substituir pela média da sua amostra.
- III/3a–e (Doença ou incapacidade física?) faltando, marcar 0 (Não).
- III/6 (Confidente) faltando dados, marcar 0,5.
- Se III/7a–d (Perguntas referentes ao parceiro) têm todas a contagem 0 ou estiverem faltando, considerar ambas, as que faltam e as 0, como 8 (= Sem parceiro). Se uma ou mais dessas perguntas tiverem a contagem 1 (Sim), considerar faltante = 0 (Não).
- III/7e–j foram acrescentadas recentemente ao questionário e requerem mais análises usando as regras de manuseio descritas acima.
- Se III/9 (Enlutado) for considerado 0 ou 1 (Sim ou Não) e III/9a (Quantos morreram?) estiver faltando, marcar 0.
- Se III/9 for 0, então se III/9b–h (Variáveis de Risco de Luto) estiverem faltando, considerar N/A (Não se aplica).
- Se III/9a for 1 ou mais, então se III/9b,c,d estiverem faltando = 0,5 e se III/9e,f estiverem faltando = 0 (Não) e se III/9g (Era seu parceiro?) estiver faltando, verificar se qualquer das sete perguntas indicam que havia um parceiro. Se a resposta for Não, marcar III/9g como 0.
- Se III/11 (Idade em anos) estiver faltando, substituir pela média da sua amostra.

## Seção IV: Sobre você hoje

- Perguntas IV/1-IV/5, IV-9-IV/16, IV/18 e IV/20: respostas que estiverem faltando, marcar 0,5.
- IV/7a (Medicação) e IV/8a (Álcool): respostas que estiverem faltando, marcar 0 (Não).
- Se IV/7a (Medicação) = 0 (Não), então IV/7b (excesso de medicação) = 9 (N/A).
- Se IV/7a = 1 (Sim), a resposta que estiver faltando para IV/7b é avaliada como 0 (Não).
- Se a resposta para a pergunta IV/8a (Álcool) for Não (=0), então a resposta que estiver faltando para IV/8b (álcool em excesso) é avaliada como 9 (N/A).
- Se a resposta para IV/8a for Sim (= 1), a resposta que estiver faltando para IV/8b é avaliada como 0 (Não).
- Se uma ou mais das questões entre IV/17a e IV/17i receberem escore 1 (Sim) e nenhuma receber escore 0 (Não), então o escore para respostas que faltarem será 0 (Não).
- Se houver respostas Sim (1) e Não (0) para as questões entre IV/17a e IV/17i, o escore para respostas que faltarem será 0,5.
- Se qualquer das questões entre IV/17j e IV/17l receber resposta Sim (1) ou Não (0) *e* se uma ou mais das questões IV/17a-l receber escore 1 (Sim) *e* nenhuma receber escore 0 (Não), então o escore para respostas que faltarem será 0 (Não).
- Se houver respostas Sim (1) e Não (0) para as questões entre IV/17a e IV/17l, o escore para respostas que faltarem será 0,5.
- Se as respostas para a questão IV/19 (Ficar choroso) estiverem faltando ou não forem conhecidas, devem ser reavaliadas como Às vezes (ver abaixo como reavaliar).

## AVALIANDO PERGUNTAS SEPARADAMENTE

Questões numéricas (por exemplo, I/2b, Que idade tinha quando o pai/a mãe morreu) devem ser avaliadas numericamente. A maior parte das perguntas com resposta Sim/Não recebe escores 1 para Sim e 0 para Não, exceto as abaixo:

- I/1 Você foi criado por seus pais verdadeiros?
- I/2a Seus pais ainda estão vivos?
- I/29 Seu nascimento foi planejado e esperado por seus pais?
- III/6 Você tem a quem confiar seus pensamentos e sentimentos mais íntimos?
- III/9b A morte foi esperada por mais de uma semana antes que acontecesse?

Todas essas recebem escores Sim = 0 e Não = 1.

- II/32 (Com que frequência você chorava Nunca/Às vezes/Sempre) é subdividida em II/32a Nunca Chora = 1, Às vezes ou Sempre = 0, e II/32b Sempre Chora = 1, Nunca ou às Vezes = 0.
- Se a resposta à pergunta III/9g ( A pessoa que morreu é a mesma a que você se referiu na pergunta III/7 acima?) se Sim, então pontue III/9i (Você era extraordinariamente dependente dessa pessoa?) como III/7b (Você era ou é muito dependente dessa pessoa?).
- Pontue III/9j (Essa pessoa era extraordinariamente dependente de você?) como III/7c (Essa pessoa era/é muito dependente de você?).
- III/9l (Vocês discordavam em muitas coisas?) Se III/7d × escore de Desentendimento Conjugal for > 1, pontue III/9l como 1. Se não for, pontue como 0.
- IV/19 (Com que frequência você chora? Nunca/Às vezes/Sempre) é subdividida em IV/19a Nunca Chora = 1, Às vezes ou Com Frequência = 0, e IV/19b Sempre Chora = 1, Nunca ou Às vezes = 0.

## ESCORES COMBINADOS

Os escores a seguir são obtidos pela soma de dois ou mais escores.

## Seção I

*Escores de cuidados parentais* são obtidos pela soma de escores individuais para Mães e Pais.

- *I/40 Escore de Controle Parental Distante* é a soma de: I/11 (Pais obtinham obediência ameaçando abandono ou expulsão do filho), I/15 (Inconsistente, algumas vezes respondendo e algumas vezes ignorando necessidades de atenção e afeto), I/16 (Desencorajava brincar com outras crianças) e I/28 (Incapaz de mostrar afeto, de abraçar ou de fazer carinho).
- *I/41 Escore de Superproteção Parental*. Soma de: I/17 (Pais que deram a impressão de que o mundo é um lugar muito perigoso no qual os filhos não sobreviveriam a menos que ficassem muito próximos), I/18 (Pais se preocupavam demasiadamente com a sua saúde), I/19 (Pais se preocupavam demasiadamente com a sua segurança) e I/20 (Pais superprotetores).
- *I/42 Escore de Depressão/ Problemas Psiquiátricos Parentais*. Soma de: I/7 (Pais nervosos, inseguros ou preocupados), I/8 (Episódios de melancolia ou depressão), I/9a (Tratamento psiquiátrico), I/9b (Admitido em um hospital para tratamento psiquiátrico), I/12 (Ameaçou se matar).
- *I/43 Escore de Separação dos Pais*. Soma de: I/1 (Não ter sido criado pelos pais verdadeiros), I/3 (Separado de algum dos pais por mais de um mês antes dos 6 anos), I/4

(Separado entre os 6 e os 10 anos), I/5 (Separado entre 11 e 16 anos) e I/14 (Pais frequentemente ausentes).

- I/44 *Escore de Proximidade Incomum com os Pais*. Soma de: I/6 (Medo de que os pais pudessem morrer ou ser mortos) e I/24 (Extremamente próximo dos pais).
- I/45 *Escore de Rejeição/Violência Parental*. Soma de: I/10 (Um dos pais agrediu ou machucou o parceiro), I/13 (Ingeria mais álcool do que seria bom para si), I/25 (Com tendência de provocar ou humilhar os filhos), I/26 (Batia ou punia fisicamente os filhos, mais frequentemente que a maioria dos outros pais) e I/27 (Abusava sexualmente ou queria que os filhos tocassem seus genitais).
- I/46 *Escore de Cuidados Parentais Problemáticos em Geral*. Soma dos escores acima, sobre cuidados parentais (I/40-I/45).

## Seção II

- II/36c O *Escore de Distúrbios na Infância* é obtido pela soma das respostas às perguntas II/5 (Doenças potencialmente fatais antes dos 6 anos) e II/6 (Doenças potencialmente fatais entre 6 e 16 anos).
- II/40 *Escore de Timidez na Infância*. Soma de: II/7 (Descreve-se como uma criança insegura), II/10 (Obtinha resultados inferiores), II/12 (Pouca autoconfiança), II/15 (Criança tímida), II/16 (Criança passiva), II/24 (Solitário, evitava companhia) e II/25 (Achava difícil pedir ajuda).
- II/41 *Escore de Agressividade/Desconfiança na Infância*. Soma de: II/20 (Desconfiava dos adultos por longo período na infância), II/26 (Dificuldade em aceitar carinhos ou outras demonstrações de afeto), II/27 (Desconfiado), II/28 (Controlador, "mandão", dominador dos amigos), II/29 (Mal-humorado), II/30 (Envolvia-se em problemas por ter comportamento agressivo ou antissocial), II/31 (Teimoso).
- II/42 *Escore de Criança Preciosa (Vaso de Desdén)*. Soma de: II/8 (Criança ansiosa), II/14 (Com medo de ser abandonada ou separada dos pais), II/17 (Sentia-se desamparada, incapaz de enfrentamento), II/18 (Vista como um bebê, doce e simpático) e II/19 (Vista como delicada e frágil).
- II/43 *Escore de Infelicidade na Infância*. Soma de: II/9 (Descrevia se como uma criança infeliz), II/32 (Chorava com frequência) e II/33 (Com frequência desejava estar morto).
- II/44 *Escore de Cuidados Compulsivos na Infância*. Soma de: II/11 (Na infância, sempre estava cuidando dos outros) e II/23 (Era visto como mais forte e mais capaz do que era realmente).
- II/45 *Escore de Vulnerabilidade Geral na Infância*. Soma das variáveis acima (II/40-II/44).

## Seção III

- *III/3f* O *Escore de Incapacidade* é obtido pela soma de respostas às questões III/3a-e. (Respostas à lista de tipos de incapacidades.)
- *III/7dx* O *Escore de Desentendimento Conjugal* é obtido pela soma das respostas a III/7d. i-ix (Principais áreas de discordância do parceiro).
- *III/9u* O *Escore de Trauma por Luto* é obtido pela soma das respostas às perguntas III/9b, e, f.
- *III/7xi Escore de Desarmonia Conjugal.* O Escore de Desentendimento Conjugal é somado às respostas a III/7b (Você era ou é muito dependente dessa pessoa?) e III/7c (Essa pessoa era/é muito dependente de você?).
- *III/9i Desarmonia com a Pessoa Falecida.* Soma de: III/9h (Proximidade incomum com a pessoa falecida), III/9i (Dependente da pessoa falecida), III/9j (Pessoa falecida dependente do enlutado) e III/9l (Discordâncias com a pessoa falecida).

## Seção IV

*Escore de Apoio Social.* Pontue novamente III/6 (Tem um confidente), de modo que uma resposta Sim receba escore 1 e uma resposta Não receba escore 0. Some, então, a resposta a IV/17 (Quando no seu limite (a) Procuraria ajuda de um amigo e (b) Procuraria ajuda da família).

- *IV/40* O *Escore de Enfrentamento: Inibição Emocional/Desconfiança* é obtido pela soma de: IV/5 (Acha difícil confiar em outras pessoas), IV/19a (Nunca chora), IV/20 (Gostaria de chorar mais), IV/21 (Acha difícil mostrar afeição) e IV/23 (Acha difícil expressar tristeza ou pesar).
- *IV/41 Escore de Enfrentamento: Agressividade/Assertividade.* Somar IV/12 (Às vezes comporta-se de maneira infantil ou imatura), IV/17h (Quando chega ao seu limite, fica irritado ou mal-humorado) e IV/22 (Descreve-se como agressivo ou desafiador).
- *IV/42 Escore Enfrentamento: Chegar ao Seu Limite – Procurar Ajuda.* Obtido pela soma de: IV/17a (Quando chega ao seu limite, procura ajuda de um amigo), IV/17b (Quando chega ao seu limite, procura ajuda da família), IV/17c (Quando chega ao seu limite, procura ajuda de um médico) e IV/17d (Quando chega ao seu limite, procura ajuda de outra pessoa).
- *IV/43 Escore Enfrentamento: Chegar ao Seu Limite – Voltar-se para Dentro.* Obtido pela soma de: IV/17e (Quando chega ao seu limite, isola-se das pessoas) e IV/17i (Quando chega ao seu limite, engole sua frustração, sente-se culpado).
- *IV/51 Escore Geral de Enfrentamento Problemático.* Obtido somando-se: IV/40 (Enfrentamento: Inibição Emocional/Desconfiança), IV/41 (Enfrentamento: Agressividade/Assertividade), IV/43 (Enfrentamento: Chegar ao Seu Limite – Voltar-se para Dentro) e IV/17g (Enfrentamento: Chegar ao Seu Limite e tomar uma overdose) e *subtraindo-se* IV/42 (Enfrentamento: Procura Ajuda).

- *IV/44 Escore de Ansiedade/Pânico Atual*. Obtido pela soma de: IV/1 (Muito ansioso), IV/4 (Falta-lhe confiança), IV/9 (Dificuldade de enfrentamento) e IV/10 (Às vezes sente pânico ou medo agudo).
- *IV/45 Escore de Pesar/Solidão Atual*. Obtido pela soma de: IV/11 (Muito solitário), IV/14 (Passa muito tempo lamentando-se) e IV/24 (Cheio de remorsos).
- *IV/46 Escore de Depressão/Medicação Atual*. Soma de IV/2 (Muito deprimido), IV/3 (Muito tenso), IV/7 (Toma medicação para os nervos) e IV/7b (Exagera no uso de medicação).
- *IV/47 Escore de Dependência Afetiva Atual*. Obtido pela soma de IV/15 (Confia demais nas pessoas), IV/16 (Gostaria que alguém cuidasse de si) e IV/18 (Recentemente chegou ao seu limite).
- *IV/48 Escore de Consumo de Álcool Atual*. Obtido pela soma de IV/8a (Usa o álcool para controlar a ansiedade e a depressão), IV/8b (Bebe muito mais do que deveria) e IV/17f (Quando chega ao limite, afoga suas mágoas no álcool).
- *IV/49 Escore de Sofrimento Emocional Geral Atual*. Somam-se os escores de IV/44 a IV/48.
- *IV/50 Escore de Disfunção Atual*. Somam-se os escores IV/7a (Toma medicação para os nervos), IV/7b (Toma medicação para os nervos mais do que deveria), IV/8a (Usa o álcool para controlar a ansiedade e a depressão), IV/8b (Exagera no uso de medicação), IV/9 (Tem dificuldade em arcar com suas responsabilidades) e IV/18 (Recentemente chegou ao seu limite).

## ESCORES DE APEGO

- *V/1 Escore de Apego Inseguro*. Obtido pela soma de: I/46 (Cuidados Parentais Problemáticos em Geral) e II/45 (Vulnerabilidade Geral na Infância).
- *V/2 Escore de Apego Ansioso Ambivalente*. Obtido pela soma de: I/40 (Controle Parental Distante), I/44 (Proximidade Incomum com os Pais), I/41 (Superproteção Parental), II/40 (Timidez na Infância) e II/42 (Criança Preciosa [Vaso de Dresden]).
- *V/3 Escore de Apego Evitador*. Soma de: I/28 (Pais Intolerantes à Proximidade), II/26 (Filho/a Intolerante à Proximidade) e II/41 (Agressividade/Desconfiança na Infância).
- *V/4 Escore de Apego Desorganizado/Desorientado*. Obtido pela soma de: II/4 (Família Sofreu Perseguição ou Esteve em Situação Grave de Perigo), I/42 (Depressão/Problema Psiquiátrico Parental), I/45 (Rejeição/Violência Parental), II/43 (Infelicidade na Infância) e II/44 (Cuidados Compulsivos).

# ANEXO 3.8 – MEDIDA DE DISTORÇÃO RETROSPECTIVA

Se a depressão, a ansiedade e outras emoções são influências cruciais nos escores derivados dos dados retrospectivos, deveríamos esperar que as mudanças em nossas medidas dessas emoções estivessem associadas a mudanças de magnitude similar nos escores retrospectivos. Para testar essa hipótese, os escores do *follow-up* de Depressão/Medicação, Ansiedade/Pânico e Sofrimento Emocional Geral foram subtraídos em cada caso de seus escores iniciais. Isso nos dá as medidas de *Mudança na Depressão, Ansiedade e Sofrimento Emocional Geral*.

Da mesma forma, os escores no *follow-up* de cada medida retrospectiva foram subtraídos de seus escores iniciais em cada caso, dando os índices de *Mudança nos Escores de Cuidados Parentais, Escores da Infância* e *Escore das Incapacidades*.

O Teste de Kolmogorov-Smirnov de normalidade foi aplicado em cada um desses novos escores e todos caíram para um nível menor que 0,5, indicando que os escores não foram normalmente distribuídos. Por essa razão, a medida de correlação de Spearman foi usada na análise desses dados. Cada um dos Escores de Mudança Emocional foi então correlacionado a cada uma das mudanças nos escores retrospectivos. Foi predito que, se as mudanças na emoção influenciam qualquer um desses escores retrospectivos, isso será refletido em uma correlação significativa entre os dois tipos de variável.

A tabela A.3.8.1 mostra as correlações de Spearman junto com a significância de todas as associações entre as mudanças em uma variável retrospectiva e nossos três indicadores de mudança emocional.

Contrariamente às expectativas, a mudança no escore de *Depressão/Medicação* no *follow-up* estava associada a apenas uma mudança significativa no escore retrospectivo. Havia uma associação pequena, mas significativa (p. < 0,05), entre a melhora na depressão/medicação e uma redução na tendência de ver os pais como superprotetores (conforme refletido no escore de Superproteção Parental).

A melhora no escore de *Ansiedade/Pânico* no *follow-up* estava associada a mudanças pequenas, mas significativas, em diversos escores. Significativas no nível 0,01 foram as reduções na visão dos respondentes a respeito de seus pais como superprotetores (rho 0,37) e uma visão geral mais positiva dos pais (rho 0,36) e de si mesmos quando crianças (rho 0,33). Nenhum dos escores que compunham o escore de Vulnerabilidade na Infância alcançou significância. No nível 0,05, a melhora na Ansiedade/Pânico estava associada a visões mais positivas dos pais como menos insensíveis (rho 0,33) e rejeitadores (rho 0,32). Nenhuma das correlações foi alta.

Uma vez que o *escore de Sofrimento Emocional Geral* incluía ambos os escores precedentes de Mudanças Emocionais, esperaríamos encontrar correlações similares. A melhora no escore de Sofrimento Emocional Geral estava correlacionada 0,32 (p. > 0,05) com um Escore Total de Cuidados Parentais mais baixo, implicando que os pais eram vistos sob uma luz ligeiramente mais positiva. O único escore individual de cuidados parentais a estar significativamente associado ao Sofrimento Emocional Geral melhorado foi a concepção dos pais como superprotetores (rho 0,44, p. > 0,01). Entre os escores relativos à infância, o de Vulnerabilidade Geral na Infância foi menor naqueles que apresentaram melhora em Sofrimento Emocional Geral (rho 0,29, p. > 0,01), do mesmo modo que os escores de Timidez na Infância (rho 0,28, p. > 0,01) e Infelicidade (rho 0,3, p. > 0,05).

Em outras palavras, esse estudo sugere que entre os *escores de cuidados parentais* a concepção do respondente da superproteção parental foi influenciada pelo humor depressivo, pela ansiedade e pelo nível de sofrimento emocional geral nos respondentes e indica que os níveis de ansiedade podem também influenciar as avaliações da insensibilidade e rejeição parentais. Embora estatisticamente significativas, *nenhuma dessas correlações era alta*. Os outros escores

**Tabela A.3.8.1** Correlações de Spearman – Mudança Emocional × Mudança nos escores Retrospectivos

| Mudanças no escore retrospectivo | Depressão Inicial – FU | Ansiedade Inicial – FU | Estresse Inicial Geral – FU |
|---|---|---|---|
| I/40 Controle Parental Distante | 0,00 | 0,33* | 0,20 |
| I/41 Superproteção Parental | 0,30* | 0,37** | 0,44** |
| I/42 Depressão/Problemas Psiquiátricos Parentais | −0,05 | 0,16 | 0,08 |
| I/43 Separação Parental | 0,02 | 0,05 | 0,07 |
| I/44 Proximidade Parental Incomum | 0,15 | 0,14 | 0,20 |
| I/45 Rejeição/Violência Parental | 0,05 | 0,32* | 0,23 |
| I/46 *Escore Parental Total* | 0,09 | 0,36** | 0,32* |
| II/40 Timidez na Infância | 0,12 | 0,20 | 0,28* |
| II/41 Agressividade/Desconfiança na Infância | 0,02 | 0,25 | 0,07 |
| II/42 Escore da Criança Preciosa (Vaso de Dresden) | 0,02 | 0,03 | 0,09 |
| II/43 Infelicidade na Infância | 0,03 | 0,18 | 0,30* |
| II/44 Cuidador Compulsivo na Infância | −0,04 | 0,14 | 0,07 |
| II/45 *Escore da Vulnerabilidade na Infância* | 0,15 | 0,33** | 0,30* |
| III/3f Escore de Incapacidade Adulta | 0,02 | −0,01 | −0,01 |

* p. > 0,05; ** p. > 0,01

parentais (Depressão / Problemas Psiquiátricos Parentais, Filhos Separados dos Pais e Proximidade Incomum) não foram influenciados. O exame de um gráfico que mostrava a mudança na Ansiedade em comparação com a mudança na concepção dos pais como Superprotetores mostra escores extrínsecos de dois respondentes que reportaram mais ansiedade no *follow-up* e então viam os pais como muito mais superprotetores do que no início.

As *avaliações específicas de si mesmos como crianças* dos respondentes não foram significativamente influenciadas por mudanças na depressão ou ansiedade, mas a mudança na ansiedade influencia o escore de Vulnerabilidade Geral na Infância, embora a correlação não fosse alta (rho 0,33, p. > 0,01). As percepções do indivíduo a respeito de si na infância como agressivo, um frágil "Vaso de Dresden" ou um cuidador compulsivo não foram muito influenciadas e os relatos de infelicidade na infância foram influenciados em pequeno grau pelo sofrimento emocional geral (rho 0,3, p. > 0,05), mas não pela depressão ou ansiedade sozinhas. O escore da Incapacidade Adulta não foi significativamente afetado por quaisquer dos escores de Mudança Emocional.

# ANEXO 3.9 – COMPARAÇÃO ENTRE QUESTIONÁRIO E DADOS CLÍNICOS

Uma vez que diversas variáveis que foram avaliadas pelo questionário são similares às avaliações obtidas das anotações dos casos, é possível testar a validade de cada uma comparando-as. Altas correlações vão sugerir que ambas estão medindo a mesma coisa; baixas correlações vão sugerir que elas não estão medindo a mesma coisa, embora elas não revelem qual é a medida mais válida.

Um diagnóstico clínico de depressão foi feito em 63% dos casos. A figura A.3.9.1 mostra a média do escore de Depressão/Medicação derivado do questionário na época da indicação para cuidados psiquiátricos em respondentes com e sem esse diagnóstico. Enquanto a associação entre os dois escores é altamente significativa (p. < 0,000), a correlação de

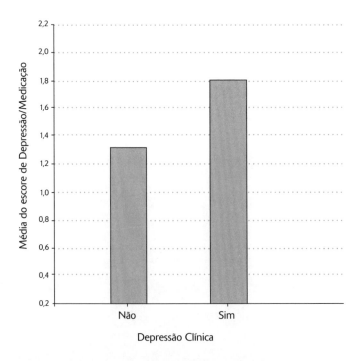

**Figura A.3.9.1** Diagnóstico clínico de Depressão × Média do escore de Depressão/ Medicação no QRA.

Spearman é somente 0,31. Isso sugere que, embora exista uma sobreposição entre eles, o escore de Depressão/Medicação não está tão intimamente associado à depressão clínica a ponto de um poder ser tomado como medida do outro.

Um estado de ansiedade muitas vezes acompanha a depressão. Esse era o diagnóstico mais comum e foi feito em nada menos que 76% dos casos. Embora a média do escore de Ansiedade/Pânico fosse mais alta no grupo diagnosticado como clinicamente ansioso, essa diferença não alcançou valor estatístico e a correlação de Spearman foi baixa (0,02). Certamente esses números não confirmam a validade de ambas as medidas, embora não seja possível dizer qual delas falhou. Minha impressão, baseada em experiência clínica e nos resumos dos estudos de caso, é que a ansiedade é um problema tão comum nesses pacientes que é provável que tenha sido usada como uma categoria diagnóstica que engloba tudo.

Mais bem definido é o diagnóstico de doenças relacionadas a álcool e drogas, que foi feito em 18% dos casos. A figura A.3.9.2 mostra a média do escore de Problemas com o Álcool nos respondentes com e sem esse diagnóstico. Ela mostra um escore bem maior no grupo diagnosticado e isso é confirmado pela alta correlação de Spearman de 0,49 que é muito significativa (p. < 0,000). Nesse caso, parece que os dois métodos de avaliação estão medindo coisas similares, mas não idênticas.

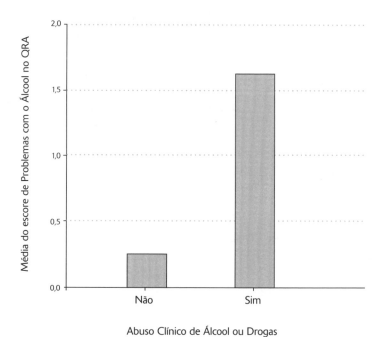

**Figura A.3.9.2** Abuso Clínico de Álcool ou Drogas × Média do escore de Problemas com o Álcool no QRA.

O QRA não permite que sejam feitas medidas diretas do luto patológico, mas esperava-se encontrar altos escores de Pesar/Solidão naqueles pacientes apontados pela análise clínica com luto crônico. No caso, aqueles diagnosticados como tendo luto crônico tinham escores ligeiramente mais altos que o grupo não diagnosticado assim. A correlação entre as duas variáveis, entretanto, é baixa e perde significância estatística (rho de Spearman 0,07, p. = 0,072). Ao procurar uma explicação para esses resultados, devemos rever o diagnóstico de luto crônico. Esse termo implica que o luto é mais intenso e de maior duração do que se espera.

A figura A.3.9.3 mostra os escores de Pesar/Solidão em 25 pessoas (3 homens e 22 mulheres) diagnosticadas com luto crônico que completaram o QRA em vários períodos após o enlutamento. Isso é comparado com aqueles indivíduos que não eram diagnosticados assim. O escore de Pesar/Solidão só é elevado naqueles enlutados crônicos que estão de luto há mais de um ano. Quando os quatro casos diagnosticados durante o primeiro ano (que incluíam os três homens) são omitidos, a correlação com Pesar/Solidão torna-se estatisticamente significativa (rho de Spearman 0,18, p. = 0,034). Mesmo assim, a correlação entre as duas variáveis não é alta.

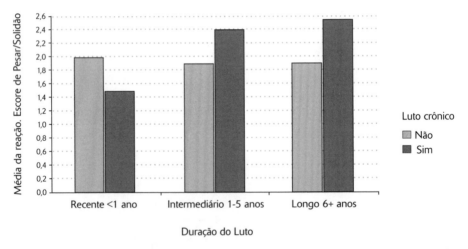

**Figura A.3.9.3** Luto Crônico Clínico × Duração do Luto × Média do escore de Pesar/Solidão do QRA.

# ANEXO 3.10 – COMPARAÇÃO ENTRE AMOSTRAS PAREADAS DE SUJEITOS PSIQUIÁTRICOS E NÃO PSIQUIÁTRICOS

As 35 mulheres enlutadas que procuraram minha ajuda psiquiátrica foram combinadas segundo a idade (mais ou menos cinco anos) com cada uma das mulheres controle do estudo de Ward que tinham respondido Sim à pergunta: "Alguém próximo a você morreu nos últimos cinco anos?" Uma vez que os dados não são paramétricos, o teste Wilcoxon Signed Ranks foi usado para determinar o significado de quaisquer diferenças.

A tabela A.3.10.1 mostra a média dos escores de Sintomas e Sofrimento Emocional nos grupos psiquiátricos e não psiquiátricos. Todos, exceto o escore de Álcool, estavam significativamente mais altos no grupo psiquiátrico.

A tabela A.3.10.2 mostra a média dos escores de Enfrentamento/Personalidade nos grupos psiquiátricos e não psiquiátricos. Os membros da amostra psiquiátrica tinham probabilidade significativamente *menor* que a amostra não psiquiátrica de dizer que, quando chegassem ao seu limite, procurariam a ajuda da família, de amigos, médicos ou outros; isso se deu apesar de todos eles, de fato, terem procurado ajuda dos médicos.

**Tabela A.3.10.1** Escores médios de Sintomas e Sofrimento Emocional nas amostras psiquiátricas e não psiquiátricas

|  | Médias | | Z | Sig. |
|---|---|---|---|---|
|  | Psiquiátrica n. 35 | Não psiquiátrica n. 35 | | |
| Idade (anos) | 25,6 | 27,1 | | N/S |
| Escores de Sintomas/Sofrimento Emocional | | | | |
| Ansiedade/Pânico | 2,7 | 1,5 | 3,28 | 0,001** |
| Pesar/Solidão | 2,0 | 0,9 | 3,33 | 0,001** |
| Depressão/Medicação | 1,8 | 0,5 | 4,57 | 0,001** |
| Dependência Afetiva | 1,8 | 1,3 | 2,34 | 0,025* |
| Problemas com o Álcool | 0,4 | 0,4 | 0,14 | N/S |
| Sofrimento Emocional Geral | 9,2 | 4,6 | 4,27 | 0,000** |

\* p. < 0,05; ** p. < 0,01; N/S Não significativo.

**Tabela A.3.10.2** Média dos escores de Enfrentamento/Personalidade nas amostras psiquiátricas e não psiquiátricas

|  | Médias | | Z. | Sig. |
|---|---|---|---|---|
|  | Psiquiátrica n. 35 | Não psiquiátrica n. 35 | | |
| *Escores de Enfrentamento* | | | | |
| Enfrentamento: Inibição Emocional | 2,22 | 2,05 | 0,68 | N/S |
| Enfrentamento: Agressivo/Assertivo | 1,74 | 1,41 | 1,05 | N/S |
| Enfrentamento: Chegar ao Seu Limite – Pedir Ajuda | 1,66 | 2,16 | 2,03 | 0,04* |
| Enfrentamento: Chegar ao Seu Limite – Voltar-se para Dentro | 0,97 | 0,71 | 1,33 | 0,19 |

* p. < 0,05; N/S Não significativo.

# ANEXO 3.11 – INFLUÊNCIA DO GÊNERO DE PAIS E FILHOS SOBRE CUIDADOS PARENTAIS, VULNERABILIDADE NA INFÂNCIA E ESCORES DE APEGO

Não houve diferenças significativas entre o escore geral de Cuidados Parentais Problemáticos dos pacientes do sexo feminino e masculino, nem os escores de Cuidados Maternos Problemáticos foram significativamente diferentes dos escores de Cuidados Paternos Problemáticos. Diferenças expressivas realmente emergiram, entretanto, quando cada um dos escores constituintes de cuidados parentais foi examinado separadamente.

A tabela A.3.11.1 mostra a média dos escores de cuidados parentais de cada um dos pais nos pacientes do sexo feminino e masculino, juntamente com a importância de todas as diferenças entre os escores para mãe e pai em cada sexo. Devido ao fato de a distribuição dos escores não ser paramétrica, usou-se o teste Wilcoxon Signed Ranks como o teste de significância.

Em ambos os sexos, as mães eram vistas como tendo escores significativamente mais altos de Depressão/Problemas Psiquiátricos e de Superproteção, enquanto os pais tinham maior probabilidade de receber escores mais altos em Rejeição/Violência. Respondentes do sexo feminino também reportaram Proximidade Incomum significativamente maior em relação às mães e mais separação dos pais. Respondentes do sexo masculino mostraram uma tendência similar, mas sem valor, talvez devido ao tamanho menor da amostra do sexo masculino.

**Tabela A.3.11.1** Média dos escores de Cuidados Parentais por gênero dos filhos e dos pais

| Média dos Escores | Meninos (n. 43) Mãe | Meninos (n. 43) Pai | Meninas (n. 138) Mãe | Meninas (n. 138) Pai |
|---|---|---|---|---|
| Controle Distante | 0,74 | 0,88 | 0,75 | 0,64 |
| Depressão/Problema Psiquiátrico | 1,21 | 0,84* | 1,12 | 0,68*** |
| Superproteção | 1,51 | 0,79*** | 0,96 | 0,70** |
| Proximidade Incomum | 0,67 | 0,44 | 0,80 | 0,55*** |
| Separações | 0,84 | 1,09 | 0,72 | 1,34*** |
| Rejeição/Violência | 0,33 | 0,63* | 0,39 | 0,67*** |

Teste Wilcoxon Signed Ranks * p. > 0,05; ** p. > 0,01; *** > 0,001.

Considerando isso, não houve grandes diferenças entre homens e mulheres em suas visões dos cuidados parentais que receberam, embora os homens tivessem maior probabilidade que as mulheres de ver as mães como superprotetoras. A média do escore de Vulnerabilidade Geral na Infância foi de 7,3 nas mulheres e de 8,1 nos homens, uma diferença que não alcançou significância estatística, assim como as diferenças entre os escores constituintes de Vulnerabilidade na Infância nos pacientes do sexo masculino e feminino.

Conforme mostrado na tabela A.3.11.2, a média do escore de Segurança de Apego foi de 16,6 nas mulheres e de 18,0 nos homens. Essa diferença não alcançou significância estatística usando-se o Teste Mann Whitney, nem alcançou importância nenhum dos escores individuais de Apego Inseguro.

**Tabela A.3.11.2** Diferenças de gênero na média dos escores de Apego

| Escores | Meninos (n. 43) | Meninas (n. 138) |
|---|---|---|
| Segurança de Apego | 18,0 | 16,6 |
| Inseguro | | |
| Ansioso/Ambivalente | 8,0 | 6,8 |
| Evitador | 4,3 | 3,6 |
| Desorganizado | 4,4 | 4,5 |

# ANEXO 4 – APEGOS SEGUROS E INSEGUROS

## CUIDADOS PARENTAIS, VULNERABILIDADE NA INFÂNCIA E SOFRIMENTO EMOCIONAL APÓS O ENLUTAMENTO

Dada a correlação altamente significativa entre Cuidados Parentais Seguros e baixo Sofrimento Emocional Atual, que é reportada no capítulo 4 (p. 85), nossa primeira necessidade é pensar a respeito da pergunta crucial: *"Os escores de Cuidados Parentais dos pacientes estão relacionados diretamente ao Sofrimento Emocional (por exemplo, pela contínua influência dos pais na vida adulta) ou indiretamente, pela influência dos Cuidados Parentais sobre a Vulnerabilidade na Infância?"*

Essa pergunta foi respondida por meio de dois caminhos de análise (usando Lisrel 8,52). A variável exógena foi o escore de Cuidados Parentais Gerais (I/46) mais as variáveis endógenas Vulnerabilidade na Infância (II/45) e Sofrimento Emocional Geral atual (IV/49). Foi usada a modelagem de equação estrutural porque, diferentemente do método de regressão hierárquica que vai ser relatado abaixo, ela inclui a medida do erro. Foi incluído o alfa de Cronbach para cada variável no cálculo e o coeficiente da trajetória entre os escores de Cuidados Parentais Gerais e Vulnerabilidade na Infância foi padronizado em 1,00. As duas análises de trajetória compreendem: um Modelo Indireto, no qual a ligação corre em sequência de Cuidados Parentais para Vulnerabilidade na Infância para Sofrimento Emocional Geral e uma mistura de Modelo Direto e Indireto, no qual uma ligação adicional também está incluída de Cuidados Parentais direto para Sofrimento Emocional Geral.

Os resultados dessas análises estão resumidos na figura A.4.1 (a) e (b). As variáveis manifestas são mostradas pelos retângulos e as variáveis latentes pelas elipses. Segundo a figura, a proporção de variância do erro nos indicadores são Cuidados Parentais 0,15, Vulnerabilidade na Infância 0,10 e Sofrimento Emocional Geral 0,39. Levando isso em consideração, o efeito indireto da variável latente de Cuidados Parentais sobre Vulnerabilidade na Infância é mostrado por um coeficiente de trajetória significativamente alto de 0,76 (t. = 11,66, p. < 0,001, *2-tailed*), e o da Vulnerabilidade na Infância sobre o Sofrimento Emocional Geral também é altamente significativo em 0,59 (t. = 6,59, p. < 0,001, *2-tailed*).

No segundo modelo, que inclui uma possível influência direta de Cuidados Parentais sobre Sofrimento Emocional Geral, o coeficiente da trajetória entre essas variáveis é somente

a) modelo indireto

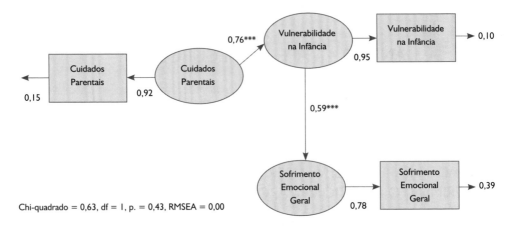

b) modelo direto e indireto

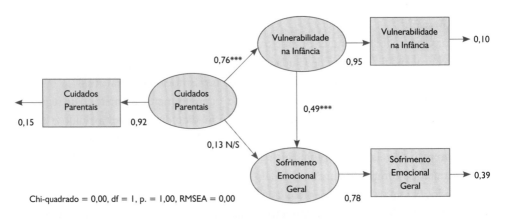

**Figura A.4.1** Diagramas das trajetórias com compensação dos erros, ligando Cuidados Parentais × Vulnerabilidade na Infância × Sofrimento Emocional Geral.

0,13 e não alcança significância estatística (t. = 0,8). Tampouco as diferenças entre as medidas do chi-quadrado dos dois modelos. Isso significa que o modelo indireto (a) não é significativamente mais adequado aos dados que o modelo (b). De fato, a magnitude das correlações de trajetória indica que é o modelo indireto que melhor representa os dados e confirma a suposição de que os Cuidados Parentais influem no resultado do luto pelo modo como influenciam a Vulnerabilidade na Infância. Isso fornece justificativas posteriores para a decisão de combinar essas duas variáveis como uma medida simples de Apego Inseguro.

# PREVISÕES E CORRELAÇÕES NOS PACIENTES PSIQUIÁTRICOS ENLUTADOS

## Previsões

1. *Pessoas que demonstram ter crescido seguras terão relacionamentos seguros na vida adulta.* Isso vai se refletir nas correlações significativas entre baixos escores de Insegurança no Apego e baixos escores em nossas várias medidas de relacionamentos problemáticos na vida adulta.
2. *Pessoas que demonstram ter crescido seguras vão, na vida adulta, lidar melhor com o estresse, ser menos agressivas e mais confiantes em si e nos outros.* Isso se refletirá nas correlações significativas entre baixos escores de Apego Inseguro na infância e baixos escores de Enfrentamento Problemático adulto.
3. *Adultos que têm bons relacionamentos na vida adulta vão sofrer menos emocionalmente após o enlutamento do que aqueles com relacionamentos problemáticos.* Baixos escores em relacionamentos problemáticos na vida adulta vão se correlacionar com baixos escores de Sofrimento Emocional Geral após o enlutamento.
4. *Adultos que lidam bem com o estresse vão sofrer menos emocionalmente após o enlutamento do que os outros.* Baixos escores em Enfrentamento Problemático na vida adulta vão se correlacionar com escores baixos de Sofrimento Emocional Geral após o enlutamento.
5. *Adultos que demonstram que, quando crianças, experienciaram apegos seguros em relação aos pais vão sofrer menos emocionalmente após o enlutamento na vida adulta do que aqueles cujos relacionamentos parentais foram inseguros.* Isso se refletirá nas correlações significativas entre baixos escores em nossas medidas de Insegurança de Apego e baixos escores em Sofrimento Emocional Geral.

## Resultados dos testes dessas previsões

Os resultados são mostrados na tabela A.4.1. Todas as previsões foram confirmadas em níveis significativamente altos. Baixos escores de Apego Inseguro previam baixos escores de Desarmonia Conjugal e de Desarmonia com a Pessoa Falecida (que, algumas vezes, mas nem sempre, eram a mesma pessoa). Estes, por sua vez, previam baixos escores de Sofrimento Emocional Geral após o enlutamento. De modo similar, foram encontradas altas correlações entre baixos escores de Apego Inseguro e baixos escores de Enfrentamento Problemático (r 0,45) e estes também estavam correlacionados com baixo escore de Sofrimento Emocional Geral.

A partir desses dados, o escore de Enfrentamento Problemático emerge como o mais forte fator que intervém entre Apego Inseguro na infância e Sofrimento Emocional Geral após o enlutamento. Para examinar essas variáveis intermediárias mais detalhadamente, realizou-se uma regressão hierárquica na qual Sofrimento Emocional Geral era a variável dependente e as variáveis independentes a seguir entravam uma após a outra: Cuidados Parentais Problemáticos Exercidos pela Mãe, Cuidados Parentais Problemáticos Exercidos pelo Pai, Vulnerabilidade na Infância, Desarmonia Conjugal, Desarmonia com a Pessoa Falecida e Enfrentamento Problemático. Uma vez que o escore de Sofrimento Emocional Geral foi normalmente distribuído e outros critérios para esse teste foram respeitados, parece que os resultados devem ser considerados válidos. A tabela A.4.2 mostra os resultados dessa análise.

**Tabela A.4.1** Resultados dos testes das hipóteses referentes aos Apegos Seguros

|  | Correlação de Spearman | Significância |
|---|---|---|
| Hipótese 1. Crianças que crescem com apegos seguros vão ter relacionamentos seguros na vida adulta. | | |
| Baixo escore de Apego Inseguro → baixo escore de Desarmonia Conjugal | rho 0,32 | p. = 0,000 |
| Baixo escore de Apego Inseguro → baixo escore de Desarmonia com a Pessoa Falecida | rho 0,31 | p. < 0,001 |
| Hipótese 2. Crianças que cresceram com apegos seguros vão lidar melhor que as outras com o estresse na vida adulta. | | |
| Baixo escore de Apego Inseguro → baixo escore de Enfrentamento Problemático | rho 0,44 | p. = 0,000 |
| Hipótese 3. Adultos que têm bons relacionamentos na vida adulta sofrem menos emocionalmente após um enlutamento que aqueles com relacionamentos problemáticos. | | |
| Baixo escore em Desarmonia Conjugal → baixo escore de Sofrimento Emocional Geral | rho 0,27 | p. = 0,000 |
| Baixo escore em Desarmonia com a Pessoa Falecida → baixo escore de Sofrimento Emocional Geral | rho 0,24 | p. = 0,007 |
| Hipótese 4. Aqueles que lidam melhor com o estresse na vida adulta sofrem menos emocionalmente após o enlutamento. | | |
| Baixo escore em Enfrentamento Problemático → baixo escore de Sofrimento Emocional Geral | rho 0,35 | p. = 0,000 |
| Hipótese 5. Crianças que crescem com apegos seguros vão sofrer menos emocionalmente após o enlutamento na vida adulta. | | |
| Baixo escore em Apego Inseguro → baixo escore de Sofrimento Emocional Geral | rho 0,40 | p. = 0,000 |

**Tabela A.4.2** Regressão hierárquica – Cuidados Parentais, Vulnerabilidade na Infância, Desarmonia Adulta, Enfrentamento e Sofrimento Emocional

Variável Dependente: Reação – Sofrimento Emocional Geral

| Modelo | | Coeficientes Não Padronizados B | Desvio Padrão | Coeficientes Padronizados Beta | t. | Sig. |
|---|---|---|---|---|---|---|
| 1 | (Constante) | 6,687 | 0,536 | | 12,472 | 0,000** |
| | Mãe Escore Total de Cuidados Parentais | 0,389 | 0,087 | 0,428 | 4,463 | 0,000** |
| 2 | (Constante) | 6,386 | 0,563 | | 11,348 | 0,000** |
| | Mãe Escore Total de Cuidados Parentais | 0,233 | 0,129 | 0,256 | 1,802 | 0,075 |
| | Pai Escore Total de Cuidados Parentais | 0,221 | 0,136 | 0,231 | 1,624 | 0,108 |
| 3 | (Constante) | 5,671 | 0,561 | | 10,107 | 0,000** |
| | Mãe Escore Total de Cuidados Parentais | 0,147 | 0,123 | 0,162 | 1,195 | 0,235 |
| | Pai Escore Total de Cuidados Parentais | 6,173E-02 | 0,134 | 0,064 | 0,459 | 0,647 |
| | Vulnerabilidade na Infância | 0,239 | 0,065 | 0,408 | 3,681 | 0,000** |
| 4 | (Constante) | 5,753 | 0,617 | | 9,326 | 0,000** |
| | Mãe Escore Total de Cuidados Parentais | 0,151 | 0,124 | 0,166 | 1,215 | 0,228 |
| | Pai Escore Total de Cuidados Parentais | 6,559E-02 | 0,136 | 0,068 | 0,483 | 0,630 |
| | Vulnerabilidade na Infância | 0,242 | 0,066 | 0,414 | 3,672 | 0,000** |
| | Desarmonia Conjugal | –4,608E-02 | 0,140 | –0,032 | –0,330 | 0,743 |
| 5 | (Constante) | 5,834 | 0,669 | | 8,726 | 0,000** |
| | Mãe Escore Total de Cuidados Parentais | 0,151 | 0,125 | 0,166 | 1,211 | 0,229 |
| | Pai Escore Total de Cuidados Parentais | 7,063E-02 | 0,137 | 0,074 | 0,514 | 0,608 |
| | Vulnerabilidade na Infância | 0,241 | 0,066 | 0,412 | 3,637 | 0,000** |
| | Desarmonia Conjugal | –5,916E-02 | 0,146 | –0,041 | –0,404 | 0,687 |
| | Escore de Desarmonia com o Falecido | –9,821E-03 | 0,030 | –0,030 | –0,323 | 0,748 |
| 6 | (Constante) | 5,683 | 0,671 | | 8,464 | 0,000** |
| | Mãe Escore Total de Cuidados Parentais | 0,124 | 0,125 | 0,136 | 0,988 | 0,326 |
| | Pai Escore Total de Cuidados Parentais | 8,078E-02 | 0,136 | 0,084 | 0,592 | 0,556 |
| | Vulnerabilidade na Infância | 0,200 | 0,071 | 0,342 | 2,800 | 0,006** |
| | Desarmonia Conjugal | –5,313E-02 | 0,145 | –0,036 | –0,366 | 0,716 |
| | Escore de Desarmonia com o Falecido | –9,020E-03 | 0,030 | –0,028 | –0,298 | 0,766 |
| | Enfrentamento Problemático | 0,180 | 0,120 | 0,156 | 1,492 | 0,139 |

** $p. < 0,01$

O R quadrado para o efeito combinado de todas as variáveis independentes é de 0,33 indicando que, consideradas juntas, essas variáveis são responsáveis por um terço da variância no escore de Sofrimento Emocional Geral. A correlação beta de 0,43 entre Cuidados Maternos e Sofrimento Emocional Geral é altamente significativa quando considerada sozinha, mas cai repentinamente a níveis limítrofes quando o resultado para Cuidados Paternos (beta 0,23) é adicionado. Isso sugere que o efeito combinado de ambos os pais é maior do que o da mãe sozinha. Ambos caem na insignificância em face da alta correlação beta de 0,41 quando Vulnerabilidade na Infância é introduzida, confirmando que esta é a variável intermediária. Por outro lado, a correlação beta é muito pouco afetada tanto pela Desarmonia Conjugal quanto pela Desarmonia com a pessoa agora falecida. O Enfrentamento Problemático (beta 0,16), entretanto, está associado à queda nos valores beta de todas as outras variáveis juntas, embora não consiga alcançar significância estatística por si mesmo.

A partir desses dados, parece que os cuidados parentais problemáticos tanto da mãe quanto do pai contribuem para o nível de sofrimento emocional após o enlutamento e que a vulnerabilidade na infância e o enfrentamento ruim na vida adulta sejam as principais variáveis intervenientes. Os relacionamentos disfuncionais têm uma participação relativamente pequena.

Foram obtidas confirmações complementares, por meio da modelagem de equação estrutural, de que o Enfrentamento é a principal variável interveniente que mais bem explica a influência do Apego Inseguro sobre o Sofrimento Emocional Geral. Resultados detalhados podem ser obtidos com o autor.

## COMPARAÇÕES COM O GRUPO NÃO PSIQUIÁTRICO DE WARD

Uma vez que a ocorrência do luto na idade adulta não tinha probabilidade de influenciar a avaliação dos apegos na infância, foi possível aumentar o tamanho das amostras pareadas psiquiátricas e não psiquiátricas para 47 ao incluir 12 controles e 12 pacientes psiquiátricos pareados que não reportaram um enlutamento. Os escores médios e níveis de significância são mostrados na tabela A.4.3. Não existiam diferenças significativas entre as amostras psiquiátricas e as não psiquiátricas em nenhum dos principais escores de apego. Resultados similares foram obtidos quando os pacientes psiquiátricos enlutados e os controles enlutados foram analisados separadamente.

**Tabela A.4.3** Apegos na Infância de amostras psiquiátricas e não psiquiátricas

| Apego na Infância | Médias Psiquiátrica n. | Não Psiquiátrica n. | Z. | Sig. |
|---|---|---|---|---|
| Apego Ansioso/Ambivalente | 8,23 | 7,96 | 0,15 | N/S |
| Apego Evitador | 3,32 | 3,23 | 0,03 | N/S |
| Apego Desorganizado | 4,32 | 4,32 | 0,05 | N/S |
| Apego Inseguro | 18,9 | 18,8 | 0,22 | N/S |

N/S Não significativo.

# ANEXO 5 – APEGOS ANSIOSOS/AMBIVALENTES: PREVISÕES E ASSOCIAÇÕES

## PREVISÕES

1. *Aqueles que reportam apegos inseguros do tipo ansioso/ambivalente durante a infância vão construir relacionamentos dependentes na vida adulta. Isso se refletirá em correlações significativas entre o escore de Apego Ansioso/Ambivalente e as respostas Sim à pergunta "Você era muito dependente dessa pessoa?" – do cônjuge ou parceiro (III/7b) e da pessoa falecida (III/9).*
2. *Relacionamentos dependentes na vida adulta serão associados ao luto intenso e duradouro após o enlutamento e a uma tendência a depender dos outros. A medida de dependência citada acima vai se correlacionar com altos escores de Pesar/Solidão e de Dependência Afetiva atuais e com uma incidência crescente de um diagnóstico clínico de luto crônico.*
3. *Aqueles que possuíam apegos inseguros do tipo ansioso/ambivalente durante a infância vão reportar luto intenso e duradouro após o enlutamento e uma tendência a depender dos outros. A medida do Apego Ansioso/Ambivalente vai se correlacionar com cada um dos indicadores do luto duradouro e da dependência citados acima.*

## RESULTADOS DO TESTE DESSAS PREVISÕES

A tabela A.5.1 não mostra uma associação considerável entre o Apego Ansioso/Ambivalente e as respostas às perguntas sobre Dependência em relação ao cônjuge ou à pessoa falecida. A previsão 1 não foi confirmada.

**Tabela A.5.1** Testes da previsão 1

|  | Teste U de Mann-Whitney Z. | Significância p. |
|---|---|---|
| Ansioso/Ambivalente × Dependente do Cônjuge | 1,56 | N/S |
| Ansioso/Ambivalente × Dependente do Falecido | 1,33 | N/S |

N/S Não significativo.

A tabela A.5.2 mostra que a previsão 2 é corroborada principalmente pelo fato de a Dependência em relação ao Falecido estar significativamente associada aos escores de

Pesar/Solidão e Dependência Afetiva. A Dependência em relação ao Cônjuge estava associada a um nível significativamente alto de Pesar/Solidão, mas não de Dependência Afetiva.

Os dados que faltavam [*missing data*] reduziram a treze o número de pessoas diagnosticadas com luto crônico cuja dependência em relação ao falecido poderia ser acessada, tornando sua análise estatística inapropriada.

Na tabela A.5.3 o escore de Ansioso/Ambivalente mostra correlações moderadas e altamente significativas tanto com Dependência Afetiva quanto com Pesar/Solidão. Não houve correlação significativa entre altos escores de Ansiedade/Ambivalência e um diagnóstico clínico de luto crônico. Para testar a observação, baseada nos estudos de caso, de que a ansiedade/ambivalência predispõe ao conflito em relacionamentos posteriores, eu fiz *as seguintes previsões suplementares.*

1(a) *Aqueles que experienciaram apegos inseguros do tipo ansioso/ambivalente durante a infância vão construir relacionamentos ambivalentes na idade adulta.* Isso pode ser testado pelo exame das correlações existentes entre o escore de Apego Ansioso/Ambivalente e duas variáveis, o escore de Desentendimentos Conjugais e as respostas positivas à pergunta III/9l (sobre a pessoa falecida) "Vocês discordavam em muitas coisas?"

1(b) *Aqueles que constroem relacionamentos ambivalentes na idade adulta vão experienciar um luto mais intenso e duradouro após a perda.* Desentendimentos Conjugais e Desentendimentos com o Falecido vão se correlacionar com Pesar/Solidão, Dependência Afetiva e um diagnóstico de luto crônico.

**Tabela A.5.2** Testes da Previsão 2

|  | Teste U de Mann-Whitney Z | Significância p. |
|---|---|---|
| Dependente do Cônjuge × Alto escore em Dependência Afetiva | 1,20 | N/S |
| Dependente do Cônjuge × Pesar/Solidão Altos | 2,77 | 0,008** |
| Dependente do Falecido × Dependência Afetiva Alta | 1,96 | 0,05* |
| Dependente do Falecido × Pesar/Solidão Altos | 2,37 | 0,01** |

** $p. < 0,01$; * $p. < 0,05$; N/S Não significativo.

**Tabela A.5.3** Testes da Previsão 3

|  | rho de Spearman | Significância p. |
|---|---|---|
| Ansioso/Ambivalente × Dependência Afetiva | 0,31 | 0,000** |
| Ansioso/Ambivalente × Pesar/Solidão Altos | 0,24 | 0,000** |
| Ansioso/Ambivalente × Luto Crônico | Mann-Whitney z. −0,91 | N/S |

** $p. < 0,01$; N/S Não significativo.

Na tabela A.5.4 as previsões das correlações expressivas entre Ansiedade/Ambivalência e desentendimentos com o cônjuge e com o falecido são confirmadas e aquelas sobre ambivalência e dependência afetiva são confirmadas em níveis significativamente altos. As previsões sobre os escores de Pesar/Solidão são confirmadas em níveis baixos mas relevantes de correlação. O diagnóstico clínico do luto crônico não estava significativamente associado aos desentendimentos com o cônjuge.

**Tabela A.5.4** Previsão suplementar 1(a)

|  | rho de Spearman | Significância p. |
|---|---|---|
| Ansioso/Ambivalente × Desentendimentos Conjugais | 1,56 | 0,000** |
| Ansioso/Ambivalente × Desentendimentos com o Falecido | Kruskal/Wallis Chi 13,40 d.f. | 0,001** |

** p. < 0.01

Embora agora tenhamos uma explicação parcial para os altos escores de Pesar/Solidão e Dependência Afetiva que foram reportados por indivíduos com altos escores de Ansiedade/Ambivalência, fui surpreendido ao descobrir (ver tabela A.5.5) que nem o escore de Ansiedade/Ambivalência nem o escore de Desentendimentos Conjugais previam de modo significativo o diagnóstico de luto crônico. Infelizmente, os dados que faltavam tinham reduzido a doze o número de pessoas com luto crônico cujos desentendimentos com o falecido poderiam ser acessados, tornando a análise estatística pouco confiável. Outras explicações prováveis para isso serão consideradas no capítulo 17 (p. 261-6), no qual se examina a possibilidade de entender o luto patológico como um transtorno do apego.

**Tabela A.5.5** Previsão suplementar 1(b)

|  | rho de Spearman | Significância p. |
|---|---|---|
| Desentendimentos Conjugais × Pesar/Solidão Altos | 0,18 | 0,01* |
| Desentendimentos Conjugais × Dependência Afetiva Alta | 0,24 | 0,001** |
| Desentendimentos Conjugais × Luto Crônico | Mann-Whitney z 0,27 | N/S |
| Desentendimentos com o Falecido × Pesar/Solidão Altos | rho 0,21 | 0,045* |
| Desentendimentos com o Falecido × Dependência Afetiva Alta | 0,35 | 0,002** |

** p. < 0,01; * p. < 0,05; N/S Não significativo.

# ANEXO 6 – APEGOS EVITADORES: PREVISÕES E CORRELAÇÕES

Conforme indicado na página 348, o escore de Apego Evitador foi obtido pela soma das respostas a perguntas referentes a cada um dos pais sobre a falta de expressão de afeto e intolerância à proximidade, intolerância à proximidade por parte da criança e do escore de Agressividade/Desconfiança na Infância. Aqui, examinamos como esse escore combinado se correlacionou com cada uma das variáveis que tinham previsão de estar associadas ao apego evitador.

Nessa população enlutada, a resposta à pergunta "Você acha difícil expressar sentimentos de tristeza ou pesar?" parece ser nossa melhor medida de inibição do luto e, nessa seção, foi considerada um escore de Sintomas/Sentimentos. Entretanto, não foi incluída no escore de enfrentamento de Inibição Emocional/Desconfiança.

## PREVISÕES

Com isso em mente, foram feitas as previsões a seguir:

1. *Aqueles que relatam apegos evitadores na infância, quando adultos, vão achar difícil mostrar afeto ou chorar e vão tender a ser agressivos e assertivos em relação aos outros.* Assim, previu-se que os escores de Apego Evitador estariam relacionados aos escores de enfrentamento por meio de Inibição Emocional/Desconfiança, Agressividade/Assertividade, Desentendimentos Conjugais e a respostas positivas às perguntas "Você acha difícil mostrar afeição pelas pessoas próximas a você?" (IV/21), "Vocês [o respondente e a pessoa falecida] discordavam em muitas coisas?" (III/9l) e a resposta Nunca à pergunta "Com que frequência você chora?" (IV/19).
2. *Adultos que acham difícil mostrar sentimentos e/ou desconfiam dos outros vão inibir ou adiar a expressão do luto e/ou serão mais propensos a doenças psicossomáticas após a perda.* Os escores e as perguntas citados em (1) serão associados aos diagnósticos clínicos de luto adiado e doenças psicossomáticas e vão prever resposta Sim à pergunta "Você acha difícil expressar sentimentos de tristeza ou pesar?" (IV/23).

3. *Adultos que relatam apegos evitadores na infância vão inibir ou adiar a expressão do luto e/ou ser mais propensos a doenças psicossomáticas após a perda.* Foi prevista a correlação de altos escores de Apego Evitador com diagnósticos clínicos de luto adiado e doenças psicossomáticas e com uma tendência a responder Sim à pergunta "Você acha difícil expressar sentimentos de tristeza ou pesar?" (IV/23).

## RESULTADOS

A tabela A.6.1 mostra que todas as previsões do primeiro grupo foram corroboradas por altas correlações, que também foram muito significativas. O escore de Apego Evitador na infância prevê o enfrentamento na idade adulta por meio da Inibição Emocional/Desconfiança e Agressão/Assertividade. Parece que aqueles com altos escores de Apego Evitador na infância acham difícil, na vida adulta, mostrar afeto e têm mais desentendimentos do que os outros com os parceiros e com a pessoa falecida. Eles têm significativamente mais probabilidade de dizer que nunca choram. Este último resultado está ilustrado na figura A.6.1, na qual escores significativos de Apego Evitador são mostrados nas pessoas que responderam Nunca à pergunta "Com que frequência você chora?"

Pessoas com altos escores de Apegos Evitadores têm altos escores de Desentendimentos Conjugais e, embora os desentendimentos com o falecido não alcancem o mesmo nível alto de significância, isso pode ser atribuído aos números menores envolvidos (figura A.6.2).

A tabela A.6.2 mostra os resultados do teste com o segundo grupo de previsões. As respostas positivas à pergunta "Você acha difícil expressar sentimentos de tristeza ou pesar?" (IV/23) estavam associadas, em um nível altamente significativo, com respostas Sim à pergunta "Você acha difícil mostrar afeição pelas pessoas próximas a você?" (IV/21) e com a resposta Nunca à pergunta "Com que frequência você chora?" (IV/19).

**Tabela A.6.1** Testes da Previsão 1

| | Teste | Significância |
|---|---|---|
| Escore de Apego Evitador × Inibição Emocional/Desconfiança | Rho de Spearman 0,47 | 0,000** |
| Escore de Apego Evitador × Agressivo/Assertivo | rho 0,38 | 0,000** |
| Escore de Apego Evitador × Desentendimentos Conjugais | rho 0,29 | 0,000** |
| Escore de Apego Evitador × Desentendimentos com o Falecido | Chi-quadrado de Kruskal Wallis 7,4 | 0,025* |
| Escore de Apego Evitador × Difícil Mostrar Afeição (IV/21) | Mann-Whitney z. 6,3 | 0,000** |
| Escore de Apego Evitador × Nunca Chora (IV/19) | 1-*tailed* exato | 0,027* |

\*\* $p. < 0,01$; \* $p. < 0,05$

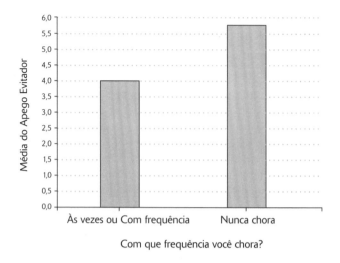

**Figura A.6.1** Média do Apego Evitador × "Com que frequência você chora?" (IV/19).

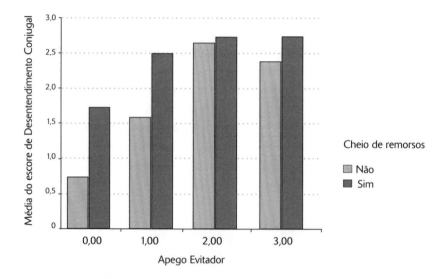

**Figura A.6.2** Média do Apego Evitador × Desentendimentos Conjugais × Remorsos.

Somente 22 pessoas foram diagnosticadas como tendo luto adiado, um número muito pequeno para que a análise estatística mostre algo além de grandes diferenças. Nesse caso, nenhuma das previsões sobre luto adiado foi confirmada e a única previsão sobre doença psicossomática que se aproximou de confirmação foi a tendência de as pessoas diagnosticadas com doenças psicossomáticas dizerem que nunca choram. Assim, a metade dos dez pacientes que responderam Nunca à pergunta "Com que frequência você chora?" foi diagnosticada como sofrendo de uma doença psicossomática. Isso se compara a um quarto dos demais.

**Tabela A.6.2** Testes da Previsão 2

| | Teste | Significância |
|---|---|---|
| Inibição Emocional /Desconfiança † × Incapaz de Expressar Luto | Rho de Spearman 0,53 | 0,000** |
| Agressivo/Assertivo × Incapaz de Expressar Luto | Rho de Spearman 0,53 | N/S |
| Desentendimentos Conjugais × Incapaz de Expressar Luto | Mann-Whitney z. 0,33 | N/S |
| Difícil mostrar afeição (IV/21) × Incapaz de Expressar Luto | Chi-quadrado 64,4; 1 df | 0,000** |
| Nunca chora (IV/19) × Incapaz de Expressar Luto | Chi-quadrado 25,2; 1 df | 0,000** |
| Inibição Emocional /Desconfiança † × Luto Adiado | Mann-Whitney z. 72 | N/S |
| Agressivo/Assertivo × Luto Adiado | Mann-Whitney z. 49 | N/S |
| Desentendimentos Conjugais × Luto Adiado | Chi Kruskal Wallis 1,3 | N/S |
| Difícil mostrar afeição (IV/21) × Luto Adiado | Chi-quadrado 4,7; 1 df | N/S |
| Incapaz de expressar pesar (IV/23) × Luto Adiado | Teste Exato | N/S |
| Nunca chora (IV/19) × Luto Adiado | Chi-quadrado 5,1; 1 df | N/S |
| Inibição Emocional /Desconfiança* × Doença Psicossomática | Mann-Whitney z. 0,61 | N/S |
| Agressivo/Assertivo × Doença Psicossomática | Mann-Whitney z. 0,89 | N/S |
| Desentendimentos Conjugais × Doença Psicossomática | Mann-Whitney z. 0,72 | N/S |
| Desentendimentos com o Falecido × Doença Psicossomática | Chi-quadrado 7,38; 1 df | N/S |
| Nunca chora (IV/19) × Doença Psicossomática | Teste Exato de Fisher | 0,05* |

Notas † Incapaz de expressar Luto (IV/23) subtraído do escore de Inibição Emocional/Desconfiança.
** p. < 0,01; * p. < 0,05; N/S Não significativo.

Uma vez que os desentendimentos com o falecido puderam ser avaliados em somente oito pessoas com luto adiado, a análise estatística da influência recíproca dessas duas variáveis é imprópria.

A tabela A.6.3 mostra os resultados do teste do terceiro grupo de previsões. O escore de Apego Evitador prevê autoavaliações de dificuldade em expressar tristeza e pesar e existe uma tendência em direção ao diagnóstico clínico de luto adiado, que não alcança significância. Devido ao pequeno número dos que foram diagnosticados como sofrendo de luto adiado, a associação deveria ter sido alta a fim de alcançar valor estatístico. Não existe aproximação com uma ligação com o diagnóstico clínico de doença psicossomática.

**Tabela A.6.3** Testes da Previsão 3

| | Teste U de Mann-Whitney | Significância |
|---|---|---|
| Apego Evitador × Difícil Expressar Luto (IV/23) | z. 4,38 | 0,00** |
| Apego Evitador × Luto Adiado Clínico | z. 1,59 | N/S |
| Apego Evitador × Doença Psicossomática Clínica | z. 0,07 | N/S |

** p. < 0,01; N/S Não significativo.

## OUTRAS VARIÁVEIS ASSOCIADAS AOS APEGOS EVITADORES

### Gostaria de chorar mais

Mais de um terço (69/181) dos pacientes enlutados respondeu positivamente à pergunta "Você gostaria de chorar mais do que chora?" A tabela A6.4 mostra que essa resposta estava associada a altos escores de Apego Evitador e a uma tendência de responder "Nunca" à pergunta "Com que frequência você chora?"

### Remorsos

Mais da metade (95/181) da amostra respondeu "Sim" à pergunta "Você está cheio de remorsos por algo que disse ou fez, mas agora não pode mais consertar?" (IV/24). A tabela A.6.5 mostra que essa resposta estava significativamente associada ao Apego Evitador, Inibição Emocional /Desconfiança, Enfrentamento Agressivo/Assertivo e com Desentendimentos Conjugais. Ela não estava associada a Desentendimentos com o Falecido.

A tabela A.6.6 mostra que pessoas que passam muito tempo se lamentando também expressam arrependimentos profundos.

A tabela A.6.7 mostra que o Enfrentamento Agressivo/Assertivo e, com menor relevância, a Inibição Emocional /Desconfiança estavam significativamente associados ao número de Desentendimentos Conjugais, mas não alcançaram correlações expressivas com os Desentendimentos com a Pessoa Falecida (uma medida menos sensível, ver p. 60).

**Tabela A.6.4** "Você gostaria de chorar mais do que chora?" (IV/20)

|  | Teste | Significância |
|---|---|---|
| Apego Evitador × Gostaria de Chorar Mais | Mann-Whitney 3,2 | 0,001** |
| Nunca chora × Gostaria de Chorar Mais | Exato de Fisher | 0,015* |

** p. < 0,01; * p. < 0,05

**Tabela A.6.5** "Você está cheio de remorsos por algo que disse ou fez, mas agora não pode mais consertar?" (IV/24)

|  | Teste | Significância |
|---|---|---|
| Apego Evitador × Cheio de Remorsos | Mann-Whitney 2,4 | 0,017* |
| Inibição Emocional /Desconfiança × Cheio de Remorsos | Mann-Whitney 3,5 | 0,000** |
| Agressivo/Assertivo × Cheio de Remorsos | Mann-Whitney 2,6 | 0,008** |
| Desentendimentos Conjugais × Cheio de Remorsos | One-tailed exato | 0,028* |
| Desentendimentos com o Falecido × Cheio de Remorsos | One-tailed exato | N/S |

** p. < 0,01; * p. < 0,05; N/S Não significativo.

**Tabela A.6.6** Cheio de remorsos × Muito tempo se lamentando

|  |  | IV/14 Muito tempo ansiando algo/alguém | | |
|---|---|---|---|---|
|  |  | Sim | Não sabe | Não |
| IV/24 Cheio de Remorsos | Sim | 79 | 8 | 10 |
|  | NS | 9 | 5 | 7 |
|  | Não | 39 | 2 | 24 |

Chi-quadrado de Pearson 28,3 4 d.f. Exato bilateral p. = 0,000.

**Tabela A.6.7** Enfrentamento × Desentendimentos

|  | Rho de Spearman | Significância |
|---|---|---|
| Inibição Emocional/Desconfiança × Desentendimentos Conjugais | 0,16 | 0,024* |
| Enfrentamento Agressivo/Assertivo × Desentendimentos com o Falecido | 0,30 | 0,000** |
| Inibição Emocional/Desconfiança × Desentendimentos com o Falecido | 0,02 | N/S |
| Enfrentamento Agressivo/Assertivo × Desentendimentos com o Falecido | 0,07 | N/S |

** p. < 0,01; * p. < 0,05; N/S Não significativo.

Entre 31 pessoas com poucos desentendimentos e nenhum arrependimento, somente duas (6%) tinham altos escores de Apego Evitador, enquanto entre as 60 pessoas com muitos desentendimentos e arrependimentos (31%) tiveram altos escores de Apego Evitador. Essa diferença é estatisticamente significativa (Chi-quadrado 6,69; 1 d.f., p. < 0,01). Parece que os Apegos Evitadores causam arrependimentos devido à sua influência nos relacionamentos.

## Dependência

Foi antecipado que as pessoas com altos escores em Apego Evitador escolheriam parceiros que viam como dependentes delas, em vez de elas serem dependentes dos parceiros. Para testar isso, a amostra foi dividida entre indivíduos com altos escores (3+) em Apego Evitador e aqueles com baixos escores. Em cada grupo, as respostas às perguntas III/7b "Você era ou é muito dependente dessa pessoa?" e III/7c "Essa pessoa era/é muito dependente de você?" foram tabuladas de modo cruzado.

A tabela A.6.8 mostra a dependência do respondente e do parceiro naqueles indivíduos com baixos e altos escores de Apego Evitador. No geral, as pessoas com altos escores de Apego Evitador viam a si mesmas como nem mais nem menos dependentes de seus parceiros do que aquelas com baixos escores, nem os viam como mais dependentes ou menos dependentes delas.

**Tabela A.6.8** Dependência × Apego Evitador

| Naqueles com baixo escore de Apego Evitador (0–2,9) | | Parceiro Dependente | | |
|---|---|---|---|---|
| | | Não | Sim | Total |
| Respondente | Não | 18 (29%) | 5 (8%) | 23 (37%) |
| Dependente | Sim | 14 (23%) | 25 (40%) | 39 (63%) |
| | Total | 32 (52%) | 30 (48%) | 62 (100%) |

Chi-quadrado 10,4 1d.f. p. < ,001.

| Naqueles com alto escore de Apego Evitador (3+) | | Parceiro Dependente | | |
|---|---|---|---|---|
| | | Não | Sim | Total |
| Respondente | Não | 19 (21%) | 17 (19%) | 36 (40%) |
| Dependente | Sim | 31 (34%) | 25 (27%) | 56 (60%) |
| | Total | 50 (55%) | 42 (46%) | 92 (100%) |

Chi-quadrado Não significativo.

Entretanto, surge uma diferença interessante quando examinamos o grau pelo qual as pessoas pontuaram sua própria dependência do parceiro na mesma direção em que pontuaram a dependência dele em relação a elas. Entre indivíduos com altos escores em Apego Evitador, 34/92 (37%) concordavam, enquanto entre aqueles com baixos escores de Apego Evitador 33/62 (53%) concordavam (Chi-quadrado = 4,00; 1 d.f.; p. < 0,05). A dependência e a independência mútuas pareciam significativamente menos comuns naqueles com altos escores de Apego Evitador do que nos com escores mais baixos.

## APEGO EVITADOR E PESAR/SOLIDÃO PERSISTENTES

O Apego Evitador correlacionou rho 0,21 com o escore de Pesar/Solidão (p. 0,005 2-tailed) e Enfrentamento: Inibição Emocional/Desconfiança correlacionou rho 0,24 com Pesar/Solidão (p. 0,001 2-tailed). Isso sugere que o luto inibido ou reprimido tem maior probabilidade de ser reportado como persistente do que o luto que não é inibido.

## ESTRATÉGIAS DE ENFRENTAMENTO E SUAS CORRELAÇÕES

Embora nenhuma das correlações seja alta, a tabela A.6.9 mostra que o Enfrentamento por meio de Inibição Emocional/Desconfiança está significativamente correlacionado com a maioria dos escores de Sintomas/Sofrimento Emocional. O Enfrentamento Agressivo/Assertivo está mais altamente correlacionado aos Desentendimentos Conjugais e à Dependência Afetiva mas menos com Ansiedade/Pânico e não está correlacionado de modo significativo com Pesar/Solidão e com Depressão/Medicação. Nenhum desses escores está relacionado a problemas com o álcool.

**Tabela A.6.9** Estratégias de enfrentamento associadas a Desentendimentos Conjugais e Sintomas/Emoções Atuais

|  | Inibição Emocional /Desconfiança | Agressivo/Assertivo |
|---|---|---|
| Desentendimentos Conjugais | 0,16* | 0,30** |
| Ansiedade/Pânico | 0,25** | 0,16* |
| Pesar/Solidão | 0,23** | 0,08 N/S |
| Depressão/Medicação | 0,19** | 0,08 N/S |
| Dependência Afetiva | 0,20** | 0,25** |
| Problemas com o Álcool | 0,09 N/S | 0,11 N/S |
| Sofrimento Emocional Geral | 0,32** | 0,22** |

** $p. < 0,01$; * $p. < 0,05$; N/S Não significativo.

# ANEXO 7 – APEGOS DESORGANIZADOS: PREVISÕES E CORRELAÇÕES

No QRA, a pergunta "Se você chegar ao seu limite, ..." seguida por múltiplas escolhas (IV/17) pretendia identificar as pessoas que se isolavam em vez de pedir ajuda quando se defrontavam com situações com as quais não podiam lidar. O escore de "Voltar-se para Dentro" parece constituir um indicador de passividade ou impotência na vida adulta. A linha entre passividade e impotência não é fácil de ser traçada e esse escore talvez seja um indicador tanto de uma quanto da outra.

## PREVISÕES

1. *Adultos que quando crianças formaram apegos desorganizados na vida adulta vão adotar modos passivos de enfrentamento.* Isso será mostrado pelas correlações significativas entre os escores de Apego Desorganizado e uma tendência de voltar-se para dentro (altos escores) em vez de procurar ajuda (baixos escores) quando se chega ao limite.
2. *Adultos que adotam enfrentamento passivo vão reagir ao luto tornando-se deprimidos, impotentes e potencialmente suicidas.* Isso será mostrado pelas correlações significativas entre as medidas de falta de confiança em si e nos outros e escores de Depressão/Medicação, Ansiedade/Pânico, Problemas com o Álcool e uma tendência à overdose ou outros modos de se ferir quando chega a seu limite (IV/17g).
3. *Adultos que quando crianças formaram apegos desorganizados vão reagir ao luto tornando-se deprimidos, impotentes e potencialmente suicidas.* Isso será mostrado pelas correlações significativas entre os escores de Apego Desorganizado e os indicadores de depressão e impotência.

## RESULTADOS

A tabela A.7.1 mostra que, conforme as previsões, as pessoas com apegos desorganizados na infância dizem que se voltariam para dentro quando chegassem ao seu limite. Embora não houvesse correlação entre os escores de Apego Desorganizado e Procurar Ajuda no Limite, foram obtidos resultados significativos quando as duas perguntas sobre procurar a ajuda da família e dos amigos foram consideradas separadamente. Essa correlação negativa significativa sugere que as pessoas nessa amostra com Apegos Desorganizados têm menor probabilidade que as outras de procurar a ajuda dos amigos e da família, embora procurem a ajuda de médicos e outros.

**Tabela A.7.1** Testes da Previsão 1

|  | Rho de Spearman | Significância |
|---|---|---|
| Apego Desorganizado × Chegar ao Seu Limite – Voltar-se para Dentro | 0,25 | 0,000** |
| Apego Desorganizado × Chegar ao Seu Limite – Procurar Ajuda | 0,02 | N/S |
| Apego Desorganizado × Chegar ao Seu Limite – Procurar Ajuda de Família e Amigos | –0,15 | 0,034* |

** p. < 0,01; * p. < 0,05; N/S Não significativo.

Na tabela A.7.2, confirmando a Previsão 2, o escore de Chegar ao Seu Limite – Voltar-se para Dentro mostrou ser um previsor altamente significativo, em correlações moderadas, dos atuais Ansiedade/Pânico e Depressão/Medicação. Também é um previsor de concordância com a pergunta sobre os modos de infligir danos a si mesmo, mas não foi um previsor para Problemas com o Álcool.

**Tabela A.7.2** Testes da Previsão 2

|  | Teste | Significância |
|---|---|---|
| Escore Chegar ao Seu Limite – Voltar-se para Dentro × Ansiedade/Pânico | Rho de Spearman 0,28 | 0,000** |
| Escore Chegar ao Seu Limite – Voltar-se para Dentro × Depressão/Medicação | Rho de Spearman 0,21 | 0,002** |
| Escore Chegar ao Seu Limite – Voltar-se para Dentro × Problemas com o Álcool | Rho de Spearman 0,21 | N/S |
| Escore Chegar ao Seu Limite – Voltar-se para Dentro × "Tomar uma overdose ou infligir-se algum dano" | Mann-Whitney z. 2,6 | 0,008** |
| Escore Chegar ao Seu Limite – Procurar Ajuda × Ansiedade/Pânico | Rho de Spearman 0,07 | N/S |
| Escore Chegar ao Seu Limite – Procurar Ajuda × Depressão/Medicação | Rho de Spearman 0,01 | N/S |
| Escore Chegar ao Seu Limite – Procurar Ajuda × Problemas com o Álcool | Rho de Spearman 0,01 | N/S |
| Escore Chegar ao Seu Limite – Procurar Ajuda × "Tomar uma overdose ou infligir-se algum dano" | Mann-Whitney z. –3,6 | 0,000** |

** p. < 0,01; N/S Não significativo.

O escore de Chegar ao Seu Limite – Procurar Ajuda estava negativamente associado à pergunta sobre infligir danos a si mesmo. Isso indica que as pessoas que dizem que procuram ajuda quando chegam ao seu limite também têm menor probabilidade de afirmar que tomariam uma overdose ou se feririam de outros modos.

As previsões de uma associação negativa entre Chegar ao seu Limite – Procurar Ajuda e os escores atuais de Ansiedade/Pânico, Depressão e Problemas com o Álcool não foram confirmadas e isso não ocorreria tampouco se a pontuação fosse limitada a procurar ajuda de amigos e/ou da família.

Confirmando a Previsão 3, vemos na tabela A.7.3 que o escore de Apego Desorganizado tem correlação de alta significância, em níveis moderados, com os escores atuais de Ansiedade/Pânico e Problemas com o Álcool e em níveis rebaixados, de significância marginal, com Depressão/Medicação e com a afirmação de que, ao chegar ao seu limite, o respondente tomaria uma overdose ou se feriria.

**Tabela A.7.3** Testes da Previsão 3

| | Teste | Significância |
|---|---|---|
| Apego desorganizador × Ansiedade/Pânico | Rho de Spearman 0,28 | 0,000** |
| Apego desorganizador × Depressão/Medicação | Rho de Spearman 0,10 | 0,071 N/S |
| Apego desorganizador × Problemas com o Álcool | Rho de Spearman 0,23 | 0,001** |
| Apego desorganizador × Chegar ao seu limite – "Tomar uma overdose ou infligir-se algum dano" | Mann-Whitney z. 1,9 | 0,0064 N/S |

** $p. < 0,01$; N/S Não significativo.

## ANÁLISE DE TRAJETÓRIA [PATH ANALYSIS] PARA AS MEDIDAS DE ERRO

Para responder à pergunta se a influência do escore de Apego Desorganizado sobre o escore de Ansiedade/Pânico está em sua influência no escore de Enfrentamento – Voltar-se para Dentro, foram realizadas duas análises de trajetória usando Lisrel 8,52, do mesmo modo que a análise descrita na página 359. A variável exógena foi o escore de Apego Desorganizado e as variáveis endógenas foram os escores de Enfrentamento – Voltar-se para Dentro e Ansiedade/Pânico atual. As duas análises de trajetória compreendem: (a) um modelo indireto no qual se presume que a ligação ocorra em sequência do Apego Desorganizado a Enfrentamento – Voltar-se para Dentro a Ansiedade/Pânico; (b) um modelo misto direto e indireto, no qual uma ligação adicional é incluída de Apego Desorganizado diretamente para Ansiedade/Pânico.

Os resultados dessas análises estão resumidos na figura A.7.1 (a) e (b). As variáveis manifestas são mostradas pelos retângulos e as variáveis latentes por elipses. Levando-se em consideração os altos níveis de variância de erro, no modelo (b) o efeito indireto da variável latente de Apego Desorganizado sobre Enfrentamento – Voltar-se para Dentro é mostrado por um coeficiente de trajetória de 0,76 (t. = 2,15; p. < 0,05; 2-tailed) e o de Enfrentamento na Infância – Voltar-se para Dentro sobre Ansiedade/Pânico é mostrado por um coeficiente de trajetória altamente significativo de 1,23 (t. = 3,45; p. < 0,001; 2-tailed).

No segundo modelo, os coeficientes de trajetória entre as três variáveis não alcançaram significância estatística. As diferenças entre as medidas do chi-quadrado dos dois modelos também não. Isso indica que o modelo indireto A.4.1(b) não é significativamente menos adequado aos dados do que o modelo A.4.1(a). De fato, a magnitude das correlações de trajetória indica que é esse modelo indireto que melhor representa os dados e confirma a suposição de que, devido ao fato de aqueles que experienciaram o apego desorganizado na infância terem maior probabilidade de se voltar para dentro, eles têm maior probabilidade de sofrer ansiedade e uma tendência ao pânico após o enlutamento. A mesma análise usando Depressão/Medicação como a variável exógena, no lugar de Ansiedade/Pânico, apresentou resultados similares, mas com níveis de significância mais baixos.

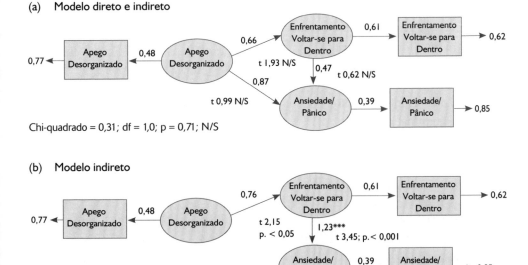

**Figura A.7.1** Diagramas de trajetória com correção de erros ligando Apego Desorganizado × Enfrentamento – Voltar-se para Dentro × Ansiedade/Pânico.

## CONCOMITANTES DE TENDÊNCIA À OVERDOSE OU A INFLIGIR-SE ALGUM MAL

A tabela A.7.4 mostra que as pessoas que dizem que quando alcançam seu limite tomam uma overdose ou causam qualquer outro tipo de dano a si mesmas têm uma probabilidade significativamente menor de dizer que procurariam a ajuda da família, amigos, médicos ou outros e maior probabilidade de estar "cheias de remorsos por algo que fizeram ou disseram, mas agora não podem mais consertar".

## APEGOS DESORGANIZADOS NO GRUPO CONTROLE DE WARD

Na amostra total de 77 mulheres jovens no grupo de comparação de Ward, 27 obtiveram escores de 4 ou mais na medida Apego Desorganizado na infância. Na tabela A.7.5 elas são comparadas com as 28 do grupo psiquiátrico pareado em idade e sexo que obteve escores similares. Somente quatro membros do grupo controle "Desorganizado" de Ward responderam "Não" à pergunta "Você tem a quem confiar seus sentimentos mais íntimos?" Essa é uma proporção muito menor do que a do grupo psiquiátrico "Desorganizado", a cuja metade faltava confiança. Os controles "Desorganizados" também reportaram escores significativamente mais baixos de Voltar-se para Dentro ao Chegar ao Seu Limite que o grupo psiquiátrico "Desorganizado". Embora os controles "Desorganizados" reportassem um pouco menos de desentendimentos conjugais e tivessem escores menores de Agressividade/Assertividade que o grupo psiquiátrico, essas diferenças não alcançaram significância estatística.

**Tabela A.7.4** Estratégias de Enfrentamento e Autorreprovação nas pessoas que tendem a infligir-se algum mal

| IV/17 Se você chegar ao seu limite: | Sim | Não | Não Sabe | p. exato de Fisher |
|---|---|---|---|---|
| (a) Procura ajuda dos amigos | 3 (13%) | 67 (53%) | 5 (46%) | 0,005** |
| (b) Procura ajuda da família | 3 (13%) | 59 (42%) | 3 (18%) | 0,001** |
| (c) Procura ajuda do médico | 10 (44%) | 85 (60%) | 6 (35%) | 0,000** |
| (d) Procura ajuda de outros | 3 (13%) | 38 (27%) | 2 (12%) | 0,001** |
| II/17 "Cheio de remorsos" | 17 (74%) | 71 (50%) | 7 (41%) | 0,001** |
| Total | 23 | 141 | 17 | |

IV/17 Se você chegar ao seu limite, (g) "Toma uma overdose ou se inflige algum outro dano"

** $p < 00,1$. As porcentagens constituem a proporção dos totais de cada coluna.

**Tabela A.7.5** Comparação entre pessoas com altos escores em Apego Desorganizado (4+) em amostras psiquiátricas e não psiquiátricas

|  | Grupo psiquiátrico | Controles de Ward | Chi-quadrado | Significância |
|---|---|---|---|---|
| N. | 28 | 27 |  |  |
| PIII/6 Você tem a quem confiar seus pensamentos e sentimentos mais íntimos? Sim | 15 (54%) | 23 (85%) | 9,56 | 0,008** |
| No limite: Volta-se para Dentro (Escore médio) | 1,14 | 1,00 | 10,10 | 0,02* |
| Enfrentamento Agressivo/Assertivo (Escore médio) | 1,73 | 1,52 | 15,80 | 0,07 N/S |
| Desentendimentos Conjugais (Escore médio) | 2,58 | 2,46 | 11,80 | 0,10 N/S |

** p. < 0,01; * p. < 0,05; N/S Não significativo.

## SOBREPOSIÇÃO DOS ESCORES DE PADRÃO DE APEGO

Os números na tabela A.7.6 são os coeficientes de correlação de Spearman. Existe uma alta correlação entre o escore de Apego Desorganizado e o escore de Apego Evitador, uma correlação bem alta entre Apego Desorganizado e Apego Ansioso/Ambivalente e uma moderada entre os escores de Apego Ansioso/Ambivalente e de Apego Evitador. Todas as correlações são altamente significativas.

**Tabela A.7.6** Intercorrelação dos escores do Padrão de Apego Inseguro

|  | Correlações de Spearman ||| 
|---|---|---|---|
|  | Ansioso/Ambivalente | Evitador | Desorganizado |
| Ansioso/Ambivalente | X | 0,42** | 0,51** |
| Evitador |  | X | 0,61** |
| Desorganizado |  |  | X |

** p. < 0,001

# ANEXO 8 – FILHOS SEPARADOS DOS PAIS

Na tabela A.8.1 o escore de Apego Inseguro foi obtido por meio da soma de outros três escores de apego. Diferentemente do escore de Segurança de Apego usado em outro lugar deste estudo, esse não inclui o escore de Separação. As correlações de Spearman entre todos os escores de apego e as separações da mãe são muito mais altas que as separações do pai e aquelas entre as separações da mãe e o escore de Apego Desorganizado são as maiores de todas.

As separações do pai estão correlacionadas a um nível bastante baixo, mas muito significativo, com os apegos inseguros. Somente a correlação com os Apegos Ansiosos/Ambivalentes está abaixo de níveis estatisticamente significativos.

A Insegurança do Apego e os escores dos Apegos Evitador e Desorganizado se correlacionam em nível moderado com Separações combinadas de cada uma ou de ambas as figuras parentais e o escore de Ansioso/Ambivalente se correlaciona com Separações em um nível mais baixo.

**Tabela A.8.1** Correlação entre escores de Separação e escores de Apego

| Separações de | Mãe | Pai | Cada um/ Ambos |
|---|---|---|---|
| Escore de Apego Ansioso/Ambivalente | 0,22** | 0,10 N/S | 0,18** |
| Escore de Apego Evitador | 0,36** | 0,27** | 0,34** |
| Escore de Apego Desorganizado | 0,39** | 0,29** | 0,38** |
| Escore de Apego Inseguro | 0,38** | 0,26** | 0,36** |

** p. < 0,01; N/S = Não significativo.

## IDADE NA SEPARAÇÃO E VULNERABILIDADE NA INFÂNCIA

Na tabela A.8.2 podemos observar a influência, em diferentes idades, das separações da criança da mãe e do pai. As separações das figuras parentais estão associadas ao aumento da Vulnerabilidade na Infância em todas as faixas de idade, com uma ligeira tendência para que as crianças sofram mais com a separação da mãe durante os primeiros anos de vida e com a separação do pai durante a adolescência. Somente as separações do pai durante o assim chamado período de "latência", entre 6 e 11 anos, não estão associadas a um aumento estatisticamente significativo na Vulnerabilidade na Infância.

Embora o espaço não permita que todos os escores que formam a Vulnerabilidade na Infância sejam mostrados aqui, cada um está significativamente correlacionado com o escore de Separação Geral, sendo o maior a Infelicidade na Infância.

**Tabela A.8.2** Separações e Vulnerabilidade na Infância

| Separação da Mãe | n. | Baixa | Média | Alta | p. |
|---|---|---|---|---|---|
| 0 a 5 anos | 20 | 15% | 20% | 65% | 0,009** |
| 6 a 11 anos | 44 | 27% | 16% | 57% | 0,001** |
| 12 a 16 anos | 44 | 21% | 23% | 57% | 0,001** |
| Separação do Pai | n. | Baixa | Média | Alta | p. |
| 0 a 5 anos | 33 | 19% | 33% | 49% | 0,025* |
| 6 a 11 anos | 61 | 31% | 26% | 43% | N/S |
| 12 a 16 anos | 61 | 21% | 26% | 53% | 0,001** |

\** p. < 0,01; N/S Não significativo.

## SEPARAÇÕES E RELACIONAMENTOS NA VIDA ADULTA

A tabela A.8.3 mostra a influência do escore de Separações de uma ou de ambas as figuras parentais sobre os relacionamentos na vida adulta. Existe uma baixa correlação entre a separação dos pais na infância e desentendimentos com o cônjuge na vida adulta que alcança 0,05 no nível de significância.

**Tabela A.8.3** Separações das Figuras Parentais na Infância e Relacionamentos Adultos

|  | Teste | Significância |
|---|---|---|
| Escore de Separação × Desentendimento Conjugal | Rho de Spearman 0,18 | 0,014* |
| Escore de Separação × Dependente do Parceiro | Mann-Whitney z 0,32 | N/S |
| Escore de Separação × Desentendimento com o Falecido | Rho de Spearman 0,18 | N/S |
| Escore de Separação × Dependente da Pessoa Falecida | Mann-Whitney z 0,00 | N/S |

* p. < 0,05, N/S Não significativo.

As separações das figuras parentais não estavam significativamente relacionadas a quaisquer medidas de relacionamento com a pessoa falecida, embora haja uma tendência limítrofe (p. = 0,075) para que as pessoas com mais separações reportem mais desentendimentos com a pessoa agora falecida. Essa medida de desentendimentos, conforme vimos (p. 60), é um instrumento menos sensível que o escore de Desentendimentos Conjugais.

A tabela A.8.4 mostra que, embora nenhuma das correlações seja alta, aquela entre separações de ambas as figuras parentais e o escore de Chegar ao Seu Limite – Voltar-se para

Dentro alcançou um alto nível de significância. No nível mais baixo (p. < 0,05) houve correlações significativas entre separações do pai e o escore de Agressividade/Assertividade e entre separações da mãe e o escore de Inibição Emocional/Desconfiança.

**Tabela A.8.4** Separação das Figuras Parentais na Infância e Enfrentamento na Vida Adulta

| Enfrentamento por | Separações de | | |
|---|---|---|---|
| | Mãe | Pai | Um/Ambos |
| Inibição Emocional/Desconfiança | 0,13* | 0,05 | 0,11 |
| Agressividade/Assertividade | 0,09 | 0,16* | 0,15* |
| Chegar ao Seu Limite – Procurar Ajuda | 0,06 | 0,02 | 0,06 |
| Chegar ao Seu Limite – Voltar-se para Dentro | 0,25** | 0,25** | 0,22** |

Os números são correlações de Spearman. ** p. < 0,01; * p. < 0,05; N/S Não significativo.

O escore de separação combinada para ambos os pais estava associado a respostas significativamente positivas à escolha de, ao Chegar ao Seu Limite, "Tomar uma overdose ou infligir-se algum dano" (Mann-Whitney teste z. 2,09 p. = 0,037*). Isso só alcançou 0,05 no nível de significância e caiu abaixo disso quando a separação de cada figura parental foi considerada individualmente.

Não houve correlações significativas entre quaisquer escores de Separação e o escore de Chegar ao Seu Limite – Procurar Ajuda (ver p. 128-9 para uma possível explicação para esse resultado). As correlações com os escores de Sintomas e Sofrimento Emocional são mostradas na figura 8.1 (p. 155).

## SEPARAÇÕES NA AMOSTRA NÃO PSIQUIÁTRICA DE WARD

A amostra total de 77 mulheres jovens foi incluída na tabela A.8.5. Como na amostra psiquiátrica, o escore de Filhos Separados da Mãe e do Pai, separações individuais ou de ambos, estava significativamente correlacionado com os Apegos Inseguros. As Separações da Mãe estão correlacionadas com todos os outros três tipos de escore de Apego Inseguro; as Separações do Pai estão correlacionadas com todos os tipos, exceto com os Apegos Evitadores, e estão mais significativamente correlacionadas aos Apegos Desorganizados.

## CONCOMITANTES DE BAIXO SOFRIMENTO EMOCIONAL NA AMOSTRA NÃO PSIQUIÁTRICA APESAR DE HISTÓRIA DE SEPARAÇÕES DAS FIGURAS PARENTAIS

Do grupo controle de Ward, 32 pessoas pontuaram dois ou mais no escore de Separação Parental. Na tabela A.8.6 elas foram divididas em 16 que pontuaram 4 ou mais no escore de Sofrimento Emocional Geral e 16 com escores mais baixos. Os números comparáveis também são dados dos 94 pacientes psiquiátricos enlutados com altos escores de separação similares (a maioria dos quais sofreram Sofrimento Emocional Geral alto). Os testes de significância de diferenças entre os pacientes psiquiátricos e os controles não são apropriados porque as amostras não puderam ser pareadas.

Tabela A.8.5 Correlação de Spearman dos escores de Separação e dos escores de Apego na amostra não psiquiátrica de Ward

| Apegos na Infância | | Separações de | |
|---|---|---|---|
| | Mãe | Pai | Um/Ambos |
| Escore de Apego Ansioso/Ambivalente | 0,21** | 0,24* | 0,24* |
| Escore de Apego Evitador | 0,27** | 0,08 N/S | 0,18 N/S |
| Escore de Apego Desorganizado | 0,27** | 0,40** | 0,40** |
| Escore de Apego Inseguro | 0,29** | 0,34** | 0,36** |

** p. < 0,01; * p. < 0,05; N/S Não significativo.

Entre aqueles controles separados que expressavam alto sofrimento emocional, dois terços relataram ter sido dependentes do cônjuge. Isso é similar à proporção do grupo dos não pareados, da amostra psiquiátrica separada. Por contraste, somente um terço dos controles separados com baixo sofrimento emocional era dependente do cônjuge. Essa diferença, no entanto, carece de significância estatística.

Tabela A.8.6 Concomitantes de Sofrimento Emocional em amostra de pacientes não psiquiátricos Separados de seus Pais, com dados adicionais da amostra psiquiátrica não pareada

| | | Não Psiquiátrica | | | Psiquiátrica |
|---|---|---|---|---|---|
| | | Baixo Sofrimento Emocional (0-3) | Alto Sofrimento Emocional (4+) | Significância p. | |
| | n. | 16 | 16 | | 94 |
| III/7b Respondente Dependente do Cônjuge | | 5 (36%) | 11 (69%) | 0,074 N/S | 52 (63%) |
| Média dos escores de Separação | | Média | Média | | |
| Escore Chegar ao Seu Limite – Voltar-se para Dentro | | 0,38 | 1,31 | 0,008** | 1,10 |
| Soma dos Escores de Apegos Inseguros | | 14,00 | 19,50 | 0,01** | 17,43 |

Notas: Todos os números se referem aos respondentes com escores de Separação de 2+.
** p. < 0,01; N/S Não significativo.

Os escores de Chegar ao Seu Limite – Voltar-se para Dentro nos controles separados com baixo Sofrimento Emocional Geral estavam por volta de um terço do nível relatado pelos outros dois grupos. A diferença com relação ao grupo controle com alto Sofrimento Emocional Geral é altamente significativa. Parece razoável concluir que as pessoas cuja experiência de separação parental não teve como consequência que elas se voltassem para si em épocas de estresse são mais capazes de enfrentamento emocional no período do luto.

O escore combinado de Apego Inseguro é significativamente mais baixo nos controles separados com baixo Sofrimento Emocional Geral do que nos controles com alto estresse ou no grupo psiquiátrico. Parece que aqueles que têm apegos seguros na infância e experienciam separações das figuras parentais adquirem frequentemente autonomia na vida adulta e lidam bem com lutos e outros estresses.

# ANEXO 9 – TRAUMA E LUTO

Uma vez que a maioria das pessoas no presente estudo experienciou tipos traumáticos de luto, resta um pequeno número de pessoas sem trauma que pode ser comparado a elas. Por outro lado, o escore de Trauma permite que examinemos a influência dos graus de trauma e, por isso, é um indicador mais satisfatório do que os instrumentos mais simples de medição do tipo "tudo ou nada".

A tabela A.9.1 mostra que existe uma correlação pequena mas significativa entre o nível de Trauma e o nível atual de Sofrimento Emocional Geral. Aqui se usa a correlação de Pearson porque o Sofrimento Emocional Geral é normalmente distribuído. O único diagnóstico clínico associado ao Trauma com nível estatístico significativo é o transtorno do estresse pós-traumático.

Conforme mencionado em seções anteriores, o número de pessoas com luto crônico ou adiado era muito pequeno para justificar a análise estatística, embora existisse uma tendência de as pessoas com traumas serem diagnosticadas com luto crônico. Quando a presença ou a ausência de qualquer trauma foi considerada como critério, descobriu-se que todas as dezesseis pessoas diagnosticadas com luto crônico tinham algum grau de trauma (Teste Exato de Fisher, bilateral, p. = 0,034* significativo) em comparação com aquelas que não relataram indicadores de trauma.

**Tabela A.9.1** Trauma, Enfrentamento e Reação

| | Teste | Significância |
|---|---|---|
| Escore de Trauma × Escore de Sofrimento Emocional Geral | Rho de Pearson 0,17 | 0,035* |
| Escore de Trauma × Ansiedade Clínica | Chi Kruskal Wallis 4,84 | N/S |
| Escore de Trauma × Depressão Clínica | Chi Kruskal Wallis 1,65 | N/S |
| Escore de Trauma × Doença Psicossomática Clínica | Chi Kruskal Wallis 1,64 | N/S |
| Escore de Trauma × Problema com o Álcool Clínico | Chi Kruskal Wallis 1,26 | N/S |
| Escore de Trauma × TEPT Clínico | Chi Kruskal Wallis 12,75 | 0,013* |
| Escore de Trauma × Inibição Emocional /Desconfiança | Rho de Spearman –0,01 | N/S |
| Escore de Trauma × Chegar ao Limite – Voltar-se para Dentro | Rho de Spearman 0,17 | 0,026* |
| Escore de Trauma × Escore de Ansiedade/Pânico | Rho de Spearman 0,01 | N/S |
| Escore de Trauma × Escore de Pesar/Solidão | Rho de Spearman 0,24 | 0,004** |

** p. < 0,01; * p. < 0,05; N/S Não significativo.

A expectativa de que os lutos traumáticos estivessem associados a escores mais altos de Inibição Emocional/Desconfiança não foi confirmada, embora haja uma associação pequena porém significativa entre os escores de Trauma e Chegar ao Seu Limite – Voltar-se para Dentro. A associação esperada com alto escore de Ansiedade/Pânico não foi confirmada, mas o escore de Trauma correlacionou-se significativamente com Pesar/Solidão, revelando uma ligação inesperada com luto persistente.

## TRAUMA E APEGOS INSEGUROS

Para examinar a interação entre apegos inseguros, trauma e as várias reações ao luto é necessário usar métodos de análise multivariados. A tabela A.9.2 mostra os resultados de uma regressão hierárquica na qual a variável dependente foi o Sofrimento Emocional Geral e as variáveis independentes foram colocadas na seguinte ordem: Insegurança de Apego, escore de Trauma e Enfrentamento Problemático.

**Tabela A.9.2** Regressão hierárquica – Insegurança de Apego, Trauma, Enfrentamento e Sofrimento Emocional Geral

### Resumo do Modelo

| Modelo | R | R quadrado | R quadrado corrigido | Desvio padrão da avaliação | Mudanças estatísticas Mudança no R quadrado | Mudança no F | df1 | df2 | Mudança significativa no F |
|---|---|---|---|---|---|---|---|---|---|
| 1 | ,472[a] | ,223 | ,216 | 2,8255 | ,223 | 34,347 | 1 | 120 | ,000 |
| 2 | ,499[b] | ,249 | ,236 | 2,8094 | ,026 | 4,126 | 1 | 119 | ,044 |
| 3 | ,512[c] | ,262 | ,243 | 2,7759 | ,014 | 2,162 | 1 | 118 | ,144 |

1 Preditores: (Constante), Insegurança de Apego
2 Preditores: (Constante), Insegurança de Apego, Escore de Trauma
3 Preditores: (Constante), Insegurança de Apego, Escore de Trauma, Enfrentamento Problemático

### ANOVA[d]

| Modelo | | Soma dos quadrados | df | Média dos quadrados | F | Sig. |
|---|---|---|---|---|---|---|
| 1 | Regressão | 274,214 | 1 | 274,214 | 34,347 | ,000[a]. |
|   | Residual | 958,039 | 120 | 7,984 | | |
|   | Total | 1232,253 | 121 | | | |
| 2 | Regressão | 306,316 | 2 | 153,158 | 19,684 | ,000[b]. |
|   | Residual | 925,937 | 119 | 7,781 | | |
|   | Total | 1232,253 | 121 | | | |
| 3 | Regressão | 322,977 | 3 | 107,659 | 13,971 | ,000[c]. |
|   | Residual | 909,276 | 118 | 7,706 | | |
|   | Total | 1232,253 | 121 | | | |

1 Preditores: (Constante), Insegurança de Apego
2 Preditores: (Constante), Insegurança de Apego, Escore de Trauma
3 Preditores: (Constante), Insegurança de Apego, Escore de Trauma, Enfrentamento Problemático
Variável Dependente: Reação – Sofrimento Emocional Geral

*(continua)*

*(continuação)*

Coeficientes[a]

| Modelo | | Coeficientes não padronizados B | Desvio padrão | Coeficientes padronizados Beta | t. | Sig. |
|---|---|---|---|---|---|---|
| 1 | (Constante) | 6,363 | ,477 | | 13,352 | ,000 |
| | Insegurança de Apego | ,134 | ,023 | ,472 | 5,861 | ,000 |
| 2 | (Constante) | 5,619 | ,596 | | 9,421 | ,000 |
| | Insegurança de Apego | ,136 | ,023 | ,475 | 5,982 | ,000 |
| | Escore de Trauma | ,447 | ,220 | ,161 | 2,031 | ,044 |
| 3 | (Constante) | 5,523 | ,597 | | 9,251 | ,000 |
| | Insegurança de Apego | ,119 | ,025 | ,416 | 4,687 | ,000 |
| | Escore de Trauma | ,430 | ,219 | ,155 | 1,961 | ,052 |
| | Enfrentamento Problemático | ,156 | ,106 | ,131 | 1,470 | ,144 |

Variável Dependente: Reação – Sofrimento Emocional Geral

Variáveis Excluídas

| Modelo | | Com Beta | t. | Sig. | Correlação parcial | Colinearidade Tolerância estatística |
|---|---|---|---|---|---|---|
| 1 | Enfrentamento Problemático | ,147 | 1,641 | ,103 | ,149 | ,797 |
| | Escore de Trauma | ,167 | 2,100 | ,038 | ,190 | ,999 |
| 2 | Escore de Trauma | ,161 | 2,033 | ,044 | ,185 | ,997 |

1 Preditores no Modelo: (Constante), Insegurança de Apego
2 Preditores no Modelo: (Constante), Insegurança de Apego, Enfrentamento Problemático
Variável Dependente: Reação – Sofrimento Emocional Geral

O R quadrado para essa combinação de variáveis foi 0,26 (i.e., juntas contribuíram para 26% da variância no Sofrimento Emocional Geral). A Insegurança de Apego estava altamente correlacionada com Sofrimento Emocional Geral com um coeficiente beta de 0,47, que não foi afetado pela adição do escore de Trauma, embora esse escore estivesse significativamente correlacionado ao Sofrimento Emocional Geral por si mesmo. Isso sugere que a influência do apego inseguro não é determinada por seu efeito sobre a vulnerabilidade ao trauma. Quando o Enfrentamento Problemático é adicionado à equação, os coeficientes beta dos outros dois escores caem apenas discretamente, sugerindo que a influência do trauma não é substancialmente mediada por seus efeitos no enfrentamento.

Esses resultados sugerem que a influência do Trauma sobre o Sofrimento Emocional Geral é relativamente independente tanto do Apego Inseguro quanto do Enfrentamento. Sua influência é mais cumulativa que multiplicatória. Isso posto, algumas influências realmente surgiram quando as influências dos padrões individuais de apego foram examinadas separadamente.

## APEGOS ANSIOSOS/AMBIVALENTES, ESCORES DE TRAUMA E PESAR/SOLIDÃO

Vimos acima que o Trauma está significativamente correlacionado ao Pesar/Solidão e vimos no capítulo 3 que o Apego Ansioso/Ambivalente também está correlacionado ao Pesar/Solidão. A pergunta que surge, então, é se essas duas influências estão ligadas. Ansiedade/Ambivalência influi ao tornar as pessoas mais vulneráveis ao luto traumático ou são relativamente independentes entre si?

A figura A.9.1 mostra que as pessoas com baixos escores de Apego Ansioso/Ambivalente somente relatam altos níveis de Pesar/Solidão se tiverem escores de Trauma variando de moderado a alto. Aquelas com alta Ansiedade/Ambivalência têm altos escores de Pesar/Solidão independentemente do Trauma. Esse resultado foi confirmado pela regressão hierárquica, embora o espaço aqui não permita a inclusão desses dados. Parece que entre pessoas que procuram ajuda psiquiátrica após o luto tanto o trauma como os apegos ansiosos/ambivalentes estão associados a um luto severo e duradouro. Ansiedade/Ambivalência não aumenta a influência do trauma.

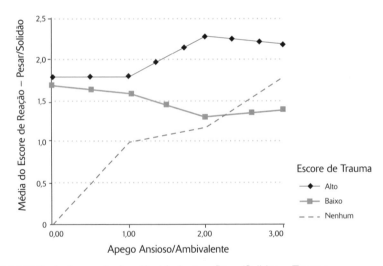

**Figura A.9.1** Média de Apego Ansioso/Ambivalente × Pesar/Solidão × Trauma.

## APEGOS EVITADORES, TRAUMA E INIBIÇÃO EMOCIONAL

Vimos no capítulo 6 que o escore de Apego Evitador previu inabilidade em expressar pesar ou afeto na idade adulta, cuja melhor medida foi o escore de Inibição Emocional/Desconfiança. Outros estudos (ver p. 46) levaram-nos a esperar que o trauma também estivesse associado à inibição do afeto. A figura A.9.2 mostra que no presente estudo o nível do trauma tinha pouca ou nenhuma influência sobre o nível de Inibição/Desconfiança; ele estava mais intimamente relacionado ao nível de Apego Evitador. Esse resultado foi confirmado por regressão hierárquica, mas novamente não há espaço aqui para mais detalhes.

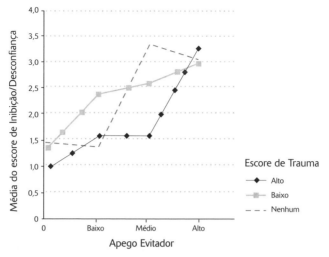

**Figura A.9.2** Apego Evitador × Média do escore de Inibição Emocional/Desconfiança × Trauma.

## APEGOS DESORGANIZADOS, TRAUMA E EMOÇÕES/SINTOMAS

A figura A.9.3, que contrasta com os resultados da figura A.9.1, mostra que em baixos níveis de Apego Desorganizado o escore de Trauma tem pouca influência sobre o nível de Sofrimento Emocional Geral. Entretanto, em altos níveis, os dois fatores interagem de modo que os escores mais altos de Sofrimento Emocional Geral são encontrados naqueles que possuem Apegos Desorganizados e Lutos Traumáticos. Quadros muito similares emergiram quando Ansiedade/Pânico, Pesar/Solidão e Depressão/Medicação foram representados por um gráfico *versus* Apego Desorganizado nesses mesmos níveis de Trauma. Isso significa que nas pessoas que procuram ajuda psiquiátrica após o luto a reação ao trauma é muito afetada pelo nível de Apego Desorganizado.

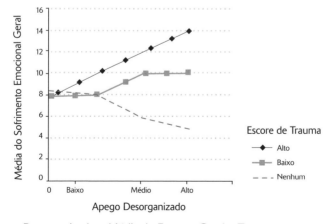

**Figura A.9.3** Apego Desorganizado × Média do Estresse Geral × Trauma.

Se, como supusemos, o Apego Desorganizado deixa o indivíduo com poucas estratégias de enfrentamento, pode ser que leve à inabilidade em lidar com o trauma. Por comparação, pessoas com estratégias de enfrentamento razoavelmente boas podem ser relativamente melhores ao lidar com circunstâncias traumáticas presentes no luto.

Para testar essa hipótese, realizou-se uma regressão hierárquica na qual a variável dependente era Ansiedade/Pânico. Esta foi escolhida porque era o escore de Sintoma/Sofrimento Emocional mais intimamente associado ao Apego Desorganizado (ver p. 378). As variáveis independentes que entraram na sequência foram: Apego Desorganizado, escore de Trauma e o escore de Chegar ao Seu Limite – Voltar-se para Dentro. Juntas, essas variáveis significam 25% da variância de Ansiedade/Pânico. Os resultados são mostrados na tabela A.9.3.

**Tabela A.9.3** Regressão hierárquica do Apego Desorganizado, Enfrentamento Voltando-se para Dentro, Trauma e Ansiedade/Pânico

Resumo do Modelo

| Modelo | R | R quadrado | R quadrado corrigido | Desvio padrão da avaliação | Mudanças estatísticas Mudança no R quadrado | Mudança no F | df1 | df2 | Mudança significativa no F |
|---|---|---|---|---|---|---|---|---|---|
| 1 | ,393 | ,154 | ,147 | 2,9590 | ,154 | 21,530 | 1 | 118 | ,000 |
| 2 | ,430 | ,185 | ,171 | 2,9174 | ,031 | 4,392 | 1 | 117 | ,038 |
| 3 | ,499 | ,249 | ,230 | 2,8116 | ,064 | 9,967 | 1 | 116 | ,002 |

a Preditores: (Constante), Apego Desorganizado
b Preditores: (Constante), Apego Desorganizado, Escore de Trauma
c Preditores: (Constante), Apego Desorganizado, Escore de Trauma – Chegar ao Seu Limite – Voltar-se para Dentro

ANOVA

| Modelo | | Soma dos quadrados | df | Média dos quadrados | F | Sig. |
|---|---|---|---|---|---|---|
| 1 | Regressão | 188,513 | 1 | 188,513 | 21.530 | ,000 |
| | Residual | 1033,167 | 118 | 8,756 | | |
| | Total | 1221,680 | 119 | | | |
| 2 | Regressão | 225,890 | 2 | 112,945 | 13,270 | ,000 |
| | Residual | 995,790 | 117 | 8,511 | | |
| | Total | 1221,680 | 119 | | | |
| 3 | Regressão | 304,680 | 3 | 101,560 | 12,847 | ,000 |
| | Residual | 917,000 | 116 | 7,905 | | |
| | Total | 1221,680 | 119 | | | |

a Preditores: (Constante), Apego Desorganizado
b Preditores: (Constante), Apego Desorganizado, Escore de Trauma
c Preditores: (Constante), Insegurança de Apego, Escore de Trauma, Enfrentamento Problemático
d Variável Dependente: Reação – Ansiedade/Pânico

*(continua)*

*(continuação)*

Coeficientes

| Modelo | | Coeficientes não padronizados B | Desvio padrão | Coeficientes padronizados Beta | t. | Sig. |
|---|---|---|---|---|---|---|
| 1 | (Constante) | 7,395 | ,387 | | 19,108 | ,000 |
| | Apego Desorganizado | ,337 | ,073 | ,393 | 4,640 | ,000 |
| 2 | (Constante) | 6,580 | ,545 | | 12,077 | ,000 |
| | Apego Desorganizado | ,343 | ,072 | ,400 | 4,792 | ,000 |
| | Escore de Trauma | ,484 | ,231 | ,175 | 2,096 | ,038 |
| 3 | (Constante) | 5,996 | ,557 | | 10,769 | ,000 |
| | Apego Desorganizado | ,291 | ,071 | ,339 | 4,100 | ,000 |
| | Escore de Trauma | ,353 | ,226 | ,128 | 1,560 | ,122 |
| | Escore de Enfrentamento – Chegar ao Seu Limite Voltar-se para Dentro | 1,138 | ,360 | ,265 | 3,157 | ,002 |

a Variável Dependente: Reação – Ansiedade/Pânico

Variáveis Excluídas

| Modelo | | Com Beta | t. | Sig. | Correlação parcial | Colinearidade Tolerância estatística |
|---|---|---|---|---|---|---|
| 1 | Escore de Trauma | ,175 | 2,096 | 0,38 | ,190 | ,998 |
| | Enfrentamento – Chegar ao Seu Limite – Voltar-se para Dentro | ,289 | 3,481 | ,001 | ,306 | ,951 |
| 2 | Enfrentamento – Chegar ao Seu Limite – Voltar-se para Dentro | ,265 | 3,157 | ,002 | ,281 | ,919 |

a Preditores no Modelo: (Constante), Apego Desorganizado
b Preditores no Modelo: (Constante), Apego Desorganizado, Enfrentamento Problemático
c Variável Dependente: Reação – Ansiedade/Pânico

Inicialmente, o coeficiente beta padronizado de Apego Desorganizado e de Ansiedade/Pânico é altamente significativo em 0,39. A adição de Trauma não foi acompanhada por nenhuma mudança notável no valor beta atribuído a Ansiedade/Ambivalência embora o Trauma esteja significativamente associado a Ansiedade/Pânico (beta 0,18; p. = 0,038). O efeito de acrescentar o escore de Voltar-se para Dentro é reduzir o nível beta da influência sobre Ansiedade/Pânico das duas outras variáveis, de modo que o Trauma caia abaixo da significância, enquanto o Apego Desorganizado permanece significativo (beta 0,27; p. = 0,002).

Podemos concluir a partir desses resultados que o efeito de interação do Trauma e do Apego Desorganizado sobre Ansiedade/Pânico é grandemente mediado por uma tendência de ensimesmar-se. Se o escore de Voltar-se para Dentro é, como supomos, uma medida de impotência, ele é uma resposta provável ao trauma em pessoas que experienciaram apegos desorganizados na infância.

# ANEXO 10 – DIFERENÇAS DE GÊNERO

Todos os números se referem aos 43 homens e 138 mulheres que procuraram ajuda psiquiátrica após a perda.

Os homens reportaram escores mais altos do que as mulheres em Inibição Emocional/Desconfiança. Outras diferenças não foram significativas (tabela A.10.1).

A diferença de gênero nos escores de Inibição Emocional/Desconfiança é mostrada como resultante de os homens dizerem mais frequentemente que nunca choram e que acham difícil mostrar afeição e pesar (tabela A.10.2).

**Tabela A.10.1** Enfrentamento × Média dos Escores de Gênero e Significância

|  | Homens | Mulheres | z. de Mann-Whitney | Significância |
|---|---|---|---|---|
| Inibição Emocional/Desconfiança | 2,60 | 1,88 | –2,84 | 0,005** |
| Agressividade/Assertividade | 1,33 | 1,52 | –1,00 | N/S |
| Chegar ao Seu Limite – Procurar Ajuda | 1,58 | 1,73 | –1,01 | N/S |
| Chegar ao Seu Limite – Voltar-se para Dentro | 0,88 | 0,94 | –0,49 | N/S |
| Enfrentamento Problemático Geral | 3,23 | 2,61 | –1,42 | N/S |

** $p. < 0,01$; N/S Não significativo.

**Tabela A.10.2** Gêneros × Números e porcentagens de resposta "Sim" a perguntas sobre Inibição Emocional/Desconfiança

|  | Homens | Mulheres | Chi-quadrado | Significância |
|---|---|---|---|---|
| IV/5 Acha difícil confiar nos outros | 21 (49%) | 67 (49%) | 0,22 | N/S |
| IV/19 Nunca chora | 9 (21%) | 7 (5%) | 14,55 | 0,001** |
| IV/20 Gostaria de chorar mais | 19 (44%) | 50 (36%) | 1,14 | N/S |
| IV/21 Acha difícil mostrar afeição | 26 (60%) | 47 (34%). | 9,50 | 0,009** |
| IV/23 Acha difícil expressar tristeza ou pesar | 26 (60%) | 51 (37%) | 7,47 | 0,024* |

** $p. < 0,01$; * $p. < 0,05$; N/S Não significativo.

A única tendência é a de as mulheres relatarem escores ligeiramente mais altos de Pesar/Solidão, mas somente em um nível limítrofe de significância (tabela A.10.3).

**Tabela A.10.3** Gênero × Sintomas/Sofrimento Emocional – escores médios e significância

|  | Homens | Mulheres | z. de Mann-Whitney | Significância |
|---|---|---|---|---|
| Ansiedade/Pânico | 2,47 | 2,76 | –1,11 | N/S |
| Luto/Solidão | 1,77 | 2,01 | –1,62 | N/S |
| Depressão/Medicação | 1,82 | 1,82 | –0,21 | N/S |
| Dependência/Agarrar-se | 1,60 | 1,74 | –0,78 | N/S |
| Álcool | 0,56 | 0,43 | –1,11 | N/S |
| Sofrimento Emocional Geral | 8,22 | 8,76 | –1,09 | N/S |

N/S Não significativo.

Os transtornos de personalidade foram diagnosticados mais frequentemente em homens do que em mulheres. As mulheres, por outro lado, tiveram mais diagnósticos de estados de ansiedade e doenças psicossomáticas. Embora o dobro das mulheres em relação aos homens tenha sido diagnosticado com luto crônico, os números envolvidos, por terem sido poucos, não permitem um teste estatístico adequado sobre essa diferença (tabela A.10.4).

**Tabela A.10.4** Gênero × Diagnóstico clínico – números, porcentagens e significância

|  | Homens | Mulheres | Chi-quadrado | Significância |
|---|---|---|---|---|
| Estados de Ansiedade | 29 (67%) | 107 (78%) | 6,62 | 0,039* |
| Depressão | 27 (64%) | 86 (63%) | 0,17 | N/S |
| Doenças Psicossomáticas | 9 (21%) | 36 (26%) | 6,77 | 0,034* |
| Transtornos de Personalidade | 11 (26%) | 6 (4%) | 17,80 | 0,000** |
| Álcool/Drogas | 19 (23%) | 29 (15%) | 1,82 | N/S |
| TEPT | 3 (7%) | 12 (9%) | 0,17 | N/S |
| Luto Crônico | 3 (7%) | 22 (16%) | 2,95 | N/S |
| Luto Adiado | 5 (12%) | 17 (12%) | 0,98 | N/S |

** p. < 0,01; * p. < 0,05; N/S Não significativo.

# ANEXO 11 – PERDA DE UM DOS PAIS NA VIDA ADULTA

O número de respondentes enlutados que perderam um dos pais (31) não é grande e as diferenças teriam de ser maiores para alcançar significância estatística.

As pessoas que procuraram ajuda após a perda da mãe eram com mais frequência solteiras, separadas ou divorciadas, comparadas àquelas que procuraram ajuda após a perda do pai (tabela A.11.1).

**Tabela A.11.1** Perda de Mãe ou Pai × Estado Civil do Respondente Enlutado

| Estado Civil | n. | Perdeu a Mãe | Perdeu o Pai |
|---|---|---|---|
|  |  | 22 | 9 |
| Nunca foi casado |  | 7 | 1 |
| Casado |  | 3 | 6 |
| Coabita |  | 3 | 1 |
| Separado |  | 5 | 1 |
| Divorciado |  | 2 | 0 |
| Viúvo |  | 0 | 0 |
| Ignorado |  | 2 | 0 |

## COMPARAÇÃO DE PERDA DOS PAIS COM OUTRAS PERDAS

A média de idade, na época do encaminhamento, das pessoas que perderam um dos pais foi de 36,8 anos. Esse número se compara aos 43,6 anos daquelas que sofreram outros lutos (Rho de Pearson 0,21; p. = 0,01). Nenhum dos padrões de apego inseguro diferencia os dois grupos (tabela A.11.2).

As pessoas que perderam a mãe têm maior probabilidade que as outras de dizer que eram próximas a ela de maneira incomum (tabela A.11.3). Nenhuma outra diferença referente aos cuidados parentais foi reportada.

O número de pessoas enlutadas pelos pais (ou por um deles) que responderam a perguntas sobre relacionamento com os pais foi muito pequeno para permitir análise estatística; portanto, isso não foi incluído aqui.

Nenhuma diferença expressiva foi identificada. Existe uma tendência, em significância limítrofe, de que os enlutados por um dos pais fiquem dependentes afetivamente após a perda (tabela A.11.4).

**Tabela A.11.2** Perda de Mãe ou Pai × média do escore de Padrão de Apego

|  | Média dos escores de Padrão de Apego |  | Mann-Whitney | Significância |
|---|---|---|---|---|
|  | Perda de mãe | Perda de pai | z. |  |
| Apego Ansioso/Ambivalente | 7,29 | 6,63 | 0,50 | N/S |
| Apego Evitador | 3,32 | 3,48 | 0,24 | N/S |
| Apego Desorganizado | 4,35 | 3,93 | 0,80 | N/S |
| Insegurança de Apego | 16,29 | 15,77 | 0,41 | N/S |

N/S Não significativo.

**Tabela A.11.3** Perda de Mãe × Proximidade Incomum: média dos escores e significância

|  | Média dos escores |  | Mann-Whitney | Significância |
|---|---|---|---|---|
|  | Perda de mãe n. 22 | Outras perdas n. 96 | z. | p. |
| Proximidade Incomum da Mãe | 1,31 | 0,64 | 3,66 | 0,000** |
| Proximidade Incomum do Pai | 0,55 | 0,50 | 0,25 | N/S |

** p. < 0,01; N/S Não significativo.

**Tabela A.11.4** Perda dos Pais × Situação Adulta: média dos escores e significância

|  | Média dos escores |  | Mann-Whitney | Significância |
|---|---|---|---|---|
|  | Pais n. 31 | Outros n. 87 | z. | p. |
| Desentendimentos Conjugais | 2,18 | 1,67 | 0,73 | N/S |
| Escore de Trauma | 1,29 | 1,61 | 1,23 | N/S |
| *Escores de Enfrentamento* |  |  |  |  |
| Inibição Emocional/Desconfiança | 1,99 | 1,84 | 0,55 | N/S |
| Agressivo/Assertivo | 1,41 | 1,41 | 0,06 | N/S |
| Limite – Procurar Ajuda | 1,55 | 1,74 | 0,48 | N/S |
| Limite – Voltar-se para Dentro | 1,01 | 0,89 | 0,73 | N/S |
| Enfrentamento Problemático | 2,85 | 2,40 | 0,98 | N/S |
| *Escores de Sintomas/Sofrimento Emocional* |  |  |  |  |
| Ansiedade/Pânico | 2,83 | 2,59 | 0,86 | N/S |
| Depressão/Medicação | 1,79 | 1,83 | 0,20 | N/S |
| Pesar/Solidão | 1,98 | 1,97 | 0,06 | N/S |
| Dependência Afetiva | 1,87 | 1,51 | 1,87 | 0,062 N/S |
| Problemas com o Álcool | 0,39 | 0,46 | 1,18 | N/S |
| Sofrimento Emocional Geral | 8,86 | 8,35 | 0,67 | N/S |

N/S Não significativo.

**Tabela A.11.5** Perda de um dos Pais × Diagnósticos Clínicos: números, porcentagem e significância

| Diagnóstico clínico | Perda de um dos pais | Outra perda | Chi-quadrado | Significância exata |
|---|---|---|---|---|
| Estado de Ansiedade | 23 (74%) | 64 (74%) | 0,86 | N/S |
| Depressão | 19 (61%) | 53 (61%) | 0,45 | N/S |
| Doença Psicossomática | 5 (16%) | 21 (24%) | 1,67 | N/S |
| Problemas com Drogas ou Álcool | 4 (13%) | 15 (17%) | 1,04 | N/S |
| Transtorno da Personalidade | 3 (10%) | 5 (6%) | 1,16 | N/S |
| Doença TEPT | 1 (3%) | 10 (12%) | 3,20 | N/S |
| Luto Crônico | 4 (13%) | 17 (20%) | 1,02 | N/S |
| Luto Adiado | 4 (13%) | 13 (15%) | 1,05 | N/S |

N/S Não significativo.

A Tabela A.11.5 não apresenta diferenças significativas.

# ANEXO 12 – MORTE DE UM FILHO

## COMPARAÇÕES DE NÚMEROS ESPERADOS E REAIS DE ENLUTAMENTOS POR MORTE DE FILHO EM AMOSTRAS NORMAIS E PSIQUIÁTRICAS

Para obter os valores para as quantidades esperadas de luto por morte de filhos nas 151 pessoas em nossa amostra psiquiátrica (após excluir lutos múltplos), foi consultado o Censo de Mortalidade para a Inglaterra e País de Gales. A tabela A.12.1 mostra a distribuição de mortes no ano de 1992 (Office of Statistical Censuses and Surveys, 1992). Do total de mortes na Inglaterra e no País de Gales, 0,34% foram de meninas durante o primeiro ano de vida (1933 × 100/557.313). Outras proporções são calculadas de modo similar.

**Tabela A.12.1** Mortes na Inglaterra e no País de Gales obtidas do Censo de Mortalidade para 1992

|   | Filhas | Filhos | Ambos |
|---|---|---|---|
| A Mortes no primeiro ano de vida | 1.933 (0,34%) | 2.606 (0,47%) | 4.539 (0,81%) |
| B Mortes entre 1 e 19 anos | 1.232 (0,22%) | 2.080 (0,37%) | 3.312 (0,59%) |
| C Total de Mortes, todas as idades | 271.732 (48,8%) | 285.581 (51,2%) | 557.313 (100%) |

Se presumirmos uma distribuição equivalente de mortes em nossa amostra de 151 pacientes enlutados, a tabela A.12.2 mostra os números de mortes que esperamos encontrar. Isso pode ser comparado aos números reais em cada categoria de idade e sexo.

**Tabela A.12.2** Mortes reais e esperadas de filhos por gênero e faixa etária

|   | Filhas Real | Filhas Esperado | Filhos Real | Filhos Esperado | Ambos Real | Ambos Esperado |
|---|---|---|---|---|---|---|
| Mortes no primeiro ano de vida | 1 | 0,51 | 2 | 0,71 | 3 | 1,22 |
| Mortes entre 1 e 19 anos | 6 | 0,33 | 6 | 0,56 | 12 | 0,89 |
| Todas as mortes de filhos | 7 | 0,84 | 8 | 1,27 | 15 | 2,11 |
| Total de mortes, todas as idades | 122 | 74,7 | 29 | 77,3 | 151 | 151 |

Dividindo os números reais pelos números esperados de mortes, temos na tabela A.12.3 as proporções dos números reais em relação aos esperados. Assim, o número real de pessoas que procuram ajuda após a morte de um filho excede o número esperado em uma proporção de sete para um. Esperaríamos 1,2 mortes ocorridas durante o primeiro ano de vida em nossa amostra e 0,9 durante a infância; de fato, 3 aconteceram durante o primeiro ano de vida e 12 depois disso.

**Tabela A.12.3** Proporção das mortes reais/esperadas de filhos

|  | Filhas Real/Esperado | Filhos Real/Esperado | Ambos Real/Esperado |
|---|---|---|---|
| Mortes no primeiro ano de vida | 2,0:1 | 2,8:1 | 2,5:1 |
| Mortes entre 1 e 19 anos | 18,2:1 | 10,7:1 | 13,5:1 |
| Todas as mortes de filhos | 8,3:1 | 6,3:1 | 7,1:1 |
| Total de mortes, todas as idades | 1,6:1 | 0,38:1 | 1:1 |

O grupo que teve a maior discrepância entre os números reais e os esperados foi o de pessoas que perderam uma filha com idade entre 1 e 17 anos. Eles mostram um excedente dezoito vezes maior nos pacientes psiquiátricos enlutados. Mortes durante o primeiro ano de vida são poucas e estão associadas a um excedente duplicado ou triplicado nos pacientes psiquiátricos.

Quando quem morreu foi um filho menor de 18 anos, é razoável presumir que tenha deixado um ou ambos os pais vivos. Números obtidos em censo nacional para as mortes de pessoas maiores de 18 anos, entretanto, não permitem comparação com as mortes de filhos adultos em nossa amostra, uma vez que eles não dão indicação da existência de um ou ambos os pais vivos.

## COMPARAÇÃO DE ENLUTADOS POR PERDA DE FILHO COM OUTROS LUTOS

Aqueles indivíduos que perderam filhos tinham probabilidade significativamente maior do que as pessoas enlutadas por outras perdas de terem sido separados de seus pais (particularmente mães) durante a infância e reportaram escores mais altos de Rejeição/Violência por parte das mães (tabela A.12.4). Essas últimas diferenças não eram tão grandes para influenciar os escores de Padrão de Apego, o que não distinguia perda de filho de outras perdas. Eles também tiveram escores significativamente mais altos de Luto Traumático. Outras diferenças não alcançaram significância estatística.

Aproximadamente metade daqueles que procuraram ajuda psiquiátrica após a perda de um filho reportou ter sido separada de seus próprios pais entre as idades de 6 e 11 anos e a proporção encontrada na faixa etária entre 12 e 16 anos não é muito mais baixa (tabela A.12.5). Isso é quase o dobro da frequência de separações parentais naqueles que sofriam a perda de outros parentes. As diferenças são estatisticamente significativas.

**Tabela A.12.4** Perda de Filho × Apego e Variáveis da Vida Adulta: média do escore e significância

|  | Média dos escores | | Mann-Whitney | Significância |
| --- | --- | --- | --- | --- |
|  | Perda de Filho n. 29 | Outras perdas n. 122 | z. | p. |
| *Escores de Apego* | | | | |
| Apego Ansioso/Ambivalente | 6,10 | 7,03 | 0,96 | N/S |
| Apego Evitador | 4,03 | 3,25 | 1,51 | N/S |
| Apego Desorganizado | 4,64 | 4,45 | 0,02 | N/S |
| Insegurança de Apego Geral | 17,52 | 15,38 | 0,79 | N/S |
| *Escores de Cuidados Parentais* | | | | |
| Separação da Mãe | 1,28 | 0,50 | 3,07 | 0,002** |
| Separação do Pai | 1,72 | 1,04 | 2,09 | 0,037* |
| Rejeição/Violência | | | | |
|    da Mãe | 0,62 | 0,24 | 3,25 | 0,001** |
|    do Pai | 0,83 | 0,52 | 1,14 | N/S |
| Escore de Trauma | 2,07 | 1,45 | 2,61 | 0,009** |
| *Escores de Enfrentamento* | | | | |
| Inibição Emocional/Desconfiança | 1,67 | 2,00 | 1,31 | N/S |
| Agressividade/Assertividade | 1,56 | 1,46 | 0,59 | N/S |
| Chegar ao Seu Limite – Pedir Ajuda | 1,54 | 1,76 | 0,94 | N/S |
| Chegar ao Seu Limite – Voltar-se para Dentro | 0,90 | 0,92 | 0,07 | N/S |
| Enfrentamento Problemático | 2,59 | 2,62 | 0,08 | N/S |
| *Escores de Sintomas/Estresse* | | | | |
| Ansiedade/Pânico | 2,38 | 2,72 | 0,96 | N/S |
| Depressão/Medicação | 1,86 | 1,80 | 0,38 | N/S |
| Pesar/Solidão | 1,94 | 1,96 | 0,27 | N/S |
| Dependência Afetiva | 1,43 | 1,73 | 1,18 | N/S |
| Problemas com o Álcool | 0,57 | 0,40 | 1,35 | N/S |
| Sofrimento Emocional Geral | 8,22 | 8,59 | 0,64 | N/S |

** p. < 0,01; * p. < 0,05; N/S Não significativo.

**Tabela A.12.5** Perda de Filho × Filhos Separados dos Pais: números, porcentagens e significância

| Separado de | Perda de filho | Outra perda | Significância exata |
|---|---|---|---|
| Mãe entre 0 e 5 anos | 4 (14%) | 8 (6,6%) | 0,177 N/S |
| Mãe entre 6 e 11 anos | 14 (48%) | 19 (16%) | 0,000** |
| Mãe entre 12 e 16 anos | 11 (38%) | 22 (18%) | 0,022* |
| Pai entre 0 e 5 anos | 9 (31%) | 22 (18%) | 0,103 N/S |
| Pai entre 6 e 11 anos | 15 (52%) | 33 (27%) | 0,011* |
| Pai entre 12 e 16 anos | 14 (48%) | 35 (29%) | 0,038* |

** p. < 0,01; * p. < 0,05; N/S Não significativo.

# ANEXO 13 – PERDA DE CÔNJUGE OU PARCEIRO

A tabela A.13.1 compara os escores médios dos pacientes psiquiátricos que perderam um parceiro com os escores de outros pacientes enlutados. Embora não existam diferenças relevantes entre os padrões de apego relatados por esses dois grupos, as pessoas que perderam um parceiro tinham escores significativamente mais baixos de separação do pai. Comparando-se esses números com aqueles relatados no anexo 12 (p. 401), fica claro que não são aqueles que procuram ajuda após a perda de um parceiro, mas antes os que perderam um filho, os mais afetados pela separação das figuras parentais. O escore mais alto de Rejeição/Violência por parte do pai naqueles pacientes que perderam um parceiro perde a significância estatística.

Houve uma tendência de o enlutado pelo parceiro apresentar escores mais baixos de Desentendimento Conjugal e Agressividade/Assertividade e escores mais altos de Chegar ao Seu Limite – Procurar Ajuda que os outros. Esses resultados explicam o fato de seus escores de Enfrentamento Problemático também serem baixos. O enlutado pelo parceiro teve escores mais altos que os outros em Pesar/Solidão, mas não houve outras diferenças expressivas entre os grupos em seus escores de Sintoma/Sofrimento Emocional e os escores de Sofrimento Emocional Geral não eram significativamente diferentes.

A tabela A.13.2 mostra que aqueles indivíduos que perderam um parceiro tinham uma probabilidade mais significativa que os outros de relatar terem sido próximos de maneira incomum e mutuamente dependentes daquele parceiro. Eles também tinham maior probabilidade de dizer que eram próximos do pai de forma incomum na infância.

Note-se que não há necessidade de mostrar números separados para relacionamentos com o falecido nesta seção, pois a pessoa falecida era o parceiro.

**Tabela A.13.1** Perda do Parceiro × Apego e Variáveis da Vida Adulta: escore médio e significância

|  | Média dos escores | | Teste | Significância |
|---|---|---|---|---|
|  | Perda do parceiro n. 40 | Outras perdas n. 47 |  | p. |
| *Padrão de Apego* |  |  | Mann-Whitney |  |
| Ansioso/Ambivalente | 6,86 | 7,15 | 0,22 | N/S |
| Evitador | 3,68 | 3,13 | 0,31 | N/S |
| Desorganizado | 4,35 | 3,94 | 0,91 | N/S |
| Insegurança Geral | 15,54 | 15,87 | 0,42 | N/S |
| Separação da Mãe | 0,63 | 0,72 | 0,58 | N/S |
| Separação do Pai | 0,70 | 1,30 | Teste exato 1-tailed | 0,027* |
| Rejeição/Violência da Mãe | 0,33 | 0,26 | Mann-Whitney z. 0,88 | N/S |
| Rejeição/Violência do Pai | 0,68 | 0,57 | Teste exato 1-tailed | 0,110 N/S |
| Desentendimentos Conjugais | 1,38 | 2,00 | Teste exato 1-tailed | 0,110 N/S |
| *Média dos Escores de Enfrentamento* |  |  | Mann-Whitney |  |
| Inibição Emocional/Desconfiança | 1,88 | 2,16 | z. 2,75 | N/S |
| Agressividade/Assertividade | 0,97 | 1,48 | 2,68 | 0,007** |
| Chegar ao Seu Limite – Pedir Ajuda | 2,05 | 1,47 | 2,37 | 0,018* |
| Chegar ao Seu Limite – Voltar-se para Dentro | 0,77 | 0,92 | 0,98 | N/S |
| Enfrentamento Problemático | 1,57 | 3,10 | 2,39 | 0,007** |
| *Sintomas/Sofrimento Emocional* |  |  |  |  |
| Ansiedade/Pânico | 2,73 | 2,71 | 0,04 | N/S |
| Depressão/Medicação | 1,90 | 1,86 | 0,14 | N/S |
| Pesar/Solidão | 2,23 | 1,79 | 2,23 | 0,006** |
| Dependência Afetiva | 1,81 | 1,68 | 0,56 | N/S |
| Álcool | 0,59 | 0,47 | 0,03 | N/S |
| Sofrimento Emocional Geral | 9,27 | 8,51 | 1,24 | N/S |

** p. < 0,01; * p. < 0,05; N/S Não significativo.

**Tabela A.13.2** Perda do Parceiro × Proximidade com Pais e Parceiro: números, porcentagens e significância

|  | Perda do parceiro | Outra perda | p. Exato *1-tailed* |
|---|---|---|---|
| I/24 Você era extremamente próximo de sua mãe? (Sim) | 10 (29%) | 32 (38%) | N/S 0,093 |
| I/24 Você era extremamente próximo de seu pai? (Sim) | 12 (35%) | 18 (21%) | N/S |
| Incomumente Próximo do Parceiro Falecido | 10 (29%) | 55 (85%) | 0,011* |
| Dependente do Parceiro Falecido | 27 (79%) | 36 (55%) | 0,015* |
| Parceiro Dependente do Respondente | 24 (71%) | 31 (48%) | 0,024* |

* p. < 0,05; N/S Não significativo.

# ANEXO 14 – ISOLAMENTO E APOIO SOCIAL

## MORAR SOZINHO × MORAR COM OUTRAS PESSOAS

A figura A.14.1 mostra a média dos escores de Pesar/Solidão em pessoas enlutadas de grupos etários diferentes, que moram sozinhas *versus* aquelas que moram com outras pessoas. Em todas as idades, as que moram sozinhas relataram mais Pesar/Solidão que aquelas que moram com outras pessoas. Entretanto, enquanto o Pesar/Solidão decresce com a idade nos indivíduos que moram com outras pessoas, há um aumento claro naqueles com mais de 50 anos que moram sozinhos.

Na tabela A.14.1 vemos que aqueles indivíduos que moram sozinhos são mais velhos e sofrem mais Pesar/Solidão que os que moram com outras pessoas. Contrariamente às expectativas, morar sozinho não foi associado a escores mais baixos de Apoio Social que morar com outras pessoas. Nem o nível geral de apego inseguro nem qualquer outro padrão particular de apego inseguro distinguem os que moram sozinhos daqueles que moram com outras pessoas.

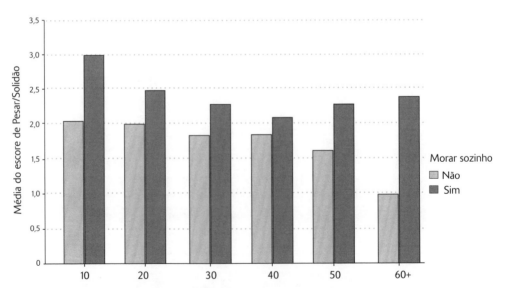

**Figura A.14.1** Morar Sozinho × Faixa etária × Média do escore de Pesar/Solidão.

**Tabela A.14.1** Morar Sozinho × Idade, Apego e Sintomas/Sofrimento Emocional: médias e significância

|  | Morar Sozinho n. 60 | Com Outros n. 121 | Teste | Significância |
|---|---|---|---|---|
| Média de idade (anos) | 46,1 | 38,8 | Rho de Pearson 0,25 | 0,000** |
| Média do escore de Apoio Social | 1,64 | 1,41 | z. de Mann-Whitney 1,18 | N/S |
| *Média dos Escores de Apego* | | | | |
| Apego Ansioso/Ambivalente | 7,83 | 6,66 | z. 1,21 | N/S |
| Apego Evitador | 3,95 | 3,69 | z. 0,27 | N/S |
| Apego Desorganizado | 4,98 | 4,23 | z. 0,82 | N/S |
| Apego Inseguro | 18,36 | 16,26 | z. 1,40 | N/S |
| *Média de Sintomas/Sofrimento Emocional* | | | | |
| Ansiedade/Pânico | 2,56 | 2,87 | z. 1,40 | N/S |
| Depressão/Medicação | 1,75 | 1,85 | z. 0,66 | N/S |
| Pesar/Solidão | 2,24 | 1,81 | z. 2,79 | 0,005** |
| Sofrimento Emocional Geral | 8,9 | 8,3 | z. 0,93 | N/S |

** p. < 0,01; N/S Não significativo.

A tabela A.14.2 confirma as expectativas de que a solidão é o maior problema nas pessoas que agora moram sozinhas.

**Tabela A.14.2** Vive Sozinho × Perguntas referentes a Pesar e Solidão: números, porcentagens e significância

| Pergunta | Mora Sozinho n. 61 | Com Outros n. 121 | Chi-quadrado Unicaudal [1-*tailed*] | Significância |
|---|---|---|---|---|
| IV/14 Você passa muito tempo se lamentando ou ansiando por algo ou alguém que perdeu? (Sim) | 45 (75%) | 82 (68%) | 1,2 | N/S |
| IV/11 Você é muito solitário? (Sim) | 47 (78%) | 54 (45%) | 18,6 | 0,000** |
| IV/24 Você está cheio de remorsos por algo que disse ou fez, mas agora não pode mais consertar? (Sim) | 34 (57%) | 61 (50%) | 2,6 | N/S |

** p. < 0,01; N/S Não significativo.

A tabela A.14.3 mostra que o escore de Apoio Social, que reflete o fato de se ter um confidente e de ser capaz de procurar os amigos e/ou a família quando se chega ao limite, não está significativamente correlacionado com a idade do respondente.

**Tabela A.14.3** Apoio Social correlacionado a Idade, Apego e escores de Sintomas/Sofrimento Emocional

|  | Correlação | Significância |
|---|---|---|
| Idade | Rho de Pearson 0,09 | N/S |
| *Escore de Apego* | Rho de Spearman |  |
| Ansioso/Ambivalente | –0,09 | 0,013* |
| Evitador | –0,25 | 0,002** |
| Desorganizado | –0,14 | 0,044* |
| Apego Inseguro | –0,27 | 0,001** |
| *Sintomas/Sofrimento Emocional* |  |  |
| Escore de Ansiedade/Pânico | –0,14 | 0,047* |
| Depressão/Medicação | –0,12 | 0,076 N/S |
| Pesar/Solidão | –0,20 | 0,009** |
| Sofrimento Emocional Geral | –0,20 | 0,009** |

\** p. < 0,01; * p. < 0,05; N/S Não significativo.

Uma vez que a idade é normalmente distribuída e não foi feita nenhuma previsão particular sobre a direção de qualquer correlação, utilizaram-se uma correlação de Pearson e um teste bicaudal [*2-tailed*] nesse cálculo. Outras variáveis não foram normalmente distribuídas e esperava-se que estivessem correlacionadas na direção mostrada, consequentemente foram usados as correlações de Spearman e os testes unicaudais [*1-tailed*].

Mostrou-se que o Apoio Social está negativamente correlacionado, em níveis significativos, com o Apego Inseguro e com cada um dos seus escores constituintes. A correlação mais alta é com o Apego Evitador. Isso indica que as pessoas que eram inseguramente apegadas na infância, em particular se seus apegos eram evitadores, têm apoios sociais mais fracos na vida adulta que as outras pessoas.

Escores mais altos de Apoio Social estão associados a níveis mais baixos de Pesar/Solidão e Sofrimento Emocional Geral; também, em níveis limítrofes de significância, com Ansiedade/Pânico e Depressão/Medicação. Na tabela A.14.4 vemos que escores mais altos de Apoio Social estão associados a menor dificuldade em confiar nos outros.

**Tabela A.14.4** Apoio Social × Confiança na Vida Adulta: média dos escores e significância

|  | Sim | Não | z. de Mann-Whitney | Significância |
|---|---|---|---|---|
| IV/5 Você acha difícil confiar nos outros? | 71 | 62 |  |  |
| Média do escore de Apoio Social | 1,10 | 1,18 | 4,1 | 0,000** |

\** p. < 0,01

## COMPARAÇÃO ENTRE 29 PACIENTES PSIQUIÁTRICOS ENLUTADOS E 29 ENLUTADOS NÃO PSIQUIÁTRICOS PAREADOS

Dos pacientes psiquiátricos enlutados, 16 (55%) responderam "Sim" à pergunta "Você tem alguém a quem confiar seus pensamentos e sentimentos mais íntimos?" (III/6) comparados a 26 (90%) dos controles enlutados não psiquiátricos (teste exato bicaudal [2-tailed] 0,039*). Os outros componentes do escore de Apoio Social não tornaram os dois grupos distintos em níveis significativos.

A tabela A.14.5 mostra que, conforme esperado, os pacientes com filhos menores de 16 anos em casa eram mais jovens do que aqueles sem filhos. Existe uma tendência significativa de pessoas com filhos menores de 16 anos em casa relatarem mais Ansiedade/Pânico do que aquelas sem filhos.

**Tabela A.14.5** Pacientes enlutados com e sem filhos menores de 16 anos em casa

|  | Filho < 16 anos em casa n. 38 | Nenhum n. 143 | Teste | Significância |
|---|---|---|---|---|
| Média de idade (anos) | 36 | 43 | Rho de Pearson 0,21 | 0,002** |
| *Sintomas/Sofrimento Emocional* |  |  | Teste Exato |  |
| Ansiedade/Pânico | 3,02 | 2,61 |  | 0,046* |
| Depressão/Medicação | 1,72 | 1,84 | z. de Mann-Whitney 0,83 | N/S |
| Pesar/Solidão | 2,07 | 1,92 | z. 1,02 | N/S |
| Sofrimento Emocional Geral | 9,31 | 8,46 | z. 1,76 | 0,078 N/S |

** p. < 0,01; * p. < 0,05; N/S Não significativo.

## ANÁLISE DE REGRESSÃO HIERÁRQUICA

Foi realizada uma regressão hierárquica com o escore de Pesar/Solidão como variável dependente. Isso visava clarificar a cadeia causal que ligava o Apego Evitador a Pesar/Solidão. As variáveis entraram na seguinte ordem: escore de Apego Evitador, Gênero, escores de Inibição Emocional/Desconfiança, Agressividade/Assertividade e Apoio Social. Os resultados dessa análise são mostrados na tabela A.14.6.

O escore de Apego Evitador está significativamente relacionado a Pesar/Solidão com um valor beta de 0,219 quando colocado pela primeira vez. Não é influenciado pelo sexo do respondente, mas cai a 0,092 (não significativo) quando o escore de Enfrentamento por Inibição Emocional/Desconfiança é adicionado. Inibição Emocional/Desconfiança então passa a ser o preditor mais forte de Pesar/Solidão e permanece altamente expressivo apesar da subsequente adição de Enfrentamento – Agressividade/Assertividade e de Apoio Social, nenhum dos quais contribui significativamente para a equação.

**Tabela A.14.6** Preditores de Pesar/Solidão: análise de regressão hierárquica

| Coeficientes | | Coeficientes não padronizados | | Coeficientes padronizados | t. | Significância |
|---|---|---|---|---|---|---|
| Modelo | | | Desvio padrão B | Beta | | |
| 1 | (Constante) | 1,753 | 0,117 | | 15,009 | 0,000** |
|   | Apego Evitador | 6,034E-02 | 0,023 | 0,219 | 2,635 | 0,009** |
| 2 | (Constante) | 1,389 | 0,361 | | 3,852 | 0,000** |
|   | Apego Evitador | 6,355E-02 | 0,023 | 0,231 | 2,753 | 0,007** |
|   | Sexo | 0,198 | 0,186 | 0,089 | 1,067 | 0,288 |
| 3 | (Constante) | 0,953 | 0,373 | | 2,557 | 0,012* |
|   | Apego Evitador | 2,527E-02 | 0,025 | 0,092 | 1,004 | 0,317 |
|   | Sexo | 0,301 | 0,183 | 0,136 | 1,651 | 0,101 |
|   | Enfrentamento – Inibição Emocional/ Desconfiança | 0,197 | 0,060 | 0,304 | 3,285 | 0,001** |
| 4 | (Constante) | 0,953 | 0,374 | | 2,548 | 0,012* |
|   | Apego Evitador | 2,817E-02 | 0,027 | 0,102 | 1,028 | 0,306 |
|   | Sexo | 0,314 | 0,189 | 0,141 | 1,663 | 0,099 |
|   | Enfrentamento – Inibição Emocional/ Desconfiança | 0,198 | 0,060 | 0,305 | 3,282 | 0,001** |
|   | Enfrentamento Escore de Agressivo/ Assertivo | -2,291E-02 | 0,084 | -0,025 | 0,272 | 0,786 |
| 5 | (Constante) | 1,089 | 0,415 | | 2,627 | 0,010** |
|   | Apego Evitador | 2,604E-02 | 0,028 | 0,094 | 0,943 | 0,347 |
|   | Sexo | 0,304 | 0,189 | 0,137 | 1,604 | 0,111 |
|   | Enfrentamento – Inibição Emocional/ Desconfiança | 0,180 | 0,064 | 0,279 | 2,802 | 0,006** |
|   | Enfrentamento Escore de Agressivo/ Assertivo | -1,542E-02 | 0,085 | -0,017 | -0,181 | 0,856 |
|   | Apoio Social | -5,811E-02 | 0,076 | -0,068 | -0,767 | 0,445 |

Variável Dependente: Reação – Escore de Pesar/Solidão ** p. < 0,01; * p. < 0,05.

# ANEXO 15 – OUTRAS INFLUÊNCIAS SOBRE A REAÇÃO AO LUTO

## IMIGRANTES

A tabela A.15.1 mostra os escores médios nos grupos de Imigrantes e de Nativos, juntamente com os números e porcentagens de respostas à pergunta II/4 que diz respeito a perigos na infância. Vimos que aqueles imigrantes que procuraram ajuda psiquiátrica após o luto tinham significativamente mais probabilidade do que os outros pacientes psiquiátricos enlutados de terem sido separados de seus pais na infância. Esse fato contribui para seu

**Tabela A.15.1** Grupos de Imigrantes e de Nativos, Amostra Psiquiátrica: média dos escores e significância

| | Imigrantes n. 20 | Nativos n. 161 | Teste | Significância |
|---|---|---|---|---|
| Idade dos respondentes (média) | 44,9 | 40,8 | Teste "T" T 1,25 | N/S |
| *Escores de Apego (Média)* | | | Mann-Whitney | |
| Ansioso/Ambivalente | 8,18 | 6,91 | z. 1,73 | 0,08 N/S |
| Evitador | 4,65 | 3,66 | z. 1,57 | N/S |
| Desorganizado | 5,27 | 4,38 | z. 0,67 | N/S |
| Separação (média) | 3,60 | 1,99 | z. 2,20 | 0,028* |
| Vulnerabilidade na Infância | 7,80 | 7,43 | z. 0,66 | N/S |
| Apego Inseguro | 20,65 | 15,50 | z. 1,88 | 0,060 N/S |
| *Sintomas/Sofrimento Emocional (Escores médios)* | | | | |
| Ansiedade/Pânico | 3,00 | 2,66 | z. 1,27 | N/S |
| Pesar/Solidão | 1,99 | 1,95 | z. 0,09 | N/S |
| Depressão/Medicação | 1,90 | 1,81 | z. 0,67 | N/S |
| Sofrimento Emocional Geral | 8,85 | 8,61 | z. 0,43 | N/S |
| II/4 Sua família foi submetida a risco grave ou perseguição por um longo período de tempo? (Sim) Número/Porcentagem | 7 (33%) | 13 (8%) | Teste Exato | 0,000** |

** p. < 0,01; * p. < 0,05; N/S Não significativo.

escore de Insegurança de Apego que, juntamente com o escore de Apego Ansioso/Ambivalente, é um pouco mais alto no grupo de imigrantes, mas somente em níveis limítrofes de significância. Apesar disso, o escore de Vulnerabilidade na Infância não era mais alto no grupo de imigrantes, tampouco os escores de Sintomas e Sofrimento Emocional atuais. As famílias imigrantes foram mais frequentemente expostas ao perigo e/ou perseguição do que as famílias nativas.

## DOENÇA E INCAPACIDADE

Vinte respondentes (11%) relataram doenças graves antes dos 6 anos e 17 (9%) mais tarde na infância. Juntos, 33 (18%) relataram tal doença em alguma época antes dos 17 anos, mas somente quatro (2,2%) relataram doenças em ambos os períodos de tempo.

A tabela A.15.2 mostra a média dos escores de Apego das pessoas que relataram Doenças na Infância em cada faixa etária. Devido ao pequeno número de pessoas nos grupos de Doenças na Infância, foi usado durante todo o processo o Teste Exato de Fisher (unicaudal [1-tailed]). Conforme poderíamos esperar, a doença foi muitas vezes responsável por ter separado os filhos de seus pais e o escore médio de Separação Parental estava significativamente mais alto naqueles indivíduos que relataram doenças na infância, tanto entre 0 e 5 anos quanto entre 6 e 16 anos.

**Tabela A.15.2** Doenças na Infância × Faixa Etária × Padrões de Apego (média e significância)

| Escores médios | Doença 0 a 5 anos | Sem doença | Significância exata | Doença 6 a 16 anos | Sem doença | Significância exata |
|---|---|---|---|---|---|---|
| Separação Parental | 3,5 | 2,0 | 0,019* | 3,2 | 2,1 | 0,022* |
| *Padrão de Apego* | | | | | | |
| Ansioso/Ambivalente | 9,0 | 6,8 | 0,018* | 7,5 | 7,0 | N/S |
| Evitador | 4,8 | 3,7 | 0,039* | 5,2 | 3,6 | 0,024* |
| Desorganizado | 5,6 | 4,3 | N/S | 5,6 | 4,4 | N/S |

* p. < 0,05; N/S Não significativo.

Todos os três escores de Apego Inseguro estavam associados a doenças entre as idades de 0 e 5 anos, embora tenha faltado significância ao escore de Apego Desorganizado. O escore de Apego Evitador foi o único a estar significativamente associado à doença na infância mais tardia. Seis das dezessete pessoas que tiveram doenças graves entre os 6 e os 16 anos eram imigrantes e essa proporção foi expressivamente mais alta que a dos não imigrantes (Teste Exato de Fisher 0,005).

A tabela A.15.3 mostra os escores médios de Enfrentamento Sintomas/Sofrimento Emocional e Incapacidade na Vida Adulta das pessoas que relataram Doenças na Infância em cada faixa etária. Novamente foi usado o Teste Exato de Fisher. Não houve influência significativa das doenças na infância sobre o escore de Enfrentamento Problemático ou sobre o escore de Sintomas/Sofrimento Emocional em nenhuma faixa etária, embora houvesse tendências sugerindo uma associação entre doença grave em ambos os períodos da infância e o escore de Depressão/Medicação.

**Tabela A.15.3** Doenças na Infância × Faixa Etária × Enfrentamento, Estresse e Incapacidade Adulta: médias e significância

| Escores médios | Doença 0 a 5 anos | Sem doença | Significância exata | Doença 6 a 16 anos | Sem doença | Significância exata |
|---|---|---|---|---|---|---|
| Enfrentamento Problemático | 2,66 | 2,77 | N/S | 2,86 | 2,75 | N/S |
| *Sintomas/Sofrimento Emocional* | | | | | | |
| Ansiedade/Pânico | 2,46 | 2,72 | N/S | 2,49 | 2,72 | N/S |
| Pesar/Solidão | 1,94 | 1,96 | N/S | 1,95 | 1,96 | N/S |
| Depressão/Medicação | 1,66 | 1,86 | 0,154 N/S | 1,54 | 1,34 | 0,064 N/S |
| Dependência Afetiva | 1,66 | 1,72 | N/S | 1,85 | 1,69 | N/S |
| Álcool | 0,57 | 0,45 | N/S | 0,27 | 0,48 | N/S |
| Sofrimento Emocional Geral | 8,26 | 8,68 | N/S | 8,10 | 8,69 | N/S |
| Incapacidade na Vida Adulta | 1,55 | 1,04 | 0,151 N/S | 2,41 | 0,96 | 0,003** |

* $p. < 0,01$; N/S Não significativo.

A existência de doenças graves na infância entre as idades de 6 e 16 anos estava significativamente correlacionada com o escore de Incapacidade na vida adulta. A tabela A.15.4 mostra correlação entre o escore de Incapacidade na Vida Adulta e outras variáveis relevantes. Conforme o esperado, existe uma correlação altamente significativa entre idades mais avançadas e escores mais elevados de Incapacidade. Menos esperada foi a modesta mas expressiva correlação entre o escore de Incapacidade e morar sozinho. Não houve praticamente qualquer correlação entre os escores de Incapacidade e de Apoio Social.

Para testar a significância das correlações entre os escores de Incapacidade e de Apego, foi aplicado um teste bicaudal [*2-tailed*] porque eu não consegui prever se seria encontrada qualquer correlação, positiva ou negativa, entre as variáveis. Tanto o Apego Evitador quanto o Apego Desorganizado estavam significativamente correlacionados à Incapacidade na Vida Adulta, embora o nível de correlação não fosse alto. O escore de Incapacidade não se correlaciona com os escores de Enfrentamento ou de Sofrimento Emocional Geral.

**Tabela A.15.4** Escore de Incapacidade × Outras Variáveis: correlações e significância

|  | Rho de Spearman | Significância |
|---|---|---|
| Idade do respondente | 0,23 | 0,002** |
| Vive sozinho | 0,19 | 0,015* |
| Apoio social | 0,07 | N/S |
| *Escore de Apego* | | |
| Ansioso/Ambivalente | −0,01 | N/S |
| Evitador | 0,15 | 0,043* |
| Desorganizado | 0,17 | 0,022* |
| Apego Inseguro | 0,09 | N/S |
| Enfrentamento Problemático | −0,02 | N/S |
| Sofrimento Emocional Geral | 0,00 | N/S |

** p. < 0,01, * p. < 0,05, N/S Não significativo.

# ANEXO 16 – APEGOS EM PACIENTES PSIQUIÁTRICOS NÃO ENLUTADOS

## PACIENTES PSIQUIÁTRICOS

A tabela A.16.1 mostra a frequência absoluta e a relativa (porcentagem) de pacientes psiquiátricos enlutados e não enlutados de acordo com categorias relevantes e testa a significância de quaisquer diferenças.

Entre os respondentes não enlutados havia uma frequência maior de homens que entre os enlutados. Os enlutados apresentaram mais estados ansiosos, depressão e TEPT, em níveis limítrofes de significância. Os enlutados não apresentaram tendência ao suicídio maior ou menor que outros pacientes psiquiátricos, como ficou evidenciado por sua afirmação de que, ao chegar ao seu limite, tomariam uma overdose ou se infligiriam algum dano.

Tabela A.16.1 Comparação entre pacientes psiquiátricos enlutados e não enlutados, quanto à frequência absoluta e relativa e níveis de significância

|  | Pacientes psiquiátricos não enlutados n. 97 | Pacientes psiquiátricos enlutados n. 181 | Teste | Significância |
|---|---|---|---|---|
| Sexo masculino | 40 (41%) | 43 (24%) | Chi-quadrado 9,2 | 0,002** |
| Viver sozinho | 26 (27%) | 80 (33%) | 2-*tailed* exato | N/S |
| *Diagnóstico Clínico* | | | | |
| Estado de ansiedade | 61 (63%) | 136 (75%) | | 0,048* |
| Depressão | 47 (49%) | 113 (62%) | | 0,058 N/S |
| Doença Psicossomática | 22 (23%) | 45 (25%) | | N/S |
| Distúrbio da Personalidade | 9 (9,3%) | 17 (9,4%) | | N/S |
| TEPT | 3 (3,1%) | 15 (8,3%) | | 0,054 N/S |
| IV/17g: Chegar ao Seu Limite, Overdose ou Infligir-se dano | 14 (16,5%) | 23 (14%) | | N/S |

** $p < 0,01$; * $p < 0,05$; N/S Não significativo.

A tabela A.16.2 mostra os escores médios e o grau de significância das diferenças entre pacientes psiquiátricos enlutados e não enlutados em cada uma das variáveis principais. Os não enlutados eram ligeiramente mais jovens do que os enlutados. Não foram encontradas diferenças significativas entre enlutados e não enlutados quanto aos escores de suporte social e apego. Foi verificada uma tendência por parte dos indivíduos enlutados do grupo controle a apresentar escores mais elevados do que os não enlutados no que se refere a Apego Ansioso/Ambivalente. Não houve diferenças significativas entre os dois grupos nos escores de Enfrentamento. Foi verificada uma tendência, dos pacientes não enlutados, a pedir ajuda quando sentissem ter chegado ao seu limite.

**Tabela A.16.2** Comparação entre pacientes psiquiátricos enlutados e não enlutados: média dos escores e significância das diferenças

|  | Pacientes psiquiátricos não enlutados | Pacientes psiquiátricos enlutados | Teste | Significância |
|---|---|---|---|---|
| Idade (média) | 37 anos | 41 anos | Teste de T 2,51 | 0,012* |
| Apoio social | 1,61 | 1,47 | 0,99 | N/S |
| Apego (Escores médios) |  |  | Mann-Whitney | 0,094 |
| Ansioso/Ambivalente | 6,07 | 7,07 | z. 1,67 | N/S |
| Evitador | 3,85 | 3,46 | z. 0,96 | N/S |
| Desorganizado | 2,97 | 3,47 | z. 1,12 | N/S |
| Insegurança de apego | 10,50 | 12,16 | z. 0,32 | N/S |
| Desentendimentos conjugais | 1,90 | 2,09 | z. 0,63 | N/S |
| Escores de enfrentamento |  |  |  |  |
| Inibição emocional/Desconfiança | 1,94 | 2,06 | z. 0,62 | N/S |
| Agressividade/Assertividade | 1,34 | 1,47 | z. 1,14 | N/S |
| Chegar ao Limite – Procurar Ajuda | 1,92 | 1,70 | z. 1,70 | 0,089 N/S |
| Chegar ao Limite – Voltar-se para Dentro | 0,99 | 0,93 | z. 0,57 | N/S |
| Escores de Sintomas/Sofrimento Emocional |  |  |  |  |
| Ansiedade/Pânico | 2,63 | 2,69 | z. 0,40 | N/S |
| Depressão/Medicação | 1,54 | 1,81 | z. 2,23 | 0,026* |
| Pesar/Solidão | 1,52 | 1,96 | z. 3,28 | 0,001** |
| Dependência Afetiva | 1,64 | 1,71 | z. 0,39 | N/S |
| Álcool | 0,71 | 0,46 | z. 1,49 | N/S |
| Sofrimento Emocional geral | 8,05 | 8,63 | z. 0,85 | N/S |

** p. < 0,01; *p. < 0,05; N/S Não significativo.

Como esperado, o escore de Pesar/Solidão foi significativamente mais alto entre os pacientes enlutados do que entre os não enlutados. O escore de Depressão/Medicação era também mais elevado nesse grupo, embora com um nível mais baixo de significância. Notou-se a tendência para que Problemas com o Álcool fossem mais frequentes no grupo de não enlutados, embora sem ser muito expressiva. Outros escores eram semelhantes nos dois grupos.

## AMOSTRAS PAREADAS NÃO PSIQUIÁTRICAS DE MULHERES JOVENS

A tabela A.16.3 compara os escores médios do grupo controle não psiquiátrico de Ward, composto por 26 mulheres não enlutadas, com o grupo de 26 mulheres enlutadas, pareadas pela idade, com um desvio de mais ou menos 5 anos. Não há diferenças significativas entre os grupos quanto ao estado civil. A única diferença nas medidas de Enfrentamento que chegam próximas de níveis de significância se refere a uma tendência maior por parte dos enlutados do grupo controle do que por parte dos não enlutados de pedir ajuda se chegassem ao seu limite.

**Tabela A.16.3** Grupos não psiquiátricos de mulheres jovens enlutadas e não enlutadas, pareados por idade: escores médios e significância das diferenças

|  | Mulheres não psiquiátricas e não enlutadas n. 26 | Mulheres não psiquiátricas enlutadas n. 26 | Teste de T t | Nível de significância p. |
|---|---|---|---|---|
| Desentendimentos conjugais | 2,69 | 1,86 | 0,61 | N/S |
| Relações conjugais disfuncionais | 3,87 | 2,57 | 1,09 | N/S |
| *Enfrentamento Adulto* |  |  |  |  |
| Inibição emocional/ Desconfiança | 1,95 | 2,23 | −0,94 | N/S |
| Agressividade/Assertividade | 1,30 | 1,46 | −0,80 | N/S |
| Chegar ao Seu Limite – Procurar Ajuda | 2,37 | 1,94 | 1,79 | 0,08 N/S |
| Chegar ao Seu Limite – Voltar-se para Dentro | 0,48 | 0,69 | −1,13 | N/S |
| *Escores de Sintomas/ Sofrimento Emocional* |  |  |  |  |
| Ansiedade/Pânico | 1,48 | 1,54 | −0,21 | N/S |
| Depressão/Medicação | 0,45 | 0,46 | −0,05 | N/S |
| Pesar/Solidão | 0,63 | 0,94 | −1,48 | 0,14 N/S |
| Dependência Afetiva | 0,93 | 1,31 | −1,71 | 0,09 N/S |
| Sofrimento Emocional Geral | 3,95 | 4,57 | −0,72 | N/S |

N/S Não significativo.

Todos os escores de Sintomas/Sofrimento Emocional exceto Problemas com o Álcool estão mais altos no grupo controle de enlutados do que no de não enlutados, embora nenhuma das diferenças alcance significância estatística.

## AMOSTRAS DE PACIENTES PSIQUIÁTRICOS *VERSUS* GRUPO CONTROLE, ENLUTADOS E NÃO ENLUTADOS

A tabela A.16.4 mostra a correlação de Spearman com as variáveis-chave nos respondentes enlutados e não enlutados no grupo de pacientes psiquiátricos e no grupo controle, juntamente com a significância das diferenças. Observe que não foi possível parear todos esses quatro grupos de comparação.

Olhando inicialmente para as diferenças entre os pacientes psiquiátricos enlutados e não enlutados, que são apresentadas nas primeiras duas colunas, a correlação entre o escore de Apego Inseguro e o escore de Sofrimento Emocional Geral Atual no grupo de enlutados foi alta (0,43), quase a mesma que a correlação no grupo de não enlutados (0,46). Isso sugere que a insegurança do apego na infância, como foi relatada, influencia os níveis atuais de sofrimento emocional geral em grau elevado, para ambos os grupos de pacientes psiquiátricos.

Embora os pacientes não enlutados tenham referido desentendimentos conjugais tanto quanto os enlutados, seus problemas conjugais tendiam menos a ser atribuídos a apegos inseguros ou a se correlacionar com sofrimento emocional geral atual. Outros fatores, como a influência do transtorno mental em si, podem explicar os problemas conjugais nesse grupo de não enlutados.

O escore de Apego Ansioso/Ambivalente correlacionou-se com os escores atuais de Pesar/Solidão e Ansiedade/Pânico em graus semelhantes tanto no grupo de não enlutados como no de enlutados. Isso significa que não é somente depois de um luto por morte que ansiedade/ambivalência contribuem para uma grave e duradoura condição de pesar/solidão e que níveis semelhantes de ansiedade estão presentes em ambos os grupos.

Embora a correlação entre os escores de Apego Ansioso/Ambivalente e de Dependência Afetiva não tenha alcançado significância estatística no grupo dos pacientes psiquiátricos não enlutados, a tendência se apresenta na direção esperada.

Todas as correlações entre Apegos Evitadores e as variáveis que se seguiram, no grupo de pacientes não enlutados, lembravam as do grupo de pacientes enlutados. Assim sendo, o escore de Apego Evitador correlacionou-se com os escores de enfrentamento adulto por meio de Inibição Emocional/ Desconfiança (0,41) e Agressividade/Assertividade (0,43), também com respostas positivas à pergunta "Você acha difícil expressar sentimentos de tristeza e pesar?" Isso sugere que os padrões de Apego Evitador persistem na vida adulta em ambos os grupos de pacientes psiquiátricos.

No grupo dos pacientes psiquiátricos não enlutados, assim como no dos pacientes psiquiátricos enlutados, o escore de Apego Desorganizado correlacionou-se de forma elevada com o escore de Chegar ao Seu Limite – Voltar-se para Dentro e este correlacionou-se tanto com o escore de Ansiedade/Pânico Atual como com o de Depressão/Medicação. Embora nos pacientes não enlutados as correlações entre o escore de Apego Desorganizado e os escores atuais de Ansiedade/Pânico ou Álcool não tenham alcançado significância estatística, a tendência estava na direção esperada.

**Tabela A.16.4** Correlações de Spearman com variáveis-chave em respondentes não pareados não enlutados *versus* enlutados nos grupos psiquiátrico e controle

| | Psiquiátricos não enlutados n. 97 | Psiquiátricos enlutados n. 181 | Não psiquiátricos não enlutados n. 40 | Não psiquiátricos enlutados n. 35 |
|---|---|---|---|---|
| Cuidados Parentais Gerais | | | | |
| × Sofrimento Emocional Geral | 0,23* | 0,39** | 0,32* | 0,48** |
| Vulnerabilidade na Infância | | | | |
| × Sofrimento Emocional Geral | 0,40** | 0,44** | 0,60** | 0,46** |
| Apego inseguro | | | | |
| × Sofrimento Emocional Geral | 0,46** | 0,43** | 0,51** | 0,51** |
| × Desarmonia Conjugal | 0,00 N/S | 0,34** | 0,43** | 0,50** |
| Desarmonia Conjugal | | | | |
| × Sofrimento Emocional Geral | 0,00 N/S | 0,28** | 0,38** | 0,43** |
| Ansioso/Ambivalente × Dependência Afetiva | 0,16 N/S | 0,31** | 0,44** | 0,28 N/S |
| × Ansiedade/Pânico | 0,30** | 0,33** | 0,36** | 0,43** |
| × Pesar/Solidão | 0,30** | 0,24** | 0,21 N/S | 0,30** |
| × Desentendimentos Conjugais | 0,03 N/S | 0,27** | 0,27 N/S | 0,54 ** |
| Desentendimentos Conjugais | | | | |
| × Dependência Afetiva | 0,03** N/S | 0,20** | 0,22 N/S | 0,21 N/S |
| × Pesar/Solidão | 0,00 N/S | 0,18** | 0,12 N/S | 0,18 N/S |
| Apego Evitador × Inibição/Desconfiança | 0,41** | 0,45** | 0,47** | 0,23 N/S |
| × Agressividade/ Assertividade | 0,43** | 0,39** | 0,18 N/S | 0,14 N/S |
| × Dificuldade em expressar pesar | 0,39** | 0,30** | 0,39** | 0,41** |
| Enfrentamento de Agressividade | | | | |
| × Dificuldade em expressar pesar | 0,20* | 0,07 N/S | 0,21 N/S | 0,12 N/S |
| Apego Desorganizado | | | | |
| × Chegar ao Limite – Voltar-se para Dentro | 0,44** | 0,24** | 0,29* | 0,36* |
| × Chegar ao Limite – Overdose (IV/17g) | ∃ p. 0,46 N/S | p. 0,03* | Inexistente | Inexistente |
| × Ansiedade/Pânico | 0,17 N/S | 0,25** | 0,27* | 0,44** |
| × Depressão/Medicação | 0,13 N/S | 0,07 N/S | 0,34* | 0,24 N/S |
| Problemas com o Álcool | 0,15 N/S | 0,21** | 0,43** | 0,31* |
| × Pesar/Solidão | 0,35** | 0,14* | 0,19 N/S | 0,57** |
| × Sofrimento Emocional Geral | 0,28** | 0,35** | 0,43** | 0,39** |
| × Muito Solitário (IV/11) | ∃ p. 0,03* | p. 0,05* | p. 0,36 N/S | p. 0,00** |
| × Viver Sozinho (III/2) | ∃ p. 0,01 ** | p. 0,29 N/S | p. 0,05* | p. 0,02* |
| Chegar ao Limite – Voltar-se para Dentro | | | | |
| × Ansiedade/Pânico | 0,37** | 0,28** | 0,35* | 0,23 N/S |
| × Depressão/Medicação | 0,30** | 0,21** | 0,51** | 0,14 N/S |

** p. < 0,01; * p. > 0,05; N/S Não significativo; ∃ = Teste Exato de Fisher dando valor exato de p.

Os pacientes não enlutados obtiveram resultados semelhantes aos enlutados quanto a tomar uma overdose ou se infligir danos ao chegar ao seu limite, mas no grupo de não enlutados essa resposta não se associou a Apego Desorganizado.

Apegos Desorganizados correlacionou-se com Sofrimento Emocional Geral no grupo de não enlutados e no de enlutados, o que foi amplamente atribuído a uma correlação significativa com Pesar/Solidão, em especial a respostas afirmativas para a pergunta "Você é muito solitário?" Olhando esse resultado mais de perto, percebemos que nesses pacientes não enlutados o escore de Apego Desorganizado é associado não apenas ao nosso principal indicador de suporte social (Chegar ao Seu Limite – Voltar-se para Dentro) como também a viver sozinho. Isso sugere que é a interação entre um histórico de apego desorganizado e o isolamento social que colabora para grande parte da solidão e sofrimento emocional desses pacientes psiquiátricos.

O grupo de mulheres jovens não enlutadas de Ward é apresentado na terceira e na quarta colunas da tabela A.16.4. Apesar de ser uma amostra de dimensões reduzidas e de uma idade média menor entre todo o grupo controle de Ward, a maior parte das correlações é muito semelhante àquelas reportadas pelos pacientes psiquiátricos. Ao mesmo tempo que os pacientes não enlutados diferiam dos enlutados a respeito de problemas conjugais e ideação suicida, como descrito acima, raramente diferenças foram encontradas entre os pacientes enlutados e os não enlutados do grupo controle. Esse resultado dá suporte para a noção de que problemas conjugais em pacientes não enlutados são, com frequência, consequência do efeito do transtorno mental sobre o casamento. Não houve participantes do grupo controle com motivação para tomar uma overdose.

Enquanto não causa surpresa que os participantes enlutados do grupo controle queixem-se de mais Pesar/Solidão que os não enlutados, vale observar que eles também se queixam de muito mais solidão, daí a diferença em relação ao grupo controle de não enlutados.

As amostras apresentadas na tabela A.16.4 não eram pareadas; diferenças entre os controles e as amostras psiquiátricas podem muito bem refletir as diferenças de sexo e idade. Para reparar isso, 26 pacientes psiquiátricos não enlutados foram pareados por idade e sexo com 26 do grupo controle de não enlutados. Os resultados dessa comparação são apresentados na tabela A.16.5.

O tamanho reduzido das amostras significa que foi usado o Teste Exato de Fisher e que apenas grandes diferenças tenderiam a ser significativas. Mesmo assim, a maior parte dos escores de Sintoma/Sofrimento Emocional é quase duas vezes maior tanto na amostra de pacientes psiquiátricos não enlutados como no grupo controle de não enlutados e apenas o escore de Problemas com o Álcool não conseguiu obter nível de significância. Entre os escores de Enfrentamento, apenas Inibição Emocional/Desconfiança não chegou a obter nível de significância quando comparado com escores altos de Agressividade/Assertividade e de Chegar ao Seu Limite – Voltar-se para Dentro no grupo psiquiátrico associados a escores mais baixos de Chegar ao Seu Limite – Procurar Ajuda. Os escores de Apego Evitador e de Apego Desorganizado foram mais elevados no grupo psiquiátrico que no grupo controle, mas essas diferenças não chegaram a alcançar significância estatística. O escore médio para apoio social foi significativamente mais elevado no grupo controle de não enlutados do que no grupo de pacientes psiquiátricos não enlutados, o que significa que os do primeiro grupo contam com mais apoio. Isoladamente, os números em ambos os grupos são pequenos e não permitiram que fossem encontradas diferenças relevantes.

**Tabela A.16.5** Correlações de Spearman com variáveis-chave em respondentes não enlutados psiquiátricos e não psiquiátricos pareados

|  | Escores médios | | Teste exato |
|---|---|---|---|
|  | Pacientes psiquiátricos n. 26 | Respondentes não psiquiátricos n. 26 | Significância p. |
| *Sintomas/Sofrimento Emocional* | | | |
| Ansiedade/Pânico | 2,42 | 1,46 | 0,02* |
| Pesar/Solidão | 1,47 | 0,77 | 0,02* |
| Depressão/Medicação | 1,32 | 0,62 | 0,00** |
| Dependência Afetiva | 1,85 | 0,96 | 0,00** |
| Problemas com o Álcool | 0,91 | 0,62 | 0,21 N/S |
| Sofrimento Emocional Geral | 7,97 | 4,27 | 0,00** |
| *Enfrentamento* | | | |
| Inibição Emocional/Desconfiança | 1,90 | 2,00 | 0,48 N/S |
| Agressividade/Assertividade | 1,94 | 1,23 | 0,00** |
| Chegar ao Seu Limite – Procurar Ajuda | 2,00 | 2,38 | 0,04* |
| Chegar ao Seu Limite – Voltar-se para Dentro | 1,26 | 0,54 | 0,00* |
| *Escores de Apego na Infância* | | | |
| Ansioso/Ambivalente | 5,98 | 7,50 | 0,19 N/S |
| Apego Evitador | 5,46 | 4,23 | 0,09 N/S |
| Apego Desorganizado | 3,96 | 2,38 | 0,06 N/S |
| Separado dos Pais | 1,88 | 1,31 | 0,20 N/S |
| Apoio Social | 1,77 | 2,31 | 0,00** |
| Viver Sozinho | n. 10 38,5% | n. 7 26,9% | N/S |

** p. < 0,01; * p. > 0,5; N/S Não significativo.

As correlações das quarenta mulheres não enlutadas do grupo controle de Ward são apresentadas na terceira coluna da tabela A.16.4. Elas indicam que os vários padrões de apego inseguro são correlacionados com a maioria das mesmas variáveis da vida adulta que são encontradas nos participantes enlutados do grupo controle e nos pacientes psiquiátricos enlutados e não enlutados. Isso significa que, seja qual for a explicação para essas correlações, elas se apresentam consistentemente nas quatro situações de vida aqui estudadas.

Há uma alta correlação entre o escore de Chegar ao Seu Limite – Voltar-se para Dentro e Depressão/Medicação atual nos não enlutados, mas não nos enlutados do grupo controle. Parece que nestes o fato de as mulheres jovens voltarem-se para dentro reflete ou desencadeia menos depressão após o luto que na vida normal. Isso talvez possa ser visto como parte de um processo de luto normal.

# ANEXO 17: TRANSTORNOS DO APEGO

A tabela A.17.1 mostra as correlações entre o escore de Disfunção e os outros escores que contribuem para os Transtornos de Apego (descritos nas páginas 349 e 257). Um escore elevado em cada uma dessas variáveis é associado a um nível significativamente elevado de dificuldades psicológicas. As correlações mostraram-se mais elevadas em relação às medidas de Dependência Afetiva Atual e Ansiedade/Pânico. Esses são os principais indicadores de Transtorno de Ansiedade de Separação na vida adulta.

A tabela A.17.2 apresenta as frequências absolutas e relativas de pacientes psiquiátricos enlutados e não enlutados que se enquadraram nos critérios de Transtorno de Ansiedade de Separação e de Transtorno de Apego Evitador (descritos nas páginas 265 e 269). Esses distúrbios foram comuns nas amostras psiquiátricas enlutadas e não enlutadas.

**Tabela A.17.1** Correlações de Spearman entre escore de Disfunção e variáveis selecionadas, com nível de significância das diferenças

|  | Rho |
|---|---|
| *Sintomas/Sofrimento Emocional* | |
| Dependência Afetiva | 0,54** |
| Ansiedade/Pânico | 0,53** |
| Muito Solitário (IV/11) | 0,24** |
| *Enfrentamento* | |
| Inibição Emocional/ Desconfiança | 0,27** |
| Agressividade/Assertividade | 0,25** |

** $p < 0,01$

**Tabela A.17.2** Frequências absolutas e relativas de pacientes psiquiátricos enlutados e não enlutados que atingiram os critérios para Transtornos de Apego

|  | Enlutados n. 181 | Não enlutados n. 97 | Significância exata |
|---|---|---|---|
| Transtorno de Ansiedade de Separação | 43 (24%) | 24 (25%) | 0,46 N/S |
| Transtorno de Apego Evitador | 25 (14%) | 14 (14%) | 0,51 N/S |

N/S Não significativo.

A tabela A.17.3 mostra que ambos os tipos de transtorno de apego levaram as mulheres com mais frequência que os homens a procurar ajuda psiquiátrica, principalmente em casos de luto.

**Tabela A.17.3** Proporção de homens/mulheres entre pacientes psiquiátricos enlutados e não enlutados que atingiram os critérios para Transtornos de Apego

|  | Enlutados | Não enlutados | Ambas as amostras psiquiátricas |
|---|---|---|---|
| Transtorno de Ansiedade de Separação | 7/36 | 8/16 | 15/52 |
| Transtorno de Apego Evitador | 5/20 | 6/8 | 11/28 |

Apenas dois membros (5,7%) do grupo controle não psiquiátrico de Ward atingiram os critérios para Transtorno de Ansiedade de Separação e um (3%) para Transtorno de Apego Evitador. Estes se comparam com 11 (31%) e 6 (18%) dos pacientes psiquiátricos pareados por idade e gênero. Embora os números reduzidos tornem inapropriada a comparação do grupo de Transtorno de Apego Evitador, o teste de chi-quadrado mostra que a diferença na incidência do Transtorno de Ansiedade de Separação é significativamente mais alta em pacientes psiquiátricos (chi-quadrado 4,03; 1 d.f.; p. 0,028).

Uma vez que esses transtornos de apego têm uma incidência similar tanto em pacientes psiquiátricos enlutados como em não enlutados, os dados apresentados na tabela A.17.4 baseiam-se na combinação de ambas as amostras. Isso mostra que cada transtorno de apego é significativamente correlacionado com o padrão de apego do qual se espera que ele derive. Embora essas correlações sejam altamente significativas, elas têm um tamanho modesto, o que indica que o padrão de apego pode não ser a única causa para o transtorno.

**Tabela A.17.4** Transtornos de Apego × Apegos na Infância, Idade, Ano de Nascimento e Desentendimentos Conjugais: escores médios e significância das diferenças (amostra total n = 278)

|  | Média dos escores |  | Rho de Spearman /p. |
|---|---|---|---|
|  | Transtorno de Ansiedade de Separação | Sem transtorno |  |
| Apego Ansioso Ambivalente | 11,1 | 7,4 | 0,25** |
| Idade (anos) | 37,8 | 40,2 | –0,07 N/S |
| Ano de Nascimento (média) | 1953 | 1950 | 0,09 N/S |
|  | Transtorno evitador | Sem transtorno |  |
| Apego Evitador | 4,9 | 2,6 | 0,30** |
| Idade (anos) | 34,7 | 40,7 | –0,19* |
| Ano de Nascimento (média) | 1956 | 1950 | 0,21** |
| Desentendimentos Conjugais | 3,2 | 2,0 | 0,11* |

** p. < 0,01; * p. < 0,05; N/S Não significativo.

O Transtorno de Apego Evitador apresenta uma correlação maior com o ano de nascimento do que com a idade. Isso sugere que ele se torna mais frequente à medida que os anos passam. Ele também é associado a algum aumento nos desentendimentos conjugais. Entre os pacientes com Transtornos de Apego Evitador, 72% (28/37) responderam "Sim" à questão IV/24 "Você está cheio de remorsos por algo que disse ou fez, mas agora não pode mais consertar?" Isso se compara com apenas 45% (107/239) dos outros pacientes psiquiátricos (Teste Exato p. = 0,008). Parece que as pessoas com Transtorno de Apego Evitador estão inundadas por arrependimento.

# ANEXO 18.1 – PREVENÇÃO, TERAPIAS E RESULTADOS

Como descrito na p. 336, foi feito um *follow-up* com 45 pacientes psiquiátricos enlutados.

A tabela A.18.1 mostra os escores médios em cada uma das medidas de Enfrentamento e Sintomas/Sofrimento Emocional, como foram registrados no contato inicial e no *follow-up*. Os que responderam por ocasião do *follow-up* mostram uma forte tendência a pedir ajuda (como indicado pelo aumento do escore de Chegar ao Seu Limite – Procurar Ajuda). Em um nível limítrofe de significância, esses respondentes podem ser ligeiramente mais Agressivos/Assertivos. Apenas no escore de Depressão/Medicação foi observada, no *follow-up*, melhora relevante nos sintomas. Em níveis limítrofes de significância, os escores para Problema com o Álcool e Sofrimento Emocional Geral também apresentaram melhora.

**Tabela A.18.1** Comparação das avaliações inicial e de *follow-up* sobre Enfrentamento e Sintomas/Sofrimento Emocional: escores médios e significância das diferenças

|  | Escores médios Inicial n. 45 | Escores médios Follow-up n. 45 | Teste exato z. | Nível de significância p. |
|---|---|---|---|---|
| *Enfrentamento* | | | | |
| Inibição Emocional/Desconfiança | 2,00 | 1,94 | 0,52 | N/S |
| Agressividade/Assertividade | 1,22 | 1,43 | 1,72 | 0,15 N/S |
| Chegar ao Seu Limite – Procurar Ajuda | 1,66 | 2,00 | 2,3 | 0,007** |
| Chegar ao Seu Limite – Voltar-se para Dentro | 0,81 | 0,76 | 0,64 | N/S |
| *Sintomas/Sofrimento Emocional* | | | | |
| Ansiedade/Pânico | 2,48 | 2,35 | 0,47 | N/S |
| Depressão/Medicação | 1,62 | 1,30 | 1,91 | 0,03* |
| Pesar/Solidão | 1,88 | 1,78 | 0,71 | N/S |
| Dependência Afetiva | 1,40 | 1,51 | 0,80 | N/S |
| Problemas com o Álcool | 0,56 | 0,37 | 1,48 | 0,08 N/S |
| Sofrimento Emocional Geral | 7,94 | 7,10 | 1,40 | 0,08 N/S |

\*\* $p. < 0,01$; \* $p. < 0,05$; N/S Não significativo.

## ESCORES DE MUDANÇA

Estes escores foram obtidos subtraindo-se o escore do *follow-up* do escore inicial. Escores positivos significam que o escore do *follow-up* é mais baixo (se for para um sintoma, significa que houve melhora). Entre os dezesseis pacientes que receberam medicação antidepressiva, a média de melhora no escore de Depressão/Medicação foi 0,23. Por outro lado, a média de melhora entre os dezenove que não receberam antidepressivos foi 0,60.

Embora os indivíduos que não tomaram antidepressivo tenham apresentado melhora duas vezes maior, comparados àqueles que tomaram, o número reduzido de participantes nessa condição implicou que os resultados gerais não obtiveram significância estatística (Teste Exato bicaudal [*2-tailed*] p. = 0,192).

A tabela A.18.2 nos mostra a correlação entre os escores de Apego na Infância e os de Mudança em Sintomas/Sofrimento Emocional. Indica que, embora a maioria das correlações esteja na direção positiva (apontando que escores elevados nesse padrão de apego foram associados com melhora), nenhum dos escores de Apego influenciou melhora ou piora em qualquer dos escores de Sintomas/Sofrimento Emocional que pudesse atingir significância estatística.

**Tabela A.18.2** Correlações de Spearman entre escores de Apego e mudança em Sintomas/Sofrimento Emocional no *follow-up*

| Mudança em Sintomas/Sofrimento Emocional | Ansioso/Ambivalente | Apego Evitador | Apego Desorganizado | Apego Inseguro |
|---|---|---|---|---|
| Ansiedade/Pânico | −0,01 | 0,18 | 0,21 | 0,16 |
| Depressão/Medicação | −0,06 | −0,17 | −0,05 | −0,13 |
| Pesar/Solidão | 0,10 | −0,05 | 0,10 | 0,08 |
| Dependência Afetiva | 0,12 | 0,08 | 0,12 | 0,17 |
| Problemas com o Álcool | 0,06 | 0,04 | 0,12 | 0,17 |
| Sofrimento Emocional Geral | 0,03 | −0,01 | 0,18 | 0,08 |

Nenhuma dessas correlações atingiu significância estatística.

A tabela A.18.3 apresenta as correlações entre mudança ocorrida em escores selecionados de Enfrentamento e mudança em escores de Sintomas/Sofrimento Emocional. Isso indica que uma diminuição no escore de *follow-up* de Inibição Emocional/Desconfiança é associada a uma queda expressiva nos escores de Pesar/Solidão, Ansiedade/Pânico, Depressão/Medicação e Sintomas/Sofrimento Emocional Geral. Também indica que um aumento no escore de Chegar ao Seu Limite – Procurar Ajuda é associado a um aumento significativo no escore de Pesar/Solidão.

**Tabela A.18.3** Correlações de Spearman entre mudança nos escores de Enfrentamento e mudança em Sintomas/Sofrimento Emocional com testes de significância

| Mudança em Sintomas/ Sofrimento Emocional | Mudança em Inibição Emocional/ Desconfiança | | Mudança em Chegar ao Seu Limite – Procurar Ajuda | |
|---|---|---|---|---|
| | rho | p. | rho | p. |
| Ansiedade/Pânico | 0,36 | 0,008** | −0,06 | N/S |
| Depressão/ Medicação | 0,28 | 0,03* | −0,35 | 0,01** |
| Pesar/Solidão | 0,41 | 0,002** | −0,06 | N/S |
| Dependência Afetiva | −0,08 | N/S | −0,13 | N/S |
| Problemas com o Álcool | 0,03 | N/S | −0,08 | N/S |
| Sofrimento Emocional Geral | 0,40 | 0,003** | −0,16 | N/S |

** p. < 0,01; * p. < 0,05; N/S Não significativo.

# ANEXO 18.2 – ORGANIZAÇÕES QUE TRABALHAM COM APEGO E PERDA, CUIDADOS PALIATIVOS

## NO EXTERIOR:

*Association for Death Education and Counselling*
342 North Main Street
Hartford CT 06117-2507
Estados Unidos
Tel.: + 1- 860 - 506 7503
Fax: + 1- 860 - 506 7550
E-mail: info@adec.org
Internet: www.adec.org

*Centre for Attachment-based Psychoanalytic Psychotherapy*
LVS Resource Centre
356 Holloway Road
London N7 6PA
Tel.: + 44 - 020 -7794 4306
Fax: + 44 -01435 866216
E-mail: capp@dial.pipex.com

*Compassionate Friends* (para pais que perderam filhos)
Internet: www.compassionatefriends.org

*Cruse Bereavement Care*
126 Sheen Road
Richmond
Surrey TW9 1UR
Inglaterra
Tel.: + 44 - 020 - 8939 9530
Fax: + 44 - 020 - 8940 7638
E-mail: info@crusebereavementcare.org.uk
Internet: www.crusebereavementcare.org.uk

*Cruse Youth Involvement Project*
Internet: www.rd4u.org.uk

*International Attachment Network*
1 Fairbridge Road
London N19 3EW
Tel.:/Fax: + 44 - 020 - 7281 4441
E-mail: iattachnet@yahoo.co.uk
Internet: www.attachmentnetwork.org

## NO BRASIL

## São Paulo – SP

*Associação Casulo*
E-mail: a.casulo@uol.com.br
Internet: www.grupocasulo.org

*Dor de Mãe*. Site que reúne mães que perderam seus filhos. No *site* existe espaço para que elas contem sua história, consigam apoio e carinho e troquem experiências.
Tel.: + 55 - 11 - 3104 0648
E-mail: dordemae@dordemae.com.br
Internet: www.dordemae.com.br

*LELu – Laboratório de Estudos e Intervenções sobre o Luto/PUC–SP*
Rua Monte Alegre, 961 – Perdizes
Atendimentos em psicoterapia na Clínica Psicológica "Ana Maria Poppovic".
Tel.: + 55 - 11 - 3670 8040
Pesquisas e Pós-Graduação (Mestrado e Doutorado) no Programa de Estudos Pós-Graduados em Psicologia Clínica da PUC–SP.
Tel.:/Fax: + 55 - 11 - 3670 8521
E-mail: mhfranco@pucsp.br
Internet: www.pucsp.br

*4 Estações Instituto de Psicologia*
Atendimento em psicoterapia, formação em pesquisa e clínica do luto, atendimento em crises e emergências.
Rua Caçapava, 130 – Jardim Paulista
Tel.: + 55 - 11 - 3891 2576
Fax: + 55 - 11 - 3891 0852
E-mail: info@4estacoes.com
Internet: www.4estacoes.com

*IPE – Intervenções Psicológicas em Emergências*
Rua Caçapava, 130 – Jardim Paulista
Tel.: + 55 - 11 - 3891 2576 – Fax: + 55 - 11 - 3891-0852

*LEM – Laboratório de Estudos sobre a Morte/USP*
Instituto de Psicologia da Universidade de São Paulo
Av. Mello Moraes, 1721 – Cidade Universitária
Tel.: + 55 -11 - 3091 4185 (R. 213)
Fax: + 55 - 11 - 3813 8895
E-mail: lem@usp.br
Internet: www.lemipusp.com

*Maiêutica – Centro de Psicologia Aplicada*
Atendimento clínico de apoio ao luto para crianças e adultos, capacitação para equipes que trabalham com pós-morte (cemitérios, crematórios e funerárias).
Rua Dr. Cândido Motta Filho, 146 – Butantã
Tel.: + 55 - 11 - 3763 6034
Internet: www.centromaieutica.com.br

*Vida de Clara Luz*
Oferece atividades voltadas ao autoconhecimento com a intenção de dar significado às quatro grandes transformações: o nascimento, o envelhecimento, a doença e a morte.
Rua Aimberê, 2008 – Perdizes
Tel.: + 55 - 11 - 3872 6858
Internet: www.vidadeclaraluz.com.br

*Associação Brasileira de Cuidados Paliativos*
Rua Barata Ribeiro, 190, 10º andar – Bela Vista
Tel.: + 55 - 11 - 2141 1400
Internet: www.cuidadospaliativos.com.br

*Casa do Cuidar - Prática e Ensino em Cuidados Paliativos*
Rua Tabapuã, 649, cj. 26 – Itaim Bibi
Tel.: + 55 - 11 - 3078 5202
E-mail: faleconosco@casadocuidar.org.br
Internet: www.casadocuidar.org.br

*Ambulatório de Cuidados Paliativos do Hospital São Paulo – Universidade Federal de São Paulo*
Fornece atendimento ambulatorial e domiciliar para casos de doenças oncológicas.
Rua Pedro de Toledo, 650
Tel.: + 55 - 11 - 5576 4232
E-mail: m.tullio13@terra.com.br

*Hospital do Servidor Público Estadual de São Paulo – Serviço de Assistência Domiciliar – Cuidados Paliativos*
Fornece atendimento domiciliar para casos de doenças oncológicas.
Av. Ibirapuera, 981 – Vila Clementino
Tel.: + 55 - 11 - 5088 8513 / 8457 / 8428
E-mail: sad@iamspe.saude.sp.gov.br

*Unidade de Cuidados Paliativos do Instituto de Infectologia Emílio Ribas*
Atende pessoas com HIV / AIDS por meio de serviço ambulatorial e internação.
Av. Dr. Arnaldo, 165, 2º andar, sala 220
Tel.: + 55 - 11 - 3896 1429 / 3896 1200
E-mail: cpaliativos@emilioribas.sp.gov.br

*Serviço de Terapia de Dor e Cuidados Paliativos – Instituto Arnaldo Vieira de Carvalho – Faculdade de Ciências Médicas da Santa Casa de São Paulo*
Rua Dr. Cesário Mota Jr., 122
Tel.: + 55 - 11 - 3350 7088

*Ambulatório de Cuidados Paliativos da Clínica Médica do Hospital das Clínicas – FMUSP*
Atende doenças oncológicas e geriátricas em ambulatório e atendimento domiciliar.
Av. Enéas Carvalho de Aguiar, 155, 4º andar, bloco 8
Tel.: + 55 - 11 - 3069 7638 / 3069 6234 (Serviço Social: Letícia ou Ivone)

*Unidade de Cuidados Contínuos-Paliativos e Assistência Domiciliar - Hospital Pérola Byington*
Fornece atendimento ambulatorial, domiciliar e em casos de internação para pacientes com doenças oncoginecológicas e câncer de mama.
Av. Brigadeiro Luiz Antonio, 649, 4º andar
Tel.: + 55 - 11 - 3242 3433 (R. 215 / 3101 1321)
Fax: + 55 - 11 - 3112 1181

## Botucatu – SP

*Disciplina de Terapia Antálgica e Cuidados Paliativos – Departamento de Anestesia da Faculdade de Medicina de Botucatu – Unesp*
Fornece atendimento ambulatorial, domiciliar e internação para doenças oncológicas e pacientes com dores crônicas.
Caixa Postal 530
Tel.: + 55 - 14 - 3811 6222
Fax: + 55 - 14 - 3811 6353
E-mail: anestesi@fmb.unesp.br / linol@fmb.unesp.br

## Campinas – SP

*Unidade de Cuidados Paliativos do CAISM/Unicamp*
Atendimento ambulatorial, domiciliar e internação para doenças oncoginecológicas e câncer de mama.
Cidade Universitária – Barão Geraldo
Tel.: + 55 - 19 - 3788 9333/3788 9425

## Presidente Prudente – SP

*Athia Planos de Assistência Familiar*
Empresa prestadora de serviço no setor funerário, oferece aos seus usuários atendimento no trabalho com famílias enlutadas.
Rua Emilio Trevisan 1020 – Vila Cristina
CEP 19013-200
Tel.: + 55 - 18 - 2101 5555/2101 5566
E-mail: assistentes@athia.com.br
Internet: www.athia.com.br

## Sorocaba – SP

*Serviço de Oncologia Clínica do Conjunto Hospitalar de Sorocaba CCMB/Faculdade de Medicina PUC – São Paulo*
Atendimento ambulatorial e internação em casa de apoio para casos de doenças oncológicas.
Av. Com. Pereira Ignácio, 564
Tel.: + 55 - 15 - 3332 9100 (R. 9266)

## Belo Horizonte – MG

*API – Apoio a Perdas Irreparáveis*
Tem como principais objetivos acolher e dar suporte a pessoas enlutadas por perda, por morte, de entes queridos.
Rua Espírito Santo, 2727, sala 1205
Tel.: + 55 - 31 - 3282 5645
E-mail: redeapi@redeapi.org.br
Internet: www.redeapi.org.br

*Formata*
A instituição oferece atendimento às pessoas que estão passando ou passaram por perdas graves.
Rua Espírito Santo, 2727/1205
Tel.: + 55 - 31 - 3282 5645/8707 8142

*Sotamig - Sociedade de Tanatologia de Minas Gerais*
Departamento científico da Associação Médica de Minas Gerais que congrega médicos e demais profissionais das áreas humanas e da saúde.
Av. João Pinheiro, 161 – Centro
Tel.: + 55 - 31 - 3247 1616
Internet: www.sotamig.com.br

## Florianópolis – SC

*Fênix – Clínica de Psicologia*
Oferece terapia individual, de casal e familiar. Oferece vários grupos de apoio, entre eles grupo de apoio para enlutados.
Rua Lauro Linhares, 2123 – Shopping Trindade, sala 404
Tel.: + 55 - 48 - 3234 5523

## Caxias do Sul – RS

*Luspe – Luto, Separação e Perdas*
Promove reuniões quinzenais para grupo de pais que perderam seus filhos e atendimento a pessoas que enfrentam situações de perda e luto.
Rua Júlio de Castilhos, 2845 – São Pelegrino
Tel.: + 55 - 54 - 3028 0015
E-mail: luspe.clin@yahoo.com.br

## Porto Alegre – RS

*AB – Clínica de Psicologia e Apoio ao Luto*
Oferece atendimento psicológico em situações de perda, morte e luto, emergência e hospitalização.
Av. Carlos Gomes, 141, cj. 609 – Bairro Auxiliadora
Tel.: + 55 - 51 - 3276 8200/3223 7854
E-mail: abclinicadoluto@abclinicadoluto.com.br
Internet: www.abclinicadoluto.com.br

*Cefi – Centro de Estudos da Família e do Indivíduo*
Incorpora o Núcleo de Estudos e Intervenções no Luto que oferece atendimento individual ou familiar a pessoas que estão passando pelo processo de luto.
Rua Barão de Santo Ângelo, 376
Tel.: + 55 - 51 - 3222 5578 / 3346 1525
Internet: www.cefipoa.com.br

## Três Coroas – RS

*Casa Amitaba – GAL (Grupo de Apoio ao Luto)*
O trabalho do GAL é voluntário e atende pessoas enlutadas.
Estrada de Águas Brancas 1211
Caixa Postal 121
CEP 95660 000
Tel.: + 55 - 51 - 3546 8200
Internet: www.casaamitaba.org/blog/

## Londrina – PR

*Cuidados Paliativos Oncológicos Domiciliares – Secretaria Municipal de Saúde de Londrina / Sistema de Internação Domiciliar*
A equipe que presta esse serviço é interdisciplinar e conta com médicos, enfermeiras, psicólogas, assistentes sociais, fisioterapeutas e nutricionistas.
Rua Atílio Otávio Bisatto, 480 – Vila Siam
Tel.: + 55 - 43 - 3321 2008

*Equipe de Cuidados Paliativos do Hospital do Câncer de Londrina – Internação e Ambulatório*
A equipe conta com médicos, enfermeiras, psicólogas, assistentes sociais, nutricionistas e fonoaudiólogas.
Rua Lucilla Balalai, 212 - Jardim Petrópolis
Tel.: + 55 - 43 - 3379 2605

*Palliare – Núcleo de Estudos em Cuidados Paliativos de Londrina*
Grupo multiprofissional de estudos, pesquisa e educação em cuidados paliativos.
Av. São Paulo, 682, apto. 130 – Centro
Tel./Fax.: + 55 - 43 - 3304 0069
Internet: www.palliare.org.br/

# REFERÊNCIAS BIBLIOGRÁFICAS

ABER, J. L.; SLADE, A.; BERGER, B.; BRESGI, B.; KAPLAN, M. *The parent development interview*. Barnard College, Columbia University, 1985 (manuscrito não publicado).

ADAM, K. S. "Suicidal behaviour and attachment: a developmental model". In: M. B. SPERLING; W. H. BERMAN (eds.) *Attachment in adults: clinical and developmental perspectives*. New York: Guilford Press, 1994, p. 275-98.

ADAM, K. S.; SHELDON-KELLER, A. E.; WEST, M. "Attachment organisation and history of suicidal behavior in clinical adolescents". *Journal of Consulting and Clinical Psychology*, v. 64, p. 264-72, 1996.

AINSWORTH, M. D. S. "The development of mother-infant interaction among the Ganda". In Foss B.M. (ed.) *Determinants of Infant Behaviour*, v. 2. Londres: Methuen, p. 67-104, 1963.

AINSWORTH, M. D. S. "Attachments and other affectional bonds across the life cycle". In PARKES, C. M.; STEVENSON-HINDE, J. ; MARRIS, P. (eds.) *Attachment across the Life Cycle*. Londres: Routledge, 1991, p. 33-51.

AINSWORTH, M. D. S.; EICHBERG, C. "Effects on infant-mother attachment of mother's unresolved loss of an attachment figure, or other traumatic experience". In: PARKES, C. M.; STEVENSON-HINDE, J.; MARRIS, P. (eds.) *Attachment across the Life Cycle*. Londres: Routledge, 1991, p. 160-86.

AINSWORTH, M. D. S.; BLEHAR, M. C; WATERS, E.; WALL, S. *Patterns of attachment: a psychological study of the strange situation*. Hillsdale, NJ: Lawrence Erlbaum Associates Inc., 1978.

ALLEN, J. P.; HAUSER, S. T.; BORMAN-SPURRELL, E. "Attachment theory as a framework for understanding sequelae of severe adolescent psychopathology: a 11-year follow-up study". *Journal of Consulting and Clinical Psychology*, v. 64, p. 254-63, 1996.

AMBROSE, J. A. "The development of the smiling response in early infancy". In: FOSS, B. M. (ed.) *Determinants of Infant Behaviour*, v. 1. Londres: Methuen, 1961.

AMERICAN PSYCHIATRIC ASSOCIATION (APA) *Diagnostic and statistical manual of mental disorders*, 4th. edn., Washington, DC: American Psychiatric Association, 1994. [ASSOCIAÇÃO PSIQUIÁTRICA AMERICANA (APA). *Manual diagnóstico e estatístico de transtornos mentais (DSM IV)*, 4. ed. Porto Alegre: Artes Médicas, 1995.]

ARCHER, J. *The nature of grief: the evolution and psychology of reactions to loss*. Londres: Routledge, 1999.

ARVAY, M. J. "Shattered beliefs: reconstituting the self of the trauma counselor". In: NIEMEYER ROBERT (ed.) *Meaning reconstruction and the experience of loss*. Washington DC: American Psychological Association Press, p. 215-6, 2001.

AZHAR, M. Z.; VARMA, S. L. "Religious psychotherapy as management of bereavement". *Acta Psychiatrica Scandinavica*, v. 91, p. 233-5, 1995.

BARONE, L. "Developmental protective and risk factors in borderline personality disorder: a study using the Adult Attachment Interview". *Attachment and Human Development*, v. 5, p. 64-77, 2003.

BARTHOLOMEW, K.; HOROWITZ, L. M. "Attachment styles among young adults: a test of a four-category model". *Journal of Personal and Social Psychology*, v. 61, p. 226-44, 1991.

BARTHOLOMEW, K.; PERLMAN, D. (eds.) *Attachment Processes in Adulthood*. Londres: Jessica Kingsley Publishers, 1994. (Advances in Personal Relationships, v. 5.)

BATESON, G.; JACKSON, D. D.; HALEY, J.; WEAKLAND, J. H. "Toward a theory of schizophrenia". *Behavioral Science*, v. 1, p. 251-64, 1956.

BAUER, J.; BONANNO, G. "Doing and being well (for the most part): adaptive patterns of narrative and self-evaluation during bereavement". *Journal of Personality*, v. 69, p. 798-816, 2001.

BECK, A. T. *Depression: clinical, experimental and theoretical aspects*. Nova York: Hoeber, 1967.

BECK, J. *Cognitive therapy: basics and beyond*. Nova York: Guilford Press, 1995.

Belsky, J. "Parent, infant and social-contextual antecedents of father–son attachment security". *Developmental Psychology*, v. 32, p. 905-13, 1996.

Belsky, J.; Rovine, M.; Taylor, D. G. "The Pennsylvania Infant and Family Development Project: III. The origins of individual differences in infant–mother attachment: maternal and infant contributions". *Child Development*, v. 55, p. 718-28, 1984.

Benoit, D.; Parker, K. *Stability and transmission of attachment across three generations*, 1993 (manuscrito não publicado).

Billings, A. G.; Moos, R. H. "The role of social responses and coping resources in attenuating the stress of life events". *Journal of Behavioral Medicine*, v. 4, p. 139-57, 1981.

Birtchnell, J. "Psychiatric breakdown following recent parent death". *British Journal of Medical Psychology*, v. 10, p. 699-713, 1975.

Bowlby, J. "Forty four juvenile thieves: their characters and home life". *International Journal of Psychoanalysis*, v. 25, p. 19-52 e p. 107-27, 1944.

_____. *Child care and the growth of love*. Londres: Pelican, 1953.

_____. "The nature of the child's tie to its mother". *International Journal of Psychoanalysis*, v. 39, p. 350-73, 1958.

_____. "Separation anxiety". *International Journal of Psychoanalysis*, v. 41, p. 89-113, 1960.

_____. *Attachment*. Londres: Hogarth Press, 1969. (Attachment and Loss, v. I.) [Bowlby, J. *Apego: a natureza do vínculo*, 3. ed. São Paulo: Martins Fontes, 2002. (Apego e perda, v. 1.)]

_____. *Separation: anxiety and anger*. Londres: Hogarth Press, 1973a. (Attachment and Loss, v. II.) [Bowlby, J. *Separação*, 4. ed. São Paulo: Martins Fontes, 2004 (Apego e perda, v. 2).]

_____. "Self-reliance and some conditions that promote it". In: Gosling, R. G. (ed.) *Support, Innovation and Autonomy*. Londres: Tavistock, 1973b, p. 23-48.

_____. *Loss: sadness and depression*. Londres: Hogarth Press, 1980. (Attachment and Loss, v. III.) [Bowlby, J. *Perda*, 3. ed. São Paulo: Martins Fontes, 2004. (Apego e perda, v. 3.)]

_____. *A secure base: clinical application of attachment theory*. Londres: Routledge, 1988.

_____. *Charles Darwin: a biography*. Londres: Hutchinson, 1990.

_____. Postscript. In: Parkes, C. M.; Stevenson-Hinde, J. ; Marris, P. (eds.) *Attachment across the Life Cycle*. Londres: Routledge, 1991, p. 293-97.

Bowlby, J.; Parkes, C. M. "Separation and loss within the family". In: Anthony, E. J. (ed.) *The child in his family*. New York: Wiley, 1970.

Brennan, K. A.; Shaver, P. R. "Dimensions of adult attachment, affect regulation, and romantic relationship functioning". *Personality and Social Psychology Bulletin*, v. 21, p. 267-83, 1995.

Brennan, K. A.; Shaver, P. R. "Attachment styles and personality disorders: their connections to each other and to parental divorce, parental death, and perceptions of parental caregiving". *Journal of Personality*, v. 66, p. 835-78, 1998.

Brennan, K. A.; Clark, C. L.; Shaver, P. R. "Self-report measurement of adult attachment: an integrative overview". In: Simpson, A. ; Rholes, W. S. (eds.) *Attachment theory and close relationships*. New York: Guildford Press, 1998.

Brennan, K. A.; Shaver, P. R.; Tobey, A. E. "Attachment styles, gender and parental problem drinking". *Journal of Social and Personal Relationships*, v. 8, p. 451-66, 1991.

Breuer, J.; Freud, S. "On the psychical mechanisms of hysterical phenomena: a preliminary communication". In: *Standard Edition of the Complete Psychological Works of Sigmund Freud*, v. 2. Londres: Hogarth Press, 1893. [Breuer, J.; Freud, S. "Sobre o mecanismo psíquico dos fenômenos histéricos: comunicação preliminar". In: *Estudos sobre a histeria*. Rio de Janeiro: Imago, 2006. (Edição Standard Brasileira das Obras Psicológicas Completas de Sigmund Freud, v. II.)]

Brom, D.; Kleber, R. J.; Defares, P. "Brief psychotherapy for post-traumatic stress disorders: a controlled outcome study". *Journal of Consulting and Clinical Psychology*, v. 57, p. 607-12, 1989.

Brown, D. "Sex-role development in a changing culture". *Psychological Bulletin*, v. 54, p. 232-42, 1958.

Brown, G. W.; Harris, T. *Social origins of depression: a study of psychiatric disorder in women*. Londres: Tavistock, 1978.

Bunch, J.; Barraciough, B. M.; Nelson, B. et al. "Suicide following death of parents". *Social Psychiatry*, v. 6, p. 193-9, 1971.

Byng-Hall, J. "The application of attachment theory to understanding and treatment in family therapy". In: Parkes, C. M.; Stevenson-Hinde, J. ; Marris, P. (eds.) *Attachment across the Life Cycle*. Londres: Routledge, 1991, p. 199-215.

CARLSON, E. "A prospective longitudinal study of Attachment Disorganization / Disorientation". *Child Development*, v. 69, p. 1107-28, 1998.

CARLSON, E.; CICCHETTI, D.; BARNETT, D.; BRAUNWALD, K. "Disorganized / Disoriented Attachment relationships in maltreated infants". *Developmental Psychology*, v. 25, p. 525-31, 1989.

CICCHETTI, D.; TOTH, S. L.; ROGOSCH, T. A. "Efficacy of Toddler-Parent Psychotherapy (TPP) to increase attachment security in offspring of depressed mothers". *Attachment and Human Development*, v. 1, p. 34-66, 1999.

CLEIREN, M. P. H. D. *Adaptation after bereavement*. Leiden: DSWO, 1991.

COLLICK, E. *Through grief*. Londres: Darton, Longman and Todd, 1986.

COLLINS, N. L.; READ, S. J. "Adult attachment, working models, and relationship quality in dating couples". *Journal of Personality and Social Psychology*, v. 58, p. 644-63, 1990.

CORNWELL, J. B.; NURCOMBE, B. et al. "Family response to loss of a child by sudden infant death syndrome". *Medical Journal of Australia*, v. 126, p. 656-8, 1977.

COX, M. J.; OWEN, M. T; HENDERSON, V. K.; MARGAND, N. A. "Predictions of infant–father and infant–mother attachment". *Developmental Psychology*, v. 28, p. 474-83, 1992.

CRITTENDEN, P. M.; CLAUSEN, A. H. *The organization of attachment relationships*. Cambridge: Cambridge University Press, 2000.

CROWELL, J. A.; TREBOUX, D.; WATERS, E. "The adult attachment interview and the relationship questionnaire: relations to reports of mothers and partners". *Personal Relationships*, v. 6, p. 1-18, 2000.

CRUSE BEREAVEMENT CARE *Cruse annual report*. Richmond: Cruse Bereavement Care, 2004.

DARWIN, C. *The expression of the emotions in man and animals*. Londres: Murray, 1872.

DEUTSCH, H. "Absence of grief". *Psychoanalytical Quarterly*, v. 6, p. 12-22, 1937.

DOBSON, K. "A meta-analysis of the efficacy of cognitive therapy for depression". *Journal of Consulting and Clinical Psychology*, v. 57, p. 414-9, 1989.

DOKA. K. (ed.) *Disenfranchised Grief*. Lexington, MA: Lexington, 1989.

DOUGLAS, J .D. "Patterns of change following parental death in mid-life adults". *Omega* v. 22, n. 2, p. 123-38, 1990.

DOZIER, M.; KOBAK, R. R. "Psychophysiology in Attachment Interviews: converging evidence for deactivating strategies". *Child Development*, v. 63, p. 1473-80, 1992.

DOZIER, M.; CUE, K. BARNETT L. "Clinicians as caregivers: role of attachment organisation in treatment". *Journal of Consulting and Clinical Psychology*, v. 62, p. 793-800, 1994.

DOZIER, M.; STOVALL, K. C.; ALBUS, K. E. "Attachment and psychopathology in adults". In: CASSIDY, J.; SHAVER, P. R. (eds.) *Handbook of attachment: theory, research and clinical application*. Nova York: Guilford Press, 1999, p. 497-519.

DYREGROV, A. "Parental reactions to the loss of an infant child: a review". *Scandinavian Journal of Psychology*, v. 31, p. 266-80, 1990.

EASTERBROOKS, M. A.; GOLDBERG, W. A. "Toddler development in the family: impact of father involvement and parenting characteristics". *Developmental Psychology*, v. 20, p. 504-14, 1984.

EGELAND, B.; SROUFE, L. A. "Attachment and early maltreatment". *Child Development*, v. 52, p. 44-52, 1981.

ELICKER, J.; ENGELUND, M.; SROUFE, L. A. "Predicting peer competence and peer relationships in childhood from early parent–child relationships". In: PARKE, R.; LADD, G. (eds.) *Family-peer relations: models of linkage*. Hillsdale, NJ: Lawrence Erlbaum Associates Inc, 1992, p. 77-106.

ELKIN, I.; SHEA, M.; WATKINS, J. et al. "NIMH treatment of depression collaborative research program: general effectiveness of treatment". *Archive of General Psychiatry*, v. 46, p. 971-82, 1989.

EL-GUEBALY, N.; WEST, M.; MATICKA-TYNDALE, E.; POOL, M. "Attachment among adult children of alcoholics". *Addiction*, v. 88, p. 1405-11, 1993.

ERIKSON, E. H. *Childhood and society*. Nova York: Norton, 1950.

ERICKSON, M.; SROUFE, L. A.; EGELAND, B. "The relationship between quality of attachment and behavior problems in pre-school in a high risk sample". In: BRETHERTON, I.; WATERS, E. (eds.) *Growing points of attachment theory and research*, Monographs of the Society for Research in Child Development 50 (1-2, Serial Number 209), p. 147-66, 1985.

FAHLBERG, V. *Residential treatment: a tapestry of many therapies*. Indianapolis: Perspective Press, 1990.

FASCHINGBAUER, T. R.; DE VAUL, R. A.; ZISOOK, S. "Development of the Texas Inventory of Grief". *American Journal of Psychiatry*, v. 134, p. 696-8, 1977.

FEENEY, J. A. *The attachment perspective on adult romantic relationships*. 1991. Tese (Doutorado) – Queensland University.

_____. "Adult romantic attachment and couple relationships". In: CASSIDY, J.; SHAVER, P. (eds.) *Handbook of attachment: theory, research, and clinical applications*. Nova York: Guilford Press, 1999, p. 355-77.

FEENEY, J .A.; NOLLER, P. "Attachment style as a predictor of romantic adult relationships". *Journal of Personality and Social Psychology*, v. 58, p. 281-91, 1990.

FEENEY, J. A.; NOLLER, P.; PATTY, J. "Adolescents' interaction with the opposite sex: influence of attachment style and gender". *Journal of Adolescence*, v. 16, p. 169-86, 1993.

FISH, W. C. "Differences in grief intensity in bereaved parents". In: RANDO, T. A. (ed.) *Parental Loss of a Child*. Champaign, IL: Research Press, 1986, p. 415-28.

FLEMING, S.; ROBINSON, P. "Grief and cognitive-behavioral therapy: the reconstruction of meaning". In: STROEBE, M. S.; HANSSON, R. O.; STROEBE, W.; SCHUT, H. (eds.) *Handbook of bereavement research: consequences, coping and care*. Washington, DC: American Psychological Association, 2001, p. 647-69.

FONAGY, P.; STEELE, H.; STEELE, M. "Maternal representations of attachment during pregnancy predict the organisation of infant–mother attachment at one year of age". *Child Development*, v. 62, p. 891-905, 1991.

FONAGY, P. H.; LEIGH, T.; STEELE, M.; STEELE, H.; KENNEDY, R.; MATTOON, G.; TARGET, M.; GERBER, A. "The relation of attachment status, psychiatric classification and response to psychotherapy". *Journal of Consulting and Clinical and Clinical Psychology*, v. 64, p. 22-31, 1996.

FONAGY, P.; TARGET, M.; STEELE, M.; STEELE, H.; LEIGH, T; LEVINSON, A.; KENNEDY, R. "Morality, disruptive behavior, borderline personality disorder, crime and their relationship to security of attachment". In: ATKINSON, L.; ZUCKER, K. (eds.) *Attachment and psychopathology*. New York: Guilford Press, 1997, p. 223-74.

FOX, N. A.; KIMMERLY, N. L.; SCHAFER, W. D. "Attachment to mother/attachment to father: a meta-analysis". *Child Development*, v. 62, p. 210-25, 1991.

FREUD, S. "On narcissism: an introduction". In: *Collected Papers*, v. 4. Londres: Hogarth Press, 1914, p. 30-59. [FREUD, S. "Sobre o narcisismo: uma introdução". In: *A história do movimento psicanalítico: artigos sobre a metapsicologia e outros trabalhos*. Rio de Janeiro: Imago, 2006. (Edição Standard Brasileira das Obras Psicológicas Completas de Sigmund Freud, v. XIV.)]

_____. "Mourning and melancholia". In: *The Standard Edition of the Complete Psychological Works of Sigmund Freud*, v. 14. Londres: Hogarth Press, 1953, p. 239-58. [FREUD, S. "Luto e Melancolia". In: *A história do movimento psicanalítico: artigos sobre a metapsicologia e outros trabalhos*. Rio de Janeiro: Imago, 2006. (Edição Standard Brasileira das Obras Psicológicas Completas de Sigmund Freud, v. XIV.)]

FRIED, M. "Grieving for a lost home". In: Duhl, L. J. (ed.) *The Environment of the Metropolis*. Nova York: Basic Books, 1962.

FRODI, A.; DERNEVIK, M.; SEPA, A.; PHILIPSON, J.; BRAGESJO, M. "Current attachment representations of incarcerated offenders varying in degree of psychopathy". *Attachment and Human Development*, v. 3, n. 3, p. 269-83, 2001.

FULTON, R.; OWEN, G. *Adjustment to loss through death: a sociological analysis*. Minnesota: University of Minnesota, Center for Death Education anti Research, 1977.

GEORGE, C.; SOLOMON, J. "Internal working models of caregiving and security of attachment at aged six". *Infant Mental Health Journal*, v. 10, p. 222-37, 1989.

GEORGE, C.; SOLOMON, J. "Representational models of relationships: links between caregiving and attachment". *Infant Mental Health Journal*, v. 17, p. 198-216, 1996.

GERLSMA, C.; LUTEJIN, F. "Attachment style in the context of clinical anti health psychology: a proposal for the assessment of valence, incongruence, anti accessibility of attachment representations in various working models". *British Journal of Medical Psychology*, v. 73, n. 1, p. 15-34, 2000.

GOODALL, J. VAN L. *In the shadow of man*. Londres: Collins, 1971.

GRAND, S. "'I'm sorry, has your brain broken?'". *Guardian*, 29 jan. 2004. Life, p. 7.

GREENBERG, M. T. "Attachment and psychopathology in childhood". In: CASSIDY, J.; SHAVER, P. (eds.) *Handbook of attachment: theory, research, and clinical application*. Nova York: Guilford Press, 1999, p. 369-496.

GRIFFIN, D. W.; BARTHOLOMEW, K. "The metaphysics of measurement: the case of adult attachment". In: BARTHOLOMEW, K.; PERLMAN, D. (eds.) *Attachment processes in adulthood*. Londres: Jessica Kingsley Publishers, 1994, p. 17-52. (Advances in Personal Relationships, v. 5.)

GROSSMANN, K. E.; GROSSMANN, K. "Attachment quality as an organizer of emotional and behavioral responses in a longitudinal perspective". In: PARKES, C. M.; STEVENSON-HINDE, J.; MARRIS, P. (eds.) *Attachment across the Life Cycle*. Londres: Routledge, 1991, p. 93-114.

GUNNING, M.; CONROY, S.; VALORIANI, V. et al. "Measurement of mother–infant interactions and the home environment in a european setting: preliminary results from a cross-cultural study". *British Journal of Psychiatry*, v. 184: p. s.38-s46, 2004.

HALL, M.; IRWIN, M. "Physiological indices of functioning in bereavement". In: STROEBE, M. S.; HANSSON, R. O.; STROEBE, W.; SCHUT, H. (eds.) *Handbook of bereavement research: consequences, coping and care*. Washington, DC: American Psychological Association, 2001, p. 473-92.

HARRIS, T.; BIFULCO, A. "Loss of a parent in childhood, attachment style and depression in adulthood". In: PARKES, C. M.; STEVENSON-HINDE, J.; MARRIS, P. (eds.) *Attachment across the Life Cycle*. Londres: Tavistock/Routledge, 1991, p. 234-67.

HARRIS, T; BROWN, G. W.; BIFULCO, A. "Loss of parent in childhood and adult psychiatric disorder: the role of adequate parental care". *Psychological Medicine*, v. 16, p. 641-59, 1986.

HART, J. T. "The inverse care law". *Lancet*, v.1, p. 405-12, 1971.

HAZAN, C. G.; SHAVER, P. "Romantic love conceptualized as an attachment process". *Journal of Personality and Social Psychology*, v. 52, p. 511-24, 1987.

HAZAN, C. G.; SHAVER, P. "Love and work: an attachment theoretical perspective". *Journal of Personality and Social Psychology*, v. 59, p. 270-80, 1990.

HAZAN, C.; ZEIFMAN, D. "Sex and the psychological tether". In: BARTHOLOMEW, K.; PERLMAN, D. (eds.) *Attachment Processes in Adulthood*. Londres: Publishers, 1994, p. 151-77. (Advances in Personal Relationships, v. 5.)

HERTSGAARD, L.; GUNNAR, M.; ERICKSON, M. F.; NACHMIAS, M. "Adrenocortical responses to the strange situation in infants with disorganized/disoriented attachment relationships". *Child Development*, v. 66, p. 1100-6, 1995.

HICKIE, I.; PARKER, G.; WILHELM, K.; TENNANT, C. "Perceived interpersonal risk factors of non-endogenous depression". *Psychological Medicine*, v. 21, p. 399-412, 1990a.

HICKIE, I.; WILHELM, K.; PARKER, G. "Perceived dysfunctional intimate relationships: a specific association with non-melancholic depressive type". *Journal of Affective Disorders*, v. 19, p. 99-107, 1990b.

HOBSON, P.; PATRICK, M. "Objectivity in psychoanalytic judgment". *British Journal of Psychiatry*, v. 173, p. 172-7, 1998.

HODGKINSON, P. E.; STEWART, M. *Coping with catastrophe: a handbook of disaster management*. Londres: Routledge, 1991.

HOLMES, J. *John Bowlby and attachment theory*. Londres: Routledge, 1993.

_____. *The search for the secure base: attachment theory and psychotherapy*. Hove, Reino Unido: Brunner-Routledge, 2001.

HOPKINS, J. "Failure of the holding relationship: some effects of physical rejection on the child's attachment and inner experience". In: PARKES, C. M.; STEVENSON-HINDE, J.; MARRIS, P. (eds.) *Attachment across the Life Cycle*. Londres: Routledge, 1991.

HOROWITZ, M. J. *Stress response syndromes*. Northvale, NJ: Aronson, 1986.

HOROWITZ, M. J.; WILNER, N.; ALVAREZ, W. "Impact of event scale: a measure of subjective stress". *Psychosomatic Medicine*, v. 41, p. 209-18, 1979.

HOROWITZ, M. J.; KRUPNICK, J.; KALTREIDWER, N. et al. "Initial psychological response to parental death". *Archives of General Psychiatry*, v. 137, n. 10, p. 1157-62, 1981.

HOWE, D.; FEARNLEY, S. "Disorders of attachment and attachment therapy". *Adoption and Fostering*, v. 23, n. 2, p. 19-30, 1999.

HUGHES, P.; TURTON, P.; HOPPER, E.; SLYTER, H.; EVANS, C.D.H. "Assessment of guidelines for good practice in psycho-social care of mothers after stillbirth". *Lancet*, v. 9327, p. 114-8, 2002.

IVARSSON, T.; LARSSON, B.; GILLBERG, C. "A 2–4 year follow-up of depressive symptoms, suicidal ideation, and suicide attempts among adolescent psychiatric in-patients". *European Child and Adolescent Psychiatry*, v. 7, n. 2, p. 96-104, 1998.

JACOBS, S. *Pathologic grief: maladaptation to loss*. Washington, DC: American Psychiatric Press, 1993.

_____. *Traumatic grief: diagnosis, treatment and prevention*. Nova York: Taylor and Francis, 1999.

JANOFF-BULMAN, R. *Shattered assumption: towards a new psychology of trauma*. Nova York: Free Press, 1992.

KAUFMAN, I. C.; ROSENBLUM, L. A. "Effects of separation from mother on infant monkeys". *Annals of the New York Academy of Science*, v. 159, n. 3, p. 681-95, 1969.

KEHOE, P.; HOFFMAN, J. H.; AUSTIN-LaFRANCE, R. J. et al. "Neonatal isolation enhances hippocampal dentate response to tetanization in freely moving juvenile male rats". *Experimental Neurology*, v. 136, p. 89-97, 1995.

KIRKPATRICK, L. A. "Attachment and religious representations and behavior". In: Cassidy, J.; Shaver, P. R. (eds.) *Handbook of attachment: theory, research and clinical application*. New York: Guilford Press, 1999, p. 803-22.

KIRKPATRICK, L. A.; SHAVER, P. R. "Attachment theory and religion: childhood attachments, religious beliefs and conversion". *Journal for the Scientific Study of Religions*, v. 29, p. 305-34, 1990.

KISSANE, D.; BLOCH, S. *Family focused grief therapy: a model of family-centered care during palliative care and bereavement*. Maidenhead: Open University Press, 2002.

KOBAK, R. "Interview with Robert Kobak". In: KAREN, R. *Becoming attached: unfolding the mystery of the infant- -mother bond and its influence on later life*. Nova York: Warner, 1994, p. 388-9, 1994.

KLASS, D. *Parental grief solace and resolution*. Nova York: Springer, 1988.

KLASS, D.; SILVERMAN, P. R.; NICKMAN, S. (eds.) *Continuing bonds: new understandings of grief*. Londres: Taylor and Francis, 1996.

KNOJ, H. J.; KELLER, D. "Mourning parents: considering safeguards and their relation to health". *Death Studies*, v. 26, n. 7, p. 545-66, 2002.

LAKATOS, K.; TOTH, I.; NEMODA, Z.; NEY, K.; SASVARI-SZEKELY; M.; GERVAI, M. "Dopamine D4 Receptor (DRD4) gene polymorphism is associated with attachment disorganization: interaction of the exon III 48 bp repeat and the –521 C/T promotor polymorphisms". *Molecular Psychiatry*, v. 7, p. 27-31, 2000.

LAROSE, S.; BOIVIN, M. "Structural relations among attachment working models of parents, general and specific support expectations and personal adjustment in late adolescence". *Journal of Social and Personal Relationships*, v. 14, p. 579-601, 1997.

LAZARUS, R.; FOLKMAN, S. *Stress, appraisal and coping*. Nova York: Springer, 1984.

LEDOUX, J. E. *The emotional brain: the mysterious underpinnings of emotional life*. Nova York: Simon and Schuster, 1996.

LEWIS, M.; FEIRING, C.; MCGUFFOG, C.; JASKIR, J. "Predicting psychopathology in six-year-olds from early social relations". *Child Development*, v. 55, p. 123-36, 1984.

LIEBERMAN, A. F.; WESCON, D. R.; PAWL, J. H. "Preventative intervention and outcome with anxiously attached dyads". *Child Development*, v. 62, p. 199-209, 1991.

LIEBOWITZ, M. *The Chemistry of Love*. Nova York: Berkley Books, 1983.

LINDEMANN, E. "The symptomatology and management of acute grief". *American Journal of Psychiatry*, v. 101, p. 141, 1944.

LIOTTI, G. "Insecure attachment and agoraphobia". In: PARKES, C. M.; STEVENSON-HINDE, J.; MARRIS, P. (eds.) *Attachment across the Life Cycle*. Londres: Routledge, 1991, p. 216-33.

_____. "Disorganized/disoriented attachment in the aetiology of the dissociative disorders". *Dissociation*, v. 1964, p. 196-204, 1992.

LITTLEFIELD, C. H.; RUSHTON, J. P. "When a child dies: the sociobiology of bereavement". *Journal of Personality and Social Psychology*, v. 51, p. 797-802, 1986.

LORENZ, K. *King Solomon's ring*. Londres: Methuen, 1952.

_____. *On aggression*. Londres: Methuen, 1963, p. 186.

MCCALLUM M.; PIPER W. E. "A controlled study of effectiveness and patient suitability for short-term group psychotherapy". *International Journal of Group Psychotherapy*, v. 40, p. 431-52, 1990.

MCCALLUM, M.; PIPER, W. E.; MORIN, H. "Affect and outcome in short-term group therapy for loss". *Nursing Research*, v. 47, p. 2-10, 1993.

MCFARLAND, D. *The Oxford companion to animal behavior*. Oxford: Oxford University Press, 1981, p. 303-305.

MAIN, M. "Analysis of a peculiar form of reunion behavior seen in some day-care children: its history and sequelae in children who are home-reared". In: WEBB, R. (ed.) *Social development in childhood: day-care programs and research*. Baltimore, MD: Johns Hopkins University Press, 1977.

MAIN, M.; CASSIDY, J. "Categories of response to reunion with the parent at aged 6: predictable from infant attachment classifications and stable over a one-month period". *Developmental Psychology*, v. 24, p. 415-26, 1998.

MAIN, M.; GOLDWYN, R. *Adult attachment scoring and classificatory system*. Berkeley: University of California, 1984.

MAIN, M.; HESSE, E. "Parents' unresolved traumatic experiences are related to infant disorganized attachment status: is frightened and/or frightening parental behavior the linking mechanism?" In: GREENBERG, M.; CICCHETTI, D.; CUMMINGS, M. (eds.) *Attachment in the preschool years*. Chicago: University of Chicago Press, 1990, p. 121-60.

MAIN, M.; SOLOMON. J. "Procedures for identifying infants as disorganised/disoriented during the Ainsworth Strange Situation". In: GREENBERG, M. T.; CICCHETTI, D.; CUMMINGS, E. M. (eds.) *Attachment in the preschool years*. Chicago: University of Chicago Press, 1990, p. 121-60.

MAIN, M.; WESTON, D. R. "Avoidance of the attachment figure in infancy: descriptions and interpretations". In: PARKES, C. M.; STEVENSON-HINDE, J. (eds.) *The place of attachment in human behavior*. Nova York: Basic Books, 1982, p. 31-59.

MAIN, M.; KAPLAN, N.; CASSIDY, J. "Security in infancy, childhood and adulthood: a move to the level of representation". In: BRETHERTON, I.; WATERS, E. (eds.) *Growing points of attachment theory and research*. Monographs of the Society for Research in Child Development 50 (1-2, n. 209), p. 66-104, 1985.

MANASSIS, K.; OWENS, M.; ADAM, K. S.; WEST, M.; SHELDON-KELLER, A.E. "Assessing attachment: convergent validity of the adult attachment interview and the parental bonding instrument". *Australia and New Zealand Journal of Psychiatry*, v. 33, n. 4, p. 1440-614, 1999.

MARMAR C. R.; HOROWITZ M. J.; WEISS, D. S.; WILNER, N. R.; KALTREIDER, N. B. "A controlled trial of brief psychotherapy and mutual-help group treatment of conjugal bereavement". *American Journal of Psychiatry*, v. 145, p. 203-9, 1988.

MARRIS, P. *Loss and change*. Londres: Routledge and Kegan Paul, 1974.

MARTIN, J. L.; DEAN, L. "Bereavement following death from Aids: unique problems, reactions and special needs". In: STROEBE, M. S.; STROEBE, W.; HANSSON, R. O. (eds.) *Handbook of bereavement*. Cambridge: Cambridge University Press, 1993, p. 317-30.

MAWSON, D.; MARKS, I. M.; RAMM, L.; STERN, R. S. "Guided mourning for morbid grief: a controlled study". *British Journal of Psychiatry*, v. 138, p. 185-93, 1981.

MELZACK, R.; WALL, P. D. "Pain mechanisms". *Science*, v. 150, p. 971-9, 1965.

MIKULINCER, M.; FLORIAN, V.; WELLER "Attachment styles, coping strategies, and post-traumatic psychological distress: The impact of Gulf War in Israel". *Journal of Personality and Social Psychology*, v. 64, p. 817-26, 1993.

MILES, M. S. "Emotional symptoms and physical health in bereaved parents". *Nursing Research*, v. 34, n. 2, p. 76-81, 1985.

MIREAULT, G.; BEAROR, K.; THOMAS, T. "Adult romantic attachment among women who experienced childhood maternal loss". *Omega*, v. 44, n. 1, p. 97-104, 2002.

MOFFAT, E. "The emotional relationship between people and companion animals (encompassing attachment, anthropomorphism and decentering)". *Journal of the Society for Companion Animal Studies*, v. 22, n. 3, p. 4-5, 2000.

MOOREY, S. "When bad things happen to rational people: cognitive therapy in adverse life circumstances". In: SLAKOVSKIS, P. (ed.) *Frontiers of cognitive therapy*. Nova York: Guilford Press, 1996, p. 450-69.

MOSS, M. S.; MOSS, S. Z. "Middle-aged children's bereavement after the death of an elderly parent". In: MORGAN, J. D. (ed.) *Readings in thanatology*. Amityville, NY: Baywood, 1997, p. 347-56.

MOSS, M. S.; RESCH, N.; MOSS, S. Z. "The role of gender in the responses of middle-aged children to parental death". *Omega*, v. 35, p. 43-65, 1997.

MOSS, M. S.; MOSS, S. Z.; HANSSON, R. O. "Bereavement and old age". In: STROEBE, M. S.; HANSSON, R. O.; STROEBE, W.; SCHUT, H. (eds.) *Handbook of bereavement research: consequences, coping and care*. Washington, DC: American Psychological Association Press, 2001, p. 241-60.

MUNCIE, W. *Psychobiology and psychiatry*, 2. ed. St Louis: Mosby, 1948.

MUNOZ, L. "Exile as bereavement: socio-psychological manifestations of chilean immigrants in Britain". *British Journal of Medical Psychology*, v. 53, p. 227-32, 1980.

NEIMEYER, R. (ed.) *Meaning reconstruction and the experience of loss*. Washington, DC: American Psychological Association Press, 2001.

NIXON, J.; PEARN, J. "Emotional sequelae of parents and sibs following the drowning or near drowning of a child". *Australian and New Zealand Journal of Psychiatry*, v. 11: 265-8, 1977.

NOELEN-HOEKSMA, S.; LARSON, J. *Coping with loss*. Mahwah, NJ: Lawrence Erlbaum Associates Inc., 1999.

NORRIS, F. H.; MURRELL, S. A. "Social support, life events and stress as modifiers of adjustment to bereavement by older adults". *Psychology and Aging*, v. 5, p 429-36, 1990.

O'CONNOR, T. G.; CROFT, C. M. "A twin study of attachment in pre-school children". *Child Development*, v. 72, p. 1501-11, 2001.

OFFICE OF STATISTICAL CENSUSES AND SURVEYS. *Bills of mortality for England and Wales*, Londres: HMSO, 1992.

OLTJENBRUNS, K. A. "Developmental context of childhood: grief and regrief phenomena". In: STROEBE, M. S.; HANSSON, R. O.; STROEBE, W.; SCHUT, H. (eds.) *Handbook of bereavement research: consequences, coping, and care*. Washington, DC: American Psychological Association Press, 1999, p. 169-218.

OWEN. G.; FULTON, R.; MARKUSEN, E. "Death at a distance: a study of family survivors". *Omega*, v. 13, p. 191-226, 1982.

PARKER, G. "Parental bonding and depressive disorders". In: SPERLING, M. B.; BERMAN, W. H. (eds.) *Attachment in adults: clinical and developmental perspectives*. Nova York: Guilford Press, 1994.

PARKER, G.; TUPLING, H.; BROWN. L. B. "A parental bonding instrument". *British Journal of Medical Psychology*, v. 52, p. 1-10, 1979.

PATRICK, M.; HOBSON. R. P.; CASTLE, D.; HOWARD, R.; MAUGHAN, B. "Personality disorder and the mental representation of early social experience". *Development and Psycho-Pathology*, v. 6, p. 375-88, 1994.

PARKES, C. M. "Recent bereavement as a cause of mental illness". *British Journal of Psychiatry*, v. 110, p 198-204, 1964a.

_____. "The effects of bereavement on physical and mental health. A study of the case records of widows". *British Medical Journal*, v. 2, p. 274, 1964b.

_____. "Psychosocial transitions: a field for study". *Social Science and Medicine*, v. 5, p. 101-15, 1971.

_____. "Components of the reaction loss of a limb, spouse or home". *Journal of Psychosomatic Research*, v. 16, p. 343-9, 1972.

_____. "The psychological reaction of loss of a limb: the first year after amputation". In: HOWELLS, J. G. (ed.) *Modern perspectives of the psychiatric aspects of surgery*. Nova York: Brunner Mazel, 1976, p. 515-33.

_____. "Evaluation of a bereavement service". *Journal of Preventive Psychiatry*, v. 1, p. 179-88, 1981.

_____. "Attachment, bonding and psychiatric problems after bereavement in adult life". In: PARKES, C. M.; STEVENSON-HINDE, J.; MARRIS, P. (eds.) *Attachment across the Life Cycle*. Londres: Tavistock/Routledge, 1991, p. 268-92.

_____. "Psychiatric problems following bereavement by murder or manslaughter". *British Journal of Psychiatry*, v. 162, p. 49-54, 1993.

_____. "Guidelines for conducting ethical bereavement research". *Death Studies*, v. 19, p. 171-81, 1995.

_____. *Bereavement: studies of grief in adult life*, 3. ed. Londres: Routledge, 1996. [PARKES, C. M. *Luto: estudos sobre a perda na vida adulta*. São Paulo: Summus, 1998.]

PARKES, C. M.; BROWN, R. J. "Health after bereavement: a controlled study of young Boston widows and widowers". *Psychosomatic Medicine*, v. 34, p. 449-61, 1972.

PARKES, C. M.; MARKUS, A. (eds.) *Coping with loss: helping patients and their families*. Londres: BMJ Books, 1998.

PARKES, C. M.; WEISS, R. S. *Recovery from bereavement*. Nova York: Basic Books, 1983.

PARKES, C. M.; BENJAMIN, B.; FITZGERALD, R. G. "Broken heart: a statistical study of increased mortality among widowers". *British Medical Journal*, v. 1, p. 740, 1969.

PASCAL, B. *Pensees* IV, 277, 1655. [PASCAL, B. *Pensamentos*. São Paulo: Martins Fontes, 2005.]

PASTERNAK, R. E.; REYNOLDS, C. F.; SCHLERNIZAUER, M. et al. "Nor-Triptyline therapy of bereavement-related depression in later life". *Journal of Clinical Psychiatry*, v. 52, p. 307-10, 1991.

PASTOR, D. L. "The quality of mother–infant attachment and its relationship to toddlers sociability with peers". *Developmental Psychology*, v. 17, p 326-35, 1981.

PAYKEL, E. S. "Life stress and psychiatric disorder". In: DOHRENWENDT, B. S.; DOHRENWENDT, B. P. (eds.) *Stressful life events: their nature and effects*. Nova York: Wiley, 1974.

PEPPERS, L. G.; KNAPP, R. J. *Motherhood and mourning: perinatal death*. Nova York: Praeger, 1980.

PERLIN, S.; SCHMIDT, A. "Psychiatry". In: PERLIN, S. *A handbook for the study of suicide*. Oxford: Oxford University Press, 1975.

PISTOLE, M. C. "Adult attachment styles: some thoughts on closeness-distance struggles". *Family Process*, v. 33, p. 147-60, 1994.

PITT, B. *Psycho-geriatrics: an introduction to the psychiatry of old age*. Edinburgh: Churchill Livingstone, 1974.

PRICE, J. "The dominance hierarchy and the evolution of mental illness". *Lancet*, v. 2, p. 243, 1967.

PRIGERSON, H. G.; FRANK, E.; KASL, S. V. "Complicated grief and bereavement-related depression as distinct disorders: preliminary evaluation in elderly bereaved spouses". *American Journal of Psychiatry*, v. 152, n. 1, p. 22-30, 1995a.

PRIGERSON, H. G.; MASIEJEWSKI, P. K.; NEWSOM, I. "The Inventory of Complicated Grief: a scale to measure maladaptive symptoms of loss". *Psychiatry Research*, v. 59, p. 65-79, 1995b.

PRIGERSON, H. G.; BIERHALS, A. J.; KASL, S. V. "Complicated grief as a distinct disorder from bereavement-related depression and anxiety: a replication study". *American Journal of Psychiatry*, v. 153, p. 84-6, 1996.

RADKE-YARROW, M.; MCCANN, K.; DE MULDER, E.; BELMONT, B.; MARTINEZ, P.; RICHARDSON, D. T. "Attachment in the context of high-risk conditions". *Development and Psychopathology*, v. 7, p. 247-65, 1995.

RANDO, T. A. *Loss and anticipatory grief*. Lexington, MA: Lexington Books, 1986.

_____. "The 'curse' of too good a childhood". In: KAUFFMAN, J. (ed.) *Loss of the assumptive world*. Londres: Brunner-Routledge, 2002, p. 171-92.

RANGE, L. M.; KOVAC, S. H.; MARION, M. S. "Does writing about the bereavement lessen grief following sudden, unintentional death?" *Death Studies*, v. 24, p. 115-34, 2000.

RAPHAEL, B. "Preventive intervention with the recently bereaved". *Archives of General Psychiatry*, v. 34, p. 1450-4, 1977.

REYNOLDS, C. F.; MILLER, M. D.; PASTERNAK, R. E. "Treatment of bereavement related major depressive episodes in later life: a controlled study of acute and continuation treatment with nortriptyline and interpersonal psychotherapy". *American Journal of Psychiatry*, v. 156, n. 2, p. 202-8, 1999.

REYNOLDS, J. J. "Stillbirth: to hold or not to hold". *Omega*, v. 48, n. 1, p. 85-8, 2004.

RICCIUTTI, A. E. *Child-mother attachment: a twin study*. 1992. Tese (Doutorado) – University of Virginia.
ROBERTSON, J.; BOWLBY, J. "Responses of young children to separation from their mothers". *Courier of the International Children's Centre*, Paris, v. 2, p. 131-40, 1952.
ROBERTSON, J.; ROBERTSON, J. *Young children in brief separation*. Film series. Ipswich: Concord Films, 1967-73.
RODNING, C.; BECKWITH, L.; HOWARD, J. "Quality of attachment and home environments in children pre-natally exposed to PCP and cocaine". *Development and Psychopathology*, v. 3, p. 351-66, 1991.
ROSENBLATT, P. C.; WALSH, R. P.; JACKSON, D. A. *Grief and mourning in cross-cultural perspective*. Washington, DC: HRAF Press, 1976.
ROSENSTEIN, D.; HOROWITZ, H. A. "Adolescents attachment and psychopathology". *Journal of Consulting and Clinical Psychology*, v. 64, p. 244-53, 1996.
RUTTER, M. *Maternal deprivation reassessed*. Harmondsworrh: Penguin, 1972.
SANDERS, C. M.; MAUGER, P. A.; STRONG, P. A. *A manual for the grief experience inventory*. Palo Alto, CA: Consulting Psychologists Press, 1991.
SCARF, M. "Goodall and the chimpanzees at Yale". *New York Times Magazine*, 18 feb. 1973.
SCHARLACH, A. E.; FREDRIKSEN, K. I. "Reactions to the death of a parent during midlife". *Omega*, v. 27, n. 4, p. 307-20, 1993.
SCHEPER-HUGHES, N. *Death without weeping: the violence of everyday life in Brazil*. Berkley, CA: University of California Press, 1992.
SCHUENGEL, C.; VAN IJSENDOORN, M. H. "Attachment in mental health institutions: a critical review of assumptions, clinical implications and research strategies". *Attachment and Human Development*, v. 3, n. 3, p. 304-23, 2001.
SCHUENGEL, C.; VAN IJSENDOORN, M. H.; BAKERMANS-KRANENBERG, M. J. "Frightening maternal behavior linking unresolved loss and disorganised infant attachment". *Journal of Consulting and Clinical Psychology*, v. 67, n. 1, p. 54-63, 1999.
SCHUT, H.; DE KEIJSER, J.; VAN DEN BOUT, J.; STROEBE, M. S. "Cross-modality grief therapy: description and assessment of a new program". *Journal of Clinical Psychology*, v. 52, n. 3, p. 357-65, 1997a.
SCHUT, H. A. W.; STROEBE, M. S.; VAN DEN BOUT, J.; DE KEIJSER, J. "Intervention for the bereaved: gender differences in the efficacy of two counseling programs". *British Journal of Clinical Psychology*, v. 36, p. 63-72, 1997b.
SCHUT, H.; STROEBE, M. S.; VAN DEN BOUT, J.; TERHEGGEN, M. "The efficacy of bereavement interventions: determining who benefits". In: STROEBE, M. S.; HANSSON, R. O.; STROEBE, W.; SCHUT, H. (eds.) *Handbook of bereavement research: consequences, coping and care*. Washington, DC: American Psychological Association Press, 2001, p. 705-37.
SENCHAK, M.; LEONARD, K. "Attachment style and marital adjustment among newlywed couples". *Journal of Social and Personal Relationships*, v. 9, p. 51-64, 1992.
SELIGMAN, M. E. P. *Helplessness*. São Francisco: Freeman, 1975.
SHAVER, P. R.; MIKULINCER, M. "Attachment-related psychodynamics". *Attachment and Human Development*, v. 4, n. 2, p. 133-61, 2002.
SHAVER, P. R.; BELSKY, J.; BRENNAN, K. A. "The Adult Attachment Interview and self reports of romantic attachment: associations across domains and methods". *Personal Relationships*, v. 7, p. 25-43, 2000.
SIKKEMA, K. J.; HANSEN, N. B.; KOCHMAN, A.; TATE, D. C.; DEFRANCIESCO, W. "Outcomes from a randomized controlled trial of a group intervention for HIV positive men and women coping with Aids-related loss and bereavement". *Death Studies*, v. 28, n. 3, p. 187-210, 2004.
SILVERMAN, G. K.; JOHNSON, J. G.; PRIGERSON, H. G. "Preliminary explorations of the effects of prior trauma and loss on risk for psychiatric disorders in recently widowed people". *Israel Journal of Psychiatry and Related Sciences*, v. 38, p. 202-15, 2001.
SIMPSON, J. A.; RHOLES, W. S. "Stress and secure base relationships in adulthood". In: BARTHOLOMEW, K.; PERLMAN, D. (eds.) *Attachment processes in adulthood*. Londres: Jessica Kingsley Publishers, 1994, p.181-204. (Advances in Personal Relationships, v. 5.)
SIMPSON, J. A.; RHOLES, W. S.; NELLIGAN, J. S. "Support-seeking and support giving within couples in an anxiety-provoking situation: the integration of three behavioral systems". In: STERNBERG, R. J.; BARNES, M. (eds.) *The psychology of love*. New Haven, CT: Yale University Press, 1992, p. 434-46.
SIRELING, L.; COHEN, D.; MARKS, I. "Guided mourning for morbid grief: a controlled replication". *Behavior Therapy*, v. 19, p. 121-32, 1988.
SPANGLER, G.; GROSSMANN, K. E. "Biobehavioral organization in securely and insecurely attached infants". *Child Development*, v. 64, p. 1439-50, 1993.

SPERLING, M. B.; BERMAN, W. H. (eds.) *Attachment in adults: clinical and developmental perspectives*. Nova York: Guilford Press, 1994.
SROUFE, L. A. "Infant-caregiver attachment and patterns of adaptation in pre-school: the roots of maladaptation and competence". In: PERLMUTTER, M. (ed.) *Development and policy concerning children with special needs*. Hillsdale, NJ: Lawrence Erlbaum Associates Inc, 1983, p. 41-83. (The Minnesota Study on Child psychology, v. 16.)
SROUFE, L. A.; WATERS, E. "Heart rate as a convergent measure in clinical and developmental research". *Merrill-Palmer Quarterly*, v. 23, p. 3-27, 1977.
STEELE, H.; STEELE, M. "Intergenerational patterns of attachment". *Attachment Advances in Personal Relationships*, v. 5, p. 93-120, 1994.
STEELE, H.; STEELE, M.; FONAGY, P. "Associations among attachment classifications on mothers, fathers and their infants". *Child Development*, v. 67, p. 541-55, 1996.
STEWART, M. F. *Companion animal death: a practical and comprehensive guide for veterinary practice*. Oxford: Butterworth/Heinemann, 1999.
STROEBE, M. S.; SCHUT, H. "Models of coping with bereavement: a review". In: STROEBE, M. S.; STROEBE, W.; HANSSON, R. O. (eds.) *Handbook of bereavement*. Cambridge: Cambridge University Press, 2001a, p. 375-404.
STROEBE, W.; SCHUT, H. "Risk factors in coping with bereavement: a methodological and empirical review". In: STROEBE, M. S.; STROEBE, W.; HANSSON, R. O. (eds.) *Handbook of bereavement*. Cambridge: Cambridge University Press, 2001b, p. 349-72.
STROEBE, M.; STROEBE, W. "Who suffers more? Sex differences in health risks of the widowed". *Psychological Bulletin*, v. 93, p. 297-301, 1983.
STROEBE, M. S.; STROEBE, W. "Determinants of adjustment to bereavement in younger widows and widowers". In: STROEBE, M. S.; STROEBE, W.; HANSSON, R. O. (eds.) *Handbook of bereavement*. Cambridge: Cambridge University Press, 1993, p. 208-26.
STROEBE, M. S.; HANSSON, R. O.; STROEBE, W.; SCHUT, H. (eds.) *Handbook of bereavement research: consequences, coping and care*. Washington, DC: American Psychological Association Press, 2001.
STRUHSAKER, T. T. "Auditory communication among vervet monkeys". In: ALTMANN, S. A. (ed.) *Social communication among primates*. Chicago: University of Chicago Press, 1967.
TARNOW, J. D. "Pediatric and adolescent patients in rehabilitation". In: KRUEGER, D. W. (ed.) *Emotional rehabilitation of physical trauma and disability*. New York: Spectrum, 1987.
TATELBAUM, J. *The courage to grieve*. Londres: Random House, 1997.
THEUT, S. K.; JORDAN, L.; ROSS, L. A.; DEUTSCH, S. I. "Caregiver's anticipatory grief in dementia". *International Journal of Ageing and Human Development*, v. 33, n. 2, p. 113-8, 1991.
UMBERSON, D.; CHEN, M. D. "Effects of a parent's death on adult children: relationship salience and reaction to loss". *American Sociology Review*, v. 59, p. 152-68, 1994.
VACHON, M. L. S.; ROGER J.; LYALL, W. A.; LANCEE, W. J.; SHELDON, A. R.; FREEMAN, S. J. "Predictors and correlates of adaptation to conjugal bereavement". *American Journal of Psychiatry*, v. 139, p. 998-1002, 1982.
VANDERWERKER, L. C.; JACOBS, S. C.; PARKES, C. M.; PRIGERSON, H. G. "Childhood separation anxiety as a risk for complicated grief in later life". *Journal of Nervous and Mental Diseases*, 2006, no prelo.
VAN IJZENDOORN, M. H.; BAKERMANS-KRANENBURG, M. J. "Attachment representations in mothers, fathers, adolescents, and clinical groups: a meta-analytic search for normative data". *Journal of Consulting and Clinical Psychology*, v. 64, n. 1, p. 8-21, 1996.
VAN IJZENDOORN, M. H.; KRANENBURG, M. J.; ZWART-WOUDSTRA, H. A.; VAN BUSSCHBACH, A. M. "Parental attachment and children's socio-economical development: some findings in the validity or the adult Attachment Interview in the Netherlands". *International Journal of Behavioral Development*, v. 14, p. 375-94, 1991.
VAN IJZENDOORN, M. H.; FELDBRUGGE, J. T. T. M.; DERKS, F. C. H.; DE RUITER, C.; VERHAGEN, M. F. M.; PHILIPSE, M. W. G.; VAN DER STAAK, C. P. F.; RIKSEN-WALRAVEN, J. M. A. "Attachment representations of personality disordered criminal offenders". *American Journal of Orthopsychiatry*, v. 67, p. 449-59, 1997.
VAN-TILBURG, M. A.; VINGERHOETS, A. J.; VAN HECK, G. L. "Homesickness: a review of the literature". *Psychological Medicine*, v. 26, n. 5, p. 899-912, 1996.
WARNER, J.; METCALFE, M.; KING, M. "Evaluating the use of benzodiazepines following recent bereavement". *British Journal of Psychiatry*, v. 178, p. 36-41, 2001.
WARREN, S. L.; HUSTON, L.; EGELAND, B.; SROUFE, L. A. "Child and adolescent anxiety disorders and early attachment". *Journal of the American Academy of Child and Adolescent Psychiatry*, v. 36, p, 637-644, 1997.
WARTNER, U. G.; GROSSMANN, K.; FREMMER-BOMBIK, E.; SUESS, G. "Attachment patterns at aged six in south Germany: predictability from infancy and implications for preschool behavior". *Child Development*, v. 65, p. 1014-27, 1994.

WASKOWIC, T. D.; CHARTIER, B. M. "Attachment and the experience of grief following the loss of a spouse". *Omega*, v. 47, n. 1, p. 77-91, 2003.

WATERS, E.; MERRICK, S.; TREBOUX, D.; CROWELL J.; ALBERSHEIM, L. "Attachment security in infancy and early adulthood: a twenty-year longitudinal study". *Child Development*, v. 71, p. 684-9, 2000.

WEEKES, C. *Self-help with your nerves*. New York: Angus and Robertson, 1984.

WEINFELD, N. S.; WHALEY, G. J. L.; EGELAND, B. "Continuity, discontinuity and coherence in attachment from infancy to late adolescence: sequelae of organization and disorganization". *Attachment and Human Development*, v. 6, n. 1, p. 73-97, 2004.

WELCH, M. *Holding time*. Nova York: Simon and Schuster, 1988.

WILKINSON, S. R. *Coping and complaining: attachment and the language of dis-ease*. Londres: Brunner-Routledge, 2003.

WOODS, T. Palestra não publicada para a Society for Companion Animal Studies, 2000.

WORLD GUIDE. *World guide 1999-2000: a view from the South*. Oxford: New Internationalist, 2000.

WORTMAN, C. B.; SILVER, R. C. "The myths of coping with loss". *Journal of Consulting and Clinical Psychology*, v. 57, p. 349-57, 1989.

YÜKSEL, S.; OLGUN-ÖZPOLAT, T. "Psychological problems associated with traumatic loss in Turkey". *Bereavement Care*, v. 23, n. 1, p. 5-7, 2004.

ZIMMERMANN, P.; GROSSMANN, K. *Transgenerational aspects of stability in attachment quality between parents and their adolescent children*. 1996. Trabalho apresentado na International Society for the Study of Behavioral Development, Quebec, Canada.

ZISOOK, S.; SHUCHTER, S. R.; PEDRELLI, P.; SABLE, J.; DEAUCIUC, S. C. "Buproprion sustained release for bereavement: results of an open trial". *Journal of Clinical Psychiatry*, v. 62, n. 4. p. 227-30, 2001.

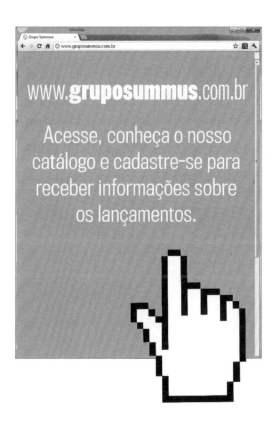

www.gruposummus.com.br